高等职业教育医学卫生类专业系列教材

供护理、助产、临床医学等专业用

新形态一体化教材

儿科护理

主 编 何 琼 解 红

副主编 吉 萍 郭玉婷 刘 娜

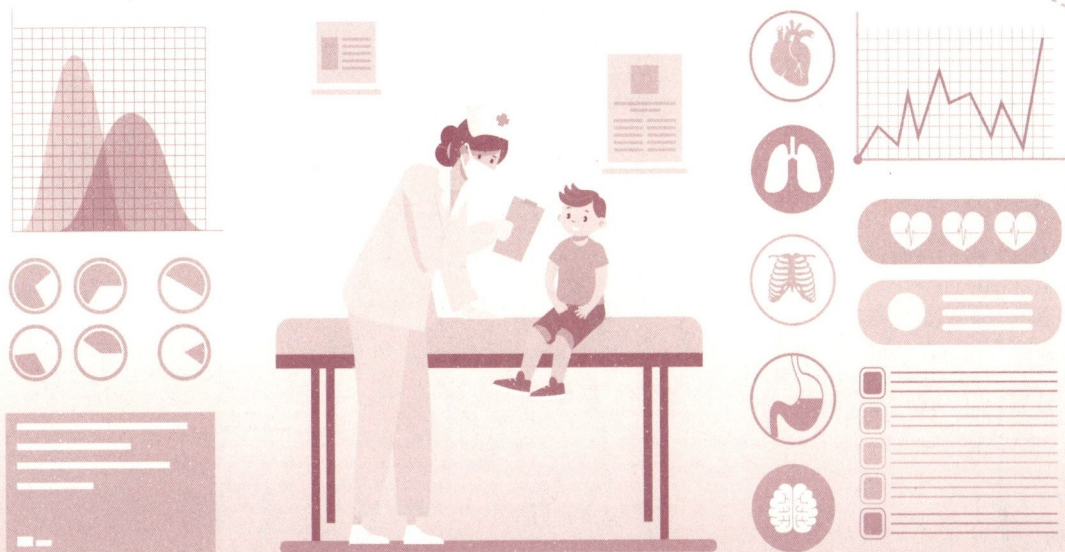

重庆大学出版社

国家一级出版社

全国百佳图书出版单位

内容提要

本书在内容的选取上注重知识的综合性和实用性，落实教育部颁发的高等职业学校护理专业教学标准及最新护士执业资格考试标准。同时，紧密对接"1+X"幼儿照护职业技能等级标准，旨在实现学业证书与执业资格证书、职业技能等级证书的有效对接，为提升学生的就业竞争力提供有力支持。

本书学习内容按照生命发展周期，分为初识儿童、新生儿照料及护理、婴幼儿发展与保健、儿童健康与促进4个模块，22个学习项目，每个学习项目又分为若干学习任务。编写时，注重人文关怀与专业知识的相互融合，设有思政案例；依据护士执业资格考试大纲制订明确的"任务目标"，以便学生抓住学习重点；针对高职护理专业学生的特点，以案例创设情境实施教学，促进理论与实践的紧密结合，提高学生的学习兴趣；同时，以"知识拓展"和多个微课视频、教学课件（扫书中二维码可看）的形式插入相关专业知识，优化教学，拓宽学生的视野。本书课件及习题参考答案可在重庆大学出版社官网下载。

本书可供高职、高专、职业本科院校护理、助产、临床医学等相关专业师生使用，也可供临床护理人员继续教育、儿科护理岗位培训及儿童保健机构人员参考。

图书在版编目（CIP）数据

儿科护理 / 何琼，解红主编. -- 重庆：重庆大学出版社，2025.1. --（高等职业教育医学卫生类专业系列教材）. -- ISBN 978-7-5689-4890-6

I. R473.72

中国国家版本馆 CIP 数据核字第 20256MG572 号

儿科护理
ERKE HULI
主　编　何　琼　解　红
副主编　吉　萍　郭玉婷　刘　娜
策划编辑：袁文华
责任编辑：杨育彪　　版式设计：袁文华
责任校对：谢　芳　　责任印制：赵　晟
＊
重庆大学出版社出版发行
出版人：陈晓阳
社址：重庆市沙坪坝区大学城西路 21 号
邮编：401331
电话：（023）88617190　88617185（中小学）
传真：（023）88617186　88617166
网址：http://www.cqup.com.cn
邮箱：fxk@cqup.com.cn（营销中心）
全国新华书店经销
重庆永驰印务有限公司印刷
＊
开本：889mm×1194mm　1/16　印张：26.5　字数：784 千
2025 年 1 月第 1 版　　2025 年 1 月第 1 次印刷
印数：1—3 000
ISBN 978-7-5689-4890-6　　定价：69.00 元

✚ 前 言 QIANYAN

为了深入贯彻落实现代职业教育体系建设改革要求，积极推进产业链与教育链的深度融合，培养适应产业发展需求的高素质技术技能型护理人才，我们采取校企合作的方式，共同开发了这本《儿科护理》专业教材。本书以纸质形式呈现，并辅以数字化学习平台，配套数字化学习资源，实现立体化教学。

本书以儿科护理岗位的典型工作任务为导向，基于儿科护理工作过程进行情境化课程设计，通过典型工作任务的分析解决与数字化学习平台的有机结合，加强理论知识、专业技能与实际工作之间的紧密联系。

本书学习内容按照生命发展周期，分为初识儿童、新生儿照料及护理、婴幼儿发展与保健、儿童健康与促进4个模块，22个学习项目，每个学习项目又分为若干学习任务。本书注重知识更新，积极体现产业发展的新技术、新工艺、新规范、新标准，如更新了免疫规划程序、生长发育的常用指标等；注重人文关怀与专业知识的相互渗透，每个项目增设思政案例，引领学生理解儿童及家长，具备共情能力和大爱无疆的职业素养。

本书的结构设置参考护士执业资格考试要求，每个项目有"护考直击""1+X直击"等模块，启发学生把日常所学与护士执业资格考试的内容相联系，激发学生的学习兴趣，提高参与度，有利于巩固教学效果；每个任务设置"工作情境与任务"，以问题为导向，以护理程序为框架，引导学生训练逻辑思维，培养观察问题、分析问题、解决问题的能力，针对工作任务增设了解题思路，做到理论联系实际，培养学生的岗位胜任力；把纸质内容和数字内容相融合，项目任务中适时穿插二维码，扫描二维码即可查阅本书教学课件、视频、自测题、思政案例等数字内容，满足学生数智时代自主学习的需求。

本书可供高职、高专、职业本科院校护理、助产、临床医学等相关专业师生使用，也可供临床护理人员继续教育、儿科护理岗位培训及儿童保健机构人员参考。

为了确保本书内容的准确性和实用性，我们特别邀请了多位具有丰富临床教学经验的专家参与本书的编写工作，旨在深化产教融合，实现校企联合培养核心课程的目标。本书的个别内容借鉴和参考了国内多个版本的《儿科护理》及《儿科学》教材，在此深表谢意！

限于编者水平，书中难免有疏漏和不当之处，恳请广大读者批评指正。

编 者

2024 年 10 月

数字资源清单

续表

续表

续表

续表

目录 MULU

序号	主要内容
1	项目 1　初识儿科护理 任务 1.1　儿科护理学的任务与范围 任务 1.2　儿童年龄分期 任务 1.3　儿科护理的特点 任务 1.4　儿科护士的角色与素质要求 任务 1.5　儿科护理学的发展与展望
2	项目 2　走进儿童医疗机构 任务 2.1　儿童医院机构的组织设置及护理管理 任务 2.2　儿童健康评估及入院护理常规 任务 2.3　与患儿及其家长的沟通与交流 任务 2.4　住院患儿的心理护理 任务 2.5　儿童用药护理

项目 1　初识儿科护理

项目目标

知识目标：

1. 掌握儿童年龄阶段的划分及各年龄期特点。
2. 熟悉儿科护理学的任务和范围以及儿科护理的特点。
3. 了解儿科护士的角色与素质要求、儿科护理的发展与展望。

能力目标：

1. 能正确对儿童进行年龄段分期。
2. 具有终身学习的理念，关注学科发展，紧跟行业新标准，与时俱进，勇于创新。

素质目标：

1. 能明确儿科护士的角色，具备良好的儿科护理岗位所需的职业素养。
2. 具有关爱儿童、为儿童健康服务的奉献精神。

思政案例 1

传承与担当——南丁格尔精神的现代诠释

导入： 2021 年 3 月 2 日，上海市第六人民医院院史馆迎来了一位特殊的嘉宾——90 岁高龄的陆冰老师，她不仅是六院护理部的原主任，更是"南丁格尔奖"的获得者。这一天，她作为讲解员，向年轻一代的医护人员分享了自己的从医经历和对护理工作的深刻理解。

正文： 在院史馆中，陆冰老师面对一张张泛黄的照片和珍贵的史料，眼中充满了回忆和感慨。她讲述了自己 18 岁进入六院工作时的情景，以及在儿科深夜查房时，用煤油灯为患儿提供护理的经历。其中，一次成功挽救心衰患儿生命的经历，更是让她深刻体会到了护理工作的责任和使命。

陆冰老师强调，虽然现在的医疗技术已经高度发达，护理工作可以借助各种新设备进行监控，但年轻护士们仍应多去病房，与患者面对面交流，了解他们的实际需求。她认为，无论时代如何变迁，为患者服务的初心和理念是永远不能改变的。

作为"南丁格尔奖"的获得者，陆冰老师表示，自己从选择护理工作的那一天起，就把南丁格尔作为自己的榜样和精神支柱。她认为，护士不仅要有专业的知识和技能，更要有爱心和同理心，只有这样，才能真正做到用心服务患者，用微笑面对每一位患者。

行而不辍，未来可期，陆冰老师向年轻护士们提出寄语，每一位青年护理人都是书写医院护理历史的执笔人，希望年轻一代坚定从事护理职业的决心、信心和恒心。

任务 1.1　儿科护理学的任务与范围

儿科护理（pediatric nursing）是一门研究儿童生长发育规律及其影响因素、预防保健、疾病防治、康复与护理，以促进儿童身心健康的护理学科。其研究对象是从自胎儿期至青春期的儿童。国家卫生健康委规定，儿科临床护理的对象是从出生至满 14 周岁的儿童。

（一）儿科护理学的任务

儿科护理学的任务是通过研究儿童生长发育的特点、保健规律、疾病防治，根据各年龄段儿童体格、智能、心理行为和社会等方面特点，运用现代化护理理论和技术，不断总结医学、护理学及相关学科的理论和实践，提供"以儿童及其家庭为中心"的全方位整体护理，以提高儿童保健和疾病防治的质量，增强儿童体质，降低儿童发病率和死亡率，保障和促进儿童身心健康。

（二）儿科护理学的范围

儿科护理包含了儿童时期一切健康和卫生问题，包括正常儿童身心方面的保健、儿童疾病的防治与护理，并与儿童心理学、社会学、教育学等多门学科有着密切联系。同时，随着医学模式的转变，儿科护理已由单纯的疾病护理发展为以儿童及其家庭为中心的身心整体护理；由单纯的患儿护理扩展为包括所有儿童生长发育、疾病防治与护理及促进儿童身心健康的研究；由单纯的医疗保健机构承担其任务逐渐发展为全社会都来承担儿童预防、保健和护理工作。因此，要达到保障和促进儿童健康的目的，儿科护理工作者应树立整体护理理念，不断学习新知识、新理论、新技能，以适应儿科护理学的飞速发展。

任务 1.2　儿童年龄分期

📝 工作情境与任务 1-2-1

> **导入情境：** 患儿，女，2岁，着凉1天后发热、咳嗽、气促，门诊以"肺炎"收住院，患儿到病房后情绪不稳定，总是缠着妈妈，看见护士就哭闹，妈妈情绪低落、自责没带好孩子。
>
> **工作任务：** 此期儿童有什么特点？应如何护理？

微课 1-2-1
儿童年龄分期及
各期特点

课件 1-2-1
儿童年龄分期及
各期特点

儿童处于不断生长发育的动态变化过程中，并随着各系统组织器官逐渐长大和功能日趋成熟。根据儿童生长发育不同阶段的特点，将儿童年龄划分为以下7个时期。

（一）胎儿期

从受精卵形成到胎儿娩出前为胎儿期，共40周。胎儿期按照胎龄分为胚胎期（0～8周）和胎儿期（9～40周）。胚胎期是各细胞、组织、器官、系统分化成形的关键时期。胎儿完全依赖母体生存，胎儿的发育与孕母的状况是密切相关的，此期孕母若受到有害因素的影响，如接触放射线辐射、感染、吸烟、酗酒、滥用药物等都会影响胎儿生长发育，引起各种先天畸形或早产，甚至导致流产和死胎。

此期护理重点是做好孕期保健，如孕母营养的加强、孕母感染性疾病的防治、高危妊娠的监测及早期处理、胎儿生长发育的监测及一些遗传性疾病的筛查等。

（二）新生儿期

从断脐到生后满28天为新生儿期。此期儿童脱离母体开始独立生活，体内、体外环境发生巨大变化，由于其机体各系统的生理调节和适应能力不够成熟，发病率高，死亡率也高（占婴儿死亡率的 1/2～2/3），尤其以新生儿早期（生后第1周）死亡率最高，占新生儿期死亡总数的 70%。

此期护理重点是注意保暖，合理喂养，预防感染。

🖊 知识拓展 1-2-1

围生期

胎龄满28周至出生后足7天为围生期，此期包括了妊娠后期、分娩过程和新生儿早期3个阶段。是小儿经历巨大变化和生命遭到最大危险的时期，死亡率最高。因此，需做好围生期保健，重视优生优育。

（三）婴儿期

从出生至满 1 周岁为婴儿期。此期为儿童出生后生长发育最迅速的时期，因此对能量和营养素尤其是蛋白质的需求高，但此期儿童的消化、吸收功能尚未发育完善，容易发生消化紊乱和营养不良。此外，从母体获得的免疫抗体 IgG 逐渐消失，自身免疫功能尚未达到成人水平，易患感染性和传染性疾病。

此期护理重点是提倡母乳喂养，及时添加辅食，及早户外活动锻炼，刺激感知发育，有计划地接受预防接种，重视习惯的培养。

（四）幼儿期

1 周岁后到满 3 周岁之前为幼儿期。此期儿童生长发育速度较前减慢，随着行走能力的增强，活动范围加大，与外界事物接触增多，语言、思维和社会适应能力逐渐增强，故智能发育较快；自主性和独立性不断发展，但对危险的识别能力和自我保护能力不足，易发生意外创伤和中毒，是意外的高发期。此期儿童乳牙逐渐出齐，消化能力逐渐增强，同时又面临食物转换的问题，易出现营养缺乏和消化功能紊乱。此期儿童机体免疫功能仍低，传染性疾病的发病率仍较高。

此期护理重点是加强早期教育，培养良好的习惯，合理喂养，预防感染和意外。

📖 **工作任务解析 1-2-1**

工作任务：此期儿童有什么特点？应如何护理？

解题思路：

1. 首先确定患儿的年龄，患儿 2 岁，属于幼儿期。

2. 结合本书内容，了解幼儿期生长发育的特点和常见问题。

3. 根据患儿的症状和表现，结合幼儿期的特点，判断其可能存在的问题。

4. 结合患儿目前出现的症状，如出现发热、咳嗽、气促等，可能是由于着凉导致的肺炎。而情绪不稳定、缠着妈妈、看见护士就哭闹等表现，也符合婴幼儿期对陌生环境和事物的恐惧和焦虑。针对这些问题制定相应护理措施。

（五）学龄前期

3 周岁以后到入小学前（6～7 岁）为学龄前期。此期儿童的体格发育速度减慢，达到稳步增长，智能发育更趋完善，好奇、多问、求知欲强，语言和思维能力进一步发展，自理能力增强；此期儿童喜模仿而又无经验，各种意外的发生仍较多；免疫功能逐渐增强，感染性疾病发病率减低，而急性肾炎、风湿热等免疫性疾病增多。此期儿童具有较大的可塑性。

此期护理重点是加强学前教育，培养良好的道德品质及生活和学习习惯，预防自身免疫性疾病，防止意外伤害。

（六）学龄期

从入小学（6～7 岁）开始到进入青春期前为学龄期。此期儿童的体格发育相对缓慢，智能发育更加成熟，是接受科学文化教育的重要时期。此期，感染性疾病的发病率较前降低，而近视、龋齿的发病率增高。除生殖系统外，其他各系统器官的发育已经接近成人水平。

此期护理重点是注意安排有规律的生活、学习及锻炼，注意孩子坐、立、行的姿势，注意预防近视、龋齿，保证充足的营养和休息，防止精神、情绪和行为等方面的问题。

（七）青春期

青春期年龄范围一般为 10～20 岁，女孩青春期开始和结束都比男孩早 2 年左右，女孩从 11～12 岁到 17～18 岁，男孩从 13～14 岁到 18～20 岁。此期儿童体格生长再次加速，生殖系统发育渐趋成熟，出现第二性征，女性乳腺发育、骨盆变宽、出现月经，男性肩膀变宽、肌肉发达、声音变粗、长出胡须、出现遗精、喉结等。此期神经内分泌的调节功能不够稳定，身心发展不平衡，易出现心理、行为、精神方面的问题。

此期的护理重点是合理喂养、加强体格锻炼，及时进行生理、心理卫生和性知识方面的教育，使儿童树立正确的人生观、价值观，培养优良的思想道德品质，形成健康的生活方式。

【小结】

儿童年龄分期及各期特点见表 1-2-1。

表 1-2-1　儿童年龄分期及各期特点

分期	时间	特点	保健要点
胎儿期	受精卵形成到胎儿娩出，共 40 周的时间	生长发育迅速，完全依赖母体	做好孕期保健
新生儿期	出生至 28 天	发病率和死亡率高	加强保暖、合理喂养、预防感染
婴儿期	0～1 周岁	生长发育迅速，第一个生长发育高峰	科学喂养；完成基础免疫程序；预防感染；加强锻炼；培养良好习惯及早期智能开发
幼儿期	1～3 周岁	智能发育快，言语发育快，易发生意外伤害	加强护理；促进言语和智能发育；合理喂养；加强预防接种；早期教育，培养习惯和人格
学龄前期	3 周岁后到 6～7 岁	智力发育趋完善，个性开始形成，模仿力强	智力发育趋完善，好问，个性开始形成；共济运动发育较好，模仿力强
学龄期	6～7 岁到青春期前	除生殖系统外其他器官发育已接近成人	保证足够营养和睡眠；保护视力和牙齿；注意坐、立、行的正确姿势；防止心理和行为问题
青春期	10～20 岁 男：13～24 岁至 18～20 岁 女：11～12 岁至 17～18 岁	体格发育明显加速，生殖系统发育日趋成熟；第二个生长发育高峰，第二性特征发育成熟	保证营养，加强体格锻炼，加强生理、心理卫生和性知识及法律教育，建立健康的生活方式

护考直击 1-2-1

1. 幼儿期是指（　　）。
　A. 从脐带结扎到满 28 天
　B. 从出生到满 1 周岁
　C. 从生后 28 天到满 1 周岁
　D. 1 周岁后到满 3 周岁之前
　E. 3 周岁到满 6 周岁前

2. 生后生长发育最迅速的时期是（　　）。
　A. 婴儿期　　　B. 幼儿期　　　C. 学龄前期　　　D. 学龄期　　　E. 青春期

3. 不属于青春期保健重点的是（　　）。
　A. 合理营养　　B. 健康教育　　C. 预防意外　　D. 计划免疫　　E. 法制教育

4. 处于婴幼儿期的孩子，最适宜的心理沟通方式是（　　）。
　A. 因势利导　　B. 多做游戏　　C. 搂抱与抚摸　　D. 适时鼓励　　E. 社会交流

5. 新生儿期是指生后脐带结扎开始至（　　）。
　A. 满 7 天　　B. 满 14 天　　C. 满 28 天　　D. 满 29 天　　E. 满 1 个月

6. 对青春期孩子实施心理行为指导的重点是（　　）。
　A. 对学校生活适应性的培养　　　B. 加强品德教育

C. 预防疾病和意外教育　　　　　　　D. 性心理教育

E. 社会适应性的培养

参考答案：1. D　2. A　3. D　4. C　5. C　6. D

微课 1-3-1
儿科护理的特点

课件 1-3-1
儿科护理的特点

任务 1.3　儿科护理的特点

儿科护理的研究对象是体格和智能不断处于生长发育过程中的儿童，主要包括儿童的生理、心理和社会的发展，以及儿童在各个发展阶段中的健康问题和疾病，儿童不是成人的缩影，且各年龄期的儿童相互之间也存在差异。

（一）儿科解剖生理特点

1. 解剖特点　儿童体重、身长（高）、头围、胸围、臀围的增长，囟门的闭合，骨骼的发育，牙齿的萌出及更换，身体各部分比例的改变等均处在不断变化的过程中，且具有一定的规律。如新生儿和小婴儿的头部相对较大，颈部的肌肉和颈椎的发育相对滞后，头颈软，因此在抱起时要注意保护头部。儿童的骨骼钙化不全，比较柔软且富有弹性，不易折断，但长期受压容易变形，肘关节由于桡骨小头及环状韧带发育不完全，容易脱臼。

2. 生理特点　儿童生长发育快，新陈代谢旺盛，对营养物质特别是蛋白质、水以及能量的需求量相对成人多，但胃肠消化功能尚不成熟，易发生营养缺乏和消化紊乱。此外，不同年龄的儿童生理生化正常值不同，如呼吸、心率、血压、周围血象、体液成分等。

3. 免疫特点　儿童的非特异性免疫不足，皮肤、黏膜娇嫩易破损，淋巴系统发育未成熟，体液免疫及细胞免疫功能均不健全，易患各种感染。如胎儿能通过胎盘从母体获得免疫球蛋白 G（IgG），但在生后 3～5 个月逐渐减少消失，而自身合成 IgG 的能力一般要到 6～7 岁时才能达到成人水平，因此生后 6 个月内，对某些传染病，如麻疹有一定的免疫力，但 6 个月后患感染性疾病和传染性疾病的发病率逐渐增高；免疫球蛋白 M（IgM）不能通过胎盘，故新生儿血清 IgM 浓度低，易患革兰阴性细菌感染；婴幼儿期分泌型免疫球蛋白 A（SIgA）也缺乏，易患呼吸道及消化道疾病。因此，婴儿期是实施免疫规划的重要时期。

（二）儿童心理社会特点

儿童心理发展与成人有显著差异，每个年龄阶段都有不同的心理特征。儿童身心发育未成熟，需特殊照顾和保护。家庭、环境和教育对儿童心理发展有重要影响。护理中应以儿童及其家庭为中心，与多方配合，根据不同年龄阶段的心理特征和需求，提供相应措施，促进儿童心理健康发展。

（三）儿童患病特点

1. 病理特点　儿童机体对疾病的反应因其年龄而异，相同的致病因子在不同年龄可能导致不同的发病过程和病理变化。例如，肺炎链球菌引发的肺部感染在婴幼儿中通常表现为支气管肺炎，而年长儿童和成人则易患大叶性肺炎。另外，维生素 D 缺乏时，婴幼儿罹患佝偻病，而成人则可能出现骨软化症、骨质疏松症等现象。

2. 疾病特点　儿童疾病的特点及临床表现与成人有显著区别。例如，新生儿疾病主要与先天遗传或围生期因素相关，其中以先天性心脏病较为常见，而成人则以冠心病为主。婴幼儿疾病多由感染引发，易于并发败血症。因此在护理过程中，需采取系统化且密切的观察方法，以确保对病情作出准确判断并及时处理。

3. 诊治特点　新生儿及体弱儿患病时多表现为各种反应低下，如体温不升、不吃不哭、表情淡漠等，缺乏特异性临床表现。而年幼儿在病情叙述上不够准确，因此在诊断时应考虑多方面因素。

4.预后特点　儿童处于生长发育期，生命力旺盛，组织修复和再生能力较强，患病时虽然起病急、来势猛、变化多，但如果诊治及时、有效、护理得当，度过危险期后，往往恢复也快，后遗症较成人少。

5.预防特点　儿童的绝大多数疾病都可以预防，但由于自身防护能力弱，故应加强预防措施，其中计划免疫是降低儿童传染病发病率和病死率的重要措施。此外，在儿童保健工作中通过对生长发育的监测、早期筛查出先天性、遗传性疾病等，并加以干预和矫正，可防止发展为严重残障。

（四）儿科护理特点

1.以儿童及其家庭为中心，实施身心整体护理　儿童的护理需要家庭的支持与参与，要重视不同年龄阶段儿童及家庭成员的心理感受和服务需求并实施整体护理，同时儿童的身体和心理健康易受到家庭和社会环境的影响，除关心儿童身体各系统功能的协调平衡外，还需要关注家庭和社会的因素，从而促进其生理、心理和社会发展。

2.尊重儿童的人格与权利，促进儿童发展及健康　儿童作为独立的人格，应该得到尊重和关注，在护理过程中应遵循儿童的意愿和权利，并注意保护其隐私和安全。儿童的护理工作不仅仅是治疗疾病，还要促进儿童的发展，保障儿童的健康成长。

护考直击 1-3-1

1.6个月内婴儿较少患传染病的主要原因是从母体内获得了（　　）。

A. SIgA　　　　　B. IgD　　　　　C. IgE　　　　　D. IgG　　　　　E. IgM

2.婴幼儿母乳喂养者，相较于人工喂养者发生呼吸道及消化道疾病少，是因母乳中含有免疫因子（　　）。

A. SIgA　　　　　B. IgD　　　　　C. IgE　　　　　D. IgG　　　　　E. IgM

参考答案：1. D　2. A

任务 1.4　儿科护士的角色与素质要求

工作情境与任务 1-4-1

导入情境： 南丁格尔奖获得者苏雅香，78岁仍坚持为护理专业学生上课。1965年，苏雅香以优异成绩毕业后，在贵州省人民医院儿科工作。她曾救活一名被遗弃的婴儿，在20世纪70年代，常用自己的工资给患儿买书和营养品。1997年，她在贵州省内首先引进国外整体护理模式，推广"以病人为中心"的理念，使该省的护理模式走向人性化、整体化、国际化。如今，已退休多年的她仍担任教学任务，深受学生欢迎。她表示只要身体条件允许，会一直工作下去。

工作任务：

1.通过学习苏雅香前辈的事迹，你认为儿科护士的角色有哪些？

2.谈谈你对南丁格尔精神的理解。

3.试分析儿科护士应具备哪些素质。

随着护理学科的发展，护士的角色得到了更大程度的拓展。作为一名具有专业知识体系的独立从业者，儿科护士被赋予了更加多元化的角色。

一、儿科护士的角色

（一）专业照护者（caregiver）

儿童机体各系统、器官的功能发育尚不完整，生活不能自理或完全自理。儿科护士最重要的角色是在帮助儿童及其家人促进、维持或恢复健康的过程中，为他们提供直接的护理和照顾，如营养摄入、感染预防、药物管理、心理支持和健康指导，以满足儿童的身心需求。

（二）护理计划者（planner）

为促进儿童身心健康发展，护士必须运用专业知识和技能，收集儿童的生理、心理和社会状况等方面资料，全面评估儿童的健康状况，识别健康问题，并根据儿童不同阶段的生长发育特点，制订全面可行的护理计划，采取有效的护理措施，以减轻儿童的痛苦，帮助其适应医院、社区和家庭生活。

（三）健康教育者（educator）

在护理儿童的过程中，护士应根据不同年龄阶段儿童的智力发展水平，向他们有效解释疾病的治疗和护理过程，帮助他们树立自我保健意识，培养良好的生活习惯，并尽可能纠正不良行为。同时，护士还应向父母宣传科学的育儿知识，使他们能够采取健康的态度和行为，以达到预防疾病和促进健康的目的。

（四）健康协调者（coordinator）

护士需联系并协调与有关人员及机构的相互关系，以保持有效的沟通，使诊断、治疗、救援和相关的儿童保健工作能够相互协调和配合，确保儿童得到最合适的整体性医疗照护。如护士需联系医生讨论相关的治疗和护理计划；护士需联系营养师讨论膳食安排；护士还需要与儿童及其父母进行有效沟通，让家人一起参与儿童护理全过程，以确保护理计划的实施。

（五）健康咨询者（consultant）

护士通过倾听患儿及其家长的倾诉，关心他们在医院环境中的感受，给予陪伴，解答他们的问题，提供治疗信息，并给予健康指导；澄清患儿及其家长对疾病和健康相关问题的疑虑，使他们能够以积极有效的方式应对压力，并找到最合适的方法来满足生理、心理和社会需求。

（六）儿童及其家庭代言人（advocate）

护士是儿童及其家庭权益的维护者。当儿童不能表达或不能明确表达自己的诉求和意愿时，护士有责任解释并维护儿童的权益不受侵犯或损害。护士还需评估阻碍儿童健康的问题和事件，提供给医院行政部门改进，或提供给卫生行政单位，作为制定卫生政策和计划的参考。

（七）护理研究者（researcher）

护士应积极从事护理研究，通过研究验证、拓展护理理论和知识，开展护理新技术，指导、改进护理工作，提高儿科护理质量，促进专业发展。同时，护士还需探索隐藏在儿童症状和表面行为下的真实问题，以便更实际、更深入地帮助他们。

📖 工作任务解析 1-4-1

工作任务 1：通过学习苏雅香前辈的事迹，你认为儿科护士的角色有哪些？

解题思路：从苏雅香前辈救活弃婴，为患儿买书和营养品；在省内首先引进整体护理模式，推广"以患者为中心"的理念；退休多年的她仍担任教学任务，以上体现了护士多元化的角色，这也说明了从事护理工作需要具备较强的综合能力，同时更需要我们具有甘于奉献、救死扶伤、敢为人先的高尚品德。

二、儿科护士的素质要求

（一）思想道德品质

1.热爱护理行业，有强烈的责任感、同理心和严谨的工作态度，爱护儿童、尊重儿童，有为儿童健康服务的奉献精神。

2.具有诚实的品格、较高的慎独修养和高尚的道德品质。以理解、友善和平等的心态，为儿童及其家庭提供帮助。

3.能理解儿童，善于创造适合儿童特点的环境与气氛，具有言行一致，严于律己，以身作则的思想品格；追求远大理想，忠于职守，救死扶伤，廉洁奉公，践行人道主义。

📖 工作任务解析 1-4-2

工作任务 2：谈谈你对南丁格尔精神的理解。

（二）科学文化素质

1.具有一定的文化素养和自然科学、社会科学、人文科学等领域的跨学科知识。

2.掌握一门外语以及与现代科学发展相关的新理论和新技术。

（三）专业素质

1.具有合理的知识结构、相对系统完整的专业理论知识及较强的实践能力，操作技术娴熟，动作轻柔敏捷。

2.具有敏锐的观察力和综合分析判断能力，具有较强的组织管理能力，能开展多学科合作，运用护理程序为儿童实施身心整体护理。

3.具有进行护理教育和研究的能力，勇于创新进取。

（四）身体心理素质

1.具有健康的心理，乐观开朗，情绪稳定，宽容豁达。有健康的身体和良好的行为。

2.适应能力强，具有良好的忍耐力和自制力，善于应变，灵活敏捷。

3.具有强烈的进取心，不断求知，丰富和提高自己。

4.具有与儿童成为好朋友，与家长建立良好的人际关系的能力，同事之间相互尊重，团结协作。

📖 工作任务解析 1-4-3

工作任务 3：试分析儿科护士应具备哪些素质。

✒ 护考直击 1-4-1

患儿，男，因病住院时间已经 1 个月有余，护士不仅向他解释疾病的治疗和护理过程，同时还向其家长宣传科学育儿的知识，护士在这方面扮演的角色是（　　）。

A.健康教育者　　B.健康咨询者　　C.健康协调者　　D.护理计划者　　E.患儿代言人

参考答案：A

任务 1.5　儿科护理学的发展与展望

祖国医学在儿童疾病的防治与护理方面有丰富的经验。从祖国医学发展史和丰富的医学典籍及历代名医传记中，经常可见到有关儿童保健、疾病预防等方面的记载。早在公元前五六世纪，中医学已有关于儿科疾病的记载，如《黄帝内经》记载了有关儿童的医疗保健；《史记》首次记载扁鹊为"小儿医"；隋朝《诸病源候论》提出了正确的儿童养育观；唐朝孙思邈比较系统地记载了正常儿童的发育顺序，记述了某些儿童疾病的治疗方法以及喂养和护理的原则，并提到必要时可用各种兽乳喂哺婴儿。到明代还注重了疾病的预防，如薛凯提出的用烧灼脐带法预防新生儿破伤风；张琰的《种痘新书》提出接种人痘来预防天花，较欧洲人发明牛痘早百余年。

19 世纪下半叶，西方医学传入并逐渐在我国发展。各国传教士在我国开办了教会医院并附设了护士学校，医院建立了产科、儿科门诊及病房，重点为住院儿童提供日常护理，逐渐形成了我国的护理事业和儿科护理学。

中华人民共和国成立以后，党和政府高度重视儿童健康事业，制定并实施了《母婴保健法》《中国儿童发展纲要》（每十年修订），将保障儿童健康作为重大战略和重点任务，努力维护儿童健康福祉。儿科护理工作不断发展，从加强孕产期保健、开展爱婴医院建设、推广科学接生、实行计划免疫、建立各级儿童医疗保健机构、提倡科学育儿，推广普及妇幼卫生适宜技术、开发和推广应用儿科护理新技术，直至形成和发展了儿科监护病房（PICU）和新生儿监护病房（NICU）等专科护理。儿科护理范围不断拓展、工作内容不断丰富、护理质量不断提升。

📎 知识拓展 1-5-1

《中国儿童发展纲要（2021—2030 年）》

2021 年 9 月，国务院印发《中国儿童发展纲要（2021—2030 年）》（以下简称《纲要》），提出到 2030 年，保障儿童权利的法律法规政策体系更加健全，促进儿童发展的工作机制更加完善，儿童优先的社会风尚普遍形成，城乡、区域、群体之间的儿童发展差距明显缩小。儿童享有更加均等和可及的基本公共服务，享有更加普惠和优越的福利保障，享有更加和谐友好的家庭和社会环境。《纲要》包括儿童与健康、安全、教育、福利、家庭、环境、法律保护 7 个领域，新增了安全和家庭两个领域；共设置了 70 项主要目标，提出 89 项策略措施，明确了未来十年进一步落实儿童优先原则、大力发展儿童事业的新要求。

2023 年 4 月国家统计局公布的《纲要》实施首年统计监测报告表明，总体进展顺利，儿童健康水平整体提高，儿童死亡率持续下降，出生缺陷综合防治不断强化，儿童健康管理得到加强，儿童疾病防治持续强化，儿童身心全面发展得到关注，安全保护持续加强，受教育水平稳步提升，儿童福利提标扩面，家庭建设日益完善，成长环境日益优化，法律保护机制不断健全。

为适应儿科护理学的发展，儿科护士队伍的建设也受到极大重视。20 世纪 80 年代初，我国恢复了中断 30 余年的高等护理教育，90 年代始又发展了护理研究生教育，培养了一大批儿科护理骨干人才，使儿科护理队伍向高层次、高素质方向发展。随着科学技术的突飞猛进，新理论、新知识、新技术不断涌现，对儿科护士的继续教育也日趋受到重视。儿科护理学已逐渐发展成为有独特功能的专门学科，其研究内容、范围、任务涉及影响儿童健康的生理、心理、社会等各个方面，儿科护士成为儿童保健的主要力量。随着社会经济的发展、新技术的出现以及临床实践领域分工的细化，护理进入一个专业化发展的阶段，专科护士的职能在广度和深度上都有了很大的延伸，儿科专科护士已成为专科护士发展的一个重要组成部分。

随着快速的经济发展而出现的工业化、城市化、现代化和全球化带来的新的健康问题，儿童健康也面临着许多新的问题和挑战，突出表现在环境因素、社会因素、人们行为和生活方式对儿童的影响，不仅影响儿童期的健康，还会对儿童发育、成长构成影响，甚至影响终身。因此，儿科护理学的任务更应着眼于保障儿童健康，提高生命质量的远大目标，以儿童及其家庭为中心，以儿童健康问题及护理趋势为导向，将循证护理应用于实践。①"医教结合"关注儿童成长发展。儿童与青少年面临着许多影响他们成长与发展的挑战，如睡眠时间不足、长时间静息式学习、活动量不足、饮食结构不合理等，这些与大环境、学习、家庭有关的压力源不同程度地影响着他们的健康。针对这些问题，医学界及教育界联合提出"医教结合"模式，将医疗、护理与学校负责学生健康的医护人员组成"联合体"，通过相互沟通、相互理解，共同关注儿童成长期的生理与心理健康问题，以降低各种压力对其健康的影响。②重视成人疾病的儿童期预防。疾病预防的范围不应仅局限于感染性疾病，许多疾病在成人后（或老年期）出现临床表现，实际上发病过程在儿童期已经开始，如能在儿童期进行早期预防干预，可避免危险因素的积累，就可能预防或延缓疾病的发生、发展。③关注儿童慢性病，提供延展性服务。随着世界范围内流行病学模式的转变和疾病谱的变化，与儿童发育相关的慢性病发病率明显上升，并成为全球关注的公共卫生问题。在儿童慢性病的治疗与康复过程中，如何将慢性病的照护延伸到社区及家庭，体现慢病的延伸性照护是目前较为关注的议题。④关注儿童心理行为异常。与儿童心理问题相关的因素包括家庭关系、同伴压力、学习负担、环境因素等。随着网络技术的发展和获取信息渠道的日新月异，儿童青少年遨游于网络虚拟世界已成为常见的活动之一，"网络成瘾""网络暴力"问题也越来越引起人们的关注；同时儿童发育障碍及行为问题不断增加，成为影响家庭与社会和谐的问题之一，因此更需医护团队与学校、家庭合作努力，通过药物、精神及心理治疗，帮助儿童尽早走出心理问题的困境。⑤推广儿科循证护理。提供以循证护理为依据的护理实践是现代护理人不可推卸的责任和使命。儿科护理还需将新的循证护理证据与护理实践相结合，以提高护理服务的质量，改善儿童治疗与护理的结局。⑥做好健康信息服务。信息化的高速发展为儿科护理的信息化提出了更高的要求，儿科护理应积极利用新媒体，拓宽儿童健康知识的科普宣传、教育和咨询渠道，普及儿童疾病防治护理常识，引导人们形成科学就医理念和习惯，营造重视和关注儿童健康服务的良好氛围。儿科护士应熟悉国内外儿科护理所关注的议题以及有待改善的领域，关心儿科医疗的快速发展，将儿童的生长发育与疾病的影响结合起来，将护理患儿的范畴由医院拓展到社区及学校，创造一个以儿科护理为专业发展方向的实践环境，为提高儿童健康水平和中华民族的整体素质做出更大贡献。

【高频考点】

▲国家卫生健康委规定儿科临床护理的对象是从出生至满 14 周岁的儿童。

▲新生儿期是指自出生至满 28 天。

▲死亡率最高的时期为新生儿期，生长发育最迅速的时期为婴儿期，意外伤害的高发期为幼儿期。

▲学龄期除生殖系统外，各系统器官发育接近成人。

▲青春期第二性特征发育成熟，是第二个生长发育的高峰。

▲IgG 通过胎盘从母体获得，生后 3～5 个月逐渐减少消失，6～7 岁时自身合成才能达到成人水平；IgM 不能通过胎盘，故新生儿易患革兰阴性细菌感染；SIgA 缺乏易患呼吸道及消化道疾病。

（何琼、刘娜、吉萍）

项目 2　走进儿童医疗机构

📢 项目目标

知识目标：

1. 掌握儿童用药特点、药物选用、不同途径的给药方法和护理。

2. 熟悉儿童医疗机构的种类及设置、儿童健康评估内容。

3. 了解住院患儿心理反应的不同种类和影响因素。

能力目标：

1. 能运用有关沟通技巧，与家长及各年龄阶段儿童进行良好的沟通。

2. 能对患儿进行健康评估和心理护理，能结合儿童特点准确给药。

素质目标：

1. 具有良好的职业道德，尊重儿童及其家庭的信仰，理解儿童及其家庭的文化价值观念，尊重儿童的人格，保护儿童及其家庭的隐私。

2. 培养社会责任感，将"感恩、担当、责任"理念植入学生心中。

💎 思政案例 2

确保儿童用药安全，共筑健康防线

导入：我国平均每4个新生儿就有1个有用药不良反应；我国每年约30 000儿童因用药不当变成聋儿；我国每年约60 000儿童因药物不良反应离开世界；不良用药死亡人数中，32%是儿童；我国儿童死亡原因中，65%因为不良用药；我国儿童专用药占比1.7%。

——国家药品监督管理局某年数据

正文：这是一个真实的故事，这段视频是央视播出的儿童安全用药公益宣传片《妈妈我想对你说》，让无数观众看完泪崩。片中的主人公浠诺，原本是个爱笑的小姑娘，然而3年前一次高烧，因用药不当后，渐渐失去了听力，她用手语说："我的世界很安静，没有一点点声音；妈妈说，我1岁时就会叫爸爸妈妈了，我特别爱笑，听到音乐就手舞足蹈；妈妈说，3年前我发高烧，用药不当后，我的听力越来越弱，我知道声音都在我身边，我很努力听，不过就是听不到；妈妈我怕，我不敢跟其他小朋友一起玩，只能远远地看着，有时候我会大发脾气、摔东西，妈妈，不是我不乖，只是想对你说话，但着急说不出来，是我把妈妈气哭了，但妈妈却跟我说对不起。"

因为用药不当，我国每年约有30 000儿童陷入无声的世界。100多万聋哑儿童中，30%以上是用药不当产生的毒副作用所致。此外，由于药物的毒副作用造成肝肾功能、神经系统等损伤的儿童，更是不计其数。

儿童用药安全关乎家庭幸福与国家未来。作为护理专业学生，不仅要学习专业知识，更要培养对生命的敬畏之心和责任感。未来，我们将守护儿童的生命健康，确保儿童用药安全，共筑健康防线，让悲剧不再重演。

任务 2.1　儿童医院机构的组织设置及护理管理

📑 工作情境与任务 2-1-1

> **导入情境：** 患儿，男，9 个月。因"反复腹泻 1 个月"入院。患儿近 1 个月反复出现解稀水样便 6 ～ 8 次 / 日，消瘦，体重不增，发育迟缓，进食差，哭闹不安。入院查体：生命体征尚平稳，体重 4 kg，身长 55 cm，头围 40 cm，运动发育明显落后，视听反应良好。
>
> **工作任务：** 护士入院宣教时，介绍病房环境的设置包括哪些？

微课 2-1-1
儿童医疗机构的
组织设置

课件 2-1-1
儿童医疗机构的
组织设置

目前，我国儿童医疗机构可以分为以下三类：综合医院的儿科专科、妇幼保健院及专门的儿童医院。不同的医疗机构以及规模和等级不同，其设置布局也有所不同，其中以儿童医院的设置最为全面，包括门诊、急诊和病房。

一、儿科门诊

（一）儿科门诊的设置

儿科门诊与一般门诊设置类似，设置有预诊处、挂号处、候诊处、检查室、治疗室、采血中心、配液中心和输液室等，根据医疗机构的规模，儿科门诊的设置可缩减合并，但儿科由于就诊对象的特殊性，部分场所的设置具有儿科的独特性。

1. 预诊处　预诊的主要目的是及时发现传染病，并与其他患儿隔离，减少交互感染。预诊还可以根据病情的轻、重、缓、急给予适当安排，减少就诊的时间。同时，预诊过程中发现危重患儿可立即护送急诊室抢救。

预诊处应设在儿童医院或综合医院儿科门诊的入口处，内设检查台、手电筒、洗手设备等，方便患儿随时进行检查，避免长时间停留。预诊处应设两个出口，一个通向门诊候诊室，另一个通向传染病隔离室，用于专门诊治可疑传染病患儿，室内备有消毒、隔离设备。预诊检查主要为问诊、望诊及简要的体检，力求迅速作出判断，避免交互感染。明确诊断的传染病患儿应立即转到传染病门诊，未明确诊断者送隔离室处理，并及时报告疫情。遇危重患儿，预诊护士应立即护送至抢救室。因此，预诊护士需具备经验丰富、决断力强、动作迅速的特点。

2. 门诊部　**门诊部设体温测量处、候诊室、诊查室、注射室、治疗室、饮水处等。**

（1）体温测量处　发热儿童在就诊前需先测试体温（腋温），该处设有候诊椅。如体温高达 39 ℃以上者，应酌情先退热处理，以防高热惊厥。

（2）候诊室　由于儿童看病时均有家长陪护，故候诊室要空气流通、宽敞、明亮，备有足够的候诊椅，设 1 ～ 2 张小床供包裹患儿、换尿布时使用。室内可利用墙报、黑板、实物模型等向家长和患儿进行卫生宣教。

（3）诊查室　诊查室数量要多，每间最多不超过两套诊查桌椅，最好设单间诊室，减少就诊患儿相互干扰。室内设有诊查台，以便诊查。应留有机动诊室，作为其他诊室遇有传染病患儿需关闭消毒时备用。就诊前护士要准备好各种用品（如文具纸张、压舌板、手电筒等），就诊时要做好组织工作，每个患儿只许一位家长陪同进入诊室，以保持环境的安静。

（4）注射室　护理人员要认真执行无菌操作规程和查对制度（对儿童尤为重要），以防止发生差错事故和注射感染。要注意态度和蔼可亲，减少患儿的恐惧心理。

（5）治疗室　备有治疗所需的各种设备、器械和药物，可随时进行各种必要的治疗，如各种穿刺术、灌肠等。

（6）饮水处　多数患儿患病后需要多饮水。所以门诊要有专人负责供应饮用水、消毒杯等，以便于患儿饮水、服药、家长为患儿热奶等。

各室的布置应符合儿童心理特点，如在墙壁上张贴图画等营造使患儿欢乐的气氛，消除患儿的紧张与不安。

（二）儿科门诊的护理管理

1. 组织管理有序　儿科门诊的特点是人员流动量较大，陪伴患儿就诊的家属多。护理人员要做好就诊前的准备、诊查中的协助及诊后向家属的解释工作，保证就诊秩序有条不紊。

2. 密切观察病情　儿童病情变化快，在候诊过程中，护士要经常巡视，注意观察患儿的面色、呼吸、神志等变化，发现异常情况及时处理。

3. 预防院内感染　严格执行消毒隔离制度，遵守无菌技术操作规程。及时发现传染病的可疑征象，并予以处理，消除可能使患儿院内感染的各种机会。

4. 杜绝事故差错　儿科门诊由于时间和季节的特点，就诊患儿往往比较集中，应根据患儿就诊量合理安排人力，缩短候诊时间。护士的班次应合理安排，同时，严格执行核对制度，在给药、注射、测量等各项工作中一丝不苟，以防止因忙乱而发生医疗差错。

5. 提供健康宣教　根据季节、疾病情况及儿科护理热点问题等，候诊时向患儿家长进行科普宣传。宣教形式可采用集体指导、个别讲解或咨询等方式，使患儿家长能在短时间内获得保健及护理常识。

二、儿科急诊

儿童起病急，病情变化快，意外事故较多，如误服毒物、吞食异物等，而有些疾病在典型症状尚未出现之前，即可危及生命，如中毒性痢疾等。因此急诊儿科的护士应有敏锐的观察力和判断力，根据病情，对危重患儿就诊应先抢救后挂号，先用药后交费，争取时间；候诊中病情有变化的患儿，护士可让其提前诊治。急诊室应 24 小时开放，接诊。

（一）急诊的设置

儿科急诊应设有诊查室、抢救室、治疗室、观察室、隔离观察室，儿童医院内的急诊科应设有各科急诊室，小手术室、药房、化验室、收费处等，形成一个独立的单位，以保证 24 小时工作的连续进行。

（二）仪器设备

儿科急诊是抢救患儿生命的第一线。许多需要住院的危重患儿须经急诊抢救，待病情稳定后才能移至病房。为保证抢救工作顺利完成，急诊各诊室均需配备必要的仪器设备。

抢救室内设病床 2～3 张，配有人工呼吸机、心电监护仪、气管插管、供氧设备、吸引装置、雾化吸入器等，必要的治疗用具包括各种穿刺包、切开包、导尿包等。室内放置抢救车一台，车上备有常用的急救药品、物品、记录本及笔，以满足抢救危重患儿时的需要。

观察室的设备与病房相似，除床单位用品外，应备有医嘱本、护理记录单及病历记录等。有条件者可配备监护仪器。

小手术室除一般手术室的基本设备外，应准备清创缝合小手术、大面积烧伤初步处理、骨折固定、紧急胸腹部手术等的器械用具及抢救药品。

（三）儿科急诊的护理管理

1. 重视五要素，确保急诊抢救质量　急诊抢救的五个重要因素为人、医疗技术、药品、仪器设备及时间，其中人起最主要的作用。儿科急诊护士应有高度的责任心，良好的医德修养，敏锐的观察力和坚定的抢救意志，决不轻易放弃抢救希望。抢救技术精湛，药品种类齐全，仪器设备先进，时间争分夺秒都是保证抢救成功缺一不可的重要环节。

2. 执行急诊岗位责任制度　坚守岗位，随时做好抢救准备，随时巡视，及时发现病情变化。对抢救设备的使用、保管、补充、维护等应有明确的分工及交接班制度，以争取时间，高质量地完成各种抢救任务。

3. 建立儿童各科常见急诊的抢救护理常规　儿科急诊的护理人员应熟练掌握常见疾病的抢救程

序、护理要点，加强平时训练，以提高抢救成功率。

4.加强急诊文件管理　急诊应有完整的病历，记录患儿就诊时间、诊治过程等。紧急抢救中遇有口头医嘱时，必须当面复述确保无误后方可执行，执行时须经他人核对药物，用过的安瓿保留备查，待抢救工作告一段落后督促医生开处方并补记于病历上，使抢救工作保持连续性，为进一步治疗、护理提供依据，也便于追踪分析、总结。

三、儿科病房

儿科病房可分为普通病房和重症监护室，重症监护室还可分为新生儿监护病房（neonatal intensive care unit，NICU）、儿科监护病房（pediatric intensive care unit，PICU）和普通病房设置的监护室。

（一）儿科病房的设置

1.病室　分大、小两种。**每间大病室内放 4 ～ 6 张床；小病室放 1 ～ 2 张床**，以便隔离、观察及较重患儿的使用。床与床之间距离为 1 m，一张床单位占地 2 m²，床与窗台的距离为 1 m，病床应有床挡，窗外设有护栏；各病室以玻璃隔断隔开，以便医护人员观察病情，患儿也能隔玻璃观望，减少寂寞。病室内设有洗漱及照明设备方便患儿使用。墙壁、窗帘、卧具、患儿衣服等均采用明快的颜色，并用图画或玩具进行装饰，使病室气氛欢快、活泼，以适应儿童心理，减少患儿的恐惧感。

病房内应设有危重病室，室内放有各种抢救设备，以收治病情危重、需要观察及抢救者。待患儿病情稳定后可转入一般病室，留出床位准备接收新的危重症患儿。

2.护士站与医生办公室　设在病房中间，靠近危重病室，以便随时观察和抢救。

3.治疗室　分为内、外两小间，中间有门相通。各种注射及输液的准备工作在一间进行，另一间则进行各种穿刺，以利于无菌操作，同时也减少其他患儿的恐惧。

4.配膳（奶）室　配膳（奶）室最好设在病房的入口处。内设配奶用具、消毒设备、冰箱、配膳桌、碗柜及分发膳食用的餐车等，由配膳员将营养室配好的膳食按医嘱分发到患儿床前。病房负责配奶时应在配膳室进行，如为营养部门集中配奶，每次送到病房的奶应立即放入冰箱，另备有加热奶的用具。

5.游戏室　供住院患儿游戏、活动时使用。摆放有与患儿高度相适应的桌椅，可清洁的玩具及图书等，有条件可放置电视机。室内阳光充足，地面采用木板或塑料等防滑材料。游戏室应设置在病房一端。以免喧哗声影响其他患儿。游戏室可兼作饭厅，供较大患儿进餐时使用。

6.厕所与浴室　厕所的便池及浴池的设置要适合患儿年龄特点。幼儿专用厕所可不设门，学龄儿童用可有门，但不加锁，以防意外发生。浴室要稍宽敞，便于护士协助儿童沐浴。

此外，病房需设有库房、值班室、仪器室等；一般儿科病房收住 30 ～ 40 名患儿，应按此数量配备所有仪器设备。

（二）儿科病房的护理管理

1.环境管理　病房环境应适合儿童心理、生理特点，可张贴或悬挂卡通画，以动物形象作为病房标记。病房窗帘及患儿被服可采用颜色鲜艳、图案活泼的布料制作。室内温、湿度应依患儿年龄大小而定（表 2-1-1）。普通病房夜间灯光应较暗，以免影响睡眠；NICU 则应控制光照和噪声，因为持续明亮的灯光对早产儿不利，过大的声音会带来压力刺激，可影响听力和情感发展，在需要时才开灯，避免灯光直射患儿眼部，人为活动应控制音量。美国儿科学院（Amerian Academy ofediaris，AAP）环境健康委员会建议 NICU 最安全的声音水平为 45 dB 以下。

表 2-1-1　不同年龄患儿适宜的温、湿度

年龄	室温 /℃	相对湿度 /%
早产儿	24 ～ 26	55 ～ 65
足月新生儿	22 ～ 24	55 ～ 65
婴幼儿	20 ～ 22	55 ～ 65
年长儿	18 ～ 20	50 ～ 60

2. 生活管理 患儿的饮食既要符合疾病治疗的需要，还要满足其生长发育的要求。对个别患儿的特殊饮食习惯，护士应与家长及营养部门取得联系给予相应的调整。食具应由医院供给，做到每次用餐后都进行消毒。医院负责提供式样简单、布料柔软舒适的患儿衣裤，经常洗换、消毒，保持整洁卫生。根据患儿的不同年龄，合理安排作息时间；根据不同疾病与病情决定患儿的活动与休息。通过建立规律的生活制度，帮助患儿消除或减轻因住院而出现的心理问题，尤其对长期住院的患儿更为重要。

3. 安全管理 好奇心强、好动且无防范意识是儿童的共同特点，因此，儿童病房无论设施设备还是日常护理的操作，都要考虑患儿的安全问题，如药柜要上锁、电源应放在儿童不能接触之处、暖气应有防护罩、禁止玩刀剪、不让儿童自己取用热水等，防止出现意外，防止跌伤、烫伤，防止误饮误服等。给患儿做治疗时，要有一定的约束固定技巧，以防脱针、断针等意外发生；治疗与护理完毕后，应清点用品、以防针头玻璃瓶之类遗留床上造成患儿损伤。病房中用于特殊情况的消防、照明器材，应有固定位置，出口要保持通畅。

4. 预防感染 儿童患病期间身体抵抗力较低，易发生各种感染，护理人员应给予高度重视，积极预防。如根据季节、气候情况每日定时通风；按时进行空气、地面的消毒；保持手的清洁；严格执行消毒隔离制度；做好陪伴家属及探视的管理工作。

5. 传染病管理 患儿住院期间发生传染病，应及时转院或转入传染病室；病情不允许转院者，应立即将患儿转移至单间病室，由专人护理，并严格执行消毒隔离制度。对同病房的其他患儿隔离检疫，采取相应的被动免疫（注射抗体）或预防性服药等措施，保护易感儿免于发病或减轻症状。同时加强管理，立即报告疫情，使防疫机构及时掌握疫情并进行必要的处理，防止传染病在病房中蔓延。

📖 工作任务解析 2-1-1

> **工作任务**：护士入院宣教时介绍的病房环境设置包括哪些？

✍ 护考直击 2-1-1

1. 患儿，女，2个月。因患肺炎住院，住院当日护士在进行家属管理时，以下哪项应<u>除外</u>（　　）。

    A. 介绍病区的探视制度　　　　　B. 耐心解释患儿病情

    C. 讲解疾病的预防知识　　　　　D. 允许将各种玩具带入病室

    E. 积极与家属保持联系

2. 关于儿童病房的设置，以下描述<u>错误</u>的是（　　）。

    A. 大病室可放置4～6张床，小病室可放1～2张床

    B. 各病室之间应以玻璃间隔，便于观察患儿及患儿间彼此交流

    C. 病室内应设自来水洗手设备和壁灯，便于洗手消毒和夜间照明

    D. 病室内应设有各种保护措施，以防发生意外

    E. 病房窗帘、墙壁和被服的颜色应采用灰暗的颜色

3. 儿童门诊设置预诊处，预诊的主要目的是（　　）。

    A. 测量体温，为就诊做准备

    B. 及时检出传染病患者，避免和减少交叉感染

    C. 遇危重患儿可及时护送至急诊室抢救

    D. 对需住院者由值班人员及时护送入院

    E. 给患儿及家属进行咨询服务

4. 儿童病房的管理<u>不包括</u>（   ）。

　　A. 生活管理　　　　　　　　　　B. 环境管理

　　C. 安全管理　　　　　　　　　　D. 预防感染和传染病的管理

　　E. 加强文件管理

5. 关于急诊抢救的五要素，最重要的是（   ）。

　　A. 医疗技术　　　B. 仪器设备　　　　C. 人　　　　　　D. 急救药品　　　E. 时间

6. 温度 20～22 ℃、湿度 55%～65% 的病室适合（   ）年龄段的患儿。

　　A. 新生儿　　　　B. 婴幼儿　　　　　C. 学龄前儿童　　　D. 学龄儿童　　　E. 青少年

参考答案：1. D 2. E 3. B 4. E 5. C 6. B

任务 2.2 儿童健康评估及入院护理常规

工作情境与任务 2-2-1

导入情境：患儿，男，9 个月。因"反复腹泻 1 个月"入院。患儿近 1 个月反复出现解稀水样便 6～8 次 / 日，消瘦，体重不增，发育迟缓，进食差，哭闹不安。入院查体：生命体征尚平稳，体重 4 kg，身长 55 cm，头围 40 cm，全身真菌性皮炎。头控差，不能扶坐，运动发育明显落后，视听反应良好。

工作任务：

1. 入院后应从哪些方面对患儿进行健康评估？

2. 入院后应对患儿采取哪些常规护理？

一、儿童健康评估

儿童处在不断生长发育的过程中，其心理和生理均不成熟。在评估儿童健康状况时，要掌握儿童心身特点，运用多学科的知识，以获得全面、正确的主客观资料，为制订护理方案打下良好的基础。

（一）健康史的采集

健康史可由患儿、家长、其他照顾者及相关医护人员的叙述获得，对护理计划的正确制订起着重要的作用。

1. 内容

（1）一般情况　包括患儿姓名（乳名）、性别、年龄、入院日期，父母或抚养人姓名、年龄、职业、文化程度、家庭地址、联系电话等。准确记录患儿年龄，必要时写明年月日。

（2）主诉　略。

（3）现病史　是指患儿自患病起，到目前来诊时的全部经过及其演变过程。

包括发病时间、起病过程、主要症状、病情发展及严重程度、是否进行过处理等，还包括全身伴随症状和其他系统同时存在疾病等。

（4）个人史　包括出生史、喂养史、生长发育史、免疫接种史、生活史等情况，询问时根据不同年龄及不同健康问题各有侧重。

①出生史：胎次、胎龄，分娩方式及过程，母孕期情况，出生时体重、身长，有无窒息、产伤、Apgar 评分等。新生儿及婴幼儿应详细了解。

②喂养史：婴幼儿及患营养性疾病和消化系统疾病的患儿应详细询问，如喂养方式（母乳喂养及断奶情况、人工喂养、混合喂养），人工喂养以何种乳品为主、如何配制，喂哺次数及量，添加辅食的时间、品种及数量，进食及大小便情况。年长儿应了解有无挑食、偏食、吃零食等不良饮食习惯。

③生长发育史：了解患儿体格生长指标如体重、身高（长）头围增长情况；前囟闭合时间及乳牙萌出时间、数目；会抬头、翻身、坐、爬、站、走的时间；语言的发育情况；对新环境的适应性；学龄儿还应询问在校学习情况、行为表现以及同伴关系等。

④生活史：患儿的生活环境，卫生习惯，睡眠、休息、排泄习惯，是否有特殊行为问题，如吮手指、咬指甲等。

（5）既往史　包括既往患病史、预防接种史、食物或药物过敏史等。

①疾病史：患儿曾患过何种疾病，是否患过儿童常见的传染病；患病时间和治疗情况，是否有手术史、住院史。

②预防接种史：接种过何种疫苗，接种次数，接种年龄，接种后有何不良反应。对非常规接种的疫苗也应记录。

③食物药物过敏史：认真了解患儿有无食物、药物或其他物质过敏史。

（6）家族史　家族是否有遗传性疾病、过敏史或急慢性传染病史；父母是否近亲结婚，母亲妊娠史和分娩史情况；家庭其他成员的健康情况等。

（7）心理 - 社会状况　内容包括：①患儿的性格特征，是否开朗、活泼、好动或喜静、合群或孤僻、独立或依赖，以及同伴关系；②患儿及其家庭对住院的反应，是否了解住院的原因、对医院环境能否适应、对治疗护理能否配合、对医护人员是否信任；③患儿父母、监护人或抚养人的年龄、职业、文化程度、健康状况；④父母与患儿的互动方式；⑤家庭经济状况，居住环境，有无宗教信仰。⑥学龄儿询问在校学习情况、与同学间的关系等。

2. 注意事项

①收集健康史最常用的方法是交谈、观察。在交谈前，护理人员应明确谈话的目的，安排适当的时间、地点。

②儿科采集病史较困难，应耐心询问，认真倾听，语言通俗易懂，态度和蔼可亲，以取得家长和孩子的信任，获得准确的、完整的资料，同时应避免使用暗示的语气来引导家长或孩子做出主观期望的回答。

③对年长儿可让其自己叙述病情，但患儿因为害怕各种诊疗活动，或表达能力欠缺，会导致信息失真，要注意分辨真伪。

④病情危急时，应简明扼要，边抢救边询问主要病史，以免耽误救治，详细的询问可在病情稳定后进行。

⑤要尊重家长和孩子的隐私，并为其保密。

（二）身体评估

1. 儿童身体评估的原则

（1）环境舒适　房间应光线充足，温、湿度适宜，安静。用品齐全、适用，环境布置可以卡通化，并可以根据需要提供玩具、书籍安抚患儿。为增加患儿的安全感，检查时应尽量让患儿与亲人在一起。评估时体位不强求一律，婴幼儿可坐或躺在家长的怀里检查，或由父母抱着。

（2）态度和蔼　开始评估前要与患儿交谈，微笑、呼患儿的名字或小名、乳名，或用玩具逗引片刻，用鼓励表扬的语言或用手轻轻抚摸他，消除患儿紧张心理，获得其信任与合作；同时，也可借此观察患儿的精神状态，对外界的反应及智力情况。对年长儿，可说明要检查的部位，有何感觉，使患儿能自觉配合。

（3）顺序灵活　评估的顺序可根据患儿当时的情况灵活掌握，怕生的孩子可从背部查起。一般患儿安静时先进行心肺听诊、腹部触诊、数呼吸脉搏，因这些检查易受哭闹的影响；皮肤、四肢躯干、骨骼、全身淋巴结等容易观察到的部位则随时检查；口腔、咽部和眼结膜、角膜等对患儿刺激大的检查应放在最后进行；在急诊，首先检查重要生命体征以及与疾病损伤有关的部位。

（4）技术熟练 评估尽可能迅速，动作轻柔，并注意观察患儿病情的变化。检查过程中既要全面仔细，又要注意保暖，不要过多暴露身体部位以免着凉，冬天检查者双手及听诊器胸件等应先温暖。

（5）保护和尊重患儿 患儿免疫力弱，易感染疾病，要注意防止院内感染，评估前后洗手，听诊器应消毒。对于学龄期患儿和青少年要注意保护隐私，尽量避免暴露与检查无关的部位，照顾其害羞心理和自尊心，尊重儿童自主权。在评估异性、畸形患儿时，态度要庄重。

2. 身体评估的内容和方法

（1）一般状况 在询问健康史的过程中，可留心观察患儿发育与营养状况、精神状态、面部表情、皮肤颜色、哭声、语言应答、活动能力、对周围事物反应、体位、行走姿势、亲子关系等，由此得到的资料较为真实，可供正确判断一般情况。

（2）一般测量 除体温、呼吸、脉搏、血压外，患儿还应测量体重、身高（长）头围、胸围、前囟、坐高等。

①体温：根据患儿的年龄和病情选择测温方法。

②呼吸和脉搏：应在患儿安静时测量。婴幼儿以腹式呼吸为主，可按腹部起伏计数。除呼吸频率外，还应注意呼吸的节律及深浅。婴幼儿腕部脉搏不易扪及，可计数颈动脉或股动脉搏动，也可通过心脏听诊测得。各年龄阶段呼吸和脉搏正常值见表2-2-1。

表 2-2-1 各年龄阶段呼吸和脉搏正常值　　　　　单位：次/分

年龄	呼吸	脉搏	呼吸：脉搏
新生儿	40～45	120～140	1:3
1岁以下	30～40	110～130	1:3～1:4
1～3岁	25～30	100～120	1:3～1:4
4～7岁	20～25	80～100	1:4
8～14岁	18～20	70～90	1:4

③血压：选择合适袖带，是准确测量儿童血压的重要前提。应根据患儿不同年龄以及上臂围的情况选择不同宽度的袖带，宽度应为上臂长度的 $1/2～2/3$，气囊长度应至少等于口臂围的80%。新生儿及小婴儿可用心电监护仪或简易潮红法测定。不同年龄的血压正常值可用公式估：收缩压（mmHg）$= 80 +$（年龄 $\times 2$），舒张压为收缩压的 $2/3$。除测量上臂血压外，患儿还可测下肢血压，1岁以上儿童下肢收缩压较上臂血压高 $10～40$ mmHg，而舒张压则一般没有差异。如果下肢血压低于上臂血压，需要进一步评估患儿是有主动脉狭窄，也要注意脉压，脉压大于 50 mmHg 或小于 10 mmHg，有可能罹患先天性心脏病。

④体重、身高（长）、头围等的测量方法（详见项目23任务23.5）。

（3）皮肤和皮下组织 观察皮肤颜色，注意有无苍白、潮红、黄疸、皮疹、出血点、紫癜、瘀斑等；观察毛发颜色、光泽、有无脱发；触摸皮肤温度、湿润度、弹性、皮下脂肪厚度，有无脱水、水肿等。

（4）淋巴结检查 枕后、颈部、耳后、腋窝、腹股沟等处的淋巴结，注意大小、数目、质地和活动度等。

（5）头部

①头颅：头颅形状、大小，注意前囟大小和紧张度，是否隆起或凹陷；婴儿注意有无颅骨软化、枕秃；新生儿有无产瘤、血肿等。

②面部：有无特殊面容，如唐氏综合征面容。

③眼耳鼻：眼睑有无水肿、下垂，眼球是否突出、斜视，结膜是否充血，巩膜是否黄染，角膜有无溃疡，瞳孔的大小和对光反射；注意外耳道有无分泌物，提耳时是否有疼痛表现；鼻翼是否扇动，有无鼻腔分泌物、鼻塞等。

④口腔：口唇是否苍白、发绀、干燥、口角糜烂、疱疹，有无张口呼吸，硬腭和颊黏膜有无溃疡、麻疹黏膜斑、鹅口疮，腮腺开口处有无红肿及分泌物，牙的数目和排列，有无龋齿。咽部是否充血，扁桃体是否肿大等。

（6）颈部　观察有无斜颈等畸形，甲状腺是否肿大，气管是否居中，有无颈抵抗等。

（7）胸部

①胸廓：检查胸廓是否对称，有无畸形，如肋骨串珠、鸡胸、漏斗胸等；肋间隙是否凹陷，有无"三凹征"等。

②肺：注意呼吸频率、节律，有无呼吸困难；触诊语颤有无改变；叩诊有无浊音、鼓音等；听诊呼吸音是否正常，有无啰音等。

③心：注意心前区是否隆起，心尖搏动是否移位；触诊有无震颤；叩诊心界大小；听诊心率、节律、心音，注意有无杂音等。

（8）腹部　注意有无肠型，新生儿注意脐部是否有分泌物、出血或炎症，有无脐疝；触诊腹壁紧张度，有无压痛、反跳痛，有无肿块等。正常婴幼儿肝脏可在肋缘下 1～2 cm，柔软无压痛；6～7 岁后不应再触及。叩诊有无移动性浊音；听诊肠鸣音是否亢进。腹水患儿应测腹围。

（9）脊柱和四肢　观察脊柱有无畸形，如脊柱侧弯；四肢有无"O"形或"X"形腿、手镯、足镯征等佝偻病体征；观察手、足指（趾）有无杵状指、多指（趾）畸形等。

（10）肛门及外生殖器　观察有无畸形、肛裂，女孩阴道有无分泌物，男孩有无包皮过长、阴囊鞘膜积液、隐睾、腹股沟疝等。

（11）神经系统　观察患儿的神志、精神状态，有无异常行为，检查四肢的活动、肌张力和神经反射，注意是否存在脑膜刺激征。新生儿应检查某些特有反射是否存在，如吸吮反射、握持反射、拥抱反射等。

3.注意事项　根据患儿年龄及所需检查部位决定应采取的体位姿势，较小婴儿可由父母抱于胸前，横坐在父母腿上等；护士手要温暖、态度和蔼、动作轻柔，避免过强的刺激造成患儿哭闹；检查前可先让患儿熟悉一些检查用品，以解除其防御、惧怕甚至抗拒的心理状态；根据患儿年龄特点及耐受程度，视具体情况适当调整检查顺序，**如检查婴儿时，先检查心肺，最后检查咽腔**；对重症病例，先重点检查生命体征及与疾病有关的部位，边检查边抢救，全面的体检待病情稳定后进行，以免耽误救治。

📖 工作任务解析 2-2-1

工作任务 1：入院后应从哪些方面对患儿进行健康评估？

解题思路：该患儿 9 个月，不能进行语言上的交流，要与家长或其他照顾者建立有效沟通，结合患儿症状，要重点评估患儿喂养史、生长发育史、既往史等，从健康史和身体评估两个方面获取全面、正确的主客观资料，为制订护理方案提供依据。

二、入院护理常规

①迎接新患儿，接到新患儿住院通知后，立即安置床位，危重患儿安排在抢救室。同时，准备病历 1 份，填写有关项目和卡片。测体温、脉搏、呼吸、血压、体重等，并作记录。通知医生，请家长暂留以便医生询问病史。

②按医嘱及时对患儿进行"分级护理"。若病情允许可进行清洁护理，24 小时内完成小便送检，72 小时内完成大便送检。

③介绍病区环境、作息时间与探视制度，以取得患儿及家长的合作。

④按医嘱正确发放饮食，记录进餐情况，同时告知家长。

⑤按医嘱正确给药。对静脉给药患儿要加强巡视，发现问题及时处理。同时注意安全，严防患儿坠床、烫伤等。

⑥监测生命体征。新入院患儿 3 天内每日 3 次；一般患儿每日 2 次，危重、发热、低体温者每 4 小时测 1 次；给予退热处理后半小时再测 1 次。

⑦保持皮肤黏膜清洁，防止口腔炎、尿布皮炎的发生。一般患儿每日晨间护理 1 次，危重患儿每日 2 次。臀部清洁护理每日 2 次，做到定期洗澡。

⑧室内定时通风换气，每日 3 次，每次半小时，并根据患儿不同的年龄保持病室内适宜的温度和湿度。

⑨一般患儿每周称体重、修剪指甲一次。

⑩病室内定期消毒。一般病室每周紫外线照射消毒 1 次，新生儿室、危重症病室每日 1 次，治疗室每日 2 次。每周消毒台面、床栏杆及地面 2 次（例如用 1% 石炭酸喷洒等）。对出院或死亡患儿的床单位应进行终末消毒。

⑪病危及死亡者及时通知家属。

📖 工作任务解析 2-2-2

工作任务 2：入院后对患儿采取哪些常规护理？

解题思路：按照入院后的相应护理措施将入院常规护理总结如下：安置患儿、入院宣教、测量生命体征、饮食护理、给药护理、基础护理等方面。

✔ 护考直击 2-2-1

1. 在进行护理体检时，下列叙述<u>错误</u>的是（　　）。

A. 首先与患儿进行很好的沟通

B. 检查时父母最好不在场，以免患儿不合作

C. 检查次序应根据患儿的具体情况灵活掌握

D. 体检时应注意保暖

E. 注意防止交叉感染

2. 患儿，男，3 岁。急性上呼吸道感染，体温 39.5 ℃，因全身抽搐就诊。为明确抽搐原因，在收集患儿健康史时应重点询问（　　）。

A. 喂养史　　　　B. 生长史　　　　C. 既往发作史　　　　D. 过敏史　　　　E. 药物史

3. 儿童护理体格检查中，下列体检顺序正确的是（　　）。

A. 给小婴儿检查时，先听心脏和肺部，最后再查咽部

B. 给小婴儿检查时，先查咽部，后再听心脏和肺部

C. 给小婴儿检查时，先检查四肢后再检查其他部位

D. 给幼儿检查时，先检查其他部位后再检查四肢

E. 以上都不正确

4. 儿科护理过程中，关于收集资料时资料的来源，<u>不正确</u>的是（　　）。

A. 患儿　　　　　　　　　　B. 家长和其他照顾者

C. 医务人员　　　　　　　　D. 病案记载和相关文献

E. 邻居

5.检查咽部、眼部时对儿童刺激较大应（　　　）。

A.最先检查　　　　B.最后检查　　　　C.随时检查　　　　D.病情需要时检查　E.不查

参考答案：1. B　2. C　3. A　4. E　5. B

任务 2.3　与患儿及其家长的沟通与交流

工作情境与任务 2-3-1

> **导入情境：** 患儿，男，9个月。因"反复腹泻1个月"入院。患儿近1个月反复出现解稀水样便6～8次/日，消瘦，体重不增，发育迟缓，进食差，哭闹不安。入院查体：生命体征尚平稳，体重4 kg，身长55 cm，头围40 cm，全身真菌性皮炎。头控差，不能扶坐，运动发育明显落后，视听反应良好。
>
> **工作任务：** 护士应采取哪些途径和患儿及其家长进行沟通？

人与人之间信息交流的过程称为沟通，它可以通过语言、表情、手势等方式来进行，与患儿沟通的目的是要为患儿提供信息，取得患儿的信任，帮助患儿尽快适应环境，解决患儿的健康问题。因儿童处在生长发育阶段，心理发展尚不成熟，与患儿的沟通需采用特殊的技巧。

一、与患儿的沟通

（一）儿童沟通的特点

儿童在8岁前，语言沟通能力差，抽象思维发育不成熟，不能用语言正确表述自己的想法，但在非语言沟通方面，儿童已经能够熟练地通过他人的面部表情、着装、语调、手势等获取正确的信息，例如患儿看到身穿白色衣服、手持注射器的人，能很快联想到注射导致的疼痛，因而产生恐惧和哭闹。8岁后语言沟通才能逐渐流利地使用，并逐渐接近成人。儿科护士应根据患儿的年龄灵活运用语言和非语言的沟通方式与患儿交流。

（二）与患儿沟通的方法和技巧

1.语言沟通

（1）重视与患儿的初次见面　第一次接触患儿及家长时，护士要做适当自我介绍，并询问患儿的乳名、年龄、学校等患儿熟悉的事情，缩短患儿及家长和护士间的距离。尤其是对4～5岁的儿童，利用他们的好奇心，鼓励他们自己表达。

（2）使用儿童能理解的方式　不同年龄的儿童，语言表达和理解能力不同，护士在与患儿交谈中，应根据其年龄用儿童常用的语句，熟悉的词句，不仅有助于患儿理解，也能促进其主动配合。谈话中稍加停顿，给患儿理顺思路的时间；稍慢的速度，适当的音量，亲切的语气能引起患儿的注意与反应。说话的速度过快，易使患儿感到不坦诚。在谈话中，护士尽量不用"是不是""要不要"等模棱两可的语言，不用否定方式，如患儿对"拿笔画画"的建议能愉快地接受，而对"不能咬笔"的劝告则可能持反抗态度。使用肯定的谈话方式、如检查胸部需解开衣服，可向患儿解释"我来听听你的胸部，要你解开衣扣，需要我帮忙吗？"避免说"我来查体，你要不要解开衣扣？"

（3）体会并分析交谈的含义　患儿表达时，护士要认真倾听，仔细理解、分析其中的含义，表示接受和了解，不要随意打断，更不能取笑患儿或敷衍了事，以免使患儿失去安全感和对护士的不信任；如不能很好理解，可让患儿再重述一遍，同时适当修正患儿的语句，帮其表达得更加明确。

2.非语言沟通　又称为身体语言。包括面部表情、姿态、手势、动作、抚摸等。护士亲切的微笑，轻柔的抚摸，都能给患儿带来心灵上的慰藉，使患儿感到安全与舒适。对婴幼儿来说，抚摸是更有利于情感交流的形式，护士利用怀抱、抚摸向患儿传递"爱"的信息，患儿也从中感受到护士的和蔼可亲，得到情绪上的满足。

3.游戏　护士应积极参与患儿的游戏，并善于利用游戏与患儿沟通交流。应用治疗性游戏（therapeutic play），不仅可以拉近护患的距离，还可以帮助护士了解患儿内心的想法，替代语言的安慰帮助患儿发泄痛苦；协助护士向患儿解释诊疗程序；协助儿童减少住院的压力，配合治疗和护理。

🖋 知识拓展 2-3-1

治疗性游戏

治疗性游戏（therapeutic play）是指儿童生活专家（child life specialist，CLS）或护士通过游戏的方式协助患儿表达对疾病、医院及医护人员、检查和治疗措施的感受、期望和需要，以应对因患病及住院带来的生理和心理的变化。

护士首先要了解不同年龄阶段儿童的游戏发展、儿童在家中常进行的游戏以及儿童住院时的能力与限制，设计出安全、适合患儿的游戏。常见的游戏包括角色扮演、角色认同、团体游戏、讲故事与绘画等。

治疗性游戏可以分为三类：情绪宣泄性游戏、指导性游戏和生理健康促进性游戏。

（1）情绪宣泄性游戏　通过不同形式的游戏，可以使焦虑情绪得以缓解，暂时解决住院期间的冲突，如幼儿期可以用木槌敲打木钉，表达与家人分离的愤怒；另外，让患儿在接受侵入性操作后，给玩具打针发泄痛苦和内心感受。

（2）指导性游戏　将有关住院环境、检查和治疗的相关信息提供给患儿以学习和熟悉。游戏也可以促进患儿表达，帮助护士理解患儿的想法，例如学龄期儿童可以玩玩具医院，可通过医生、护士和患儿的角色扮演游戏或木偶游戏了解患儿对疾病、住院、诊疗、手术的认知、感受和需求；可以通过绘画、讲故事的游戏了解患儿难以用语言表达的内心感受。

（3）生理健康促进性游戏　可以维持、促进其生理健康的游戏，如学龄前期的儿童可以吹泡泡，患儿术后需要进行深呼吸训练时，可以让患儿吹动风车分散注意力以缓解疼痛。

4.绘画　儿童的图画能表示许多有意思的资料，多与个人熟悉的、体验到的事情有关。护士可通过绘画与患儿进行交流，了解和发现存在的问题。如画面多处涂擦、重叠，与患儿矛盾、焦虑的心理有关。较大的形象反映在患儿心目中重要的、有力的、权威的人或事等。

除此之外，与患儿的沟通，还可以通过一些特殊的沟通技巧，如第三者技巧、三个愿望、比喻法、看图说故事等，让儿童间接表达内心的想法和感受，常常比正式的访谈更有效。

二、与患儿家长的沟通

与患儿的沟通多需其家长协助完成。与患儿家长的沟通，一方面可借助家长促进与患儿的交流，另一方面则有助于家长减轻其紧张、焦虑情绪。针对家长的不安情绪，与家长的谈话最好以询问普遍性问题开始，如"孩子现在怎么样？"使家长能在轻松的气氛下谈各方面的内容，护士获得的信息量较多。

为使与患儿家长沟通顺畅有效，儿科护士应尽量做到以下几点。

1.建立良好的第一印象　与患儿家长沟通时，取得患儿家长的信任是首要任务。护士在与患儿家长初次接触时应积极热情，耐心倾听患儿家长的观点和想法，体现对患儿健康状况的关心，并告知家长如何获取护士的帮助，避免家长感觉被冷落和忽视。

2.使用开放性问题鼓励家长交谈　护士应尽量使用开放性问题鼓励家长交谈，并注意倾听和观察非语言信息，适时引导谈话主题，避免与患儿家长的交流偏离目标和主题。

3.恰当地处理冲突　由于担忧患儿的病情，家长易产生怀疑，表现出心情烦躁、挑刺易怒。护士应换位思考，理解患儿家长的心情，针对家长的问题，不可搪塞应付或使用家长难以理解的医疗术语，进行各项操作时应给予耐心细致的解释，表现出对患儿的关心爱护，避免让患儿家长产生不信任感。

除此之外，与患儿的沟通，还可以通过一些特殊的沟通技巧，如第三者技巧、三个愿望、比喻法、看图说故事等，让儿童间接表达内心的想法和感受，常常比正式的访谈更有效。

📖 **工作任务解析 2-3-1**

> **工作任务：**护士采取哪些途径和患儿及其家长进行沟通？
> **解题思路：**根据患儿的年龄及特点采取恰当的沟通方式。

任务 2.4　住院患儿的心理护理

📝 **工作情境与任务 2-4-1**

> **导入情境：**患儿，男，9个月。因"反复腹泻1个月"入院。患儿近1个月反复出现解稀水样便6～8次/日，消瘦，体重不增，发育迟缓，进食差，哭闹不安。入院查体：生命体征尚平稳，体重4 kg，身长55 cm，头围40 cm，全身真菌性皮炎。头控差，不能扶坐，运动发育明显落后，视听反应良好。
>
> **工作任务：**入院后患儿可能出现什么反应，如何护理？

一、各年龄期住院患儿的心理护理

住院对患儿的生理和心理都有显著影响。疾病、陌生环境和治疗都使患儿处于应激状态，影响程度与疾病严重性和生活环境有关。护理人员需了解患儿心理反应，有针对性地进行护理，帮助患儿适应医院生活。

患儿心理反应与年龄、疾病和生活经历（如是否入托或上学）有关。以下是住院患儿在不同年龄段的心理特点：

1.婴儿期

（1）心理特点　婴儿期是患儿身心发育最快的时期，对住院的心理反应随月龄的增加而有明显的差别。

5个月以前的患儿，如能够及时满足其生理需要，入院后一般比较平静，较少哭闹，即使与母亲分离，心理反应也不太明显，但容易因缺乏外界有益的刺激，感知觉和动作方面的发育受到一定影响。

6个月后婴儿开始认生，对抚育者尤其对母亲的依恋性越来越强。住院后反应强烈，对陌生环境与人持拒绝态度，多以哭闹表示与亲人分离的痛苦。

（2）心理护理　5个月以前的患儿，护理人员应尽其可能多与患儿接触，给予抚摸、怀抱、微笑，在护理中与患儿建立感情。同时多提供适当的颜色、声音等感知觉的刺激，协助患儿进行全身或局部的动作训练，维持患儿正常的发育。

6个月后患儿，护士应特别注意给患儿留下较好的初次印象，使患儿产生安全感。向家长了解患儿住院前的生活习惯，把患儿喜爱的玩具或物品放在床旁，同时呼唤其乳名，使患儿感到熟悉和亲切。通过耐心、细致的护理，使其对护士从逐渐熟悉到产生好感，在日常的护理中耐心主动，增加患儿的信任，逐渐使患儿对护理人员表示友好。

2. 幼儿期

（1）心理特点 幼儿对父母及其他亲人的爱护与照顾有着亲身的体验，住院后的心理变化比婴儿期更加强烈。如为无陪伴医院或父母因故不能陪伴患儿，幼儿常常认为住院是父母对自己的惩罚，因而产生疑虑；对医院的陌生环境感到害怕；对住院限制自己的活动产生不满情绪；同时受语言表达与理解能力的限制，在表达需要、与他人交往上出现困难，感到苦恼；担心自身安全受到威胁；担心遭到父母的抛弃等。各种心理反应，使患儿拒绝接触医护人员。具体表现为3个阶段：

①**反抗期**：哭闹，采用打、踢、咬等各种反抗行为，拒绝护士的照顾，企图逃跑，寻找父母。

②**失望期**：对回家或找到父母感到没有希望，情绪抑郁，不愿说话，对周围的一切事物不感兴趣。常以吮手指、抱紧自己的用物以得到慰藉，患儿逃避压力常用的行为方式——退行性行为。

③**去依恋期/否认期**：住院时间长的患儿可进入此阶段。把对父母的思念压抑下来，克制自己的情感，无可奈何地遵守医院的日程安排和治疗护理等要求，能与周围人交往，能接受护士对自己的照顾，以满不在乎的态度对待父母来院探望或离去。

有人陪护的患儿以上三个阶段的心理反应不突出，主要表现为拒绝医护人员，刚到床前就搂住母亲大哭不止，使查体、注射等治疗护理更加困难。

（2）心理护理 了解患儿表达需要和要求的特殊方式，护理中尽可能接近患儿原有的生活习惯，使其感到亲切。以患儿能够理解的语言讲解医院的环境、生活安排。

运用沟通技巧，多与患儿交谈，鼓励其谈论自己喜欢的事情，并注意倾听，以促进患儿语言能力的发展，防止因住院使患儿在语言方面的发育迟缓，同时也使患儿获得情感上的满足。

允许患儿以哭闹的方式发泄自己的不满情绪，对患儿入院后出现的反抗予以理解；不当众指责患儿的退行性行为，而是在病情允许时努力帮助其恢复；为患儿创造表现其自主性的机会，如自己洗手、吃饭等，满足其独立行动的愿望。

3. 学龄前期

（1）心理特点 学龄前患儿智能发展更趋完善，思维能力进一步提高，主动控制和调节自己行为的能力逐渐增强。他们住院存在的主要的心理问题仍然是：分离性焦虑，惧怕陌生环境，怀疑被父母遗弃，担心身体的完整性因疾病或治疗受到破坏。但表现较温和，如悄悄哭泣、难以入睡、不能按时按量吃饭等，能把情感和注意更多地转移到游戏、绘画等活动中，来控制和调节自己的行为。

（2）心理护理 重视患儿入院介绍，介绍病房环境和同病室病友，帮助患儿尽快适应环境、熟悉同伴，减轻陌生感。用简单易懂的语言解释疾病、治疗护理过程及其必要性，让患儿明白住院治疗不会对身体造成伤害。

根据患儿病情，选择合适的游戏活动，如讲故事、做游戏、看电视、绘画等，使患儿参与愉快的活动，忘记痛苦和烦恼，发泄恐惧心理，减少焦虑情绪。也可组织治疗性游戏，让患儿扮演医护角色，模拟打针、手术等操作，使其更好地理解治疗护理，表达情感，并促进其主动遵守制度，配合医护工作。

鼓励患儿参与力所能及的工作，在病情允许的情况下，鼓励患儿进行适当的自我照顾，让他们看到自己的价值，从而增强自信心。

4. 学龄期

（1）心理特点 此阶段儿童的生活重心已转向学校学习，学校在他们的生活中占据重要地位。他们的接触范围更广，自我控制能力增强。与父母分离不再是焦虑的主要原因，而与学校分离是入院后焦虑的主要原因。主要的心理反应包括与同学分离的孤独感，担心学习落后，对疾病恶化、残疾或死亡的恐惧，以及通过观察医护人员的行为来评估自己的病情。他们也可能会因为怕羞而不愿配合体格检查，并担心住院给家庭带来经济负担。由于患儿自尊心强，独立性增加，虽然心理活动丰富，但表现隐蔽。他们需要更多的关怀来掩盖内心的恐慌。

（2）心理护理

①要与患儿开诚布公地交谈，介绍有关病情、治疗和住院的目的，解除患儿疑虑，取得患儿信任，密切护患关系。

②帮助患儿与学校保持联系，鼓励患儿给同学打电话等，允许同学来医院探视，交流学习情况，使之感觉到自己仍是集体的一员，仍属于学校。

③组织学习活动，增强战胜疾病的信心，与患儿共同计划一日生活安排时，一定要包括学习，鼓励患儿每日定时坚持学习，使其保持信心。这意味着疾病可以"治疗"，并可回到学校，不致因住院而荒废学业。

④关心患儿，注意听取患儿的意见，并尽量满足他们合理的要求，对患儿进行体格检查及各项操作时，要采取必要的措施维护患儿的自尊。提供自我护理的机会，发挥他们独立自主的能力，引导他们情绪稳定地接受治疗。

工作任务解析 2-4-1

工作任务： 入院后患儿可能出现什么反应，如何护理？
解题思路： 根据不同年龄阶段患儿的特点分析其行为和心理，做好相应的护理。

二、住院临终患儿的心理护理

临终患儿心理反应与其对死亡的认识有关。影响因素包括：对疾病的理解、家长的情绪和举动、目前身体痛苦的程度、年龄、性格等。

婴幼儿尚不能理解死亡，因此，应允许其家长守护在身边做一些力所能及的护理、适当的照顾，使患儿在濒死时，其父母和最喜爱的玩具能陪伴在身边。

学龄前儿童对死亡的概念仍不清楚，他们认为死亡是暂时的，像睡觉一样，不知道死后不能复生。还会把死亡与自己的不良行为联系起来，认为死亡是对不良行为的一种惩罚。而呼吸困难、疼痛等疾病痛苦使他们难以忍受，护理人员应采取措施尽量减少临终患儿的痛苦，操作时稳、准、轻、快；应及时满足其心理、生理需要，如父母的陪伴、搂抱等，以耐心、细致的护理服务支持患儿。

学龄儿童开始认识死亡，但10岁前的儿童并不理解死亡的真正意义，不能将死亡与自己直接联系起来。病痛的折磨及与亲人的分离使他们难以忍受。10岁以后，儿童对死亡有了和成人相似的概念，逐渐懂得死亡是生命的终结，是普遍存在且不可逆的，自己也不例外，并把死亡和痛苦联系起来，因此，惧怕死亡及死亡前的痛苦。心理护理时要认真面对患儿提出的死亡问题并给予回答，但因患儿性格的不同，避免预期患儿死亡的时间，随时观察患儿情绪的变化，使其从最爱的人那里得到支持与鼓励，帮助其平静地度过生命的最后阶段。

三、住院临终患儿家庭的心理护理

（一）对临终患儿父母的情感支持

患儿临终时，父母承受着极大的心理负担，同时也担负着无可替代的作用，因此，对父母的情感支持是临终关怀不可忽视的部分。

1. 临终前

①在患儿临终前，父母常会感到痛苦、孤独、无助和内疚等。护士应为父母提供尽可能多的有用信息，让他们知道患儿现在最需要什么，帮助他们合理安排与患儿相处的剩余时间。例如：临终患儿常常陷入昏迷，父母在这时常常显得无所适从、不知所措，由于听觉是临终患儿最后消失的感觉，护士可以指导父母通过语言和肢体的接触与患儿交流。

②鼓励患儿父母参与制订患儿的护理计划，为患儿做一些力所能及的日常护理，对放弃治疗即

将出院的临终患儿帮助其父母制订家庭护理计划，教会家中可能应用的护理方法，如：压疮的预防、口腔护理等，这些都能有效缓解父母的痛苦。

③医护人员应保持沟通，对患儿情况的解释应保持一致，避免家长产生疑虑和不信任。护患之间应加强沟通交流，护士应充分理解患儿父母的处境和心情，尊重患儿及其父母的意愿，对于患儿父母提出的一些合理要求，应尽量予以满足，对父母的一些过激言行，应该以同理心容忍和谅解，在与患儿父母交流中用心倾听，适当运用身体语言，适当采取沉默，不要过多地给予安抚性回答，或表示能够理解父母内心的痛苦，那样会使患儿父母觉得医护人员不愿听他们诉说，而失去他们的信任和亲近，不利于帮助他们减轻悲痛。

2. 死亡后　在患儿死亡后，父母常有一系列的心理反应，凡纳塔（Vnnatta）和格哈特（Gerhardt）描述了患儿父母会经历的体验，包括深度的悲伤、负罪感、躯体症状、睡眠困难和愤怒。对家庭而言，由于父母总是预期孩子会比自己活得长久，患儿的死亡是对自然生命秩序的颠覆，所以与成人去世相比，失去患儿的父母悲伤持续的时间更长。

①护士应正确理解患儿死亡后父母的心理反应，尊重患儿家庭的宗教文化习俗，对悲伤流泪的父母，护士可在一旁静静地陪同，轻握其手或轻抚其肩背等以安抚情绪，鼓励他们哭泣，以宣泄内心的痛苦，并及时提供纸巾；对患儿父母在愤怒时的一些过激行为，应采取理解和克制的态度。

②护士应给予父母充分的时间和空间与已故患儿作最后的告别，在父母的要求下，可让父母为已故患儿擦洗、更衣，进行最后的照顾。

患儿去世后，护士要理解、同情家长的痛苦心情，在劝解、安慰家长的同时，尽量满足家长在患儿身边多停留一些时间等要求；医院应安排僻静的场所，让家长发泄内心的悲痛。

（二）对临终患儿同胞兄弟姐妹的情感支持

1. 兄弟姐妹的反应　在患儿临终过程中，悲伤的家庭成员常忽略家庭中其他孩子的需求，使患儿的同胞兄弟姐妹产生孤独感和被遗弃感。同时，患儿的兄弟姐妹还会对自身的健康表示忧虑，产生愤怒、抑郁和负罪感。这些都会使孩子的日常生活受到巨大影响，孩子会表现出对父母更加依赖、学习成绩的下降和躯体症状等。

2. 护理干预

①在以家庭为中心的护理理念下，护士应建议患儿父母尽量保持其他孩子的日常生活作息，有条件时可寻求亲友的支持和帮助。

②指导父母以不同年龄段儿童能够理解的方式，向患儿的兄弟姐妹解释患儿的疾病和死亡，例如：对幼儿可以用"身体停止工作"解释死亡，或利用曾有的经历帮助孩子理解，如宠物的死亡等。

③让孩子有机会表达他们的想法，或利用游戏帮助孩子释放压力，以促进父母与孩子的沟通交流。

✒ 护考直击 2-4-1

（1～3题共用题干）患儿，女，9个月。因患肺炎而入院，入院当天患儿哭闹不停，不愿离开母亲。

1. 此时该患儿主要的心理压力来源是（　　　）。
　　A. 身体形象改变　　　　　　　　B. 缺乏对疾病的认识
　　C. 中断学习　　　　　　　　　　D. 离开亲人和接触陌生人
　　E. 失眠、做噩梦
2. 该患儿主要的身心反应是（　　　）。
　　A. 分离性焦虑　　B. 谵妄　　　　C. 痴呆　　　　　D. 担心　　　　E. 攻击别人
3. 对该患儿进行心理护理时，错误的是（　　　）。
　　A. 首次接触患儿先和母亲谈话　　B. 突然从父母怀抱中将患儿抱过来

    C.尽量固定护士连续护理　　　　　　D.了解患儿住院前的生活习惯

    E.保持与患儿父母密切联系

4.对身体各部分功能的了解开始成熟，并知道一些患病的真实原因，尚不能用特别术语表达的年龄阶段的儿童为（　　　）。

    A.婴儿　　　　　B.幼儿　　　　　C.学龄前儿童　　　D.学龄儿童　　　E.青少年

5.分离性焦虑的三个阶段不包括（　　　）。

    A.反抗阶段　　　B.绝望阶段　　　C.超然阶段　　　D.控制阶段　　　E.否认阶段

6.对住院的幼儿进行护理时，下列不正确的方法是（　　　）。

    A.当有皮肤破损时应及时进行局部包扎

    B.因年龄小患病不可让其自己吃饭、穿衣

    C.尽量满足幼儿住院前的爱好和生活习惯

    D.可用非语言的沟通方式与患儿交流

    E.有固定的护士进行连续的全面护理

7.逐步了解死亡的概念，知道死亡是生命的终结，是普遍存在的，不可避免的年龄段为（　　　）。

    A.婴儿　　　　　B.幼儿　　　　　C.学龄前儿童　　　D.学龄期儿童　　　E.青少年

参考答案：1.D　2.A　3.B　4.D　5.D　6.B　7.D

任务 2.5　儿童用药护理

📄 工作情境与任务 2-5-1

> **导入情境**：患儿，女，1 岁，因发热、咳嗽、流涕 1 天入院。患儿初步诊断为急性上呼吸道感染，拟给予上呼吸道感染口服药物。
>
> **工作任务**：
>
> 1.请向家长示范口服给药的正确方法。
>
> 2.向家长讲解口服给药的注意事项。

微课 2-5-1
儿童用药护理

课件 2-5-1
儿童用药护理

    药物治疗是疾病综合治疗中的重要组成部分，合理及时的用药可促进患儿康复，但药物的毒副作用亦会同时给患儿带来不良影响。儿童不是成人的缩小版，儿童正处于生长发育阶段，肝、肾功能不成熟，对药物的处置能力、对药物作用反应的能力均与成年人有质和量的不同，对药物的毒副作用较成年人更为敏感。故儿童用药在药物的选择、剂量等方面须慎重、准确、针对性强，做到合理用药。

🖊 知识拓展 2-5-1

儿童用药管理的八项 Rights
1.准确的药物（Right Medication）
2.准确的患儿（Right Patient）
3.准确的时间（Right Time）

4. 准确的用药途径（Right Route of Administration）

5. 准确的剂量（Right Dose）

6. 准确的记录（Right Documentation）

7. 受教育的权利（Right to Be Educated）

8. 拒绝的权利（Right to Refuse）

一、儿童用药特点

（一）儿童肝、肾功能及某些酶系发育不完善，对药物的代谢及解毒功能较差

儿童肝酶系统发育不成熟，尤其是新生儿及早产儿，延长了药物的半衰期，增加了药物的血浓度及毒性作用。如氯霉素在体内可与肝内葡萄糖醛酸结合后排出，但新生儿和早产儿肝内葡萄糖醛酸含量少，使体内呈游离态的氯霉素较多而导致氯霉素中毒，产生"灰婴综合征"，故早产儿及出生两周以下新生儿应避免使用。庆大霉素、巴比妥类药物等也可因儿童肾功能不成熟，延长了药物在体内的滞留时间，从而增加了药物的毒、副作用。

（二）儿童血脑屏障不完善，药物易通过血脑屏障到达神经中枢

药物进入儿童体内后，与血浆蛋白结合较少，游离药物浓度较高，通过血脑屏障容易引起中枢神经系统症状，因此使用中枢神经系统药物应慎重。如儿童对阿片类药物（吗啡、可待因等）较敏感，易产生呼吸中枢抑制。用洛贝林（山梗菜碱）可引起婴儿运动性烦躁、不安及一过性呼吸暂停等。

（三）不同年龄儿童对药物反应存在差异

3个月以内的婴儿慎用退热药，因为会导致小婴儿大量出汗出现虚脱；8岁以内的儿童，特别是小婴儿服用四环素容易引起黄斑牙（四环素牙），已禁止使用；还有些外用药如萘甲唑啉（滴鼻净）用于治疗婴儿鼻炎，可引起昏迷、呼吸暂停。

（四）胎儿、乳儿可因母亲用药而受到影响

孕妇用药时，药物可通过胎盘屏障，进入胎儿体内，其体内的血药浓度与药物剂量、用药时间、是否易于通过胎盘呈正相关，用药剂量越大、时间越长、越易通过胎盘的药物，到达胎儿的血药浓度亦越高、越持久，影响亦越大。如孕妇临产前使用吗啡、哌替啶等镇痛剂或麻醉剂，会导致新生儿呼吸中枢受到抑制。某些药物在乳汁中浓度相当高，可引起乳儿发生毒性反应，如苯巴比妥、阿托品、水杨酸盐等药物，应慎用；而放射性药物、抗肿瘤药物、抗甲状腺激素等药物，哺乳期应禁用。

（五）儿童易发生水、电解质及酸碱平衡紊乱

儿童体液占体重的比例较大，其肾功能发育不完善，对水、电解质的调节功能较差，对影响水、电解质代谢和酸碱代谢的药物特别敏感，因此，儿童应用利尿剂后极易发生低钠或低钾血症。

二、儿童药物选择

儿童用药应慎重选择，不可滥用。医生用药时，会根据儿童的年龄、病种、病情以及儿童对药物的特殊反应和药物的远期影响，有针对性地选择药物。

（一）抗生素

严格掌握适应证，有针对性地使用，防止抗生素滥用。在应用抗生素时，要注意药物的毒、副作用，如儿童应用链霉素、卡那霉素等药物时，应注意有无听力和肾损害，且要注意用药的剂量和疗程，协助做好相关检查；婴儿长期滥用广谱抗生素，容易发生鹅口疮、肠道菌群失调和消化功能紊乱等副作用。

（二）镇静止惊药

儿童有高热、烦躁、惊厥、剧烈咳嗽等情况下，使用镇静药可以使其得到休息，以利病情恢复。常用的药物有苯巴比妥、地西泮、水合氯醛等，使用中应特别注意观察呼吸情况，以免发生呼

吸抑制。

（三）镇咳、化痰、平喘药

婴幼儿支气管较窄，炎症时易发生阻塞，引起呼吸困难，故婴幼儿一般不用镇咳药，多用祛痰药或雾化吸入稀释分泌物，配合叩背、体位引流排痰，使之易于咳出。哮喘患儿提倡用 β_2 受体激动剂局部用药，必要时也可用茶碱类药物，应用时应注意观察精神症状，因茶碱类药物可引起精神兴奋，导致新生儿或小婴儿惊厥，应慎用。

（四）止泻药和泻药

儿童腹泻一般不主张使用止泻药，多采用调整饮食和补充液体等方法，因为使用止泻药后虽然腹泻可以暂时得到缓解，但加重了肠道毒素吸收甚至发生全身中毒现象。儿童便秘一般不用泻药，多采用调整饮食和外用松软大便的通便法，养成定时排便的习惯，必要时遵医嘱应用缓泻剂。

（五）退热药

发热是儿童疾病的常见症状，婴幼儿发热应采取多饮水及物理降温的措施，必要时可应用对乙酰氨基酚、布洛芬等，但剂量不宜过大，可反复使用，时间不能过长。用药后注意观察患儿的体温和出汗情况，及时补充液体。12 岁以内的儿童不宜使用阿司匹林，以免发生 Reye 综合征。

📖 知识拓展 2-5-2

Reye 综合征

1963 年由 Reye 等首先报道而命名为 Reye 综合征。因出现急性弥漫性脑水肿和肝脏为主的内脏脂肪变性的病理特征，曾被称为脑病合并脂肪变性。

Reye 综合征也被称为瑞氏综合征（RS），是儿童在病毒感染（如流感、感冒或水痘）康复过程中得的一种罕见的病，以服用水杨酸类药物（如阿司匹林）为重要病因。广泛的线粒体受损为其病理基础。瑞氏综合征会影响身体的所有器官，但对肝脏和大脑带来的危害最大。如果不及时治疗，会很快导致肝肾衰竭、脑损伤，甚至死亡。

（六）糖皮质激素

严格掌握适应证，在诊断未明确时不宜滥用，以免掩盖病情。使用时必须严格掌握适应证，告知患儿及家长严格遵医嘱执行，不可随意减量或停药，防止出现反弹现象。长期使用可抑制骨骼生长，影响水、电解质、蛋白质、脂肪代谢，降低机体免疫力，还可引起血压增高和库欣综合征。此外，水痘患儿禁用糖皮质激素，以免加重病情。

三、儿童给药方法

给药方法应根据患儿的年龄、病情、药物性质来选择给药途径，以保证药效和减少对患儿的不良影响。

（一）口服法

口服法是临床最常用的给药方法。其特点是使用方便，对患儿身心的不良影响较小，故只要条件允许尽量使用口服。小婴儿可用滴管或去掉针头的注射器给药。用小药匙喂药时，应从婴儿的口角处顺口颊方向慢慢倒入药液，待药液咽下后方将药匙拿开，以防患儿将药液吐出，每次量最多不超过 1 mL。此外，可用拇指和示指轻捏双颊，使之吞咽。喂药应在喂奶前或两次喂奶间进行，以免因服药时呕吐而将奶吐出引起误吸。喂药时最好抱起婴儿或抬高其头部，不要让婴儿完全平卧或在其哽咽时给药，不可以捏住鼻子强行灌药，以防呛咳。婴幼儿通常选用糖浆、混悬剂、水剂或冲剂，也可将药片研碎加水溶化再喂服，但任何药均不可混于奶中或主食哺喂，以免患儿因药物的苦味产生条件反射而拒绝进食，造成喂养困难。对较大患儿，应鼓励其自己吃药，并指导患儿将药片放于舌根部，然后用温开水送服。不可以欺骗患儿，将药物当成糖果，以免患儿不信任照顾者或造成误服的危险。注意观察患儿服药后的反应，如出现呕吐应立即处理，使患儿安静，必要时酌情补充给药。

📖工作任务解析 2-5-1

工作任务 1： 请向家长示范口服给药的正确方法。

📖工作任务解析 2-5-2

工作任务 2： 向家长讲解口服给药的注意事项。

解题思路： 患儿 1 岁，初步诊断为急性上呼吸道感染，拟给予上呼吸道感染口服药物。此处考核上呼吸道感染药物口服的注意事项。

（二）注射法

注射法起效快，但对患儿刺激大，多用于急、重症患儿或不宜口服给药的患儿。主要采用肌内注射、静脉注射。

肌内注射多选择臀大肌外上方，注射次数过多，可造成臀部肌肉挛缩，影响下肢功能，故非病情需要，不宜采用。由于婴幼儿未能独立行走前臀部肌肉发育不完善，臀大肌注射会有损伤坐骨神经的危险，故 2 岁以内的婴幼儿首选股外侧肌注射；2 岁至学龄期儿童首选腹臀肌注射；与成人不同的是，背臀肌建议 5 岁以上的患儿才考虑作注射部位，因幼儿肌肉未完全发育且坐骨神经占该区比例大容易误伤。3 岁以上儿童小剂量药物注射时，多选择上臂三角肌，如疫苗接种。对不合作、哭闹挣扎的婴幼儿，可采取"三快"的注射技术，即进针快、注药快、拔针快，以缩短时间，防止发生意外。

静脉注射可分为静脉推注和静脉输液。药效作用迅速，多在抢救时使用。静脉推注时速度要慢，防止药液外渗。静脉输液在临床上应用广泛，不仅用于静脉给药，而且还用于补充水分及各种营养、热量等，应用时要注意保持静脉的通畅，根据患儿年龄、病情、药物性质等调整滴速，必要时可使用输液泵。

无论肌内注射还是静脉注射，对年长儿注射前均应作适当解释，并给予鼓励。

（三）外用药

外用药以软膏为多，也有水剂、混悬剂、粉剂、膏剂等。根据不同的用药部位，对患儿手适当约束，以免因患儿抓、摸使药物误入眼、口而发生意外。

（四）其他方法

雾化吸入较常应用，鼻饲法一般用于昏迷的患儿用胃管灌入只能口服的药物，灌肠给药、含剂、漱剂在婴幼儿时期使用不便，年长儿可以使用。经耳道给药时，注意正确的拉耳方法：3 岁以下，将耳垂往下往后拉；对 3 岁以上的儿童，则将耳垂往上往后轻拉，与用耳温计在外耳道内测温的方法相同。

四、药物剂量计算

儿童用药剂量较成人更应计算准确，其计算方法主要有以下 4 种。

（一）按体重计算

按体重计算是最常用、最基本的计算方法，计算公式为

$$每日（次）剂量 = 每日（次）每千克体重所需药量 × 患儿体重（kg）$$

需连续数日用药的患儿，如抗生素、维生素等，按每日剂量计算，再分为每日 2 ～ 3 次应用；临时对症治疗用药的患儿，如退热药、催眠药等，常按每次剂量计算。体重应按患儿实际所测结

果，使药物剂量更加准确。若计算结果超出成人剂量，则以成人量为限。

（二）按体表面积计算

由于许多生理过程（如基础代谢、肾小球滤过率等）与体表面积关系密切，按体表面积计算药物剂量较其他方法更为准确，但计算过程相对复杂。计算公式为：

每日（次）剂量 = 每日（次）每平方米体表面积所需药量 × 患儿体表面积（m²）。

儿童体表面积可按下列公式计算，也可按"儿童体表面积图或表"求得（图 2-5-1）。

体重 ≤ 30 kg：儿童体表面积（m²）= 体重（kg）× 0.035 + 0.1

体重 > 30 kg：儿童体表面积（m²）= [体重（kg）- 30] × 0.02 + 1.05

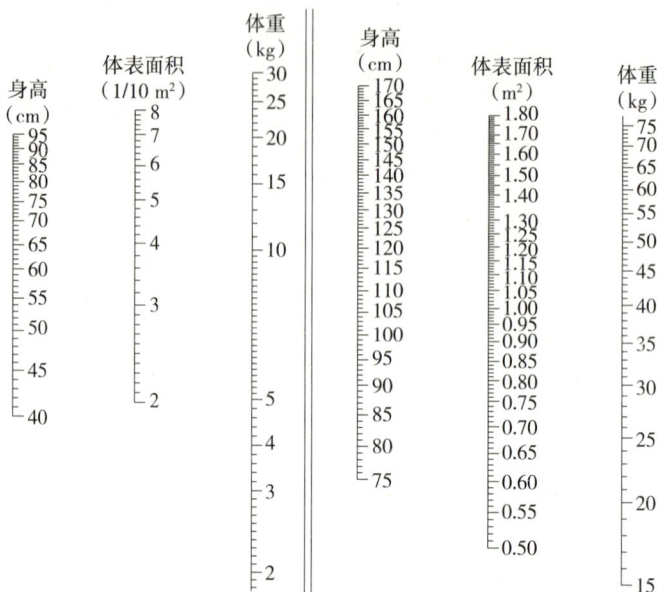

图 2-5-1 儿童体表面积图

（三）按年龄计算

用于剂量幅度大，不需精确计算的药物，如止咳药，营养药等。

（四）以成人剂量折算

不作为常规使用的计算方法，仅用于某些未提供儿童剂量的药物，剂量多偏小。计算公式为：

儿童剂量 = 成人剂量 × 儿童体重（kg）/50

采用以上各种方法计算的结果，要结合儿童的具体情况，定出较为确切的药物用量。新生儿肾功能不足，一般用药剂量应偏小。同一种药在治疗不同疾病时的剂量可有较大差异，如用青霉素治疗化脓性脑膜炎时其剂量较一般感染时的用量要大几倍。

📖 护考直击 2-5-1

1. 下列**不属于**儿童用药时需考虑的生理特点是（　　）。

A. 新生儿肝酶系统发育不全　　　　　B. 新生儿肾小球滤过率低

C. 胃容量小　　　　　　　　　　　　D. 某些药物影响生长发育

E. 神经系统发育尚未完善

2. 某药物服用方法为每次 25 mg/kg，3 次/日。体重 8 kg 的儿童每天应用药总量是（　　）。

A. 150 mg　　　　B. 200 mg　　　　C. 300 mg　　　　D. 600 mg　　　　E. 800 mg

3. 口服给药时，下列做法**错误**的是（　　）。

A. 小婴儿可以采取平卧体位给药　　　B. 只要条件许可，尽量采用口服给药

C. 年长儿可训练或鼓励自愿服药　　　D. 可将药片捣碎加糖水调匀

E. 片剂不要与食物混合服用

4. 患儿，女，8 个月，发热咳嗽后口服无味红霉素（依托红霉素）加止咳糖浆，给患儿服药时**不妥**的是（　　）。

A. 喂药前洗手，戴口罩　　　　　　　B. 严格执行三查七对

C. 药片研成粉，加入少许糖浆　　　　D. 沿患儿口角徐徐喂入，然后多喂水

E. 服药后观察反应

5. 给患儿喂药时，以下方法**错误**的是（　　）。

A. 立即将患儿抱起，戴上围嘴，用小勺盛药从患儿嘴角徐徐喂入

B. 如患儿不合作，可用小勺轻轻压住舌头一侧，直到患儿将药物吞咽

C. 如仍无效，可轻捏两颊部使其微张口，将药喂入，待吞下后才放开手

D. 如患儿仍不咽下药物可用手捏住患儿双侧鼻孔使其吞咽

E. 可使用滴管

6. 婴儿最常用的给药方法是（　　）。

A. 口服法　　　B. 肌内注射　　　C. 灌肠法　　　　　D. 静脉输注　　　E. 皮下注射

7. 儿童禁用的镇静止惊药为（　　）。

A. 水合氯醛　　　B. 地西泮　　　C. 苯巴比妥

D. 吗啡　　　　　E. 盐酸异丙嗪

8. 图示肌内注射法最适合的人群是（　　）。

A. 孕妇　　　　　B. 老年人　　　C. 成年男性

D. 成年女性　　　E. 2 岁以内婴幼儿

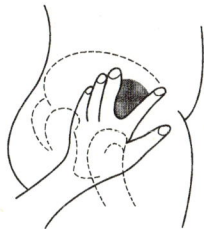

参考答案： 1. C　2. D　3. A　4. D　5. D　6. A　7. D　8. E

【高频考点】

▲儿科病房的设置中，每间大病室内放 4～6 张床，小病室放 1～2 张床。

▲学龄儿童开始认识死亡，但 10 岁前的儿童并不理解死亡的真正意义，不能将死亡与自己直接联系起来。

▲2 岁以内的婴幼儿多采用臀中肌、臀小肌注射。

▲儿童药物剂量的计算，按体重计算是最常用、最基本的计算方法，按体表面积计算药物剂量最准确。

（刘娜）

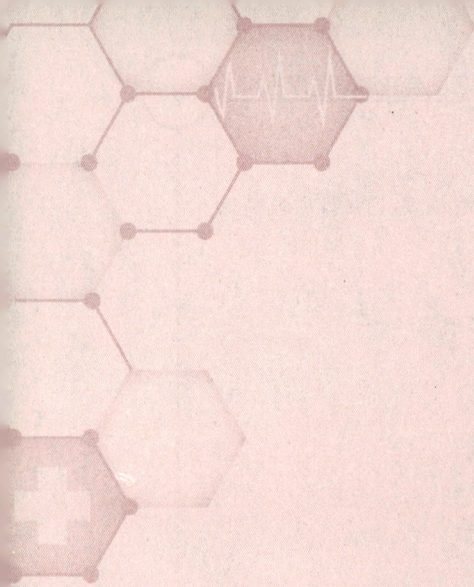

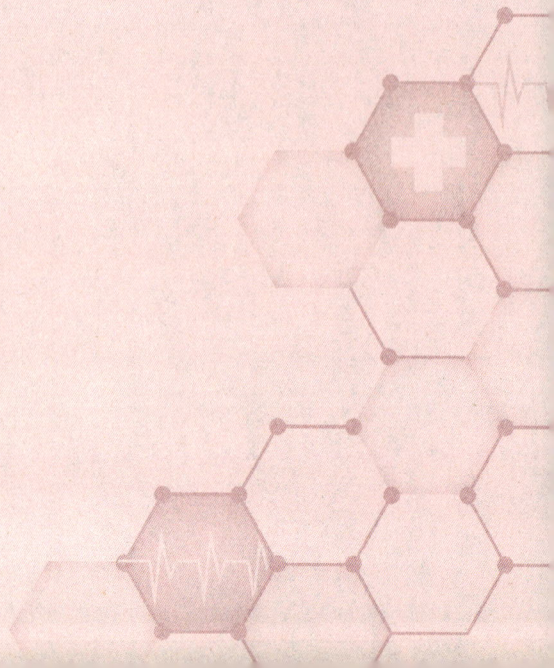

新生儿照料及护理

序号	主要内容
1	项目3　新生儿分类、特点及护理 　　任务3.1　新生儿的分类 　　任务3.2　正常足月儿和早产儿的特点与护理 　　任务3.3　新生儿日常生活护理
2	项目4　新生儿常见疾病的护理 　　任务4.1　新生儿寒冷损伤综合征的护理 　　任务4.2　新生儿黄疸的护理 　　任务4.3　新生儿感染性疾病的护理 　　任务4.4　新生儿代谢紊乱疾病的护理
3	项目5　新生儿危重症救护 　　任务5.1　新生儿窒息的护理 　　任务5.2　新生儿缺氧缺血性脑病的护理 　　任务5.3　新生儿颅内出血的护理 　　任务5.4　新生儿呼吸窘迫综合征的护理 　　任务5.5　新生儿坏死性小肠结肠炎的护理 　　任务5.6　新生儿重症监护及气道的护理

项目3　新生儿分类、特点及护理

项目目标

知识目标：

1. 识记新生儿定义、分类，新生儿特殊生理状态。
2. 熟悉正常足月儿和早产儿特点与护理。
3. 掌握母乳喂养优点、新生儿日常生活护理方法。
4. 熟悉各阶段母乳营养成分。
5. 了解乳房、新生儿口腔结构、皮肤及睡眠特点。

能力目标：

1. 能评估与护理正常足月儿、早产儿。
2. 能与家长进行良好的沟通，对新生儿进行日常保健指导。
3. 能对家长宣传母乳喂养优点并进行母乳喂养指导。
4. 能熟练实施新生儿日常生活护理。

素质目标：

1. 具备严谨求实的工作作风，摒弃陋习，崇尚科学的精神。
2. 树立幼吾幼以及人之幼的理念，弘扬爱幼爱伤的传统美德。
3. 能关心爱护新生儿，具备慎独精神。

思政案例3

向阳而生 —— 阳光使者为"巴掌婴儿"带来生的希望

导入： 儿童健康是全民健康的重要基石，孕产妇的死亡率和婴儿死亡率是反映一个国家和地区国民健康水平和社会文明程度的综合指标，中华人民共和国成立以前我国婴儿的死亡率高达 200‰，中华人民共和国成立后妇幼健康事业面貌焕然一新，截至 2023 年 12 月 31 日，国家统计局发布 2022 年《中国儿童发展纲要（2021—2030 年）》统计监测报告显示，2022 年全国新生儿死亡率为 3.1‰。

正文： 2023 年 10 月 22 日，胎龄只有 21 周 4 天的超早产儿"肉肉"提前 129 天来到这个世界上，而足月儿的妊娠标准是 40 周（280 天），其存活率基本为 0，出生时体重仅 450 g，不到 1 瓶水的重量，全身皮肤透明呈胶冻状，大腿只有成年人的 1 根手指粗，整个人还没有成年人一个手掌大，没有自主呼吸，救治难度极大。转入新生儿重症监护室以后，医护团队在"肉肉"脐部成功打通生命通道，为他提供营养、药物，并且方便采血、检测呼吸等情况，在新生儿科医护团队的通力协作下，"肉肉"的呼吸、循环、静脉营养等支持治疗在出生后黄金 1 小时内全部完成，并为他制订了精细的诊疗计划，从最开始的熬过 1 天、熬过 1 周、熬过 1 个月，到不知不觉在医院度过了 143 天的"肉肉"迎来了和家人团聚的日子，此时他已经长成 4 kg 的"大肉肉"，约是出生时体重的 9 倍。

"肉肉"这个小生命的诞生对整个医学的发展具有非常重大的意义，是我国目前救治最小胎龄儿的一座珠穆朗玛峰，将我国救治超早产儿技术带入一个新的里程碑。

护理是守护生命的崇高事业，以细致入微的关怀，守护着每一位新生儿的健康成长。从"肉肉"这个生命奇迹中，我们看到了医学与护理的无限可能。这不仅是对医护人员的极大肯定，更是对我国医疗技术的一次重大突破。在生命的道路上，每一次成功的救治都是对生命的尊重、对医学进步的探索。让我们为医护人员的辛勤付出点赞，为生命的奇迹喝彩。

工作情境与任务 3-1-1

导入情境： 新生儿，孕 35 周，出生体重为 2.7 kg，身长为 48 cm，皮肤红嫩，胎毛多，头发细软，足底的前 1/3 部位有两条足底纹。

工作任务：

1. 判断该婴儿为何种类型新生儿。
2. 患儿目前存在哪些护理问题？针对该问题应采取哪些护理措施？
3. 对刚出生的新生儿，家长会出现哪些心理问题？应如何对待？

新生儿（neonate，newborn）是指从脐带结扎到生后满 28 天内的婴儿。我国围生期（perinatal period）是指从胎龄满 28 周至生后 7 天，这一阶段的胎儿和新生儿统称为围生儿。国际上常以围生儿和新生儿死亡率作为衡量一个国家卫生保健水平的标准。

任务 3.1　新生儿的分类

（一）根据胎龄分类

1. 足月儿　37 周≤胎龄 <42 周（259～293 天）的新生儿。
2. 早产儿　28 周 < 胎龄 <37 周（<259 天）的新生儿。
3. 过期产儿　胎龄≥42 周（≥294 天）的新生儿。

微课 3-1-1
新生儿的分类

课件 3-1-1
新生儿的分类

知识拓展 3-1-1

新生儿分类新定义

一直以来，国内外普遍认可胎龄 37～42 周出生的新生儿属于正常的"足月儿"，拥有相对更佳的健康状况。但这一术语目前被美国围产学界重新定义。《美国妇产科杂志》将此时间范围进一步缩短，认为出生于 39～41 周的新生儿才属于真正意义上的足月儿，而新定义也同时得到了美国妇产科医师协会（American College of Obstetricians and Gynecologists）与母胎医学学会（Society for Maternal-Fetal Medicine）的认可。新定义旨在阻止医生与患者过早（小于 39 周）进行不必要的引产与剖宫产。

新生儿新定义：

早产儿（pre term）：小于 37 周

早期儿（early term）：37 周～38 周 6 天

足月儿（full term）：39 周～40 周 6 天

晚期儿（late term）：41 周～41 周 6 天

过期产儿（post term）：42 周以上

新定义基于研究得到，相对于来自临床观察的旧定义将更加准确，但旧定义仍然适用。

（二）根据出生体重分类

出生体重指出生 1 小时内的体重。

1. 正常出生体重儿　出生体重≥2 500 g 并≤4 000 g 的新生儿。
2. 低出生体重儿　出生体重 <2 500 g 的新生儿。其中出生体重 <1 500 g 称极低出生体重儿；出生体重 <1 000 g 称超低出生体重儿。
3. 巨大儿　出生体重 >4 000 g 的新生儿。

（三）根据出生体重和胎龄的关系分类（图 3-1-1）

1. 适于胎龄儿　指出生体重在同胎龄儿平均体重的第 10～90 百分位之间的新生儿。

2. 小于胎龄儿　指出生体重在同胎龄儿平均体重的第 10 百分位以下的新生儿；我国将胎龄已足月而体重在 2 500 g 以下的新生儿称足月小样儿，是小于胎龄儿中最常见的一种，多由宫内发育迟缓引起。

3. 大于胎龄儿　指出生体重在同胎龄儿平均体重的第 90 百分位以上的新生儿。

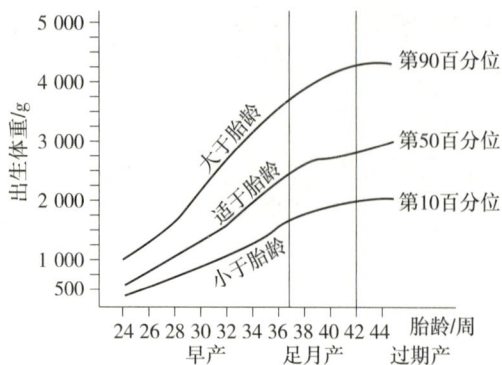

图 3-1-1　根据出生体重和胎龄的关系分类

（四）根据出生后周龄分类

1. 早期新生儿　出生后 1 周以内的新生儿。

2. 晚期新生儿　出生后第 2 周至第 4 周末的新生儿。

（五）高危新生儿

指已发生或可能发生危重情况而需要监护的新生儿。常见于以下情况：

1. 母亲异常妊娠史　母亲有糖尿病、妊娠期高血压、先兆子痫、阴道流血、感染、吸烟、酗酒史及母亲为 Rh 阴性血型等；母亲过去有死胎死产史等。

2. 母亲异常分娩史　如高位产钳、臀位娩出、分娩过程中使用镇静和止痛新物等。

3. 出生时异常新生儿　如出生时 Apgar 评分低于 7 分、脐带绕颈、各种先天畸形等，以及早产儿、小于胎龄儿、巨大儿、多产儿等。

📖工作任务解析 3-1-1

工作任务 1：判断该婴儿为何种类型新生儿？

解题思路：根据新生儿分类，主要从胎龄、出生体重、出生体重和胎龄的关系、出生后周龄以及是否属于高危新生儿进行分类。从案例中已有信息得知该新生儿属于早产儿、正常体重儿。

🥄护考直击 3-1-1

1. 患儿，女，胎龄 38 周，出生体重 2 900 g，身长 50 cm，皮肤红润，胎毛少，足纹明显，此婴儿最可能是（　　）。

　A. 小于胎龄儿　　B. 过期产儿　　　C. 早产儿　　　　D. 足月儿　　　　E. 足月小样儿

2. 低出生体重儿是指新生儿出生体重（　　）。

　A.＜4 000 g　　　　　　　　B.＜3 000 g

　C.＜2 500 g　　　　　　　　D.＜1 500 g

　E.＜1 000 g

3. 适于胎龄儿是指（　　　）。

　　A. 胎龄满 42 周以上

　　B. 出生体重 4 200 g

　　C. 出生体重在同胎龄儿平均体重的第 85 百分位

　　D. 胎龄 37 周，出生体重 1 800 g

　　E. 胎龄 36 周，出生体重 1 800 g

4. 胎龄 37 周末至未满 42 周，出生体重 2 350 g 的新生儿称（　　　）。

　　A. 正常足月新生儿　　　　　　　　B. 足月小样儿

　　C. 小于胎龄儿　　　　　　　　　　D. 适于胎龄儿

　　E. 大于胎龄儿

参考答案：1. D　2. C　3. C　4. B

任务 3.2　正常足月儿和早产儿的特点与护理

正常足月儿是指 37 周 ≤ 胎龄 < 42 周，2 500 g ≤ 体重 ≤ 4 000 g，身长 > 47 cm，无畸形和疾病的活产婴儿。早产儿又称未成熟儿，是指胎龄 28 周 < 胎龄 < 37 周的活产婴儿，出生体重多 < 2 500 g，身长 < 47 cm。

微课 3-2-1
正常足月儿和早产儿的特点

课件 3-2-1
正常足月儿和早产儿的特点

【相关知识】

1. 外观特点　不同胎龄的正常足月儿与早产儿在外观上各具特点（见表 3-2-1）。

表 3-2-1　正常足月儿和早产儿的外观特点比较

比较项目	正常足月儿	早产儿
皮肤	红润、皮下脂肪丰满、毳毛少	绛红、皮下脂肪少、水肿、毳毛多
头发	分条清楚、有光泽	短而软、呈细绒状
耳郭	软骨发育好、耳舟成形、直挺	软、缺乏软骨、耳舟不清楚
乳腺	乳晕清楚，结节 > 4 mm，平均 7 mm	乳晕不清，无结节或结节 < 4 mm
指（趾）甲	达到或超过指（趾）端	未达指（趾）端
跖纹	足纹遍及整个足底	足底纹理少
外生殖器	男婴睾丸已降至阴囊，女婴大阴唇遮盖小阴唇	男婴睾丸未降或未全降，女婴大阴唇不能遮盖小阴唇
肌张力	四肢屈曲	颈肌软弱，四肢肌张力低下

2. 生理特点

（1）呼吸系统　足月儿呼吸中枢发育不成熟，呼吸节律常不规则，频率较快，40 次 / 分左右；新生儿呼吸道狭窄，黏膜柔嫩，血管丰富，纤毛运动差，易出现气道堵塞及感染；肋间肌薄弱，胸廓运动较浅，呼吸主要靠膈肌的升降，呈腹式呼吸。

早产儿呼吸中枢发育更不成熟，表现为呼吸浅快不规则，常出现呼吸暂停（呼吸停止大于 15 秒，伴心率减慢，小于 100 次 / 分，并出现青紫及肌张力下降等）；由于缺少肺泡表面活性物质，易发生呼吸窘迫综合征。

（2）消化系统　新生儿胃呈水平位，贲门括约肌松弛，幽门括约肌紧张，易发生溢乳和呕吐。消化道面积相对较大，管壁薄，通透性高，有利于乳汁中营养物质的吸收，但也可使肠腔内毒素及消化不全产物通过而进入血流，引起中毒症状。消化道已能分泌大部分消化酶，但淀粉酶缺乏，淀粉酶至出生 4 个月才能达到成人水平，因此不宜过早添加淀粉类食物；胎粪由胎儿肠道分泌物、胆汁和吞下的羊水等组成，呈糊状、墨绿色，一般在出生后 10 ～ 12 小时开始排泄，2 ～ 3 天内排完，若超过 24 小时还未见胎粪排出，应检查是否为肛门闭锁及其他消化道畸形。新生儿肝内尿苷二磷酸葡萄糖醛酸基转移酶的量及活力不足，是新生儿出现生理性黄疸及对某些药物解毒能力低下的主要原因。

早产儿吞咽反射弱，贲门括约肌松弛，更易引起呛奶而窒息。肝酶活性低，生理性黄疸较足月儿重，持续时间更长，且易发生核黄疸。肝内糖原储少，蛋白质合成不足，易发生低血糖和低蛋白血症。维生素 K、铁及维生素 D 储存量较足月儿少，更易出现出血、贫血、佝偻病。

（3）循环系统　出生后血液循环动力学发生巨大变化：①胎盘 - 脐血循环终止；②肺循环阻力降低；③卵圆孔、动脉导管功能上关闭。新生儿心率波动范围较大（100 ～ 150 次 / 分），一般为 120 ～ 140 次 / 分。足月儿血压平均为 70/50 mmHg（9.3/6.7 kPa）。

早产儿心率偏快，血压较足月儿低；毛细血管脆性高，缺氧时易出血。部分可伴有动脉导管开放。

（4）泌尿系统　新生儿一般在生后 24 小时内开始排尿，正常尿量为每小时 1 ～ 3 mL/kg，每小时尿量 <1.0 mL/kg 为少尿，每小时 <0.5 mL/kg 为无尿。新生儿肾稀释功能虽与成人相似，但其肾小球滤过率低，浓缩功能差，故不能迅速有效地处理过多的水和溶质，易发生脱水或水肿症状。

早产儿肾浓缩功能更差，肾小管对醛固酮反应低下，易出现低钠血症；葡萄糖阈值低，易发生糖尿；碳酸氢根阈值低和肾小管排酸能力差，易发生代谢性酸中毒。

（5）血液系统　出生时血液中的红细胞、白细胞和血红蛋白总数均较高，以后逐渐下降；新生儿出生时白细胞数较高，以中性粒细胞为主，第 3 天开始下降，4 ～ 6 天与淋巴细胞相近，以后淋巴细胞占优势。血小板数与成人相似。血容量为 85 ～ 100 mL/kg。

早产儿白细胞和血小板稍低于足月儿。因维生素 K 贮存不足，致凝血因子缺乏，易引起出血，特别是肺出血和颅内出血，故生后常规注射维生素 K_1。

（6）神经系统　新生儿脑相对较大，重 300 ～ 400 g，占体重 10% ～ 20%（成人仅 2%）。脊髓相对较长，其末端约在第 3、4 腰椎下缘，大脑皮层兴奋性低，睡眠时间长；大脑对下级中枢抑制较弱，常出现不自主和不协调动作。足月儿出生时已具有原始的神经反射如觅食反射、吸吮反射、拥抱反射、握持反射和交叉伸腿反射，在生后 3 ～ 4 个月自然消失；由于锥体束发育不成熟，足月儿也可出现巴宾斯基征阳性及腹壁反射和提睾反射不稳定，属于正常现象。

早产儿神经系统成熟与胎龄有密切关系，胎龄越小，神经系统发育越不完善，反射越差；早产儿易发生缺氧，导致缺氧缺血性脑病；早产儿脑室管膜下存在发达的胚胎生发层组织，易发生颅内出血。

（7）免疫系统　新生儿非特异性和特异性免疫功能均不成熟。皮肤黏膜薄嫩易损伤；脐残端未闭合，消毒不严或护理不当易导致脐炎；胎儿期可通过胎盘从母体获得免疫球蛋白IgG，对一些传染性疾病具有免疫力，如麻疹等；初乳中含有较高免疫球蛋白分泌型 IgA（SIgA），应提倡母乳喂养。SIgA、IgM 不能通过胎盘，故新生儿易发生呼吸道和消化道等感染性疾病。

早产儿的免疫功能更差，IgG 和补体水平较足月儿更低，极易发生各种感染，且病情重，预后差。

（8）体温调节　新生儿体温调节中枢功能尚不完善，皮下脂肪薄，体表面积相对较大，容易散热；其产热主要依靠棕色脂肪（主要分布于颈部、腋下、肩胛区、腹股沟及大血管周围的代谢）。室温过高、进水少及散热不足，可使体温增高，发生脱水热；室温过低时则可引起硬肿症。"适中温度"又称中性温度，是指使机体代谢、氧及能量消耗最低并能维持体温正常的最适环境温度，与胎龄、日龄和出生体重有关。

早产儿体温中枢调节功能更差，更易发生低体温和寒冷损伤综合征。

（9）能量和体液代谢　新生儿总能量的需要为出生后第 1 周每天 50 ～ 75 kcal/kg（209.2 ～ 313.8 kJ/kg），以后逐渐增至每日 100 ～ 120 kcal/kg（418 ～ 502 kJ/kg）；新生儿体液总量占体重的 70% ～ 80%，每日液体维持量为：第 1 天 60 ～ 80 mL/kg，第 2 天 80 ～ 100 mL/kg，第 3 天以后 100 ～ 140 mL/kg；足月儿每日钠需要量为 1 ～ 2 mmol/kg；初生 10 天内一般不需要补钾，以后每日需钾量为 1 ～ 2 mmol/kg。

早产儿在生后 1 周内每日所需能量较足月儿低，而每日所需液量较足月儿高，因吸吮、消化功能差，常需肠道外营养。

3. 常见的几种特殊生理状态

（1）生理性黄疸　特点为：①出生后 2 ～ 3 天出现黄疸，4 ～ 5 天达高峰，5 ～ 7 天消退，足月儿最迟不超过 2 周，早产儿可延迟至 4 周；②一般情况良好；③血清胆红素足月儿 <221 μmol/L（12.9 mg/dL），早产儿 <256 μmol/L（15 mg/dL）。

（2）生理性体重下降　新生儿出生数日内，由于进食少、水分丢失较多、胎粪排出，导致体重下降，但一般不超过 10%，10 天左右恢复到出生时体重。

（3）乳腺肿大　男、女足月新生儿出生后 3 ～ 5 天，乳腺可触到蚕豆到鸽蛋大小的肿块，2 ～ 3 周消退，此现象与新生儿刚出生时，体内存有一定数量来自母体的雌激素、孕激素和催乳素有关。通常雌激素和孕激素可使乳腺肿大，并且在一定程度上起着抑制催乳素的作用，但新生儿出生后体内的雌激素和孕激素很快消失，而催乳素却能维持较长时间，且又失去了被抑制的因素，因此导致新生儿乳腺肿大，部分婴儿乳房甚至可分泌出乳汁来。切忌挤压，以免感染。

（4）假月经　部分女婴生后 5 ～ 7 天可见阴道少许血性分泌物，或大量非脓性分泌物，可持续 1 周。这是由于来自母体的雌激素作用突然中断所致，一般不必处理。

（5）"马牙"和"螳螂嘴"　①"马牙"：新生儿上腭中线和齿龈切缘上常有黄白色小斑点，系上皮细胞堆积或黏液腺分泌物积留所致，俗称"上皮珠"，于数周至数月消失。②"螳螂嘴"：新生儿两侧颊部有隆起的脂肪垫，有利于吸乳。两者均属于正常现象，不可挑割，以免发生感染。

（6）新生儿红斑和粟粒疹

①新生儿红斑：生后 1 ～ 2 天在头部、躯干及四肢常出现大小不等的多形性斑丘疹，1 ～ 2 天后自然消失。②新生儿粟粒疹：因皮脂腺堆积在鼻尖、鼻翼、颜面部形成小米粒大小的黄白色皮疹，脱皮后自然消失。两者一般不必处理。

【护理诊断】

1. 有窒息的危险　与羊水吸入、呛奶及呕吐物吸入有关。
2. 自主呼吸受损　与早产儿呼吸中枢和肺发育不成熟有关。
3. 有体温失调的危险　与体温调节中枢发育不完善有关。
4. 营养失调：低于机体需要量　与吸吮、吞咽、消化功能差有关。
5. 有感染的危险　与免疫功能不足及皮肤黏膜屏障功能差有关。
6. 知识缺乏：家长缺乏新生儿的喂养及相关护理知识。

📖 工作任务解析 3-2-1

工作任务 1：患儿目前存在哪些护理问题？针对该问题应采取哪些护理措施？

解题思路：首先判断新生儿类型属于早产儿，结合早产儿各系统功能发育不完善的特点，分析得出因呼吸中枢不成熟容易出现自主呼吸障碍；体温调节中枢不完善容易有体温失调的危险；消化吞咽功能差，容易营养失调；免疫功能不成熟有感染的危险等。针对存在的问题给予相应护理。

【护理措施】

1. 预防窒息　新生儿娩出后开始呼吸前，应**迅速清除口、鼻腔的黏液及羊水，保持呼吸道通畅**。保持合适体位，仰卧时避免颈部前屈或过度后仰，俯卧时，头侧向一侧。专人看护，避免物品遮挡新生儿口、鼻或压迫其胸腹部，防止窒息。

2. 维持有效呼吸　早产儿易发生缺氧和呼吸暂停，有缺氧症状者给予氧气吸入，氧浓度为 30% ~ 40%，以维持动脉血氧分压 50 ~ 80 mmHg（早产儿 50 ~ 70 mmHg）或经皮血氧饱和度在 88% ~ 93% 为宜，**一旦症状改善立即停用，以防发生氧疗并发症**。呼吸暂停者给予轻弹足底、托背或摩擦背部、吸氧处理，条件允许放置水囊床垫，利用水振动减少呼吸暂停发生。必要时静滴氨茶碱或咖啡因或机械正压通气。

3. 维持体温稳定。

（1）维持适宜室温**分娩室**室温一般应维持在 **26 ~ 28 ℃**，**足月儿**室温维持 **22 ~ 24 ℃**，早产儿室温维持 24 ~ 26 ℃，沐浴室应维持 26 ~ 28 ℃，室内相对湿度为 55% ~ 65%。

（2）保暖新生儿出生后立即擦干身体，用预热好的毛毯包裹，以减少辐射、对流及蒸发散热，并采取各种保暖措施，对体重小于 2 000 g 的早产儿应尽早置于适中温度的暖箱中，并根据体重、日龄选择中性温度（表 3-2-2），喂乳、穿衣、换尿布均在暖箱内轻柔完成；在最初 2 小时应 30 ~ 60 分钟测量体温一次，体温稳定后每 1 ~ 4 小时测体温一次，皮肤温度应维持在正常范围内。当体重 ≥ 2 000 g，一般情况良好，食乳量正常，体温稳定时可出暖箱。

表 3-2-2　不同体重早产儿暖箱的温度

出生体重 /kg	暖箱温度			
	35 ℃	34 ℃	33 ℃	32 ℃
1.0	初生 10 天内	10 天后	3 周内	5 周后
1.5	—	初生 10 天内	10 天后	4 周后
2.0	—	初生 2 天内	2 天后	3 周后
>2.5	—	—	初生 2 天内	2 天后

（3）降温如出现新生儿脱水热、应松解包被衣物散热，并补充水分，一般不用退热药。

4. 合理喂养

①足月儿提倡尽早哺乳，一般生后半小时内即开奶，**提倡母乳喂养**，做到**按需哺乳**；无法母乳喂养者先试喂 10% 葡萄糖水，如无消化道畸形及吸吮吞咽功能良好者可给予母乳或母乳库人乳或配方乳。人工喂养者，奶具专用并消毒，奶流速以连续滴入为宜，应预防发生低钙血症，及时补充钙剂及维生素 D。

②早产儿更应尽早母乳喂养，以防止低血糖发生；母乳喂养有禁忌者以早产儿配方乳为宜；喂奶量与间隔时间见表 3-2-3，吞咽极差者可用滴管、胃管或静脉高营养。

③补充维生素和微量元素，足月儿生后应及时肌注维生素 K_1 1 mg，早产儿要连用 3 天，预防出血症。还应及时补充铁剂和维生素 A、维生素 C、维生素 D 等物质。

表 3-2-3　早产儿喂奶量与间隔时间

出生体重 /kg	<1 000	1 000 ~ 1 499	1 500 ~ 1 999	2 000 ~ 2 499
开始量 /mL	1 ~ 2	3 ~ 4	5 ~ 10	10 ~ 15
每天隔次增加量 /mL	1	2	5 ~ 10	10 ~ 15
哺乳间隔时间 /h	1	2	2 ~ 3	3

5. 预防感染

（1）建立消毒隔离制度和完善的清洗设施　接触新生儿前后勤洗手，避免交叉感染。工作人员带菌和患感染性疾病时应暂时与新生儿隔离。新生儿疾病按病种分室收治，避免交叉感染。

（2）保持脐部清洁干燥　洗澡时尽量不要浸湿脐部，洗后用消毒干棉签吸干脐窝，并用 75% 乙醇擦拭。

（3）做好皮肤护理　新生儿出生后，可用消毒植物油拭去皱褶处过多胎脂。勤洗澡，保持皮肤清洁。每次大便后用温水清洗臀部，勤换尿布防止红臀或尿布疹发生。

（4）按时预防接种　早产儿抵抗力比足月儿更差，预防感染的措施要求更严格。护理工作中必须严格执行隔离消毒制度，严格控制流动探视人员，室内所用物品定期更换消毒，以防发生交叉感染。早产儿的皮肤更柔嫩，屏障功能更差，更应加强皮肤、脐带的护理，保持皮肤的完整性和清洁。

6. 健康指导

（1）促进母婴感情建立　提倡母婴同室和母乳喂养。在母婴情况允许下，应早期将新生儿安放在母亲身旁，给予皮肤接触，鼓励早吸吮，促进感情交流，使新生儿得到良好的身心照顾。

（2）宣传有关育儿保健知识　与家长沟通时，介绍喂养、保暖、皮肤护理、预防接种等知识。嘱其带儿童定期随访，检查眼底、排查后遗症、进行生长发育监测等。

（3）新生儿筛查　护理人员应了解有条件对新生儿进行筛查的单位及项目，如先天性甲状腺功能减退症、苯丙酮尿症和半乳糖症等，以便对可疑者建议进行筛查。

（4）加强早产儿父母的心理疏导　耐心解答患儿父母提出的问题，减轻其焦虑情绪。

📖 工作任务解析 3-2-2

工作任务 2：对刚出生的新生儿，家长会出现怎样的心理问题，应如何对待？

解题思路：结合初为人父母有迎接新生命的欣喜，同时也会有担忧焦虑早产儿的健康相关问题。结合家长的心理做心理疏导。

✒️ 护考直击 3-2-1

1. 关于正常足月新生儿的描述，下列选项正确的是（　　）。
    A. 胎龄满 28 ～ 37 周　　　　　　B. 四肢肌张力低下
    C. 体重 <2 500 g　　　　　　　　D. 身长 <47 cm
    E. 皮肤红润，胎毛少，头发分条清楚

2. 出生时即存在并终身不消失的反射是（　　）。
    A. 平衡反射　　B. 拥抱反射　　C. 角膜反射　　D. 降落伞反射　　E. 握持反射

3. 新生儿体温调节的特点不包括（　　）。
    A. 皮下脂肪少，易散热　　　　　B. 体温调节功能差
    C. 体表面积小，散热少　　　　　D. 棕色脂肪产热
    E. 能通过出汗散热

4. 新生儿生理性体重下降的幅度为（　　）。
    A. 大于出生体重的 5%　　　　　B. 小于出生体重的 10%
    C. 大于出生体重的 10%　　　　　D. 小于出生体重的 15%
    E. 小于出生体重的 20%

5. 为使足月新生儿体温维持在正常范围，下列选项不正确的是（　　）。

模块二

A. 每 4 小时测体温一次　　　　　　B. 新生儿室室温应维持在 24～26 ℃

C. 生后立即擦干新生儿皮肤　　　　D. 冬季需头戴绒帽

E. 尽量缩短暴露皮肤时间

6. 有关早产儿的喂养，以下<u>不妥</u>的是（　　　）。

A. 首选母乳

B. 根据吸吮及吞咽能力选择不同的喂养方式

C. 未成熟儿生长发育快，生后即应供给高能量

D. 喂乳间隔时间根据出生体重而异

E. 一般在生后 2～4 小时试喂糖水

7. 一健康女婴，足月顺产后 5 天，因出现阴道血性分泌物被父母送来医院，护士向家长产生该现象的原因最可能是（　　　）。

A. 阴道腺未成熟　　　　　　　　　B. 阴道黏膜炎症

C. 受母体雌激素影响而出现假月经　D. 阴道直肠瘘

E. 会阴损伤

8. 患儿，男，孕 32 周早产。体重 1 450 g，体温不升，呼吸 50 次 / 分，血氧饱和度 95%，胎脂较多。护士首先应采取的护理措施是（　　　）。

A. 将患儿置于暖箱中　　　　　　　B. 给予鼻导管低流量吸氧

C. 立即擦净胎脂　　　　　　　　　D. 接种卡介苗

E. 立即向患儿家长进行入院宣教

参考答案：1. E　2. C　3. C　4. B　5. B　6. C　7. C　8. A

任务 3.3　新生儿日常生活护理

3.3.1　新生儿喂养

📝 **工作情境与任务 3-3-1-1**

导入情境： 女宝彤彤，顺产，出生体重 3 000 g，妈妈在孕前通过科普了解母乳喂养的优点，因此生产后坚持母乳喂养，然而彤彤喜欢哭闹，入睡间隔时间短，出生后 6 天，社区医生上门查体宝宝体重 2 560 g，建议入院检查，彤彤妈妈想起来科普文章有提过生理性体重下降，再者宝宝吸吮能力、哭声及反应均良好，于是继续观察，后期妈妈又增加了夜晚的哺乳次数，定好闹钟，宝宝醒了就喂，只要肯吃，就延长喂奶时间，因担心宝宝体重增长不达标，几乎整夜不能睡。半月后，实在熬不下去了，在家称重发现彤彤体重只有 2 250 g，全家人连忙将孩子送往医院。

入院诊断：新生儿喂养困难、体重不增。

工作任务：

1. 目前该患儿存在的护理问题有哪些？

2. 请针对该患儿制订一份 6 个月内喂养方案。

新生儿期是中枢神经系统发育的关键时期，营养的摄入不仅用来维持身体消耗，更重要的是生长发育所需，婴儿越小生长速度越快，所需蛋白质也越多，但新生儿胃容量小，消化功能不成熟，因此对摄入蛋白质的质量要求更高，以易于消化的乳清蛋白为佳。喂养方式包括母乳喂养、部分母乳喂养和人工喂养三种，其中母乳是 6 月龄以内婴儿最理想的天然食品，本章节详细介绍母乳喂养及部分母乳喂养。

【相关知识】

（一）母乳喂养

新生儿初始喂养应选择母乳。分娩后，若母子健康状况良好，则应让婴儿尽快吸吮母亲的乳头，避免糖水和奶粉喂养，以利于成功进行母乳喂养，降低过敏风险。

1.母乳成分　产后 7 天内的乳汁为初乳，由于含有 β 胡萝卜素色微黄、质稠、量少，初乳中含有丰富的分泌型 IgA（SIgA），是出生后最早获得的口服免疫抗体，蛋白质、牛磺酸和矿物质的含量也较丰富，可以促进新生儿的生长发育，并增强其抗感染的能力。7 ~ 15 天的乳汁为过渡乳，蛋白质逐渐减少，而脂肪和乳糖含量逐渐增加；15 天以后的乳汁为成熟乳。人乳各阶段营养成分比较见表 3-3-1。

表 3-3-1　人乳各阶段营养成分比较

日期	蛋白质 /%	脂肪 %	糖 /%	矿物质 /%
初乳（7 天内）	2.25	2.85	7.59	0.3077
过渡乳（7 ~ 15 天）	1.56	4.37	7.74	0.2407
成熟乳（>15 天）	1.15	3.26	7.50	0.2062

2.母乳的优点

（1）营养丰富，易于消化吸收，促进生长发育　蛋白质、脂肪、糖的比例（1:3:6）适当，适合婴儿生长发育需求。①蛋白质：母乳中乳清蛋白多，酪蛋白少，遇胃酸形成的凝块小，易消化吸收；②脂肪：含长链不饱和脂肪酸较多，可促进中枢神经系统发育；③糖类：母乳含乙型乳糖多，促进肠道乳酸及双歧杆菌生长，减少肠道感染的机会；④钙磷比例：适宜（2:1），易于吸收，较少发生低钙血症；⑤微量元素：如锌、铜、碘多，虽然母乳与牛乳中的铁含量都较少，但其吸收率高于牛乳 5 倍，此外母乳中还有丰富的铜，对保护婴儿心血管有很大作用。

（2）增进婴儿免疫力　母乳中含有大量的免疫成分，尤其是初乳中含量更高，初乳含有丰富的 SIgA，能有效预防呼吸道及消化道感染。

（3）促进母子情感交流　母乳喂养过程中，婴儿能充分与母亲皮肤接触，通过抚摸、温柔的话语，眼神对视获得极大的安全感，增加相互的了解及信任，有利于促进婴儿心理和社会适应性的发育。

（4）喂哺简便易行　母乳温度适宜，不易污染，省时、方便、经济。

（5）促进母体产后恢复和避孕　哺乳行为可使母亲心情愉悦，引起催产素分泌和促进子宫收缩，乳汁的持续分泌，可逐渐消耗妊娠期储备的脂肪，有利于母亲产后恢复，使乳母的体型逐步恢复至孕前状态。哺乳期月经推迟，能起到一定的避孕作用。

（6）母乳喂养对婴儿早期健康生长发育和成年期慢性病风险具有保护效应　与配方奶相比，母乳喂养可降低远期肥胖风险。

（二）部分母乳喂养

同时采用母乳与配方奶或动物乳喂养的方式，即部分母乳喂养。

1.补授法　指母乳量不足时，可于每次哺乳后适当补充牛乳或其他食品的方法。此法可使婴儿多得母乳，又可定时吸空乳房，对刺激母乳分泌有利。补授的乳量可根据母乳量多少及婴儿的食欲大小而定。

2.代授法　指用配方奶或动物乳一次或数次替代母乳的方法，即在某一次母乳哺喂时，减少母乳量，增加配方奶或动物乳量，逐渐替代此次母乳量，以此类推，直到完全替代所有母乳。

💉 知识拓展 3-3-1-1

母乳库

一个母乳库，温暖一座城。

1909 年在奥地利的维也纳建立了世界上最早的人乳库，1980 年美国儿科学会发表了建立人乳库的建议，推动人乳库的快速发展，建立健全了捐赠乳的筛查、收集、转运与储藏的流程和规范。我国第一家人乳库于 2013 年 3 月在广州市妇女儿童中心成立，随后南京市妇幼保健院陕西省第四人民医院等相继成立了人乳库，我国临床工作者也积极加强与北美母乳库协会（HMBANA）的协作，进一步推动了我国人乳库的发展，将捐赠的人乳提供给早产儿或患有严重疾病的新生儿进行母乳喂养，从而提高人口素质，为全民健康打下坚实的基础。

【护理评估】

（一）健康史

评估母亲年龄、营养、一般健康状况（是否患有急、慢性传染病、用药史及生产方式）等情况；新生儿出生时及出生后的一般情况。

（二）身体状况

1.乳房的评估

（1）乳房的形态　乳房的大小、形状、对称性、颜色有无损伤和肿块，乳房的大小主要由脂肪的多少而非腺体组织的多少决定，因此无论乳房大小都能产生足够的乳汁。

（2）乳头的形态　乳头从外观看分为：竖立、平坦和内陷。婴儿在吸吮时，乳头应延伸至婴儿软硬颚交界处。乳头只占婴儿含住乳房组织的 1/3，正确的含乳是含住尽量多的乳房组织（乳头和大部分乳晕）而不仅仅是乳头，另外乳头的弹性和伸展度比形态更为重要。

2.新生儿的评估

（1）婴儿一般情况评估　新生儿出生时营养状况，饥饿时有无吃奶征象，饥饿时表现有眼球动作增加，嘴巴张开，伸出舌头，头转向乳房，吸吮和嘴巴接触的物品，当大声哭泣，背向后弓时常是饥饿晚期的表现。

（2）婴儿口腔结构评估　导致吸吮障碍的因素有很多，如早产儿、低体重儿、代谢功能紊乱、神经系统疾病、先天畸形如唇腭裂、黏膜下裂和舌系带短等；一些健康的足月婴儿也可能存在吸吮障碍，如新生儿神经系统发育不成熟、产钳助产导致面部疼痛、人工奶嘴使用后的"乳头错觉"等。

（三）心理 - 社会状况

评估产妇的社会经济地位、心理状况及母亲角色适应情况，是否因婴儿喂养困难、生长发育落后、知识缺乏等出现焦虑；家属对婴儿喂养时的态度等。

（四）辅助检查

1.乳腺超声检查　了解乳房外观，乳头是否内陷，腺体结构是否正常，腋窝淋巴结是否增大等情况。

2.血常规 急性乳腺炎时白细胞和中性粒细胞比例升高，白细胞计数明显增高。

（五）治疗要点

要早期发现急性乳腺炎，出现乳腺炎应暂停患侧哺乳，及时将乳汁吸出，积极行抗炎和通乳治疗，避免炎症扩大；出现乳腺脓肿时需切开排脓，保持引流通畅，感染严重并发乳瘘时需停止哺乳。排除婴儿吸吮障碍因素，积极治疗原发病，如先天畸形唇腭裂、舌系带短等必要时行手术治疗。

【护理诊断】

1.营养失调 与喂养困难、母乳分泌少摄入不足低于机体需要量有关。

2.知识缺乏 与喂养知识不全面有关。

3.焦虑 与生长发育不达标，人工喂养经济负担重有关。

📖 工作任务解析 3-3-1-1

> **工作任务 1**：该患儿存在的护理问题有哪些？
>
> **解题思路**：护理诊断的陈述包括三个要素（PSE 公式）：问题（problem，P）、症状与体征（signs and symptoms，S）、相关因素（etiology，E）。结合案例患儿吸吮、反应能力良好，无原发疾病及先天畸形，但哺乳间隔时间短，体重减轻的症状考虑营养失调，因母乳分泌不足，导致营养摄入低于机体需求；夜晚定闹钟哺乳，增加夜奶次数，整夜不睡导致母亲焦虑，进而加重泌乳不足等。

【护理目标】

1.患儿能获得充足营养，生长发育达标。

2.母亲及家属能了解母乳喂养相关知识，合理喂养，焦虑减轻。

【护理措施】

1.产前准备 母亲在分娩前就应树立自己喂孩子的信心，在妊娠后期每日用清水擦洗乳头，乳头内陷者用两手拇指从不同角度按捺乳头两侧并向周围牵拉，每日一至数次。

2.开奶时间及次数 母乳喂养开奶时间在产后半小时内，做到"早接触、早吸吮、早开奶"，刺激乳汁尽快分泌和促进母婴感情建立。哺乳的次数随着婴儿月龄的增加减少哺乳次数，增加每次哺乳量。新生儿按需哺乳（当婴儿饥饿及母亲感觉乳房胀满时），2个月时2～3小时喂一次，3～4个月后3～4小时喂一次6～7次/天，4～5个月后夜间停一次，5～6次/天。

3.正确喂养方法 哺乳前母亲清洗双手，用温热毛巾清洁乳头、乳晕，湿热敷，同时按摩乳房，乳头应经常保持清洁，如发生乳头裂伤，应暂停直接喂乳，可用手或吸乳器将乳汁吸出消毒后喂哺，用鱼肝油软膏涂擦乳头，防止感染，促进痊愈。经常排乳不畅或每次喂哺未将乳汁吸空，易引起乳汁淤积于乳房，发生乳房肿胀有小硬块，并有胀痛。初起时应进行局部热敷及轻轻按摩使其软化，婴儿频繁用力地吸吮将乳汁吸空或于喂乳后用吸乳器将乳汁吸尽，以防乳腺炎，患乳腺炎时应暂停患侧喂乳。不要让婴儿口含乳头或奶嘴等安抚品睡觉，以免引起呕吐、窒息。喂哺时根据母亲具体情况采取不同体位，如侧躺、斜坐、交叉式及环抱式抱姿，衔接部位为乳头和大部分乳晕，每次喂哺时间大致保持每侧10分钟左右，为防止溢奶，每次喂完奶后，应将婴儿竖直抱起，头靠母亲肩部轻拍背部，将空气排出后取右侧卧位。为促进泌乳，哺乳时应让婴儿先吸空一侧乳房，再吸另一侧，每次哺乳时两侧乳房轮流先喂。为保证乳量充足，母亲应保持心情愉悦，作息合理，饮食营配均衡，多食蔬菜、水果和汤水。

微课 3-3-1-2
母乳喂养指导

🖱 知识拓展 3-3-1-2

泌乳机制

　　泌乳的维持需要吮乳刺激。通过神经经路，经丘脑下部作用于脑垂体前叶，促进上述激素分泌，同时使后叶释放催产素。催产素到达乳腺，使包围产生乳汁的乳腺细胞的肌上皮细胞收缩，以促进排乳。乳腺组织的分泌细胞，以血液中各种营养物质为原料，在细胞中生成乳汁后，分泌到腺泡腔中的过程，叫做乳汁的分泌；腺胞腔中的乳汁，通过乳腺组织的管道系统，逐级汇集起来，最后经乳腺导管和乳头管流向体外，这一过程叫做排乳；乳汁分泌和排乳这两个性质不同而又相互联系的过程合称泌乳。

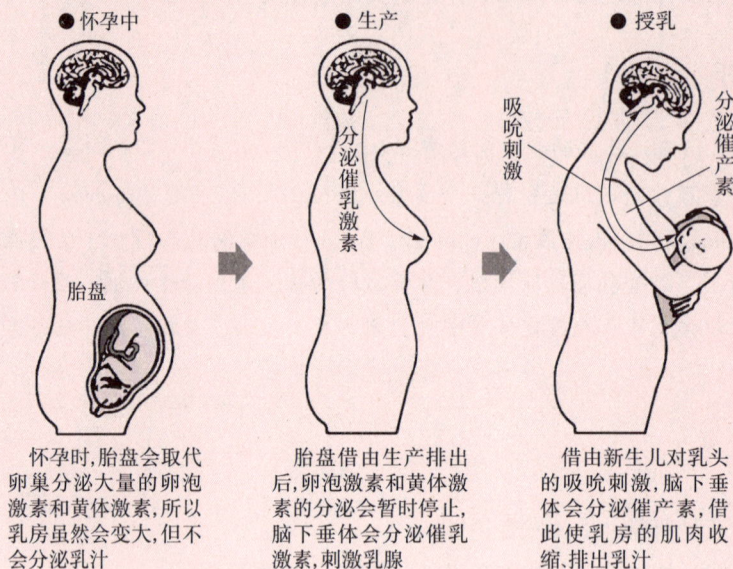

● 怀孕中	● 生产	● 授乳
胎盘	分泌催乳激素	吸吮刺激　分泌催产素
怀孕时,胎盘会取代卵巢分泌大量的卵泡激素和黄体激素,所以乳房虽然会变大,但不会分泌乳汁	胎盘借由生产排出后,卵泡激素和黄体激素的分泌会暂时停止,脑下垂体会分泌催乳激素,刺激乳腺	借由新生儿对乳头的吸吮刺激,脑下垂体会分泌催产素,借此使乳房的肌肉收缩,排出乳汁

🖱 知识拓展 3-3-1-3

衔接部位

　　乳汁通过乳腺组织的管道系统，逐级汇集起来，最后经乳腺导管和乳头管流向体外。在乳晕的后方的输乳管窦为储乳区，只有衔接乳头和大部分乳晕才能顺利吃到母乳。

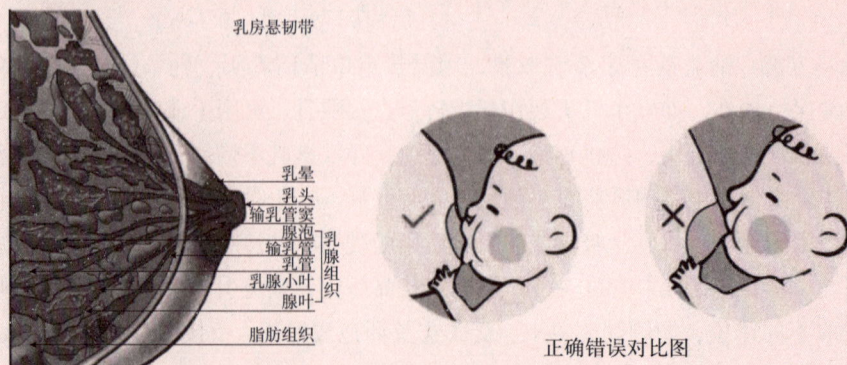

乳房悬韧带

乳晕
乳头
输乳管窦
腺泡
输乳管
乳腺小叶
腺管
脂肪组织

乳腺组织

正确错误对比图

知识拓展 3-3-1-4

橄榄球式抱姿（环抱式）

　　这个哺乳姿势特别适合剖宫产后的妈妈，用手臂将宝宝固定在身体的一侧腋下，用枕头适当垫高，手掌托住宝宝头颈部，另一只手的手指张开呈"八字形"贴在乳头、乳晕上，随着现代辅助生殖技术的成熟，采取这样的姿势还可以让双胎宝宝同时享有来自妈妈 37 ℃的爱。

　　4. 母乳量不足时　可通过婴儿的尿量、睡眠情况、体重增长情况和健康状况来进行评估，如婴儿吸吮有力，每次哺乳后婴儿能安静入睡 2～3 小时，身高（长）、体重增长符合标准，说明母乳喂养得当，乳量充足；反之如哺乳前乳房不胀，哺乳时吞咽声少，哺乳后睡眠短而不安，常哭闹，体重不增或增加缓慢，应寻找原因加以纠正。若服催乳药或经各种处理，乳汁仍不足时，可考虑混合或人工喂养。

工作任务解析 3-3-1-2

　　工作任务 2：请针对该患儿制订一份 6 个月内喂养方案。
　　解题思路：该患儿吸吮、反应良好，睡眠时间短，爱哭闹，体重不增，排除疾病因素后考虑乳汁不足，如母亲经过口服催乳药等处理后仍无改善，应考虑混合喂养，按月龄添加配方奶粉同时坚持母乳喂养，5 个月起添加辅食等。

　　5. 挤出的母乳保存方法　挤出的母乳应存放于干净冷冻室内，不可与蔬菜、肉类等其他食品一起存放，24 小时内的母乳可放于冰箱冷藏室内，用于哺育自己的新生儿，无需消毒，喂奶前用温水将母乳温热 38～39 ℃即可，若存放时间超过 24 小时或喂哺其他孩子需进行巴氏消毒。

　　6. 特殊情况的母乳喂养
　　（1）甲肝　急性期时需要采取隔离措施，暂停母乳喂养，用吸奶器将乳汁吸出，以保证乳汁分泌，同时婴儿接种免疫球蛋白，待隔离期后继续母乳喂养。
　　（2）乙肝　乙肝病毒 DNA 阳性有大三阳者，肝功能正常时，在高效价乙肝免疫球蛋白和乙肝疫苗双重免疫下，可以选择母乳喂养，但肝功能不正常者，不建议母乳喂养。
　　（3）艾滋病　在科学倡导和随访中发现，人工喂养是预防婴儿出生后感染艾滋病最安全的一种选择，当人工喂养有困难或不具备人工喂养条件（经济、卫生等原因），应选择纯母乳喂养，但不可超过 6 个月。混合喂养时，HIV 母婴传播的概率最高，故任何情况下都不主张混合喂养。
　　（4）感冒及用药　母亲感冒时，可以继续母乳喂养，喂养时需佩戴口罩，服用药物时，应注意药品说明书中禁忌证，不要自行随意用药，及时咨询医生，遵医嘱使用药物。

　　7. 断乳　随着年龄的增长，母乳的量和质逐渐不能满足儿童生长发育所需，其消化吸收功能逐渐成熟，牙齿长出，自 4～6 个月起可逐渐增加辅食，补充营养所需，为断奶作准备。WHO 建议母乳喂养可延续至 24 个月及以上，自然离乳。断奶后应注意食物应营养全面，易消化。

护考直击 3-3-1-1

　　1. 新生儿开奶时间为（　　　）。
　　A. 30 分钟内　　　B. 1 小时内　　　C. 2 小时内　　　D. 3 小时内　　　E. 4 小时内

2.促进母乳喂养，下列成功的措施**除外**（　　　）。

A.加强营养，多喝汤类食物，保证正常泌乳

B.有效或无效地吸吮

C.保证乳母心情舒畅，合理休息

D.切实做到早接触、早吸吮、按需哺乳

E.切忌使用橡皮奶头等安慰物

3.女32岁，第一胎40周，剖宫产子，护士做健康宣教，下列与母乳喂养的优点及意义**无关**的是（　　　）。

A.母乳中含有多种免疫球蛋白　　　　B.母乳喂养方便、经济、温度适宜

C.无免疫作用　　　　　　　　　　　D.母乳喂养可促进子宫收缩和防止产后出血

E.母乳有利于新生儿消化吸收

4.女33岁，第一胎38周，剖宫产术后，母乳喂养，促进乳汁分泌的是（　　　）。

A.吸吮动作　　　　　　　　　　　　B.雄激素制剂

C.大剂量雌激素制剂　　　　　　　　D.孕激素制剂

E.口服溴隐停

5.女32岁，第一胎38周，剖宫产术后，母乳喂养，关于产后哺乳说法**错误**的是（　　　）。

A.产后尽早哺乳有利于促进乳汁分泌　B.按需哺乳

C.乳腺有硬结者应停止哺乳　　　　　D.乳房排空有利于乳汁的再分泌

E.乳头皲裂严重者应停止直接哺乳

参考答案： 1.A　2.B　3.C　4.A　5.C

（吉萍）

3.3.2　新生儿皮肤护理

工作情境与任务 3-3-2-1

导入情境： 新生儿，男，足月自然分娩，出生3日，生长发育良好，身体健康，脐带未脱落，残端干燥，无红臀。

工作任务：

1.如何对新生儿进行脐部护理？

2.如何对新生儿进行臀部护理？

一、新生儿皮肤的特点

健康足月新生儿的皮肤红润光滑，厚度仅有成人皮肤的十分之一，表皮是单层细胞，而成人是多层细胞。有些皮肤表面有少许胎脂，肩背部有少许胎毛，皮下有丰满的脂肪。早产儿刚出生时皮肤很薄嫩，颜色红，略透明，皮肤发亮。

新生儿皮肤真皮中胶原纤维少，皮肤角化层较薄，因而缺乏弹性，很容易被外物渗透和摩擦受损，皮肤受损后又容易感染。新生儿皮肤汗腺和血管还处于发育中，故对温度的调节能力较差，当外界温度升高时，更容易产生热痱。

二、新生儿皮肤的护理

（一）胎脂的处理

新生儿皮肤极为娇嫩，角质层非常薄，水分极易蒸发，皮肤的抗干燥能力很差，容易被外界刺激物和有害物质侵袭，有了胎脂的皮肤就如同有了一层厚厚的"润肤霜"，保湿的同时隔绝外界有害刺激物，成为新生儿抗感染、抗干燥的第一道防线。因此，只需处理耳后、颈部、腋下、腹股沟等皱褶处和堆积比较厚的胎脂，不能为了整洁干净而大力搓洗皮肤，这样只会给新生儿娇嫩的皮肤带来伤害。若胎脂较厚，可适当使用婴儿油来辅助去除。

（二）皮肤的清洁

在新生儿皮肤护理中，皮肤的清洁具有重要意义。新生儿皮肤清洁用品应该选择低刺激性的表面活性剂，同时应加入保湿成分，帮助补充皮肤表面的珍贵皮脂。清洁类用品的 pH 要保持弱酸性，使用后要用清水冲洗干净。

（三）脐部的护理

新生儿洗浴时，先把包扎在脐部断端的绷带打开，再将新生儿放入浴盆中，脐部可浸水，无须做特殊防护。洗浴结束后，用清洁干毛巾将身体擦净，用消毒干棉签吸干脐窝水，并用 75% 酒精消毒，保持局部干燥，每次处理完要暴露脐部断端。当脐带部分脱落时，为避免厌氧菌感染，可先用棉签蘸取 3% 的过氧化氢溶液擦拭脐带断端，再用碘伏溶液擦拭。脐带脱落后，如果断端未完全愈合，每次洗浴后，均要按照上述处理步骤进行脐部护理，直至断端完全干燥、愈合。脐带如有渗血、脐周红肿、黏液或脓性分泌物多为感染所致，除局部清洁处理外，还应用抗生素控制感染，防止发生败血症。

📖 工作任务解析 3-3-2-1

工作任务 1：如何对新生儿进行脐部护理？

解题思路：新生儿脐带的直径约 1 cm，切断后便形成了创面，成为病原体侵入新生儿体内的重要途径，轻者造成脐炎，重者会引起新生儿破伤风、新生儿败血症等，因此必须重视新生儿脐部的护理。新生儿脐部护理的重要内容是做好脐部的消毒，保持脐部清洁、干燥，同时加强脐部皮肤的观察，发现异常情况及时处理。

（四）臀部的护理

新生儿皮肤薄嫩，如果臀部受到尿液的刺激或潮湿的尿布与皮肤长时间接触就容易引起红臀，严重时可致臀部皮肤破溃。因此，新生儿使用的尿布应选择柔软、吸水力强的材质。平时应保持臀部皮肤干燥，尿布应勤更换，每次换尿布后用温热水将臀部皮肤洗净，涂以鞣酸软膏，保护皮肤。

一旦发生红臀，可用烤灯或电吹风局部烘烤，每日 2 ～ 3 次，每次 10 ～ 15 分钟。这样可促使红臀部位的皮肤干燥、局部血管扩张，促进局部血供，加快红臀的愈合。还可以采用氧气吹臀法辅助治疗。局部可用含 0.5 % 新霉素的炉甘石擦剂或达克宁霜涂抹预防感染。

✏️ 知识拓展 3-3-2-1

氧气吹臀法

氧气吹臀法：温水清洗臀部后采用未经湿化的纯氧（氧流量为 5 ～ 8 L/min）直吹臀部 15 ～ 20 分钟，每日 3 ～ 4 次，氧管的末端距离臀部 1 ～ 2 cm。

局部给予吹氧可以保持创面干燥，从而减少细菌增生，减轻炎症反应，控制感染；同时，局部氧疗可在创面形成高氧环境，增加局部组织的供氧，有效改善局部创面缺血缺氧的状态，使坏死组织氧化分解，促进正常组织细胞氧合，加快细胞的新陈代谢，促进创面修复。

📖 **工作任务解析 3-3-2-2**

> **工作任务2：** 如何对新生儿进行臀部护理？
>
> **解题思路：** 新生儿皮肤薄嫩，粪便和尿液中含有细菌和尿素，细菌繁殖后分泌一种分解尿素的酶叫做脲酶，在脲酶作用下尿素被分解，产生对皮肤有刺激性的氨气，引起红臀；此外，如未勤换尿布，便后没有及时清洗臀部等也会引起红臀，严重时红臀可致臀部皮肤破溃。因此，平时应保持臀部皮肤干燥，加强臀部护理，积极预防红臀出现。

（五）湿疹的护理

新生儿湿疹，俗称"奶癣"，中医古籍也称"胎癣"。新生儿湿疹是一种常见的由内外因素共同作用引起的一种过敏性皮肤炎症。

引起新生儿湿疹的病因复杂，其中最主要的因素是过敏，有过敏体质家族史的新生儿更容易发生湿疹，外界的许多其他物质也会诱发或加重湿疹症状。

✏️ **知识拓展 3-3-2-2**

> **新生儿湿疹的分类**
>
> 新生儿湿疹根据皮疹的表现不同，可分为三种类型：脂溢型、渗出型、干燥型。以上三种类型可以同时存在。脂溢型湿疹发生较早，常在出生后几天内发生，皮损特点为新生儿的头顶部及耳后等皮脂腺丰富的部位形成黄色的油腻性痂，一般不流水，有轻度瘙痒；渗出型湿疹多发生在较肥胖的新生儿，初起在两颊，为边界不清的红斑，红斑上有密集的红色丘疹、丘疱疹以及水疱，常伴有剧烈瘙痒，搔抓皮肤破溃可致继发感染；干燥型湿疹常见于瘦弱的新生儿，皮疹特点为暗红或者淡红色斑片、密集丘疹，无水疱，表面覆以黄白色鳞屑，时间过久可形成浸润、肥厚、干燥、皲裂等皮损。由于湿疹的病变在表皮，愈后一般不留瘢痕。

出现新生儿湿疹后，要注意保持皮肤清洁干爽，温水洗浴，避免用碱性洗浴用品；穿柔软、宽松的棉质衣物，避免穿化纤、羊毛织物及绒线衣衫；居室内保持适宜的温湿度，避免皮肤暴露在冷风或强烈日晒下；修剪指甲，以免抓伤皮肤；可遵医嘱使用抗组胺类药物、类固醇皮质激素；继发感染者可应用抗生素。

（六）痱子的护理

痱子是夏季常见的一种皮肤病，新生儿皮肤汗腺和血管还处于发育中，故对温度的调节能力较差，当外界温度升高时，更容易产生热痱。痱子为针尖大至粟粒大的红色丘疹疱疹，好发于前额、颈、脚、腰、背等处。有痒感、刺痛感和灼热感。若痱子发生继发性感染，可形成小脓疱或疖，甚至发生败血症而危及生命。

炎热的夏季应避免新生儿大哭，置于阴凉处，以防大量大汗。用温水洗浴，保持皮肤清洁干燥。如痱子形成小脓疱，须立即妥善处理，不可用手随意挤压，以免引起全身感染或发生败血症。

3.3.3　新生儿睡眠护理

📝 **工作情境与任务 3-3-3-1**

> **导入情境：**新生儿，女，10 天，体格发育正常，无不适症状，近日来夜间睡眠中经常出现哭闹。
>
> **工作任务：**如何指导家属对新生儿进行有效睡眠护理？

一、新生儿睡眠的特点

睡眠是大脑皮层的生理保护性抑制，是恢复人体精神和体力的必要条件。睡眠有助于新生儿的大脑发育。足月新生儿睡眠的生理特点为睡眠时间长，每日睡眠时间可达 20 小时，没有明显的白天和夜晚的区分，一个睡眠周期时间 30 ～ 40 分钟，分为安静睡眠（深睡）和活动睡眠（浅睡）。新生儿时期尚未建立起昼夜规律，一天的睡眠次数 6 ～ 7 次，平均醒睡间隔约 1 小时，基本处于吃睡交替的状态。

二、新生儿睡眠的护理

（一）营造睡眠条件

营造适宜的睡眠环境是保障新生儿高质量睡眠的前提条件。尽量让其在自己熟悉的环境中睡觉，保持环境的舒适、安静。室内光线略暗，室温控制在 20 ～ 23 ℃，室温过高会干扰新生儿消化与呼吸功能，不利于机体散热；室温过低可使新生儿肌肉紧张，畏寒，容易受凉。湿度应保持在 50% ～ 60%，湿度过高，新生儿机体蒸发作用减弱，出汗受到抑制；湿度过低，空气干燥，水分大量蒸发，会引起新生儿呼吸道黏膜干燥。要注意开窗通风，保持室内空气新鲜。婴儿床软硬度适中，以保证脊柱的正常发育。

（二）睡姿与睡眠习惯

睡姿会影响呼吸，且新生儿头颅较软，良好的睡姿有利于其头颅的发育。最适宜的睡姿是仰卧位和侧卧位，仰卧位可以避免压迫胸肺部，喂养后宜采取右侧卧位，以免溢奶或呛咳造成窒息。侧卧位时需特别注意不能长时间偏左或偏右，应左右交替，以防出现歪脖现象。足月儿活动力较强，出生头几天可以适当采取俯卧，以利于呼吸道分泌物流出，防止倒流入气管，俯卧位时要保持头偏向一侧并且有专人在旁守护。应经常变换新生儿的睡姿，以防止头颅变形。

提供安静的睡眠环境，尽量让新生儿自己入睡，避免养成哄、拍、抱着或摇着入睡的习惯；不要含着奶嘴入睡；不宜睡软床，如果长期睡软床，会由于睡眠时偏向一侧，造成脊柱畸形。

📖 **工作任务解析 3-3-3-1**

> **工作任务：**如何指导家属对新生儿进行有效睡眠护理？
>
> **解题思路：**可从睡眠条件设置、睡姿调整、睡眠习惯培养等方面进行指导。
>
> 1. 卧室应清洁、通风，温湿度适宜。
> 2. 婴儿床软硬度适中，床上用品应环保、透气、透湿，建议选用柔软纯棉材质。
> 3. 新生儿应经常变换睡姿。
> 4. 养成良好的睡眠习惯，避免哄、拍、抱或摇着入睡，避免含奶嘴入睡。

（三）新生儿睡眠不安的护理

新生儿平均每天大约有 20 小时处在睡眠中，部分新生儿会出现睡眠不安稳的情况。首先要分辨睡眠不安是发生在白天还是晚上；其次要找出引起新生儿睡眠不安的原因，采取有效措施。室温过高、过低或包裹过紧会导致睡眠不安稳，此时降低室温，减少或松开包被即可，由于保暖不好而睡眠不安，可加盖棉被或用热水袋保温；大、小便使尿布浸湿也会造成睡眠不安，应及时更换尿布；因饥饿引起的睡眠不安，及时喂养即可。排除上述因素，若母亲在孕期有维生素 D 和钙剂缺乏的情况，新生儿可能有低钙血症，也会出现睡眠不安，此时可遵医嘱补充维生素 D 和葡萄糖酸钙。如果睡眠不安同时还伴有发热、拒奶等症状，应立即就医。

护考直击 3-3-3-1

1. 新生儿每天睡眠时间为（　　）。
   A. 16～18 小时　　B. 17～18 小时　　C. 18～19 小时　　D. 18～20 小时　　E. 19～21 小时
2. 新生儿睡眠时卧室的环境要安静，室内光线略暗，室温控制在（　　）。
   A. 18～20 ℃　　　B. 19～22 ℃　　　C. 20～23 ℃　　　D. 21～24 ℃　　　E. 22～25 ℃

参考答案：1. D　2. C

3.3.4　新生儿体格锻炼

工作情境与任务 3-3-4-1

导入情境： 新生儿，女，20 天，生长发育良好，身体健康，刚刚完成沐浴。
工作任务：
1. 如何对新生儿家属进行户外活动指导？
2. 抚触时有哪些注意事项？

体格锻炼是促进儿童生长发育、增进健康、增强体质的积极措施。通过体格锻炼，能增强儿童适应外界环境变化的能力，增强体质，预防疾病，培养儿童坚强的意志和性格，促进儿童德、智、体、美全面发展。体格锻炼应从新生儿期开始，锻炼的形式多种多样，必须根据儿童的生理特点和生长发育规律安排适宜的锻炼内容、运动量、运动环境及运动用具。

一、户外活动

一年四季均可进行，婴儿出生几天就可以进行户外活动，冬季出生的婴儿可适当推迟一些。户外活动可增强儿童对环境变化的适应能力，同时可促进儿童生长发育并预防佝偻病的发生。新生儿可选择到人少处接触新鲜空气。户外活动时间由开始每日 1～2 次，每次 5～10 分钟，逐渐延长到 1～2 小时。如遇大风、低温等恶劣天气时，新生儿可暂停户外活动。

工作任务解析 3-3-4-1

工作任务 1： 如何对新生儿家属进行户外活动指导？
解题思路： 户外活动可增强儿童体温调节功能及对外界气温变化的适应能力，婴儿出生后应尽早户外活动。可从户外活动的时间、频率、注意事项等方面进行指导。

1. 新生儿户外活动时间和频率的安排应遵循循序渐进的原则，逐渐延长时间。

2. 要结合新生儿的身体情况合理安排户外活动，同时还要参考天气情况。

二、精细动作训练

新生儿刚出生就会用小手紧紧地抓住成人的手不放，对他们来说，手的动作代表着个体的智慧。在大脑皮质有大片区域来指挥手指、手心、手背和手腕的感觉和运动，所以手的动作，尤其是手指的动作越精细、越娴熟，就越能在大脑皮质建立更多神经联系，从而使大脑变得更聪明。新生儿手指操是对新生儿进行精细动作训练的一种有效方式。做手指操时，新生儿的手、眼、脑同时协调参与，对身体感官的发展起到了积极的促进作用，长期坚持做手指操，还能锻炼小肌肉群的灵活性和协调性，开发大脑潜能。

新生儿时期的手指操不应太复杂，主要以成人带动新生儿的手为主。带新生儿做手指操时，动作要稍慢一些，尽量让新生儿能感受到手指的变化。做操时，可以配以悦耳的音乐。

三、皮肤锻炼

（一）新生儿抚触

新生儿抚触又叫新生儿触摸，通过对新生儿皮肤感官的温和刺激，促进新生儿健康发育。通过抚触可促进母婴情感交流，促进神经系统的发育，提高免疫力，加快新生儿对食物的消化吸收，减少哭闹，增加睡眠。

抚触一般在新生儿洗澡后进行。避免在饥饿和进食后 1 小时内进行。抚触时新生儿体位舒适，房间温度适宜（26～28 ℃），可播放轻音乐做背景，有助于放松；新生儿抚触每日 1～2 次，每次 10～15 分钟；抚摸者双手要温暖、光滑，指甲修平，无倒刺，不佩戴首饰；抚触力度开始时要轻，然后逐渐增加压力，以新生儿舒适合作为宜。

📖 **工作任务解析 3-3-4-2**

工作任务 2：抚触时有哪些注意事项？

解题思路：抚触可以促进新生儿健康发育，但如果操作不合理，则会引起新生儿不适，应注意以下几点。

1. 根据新生儿状态决定抚触时间，每次 10～15 分钟。

2. 抚触过程中注意观察新生儿的反应，如果出现哭闹、肌张力增高、兴奋性增加、肤色改变等，应暂停抚触，反应持续 1 分钟以上应停止抚触。

3. 注意用力适当，避免过轻或过重。

4. 避免在饥饿和进食后 1 小时内进行。抚触时新生儿体位舒适，房间温度适宜（26～28 ℃）。

（二）温水浸浴

新生儿在脐带脱落后即可进行温水浸浴。由于新生儿体温调节功能尚未发育完善，体表面积相对较大，故较适宜温水浸浴。水的传热能力比空气强，可提高皮肤适应冷热变化的能力，故温水浸浴不仅可保持皮肤清洁，还可促进新陈代谢，增加食欲，有利于睡眠和生长发育，有益于抵抗疾病。

温水浸浴时室温要保持在 20～22 ℃，水温 35～37 ℃，水量以新生儿半卧位时锁骨以下全浸入水中为宜。每日 1～2 次，每次浸泡时间不超过 5 分钟。浸浴结束后随即擦干，用温暖毛巾包裹，穿好衣服。

（三）游泳

新生儿游泳是以水为载体的新生儿自主运动，水的静水压、浮力、水底冲击和水温将会对新生儿的皮肤、骨骼和五脏六腑产生轻柔的爱抚，促进各种感觉信息的传递，引起全身包括神经系统、内分泌系统、消化系统等一系列的良性反应，从而提高肌体免疫力，促进新生儿的身心健康成长。

参加游泳的新生儿必须是正常足月儿，出生时 Apgar 评分 ≥ 8 分，无明显禁忌者最早在出生 4～6 小时后即可开始游泳；游泳时，夏季水温应控制在 37～38 ℃，室温 22～24 ℃，冬季水温应控制在 39～40 ℃，室温 26～28 ℃；出生 10 天内的新生儿游泳前脐部必须贴防水护脐贴，游泳完毕后取下防水护脐贴，对脐部进行消毒、包扎；新生儿游泳时，必须有专人一对一全程监护，生病、饥饿、哭闹或进食后一小时内不宜游泳。

【高频考点】

▲新生儿指从脐带结扎到生后 28 天内的婴儿。

▲正常足月儿是指胎龄 ≥ 37 周并 <42 周。出生体重 ≥ 2 500 g 并 ≤ 4 000 g，身长 >47 cm，无畸形或疾病的活产婴儿。

▲出生时已具有原始的神经反射，如觅食反射、吸吮反射、握持反射、拥抱反射和交叉伸腿反射。正常情况下生后数月自然消失。

▲新生儿特殊生理状态：生理性体重下降、生理性黄疸、乳腺肿大、假月经、"上皮珠"和马牙、粟粒疹。

▲母乳喂养优点：（1）营养丰富，易于消化吸收，促进生长发育；（2）增进婴儿免疫力：母乳中含有大量的免疫成分，尤其是初乳中含量更高，初乳含有丰富的 SIgA，能有效预防呼吸道及消化道感染；（3）促进母子情感交流；（4）喂哺简便易行；（5）哺乳可刺激子宫收缩，利于母亲早日康复。

▲母乳喂养开奶时间在产后半小时内。

▲哺乳的次数随着婴儿月龄的增加减少哺乳次数，增加每次哺乳量。新生儿按需哺乳（当婴儿饥饿及母亲感觉乳房胀满时）。

▲断乳：WHO 建议母乳喂养可延续至 24 个月及以上，自然离乳。

▲新生儿可尽早开始户外活动。

▲新生儿抚触一般在洗澡后进行，开始抚触前应做好充足的准备工作。

▲温水浸浴和游泳前，应调节好合适的室温和水温，避免新生儿着凉。

（何琼、刘闪、李婷婷）

项目 4　新生儿常见疾病的护理

项目目标

知识目标：

1. 掌握新生儿常见疾病的临床定义、表现、护理诊断及护理措施。

2. 熟悉新生儿常见疾病的诊断标准及治疗原则。

3. 了解新生儿常见疾病的病因及发病机制。

能力目标：

能运用所学知识提出新生儿常见疾病的护理诊断并制定相应护理措施，实施护理及健康教育。

素质目标：

1. 具有良好的人文精神，珍视生命，关爱儿童，热爱儿童护理工作。

2. 具备实事求是的科学态度和敢于创新的科学精神，善于合作的协作意识。

思政案例 4

汶川地震中的"哺乳妈妈"：母爱的力量与社会责任的典范

导入：母乳喂养，是生命最初的温柔对话。它不仅仅是一种喂养方式，更是母爱与亲情的最直接体现。母乳，蕴含着母亲身体最纯净的营养，传递着无尽的爱与关怀。它如甘霖般滋润，为宝宝的健康成长奠定坚实基础。想象一下，当你身处困境，身边的孩子急需营养，你会怎么做？在汶川地震中，一位母亲给了我们一个震撼的答案。

正文：2008 年 5 月 12 日，一场地震摧毁了汶川的交通与通信系统，在数万名灾民中很快出现了物资供应不足，有热心市民捐衣服、帐篷、食物，但作为弱势群体的婴儿，短时间内需求很难被满足，婴儿饥饿的哭泣声使这个满目疮痍的灾区更加压抑。在此支援的警察蒋女士，面对嗷嗷待哺的受灾婴儿，她毫不犹豫地选择放下自己的孩子，为这些孩子哺乳。9 个孩子，最小的只有 2 个月。

母爱是伟大的，没有经历过养育孩子的人是无法想象仅仅哺乳这件事有多辛苦，况且还是 9 个孩子，蒋女士除白天轮流哺乳以外，夜晚听见孩子哭声就要起来喂奶安抚，对母体消耗极大，日渐消瘦，但她看到孩子们日渐红润的小脸渐渐红润起来时，再辛苦也无怨无悔了。

蒋女士的善举超越了血缘的母爱，更彰显了社会责任和人道主义精神。在艰难困苦的环境中，她用自己的行动传递了温暖与希望，为我们树立了榜样。护理之路，不仅是技术与知识的学习，更是对人性、情感与责任的深刻理解。作为护理专业学子，应学习其精神，将人文关怀融入专业技能，为病患带去温暖与希望。

微课 4-1-1
新生儿寒冷损伤
综合征的护理

任务 4.1　新生儿寒冷损伤综合征的护理

工作情境与任务 4-1-1

课件 4-1-1
新生儿寒冷损伤
综合征的护理

导入情境：患儿，男，早产，边远山区冬季出生，日龄 3 天，母孕期健康，无感染及用药史，因皮肤触之如橡皮、反应差、吸吮困难收入院。入院查体：T 34 ℃，TA-R=0，HR 110 次

/ 分，R 40 次 / 分，WT 2 950 g；皮肤硬肿，双下肢、腰背及臀部均受累，皮温低，肤色暗红。
实验室检查：血红蛋白 105 g/L，白细胞计数 $15×10^9$/L，K^+ 3.5 mmol/L，Na^+ 135 mmol/L，pH 7.25，HCO_3^- 16 mmol/L，PaO_2 67 mmHg，$PaCO_2$ 52 mmHg。

入院诊断：新生儿寒冷损伤综合征。

工作任务：

1. 请根据临床表现判断该患儿的硬肿面积及程度。

2. 该患儿恢复体温的护理措施有哪些？

　　新生儿寒冷损伤综合征（neonatal cold injure syndrome）简称新生儿冷伤，亦称新生儿硬肿症（scleredema neonatorum），是由于寒冷和（或）感染、缺氧等多种原因引起皮肤、皮下脂肪变硬及水肿、低体温，严重者可发生多器官功能损伤，早产儿发病率最高。

【相关知识】

（一）病因

早产、寒冷、窒息、感染等情况是新生儿患硬肿症的主要原因。

（二）发病机制

　　主要与新生儿体温调节中枢及皮下脂肪特征有关，新生儿体温调节中枢发育不成熟，体表面积相对较大，皮下脂肪少，易于散热体温易偏低；皮下脂肪中以饱和脂肪酸为主，熔点高，体温低易于凝固出现硬肿症，新生儿在寒冷时主要靠棕色脂肪产热，受寒后，棕色脂肪消耗过多，不能保持体温正常，早产儿棕色脂肪含量少因此更易发病；新生儿血液黏稠度高，在低体温，缺氧，酸中毒时血流更缓慢，组织器官灌注不良，硬肿部位血流量减少，出现微循环障碍，更进一步加重病情，易致肾衰竭，肺出血，DIC 等。

📖 知识拓展 4-1-1

人体内的脂肪

　　人体内存在棕色和白色两种脂肪。

　　白色脂肪堆积在皮下，负责储存多余热量；棕色脂肪负责分解引发肥胖的白色脂肪，将后者转化成二氧化碳、水和热量，本身不储存热量。

　　棕色脂肪组织呈棕色，其特点是组织中有丰富的毛细血管，脂肪细胞内散着许多小脂滴，线粒体大而丰富，核圆形，位于细胞中央。这种脂肪细胞称为多泡脂肪细胞。棕色脂肪（BROWN FAT）是负责分解引发肥胖的白色脂肪人体组织，将其转化成二氧化碳、水和热量。它可以加快人体新陈代谢，促进白色脂肪消耗。

　　棕色脂肪组织在成人极少，新生儿及冬眠动物较多，在新生儿主要分布在肩胛间区、腋窝及颈后部等处。

　　棕色脂肪组织仅在人类婴儿时期发挥作用。它们堆积在新生儿肩胛处，帮助维持体温。随着年龄增长，棕色脂肪会逐渐消失。最终，人体内只残存少量棕色脂肪细胞，分布于颈部和锁骨。

棕色脂肪　　　脂肪细胞图　　　棕色脂肪在新生儿体内的分布

【护理评估】

（一）健康史

评估患儿胎龄、日龄、体重、出生史、Apgar 评分、保暖及喂养情况，有无感染和其他缺氧等病史，询问患儿体温、硬肿变化情况，是否有拒奶、不哭、少尿等情况。

（二）身体状况

本病多发生在寒冷季节，以出生 3 天内或早产新生儿多见。初期表现为体温降低，吸吮差或拒乳，哭声弱等情况，病情加重时可发生皮肤硬肿和多器官损伤。

1. 低体温　体核温度（肛门内 5 cm 处温度）常低于 35 ℃，严重者 <30 ℃。新生儿由于腋窝下含有较多棕色脂肪，寒冷时氧化产热，使局部温度升高，此时腋温高于或等于肛温（核心温度）。因此，腋温－肛温差（T_{A-R}）可作为判断棕色脂肪产热状态的指标。正常情况下，棕色脂肪不产热，$T_{A-R} < 0$ ℃；重症硬肿症，因棕色脂肪耗尽，故 $T_{A-R} < 0$ ℃；新生儿硬肿症初期，棕色脂肪代偿产热增加，则 $T_{A-R} \geq 0$ ℃。

2. 硬肿　特点为对称性，皮肤紧贴皮下组织，按之如橡皮样，多伴可凹性水肿。硬肿发生顺序：小腿→大腿外侧→整个下肢→臀部→面颊→上肢→全身。严重时肢体僵硬，不能活动，硬肿范围按以下计算：头颈部 20%；双上肢 18%；前胸及腹部 14%；背及腰骶部 14%；臀部 8%；双下肢 26%。

3. 多器官功能损害　早期出现食欲差、反应差、哭声低、心率减慢、呼吸浅表、尿少、微循环障碍等表现。严重者出现休克、心衰、DIC、肺出血、肾功能衰竭等多器官功能损伤。

4. 病情分度　根据临床表现，病情可分为轻、中、重 3 度，见表 4-1-1。

表 4-1-1　新生儿寒冷损伤综合征的病情分度

分度	肛温 /℃	腋 - 肛温差（T_{A-R}）	硬肿范围 /%	全身情况及脏器功能
轻度	≥35	>0	<20	稍差或无明显改变
中度	<35	≥0	25～50	反应差，功能明显低下
重度	<30	<0	>50	出现衰竭、休克、DIC、肺出血、肾衰竭等

📖 工作任务解析 4-1-1

工作任务 1：根据临床表现分析该患儿的病情分度，损伤面积有多少？

解题思路：该患儿 $T_{A-R} = 0$ ℃，说明肛温为 34 ℃，再根据头颈部 20%、双上肢 18% 等算出硬肿面积，结合上表分析硬肿程度。

（三）心理 - 社会状况

评估患儿家长心理状况，对本病病因、性质、护理等知识的了解程度，评估其家庭居住环境及经济状况等。

（四）辅助检查

可根据病情需要选择动脉血气分析、血糖、电解质、血尿素氮、肌酐、DIC 筛查试验等。必要时可做 ECG 及 X 线胸部检查等。

（五）治疗要点

1. 复温　是低体温患儿治疗的关键。复温原则是逐步复温，循序渐进。

2. 支持疗法　足够的热量有利于体温恢复，根据病人情况选择经口喂养或静脉营养，但应注意严格控制输液量及速度。

3. 纠正器官功能紊乱　及时处理肺出血、微循环障碍、肾衰竭及 DIC。

4. 合理用药　有感染者选用抗生素及对症处理。

【护理诊断】

1. 体温过低　与新生儿体温调节功能不足、寒冷、早产、感染和窒息等因素有关。
2. 营养失调：低于机体需要量　与吸吮无力，热能摄入不足有关。
3. 有感染危险　与免疫、皮肤黏膜屏障功能低下有关。
4. 皮肤完整性受损　与皮肤硬化、水肿，局部血液供应不良有关。
5. 潜在并发症：肺出血、DIC。
6. 知识缺乏：患儿家长缺乏正确保暖及育儿知识。

【护理目标】

1. 患儿体温逐渐恢复正常。
2. 患儿皮肤完整性保持良好，硬肿逐渐消失。
3. 患儿未发生继发感染及并发症。
4. 患儿能维持良好的营养状况，体重增长符合生长发育指标。
5. 家长能了解本病相关知识，正确采取保暖、喂养及护理措施。

【护理措施】

1. 复温　复温是本病治疗和护理的关键，原则以循序渐进、逐渐复温。首选暖箱复温。

（1）若肛温 >30 ℃，$T_{A-R} \geq 0$ ℃，提示体温虽低，但棕色脂肪产热较好，此时可通过减少散热使体温回升。将患儿置于已预热至中性温度的暖箱中，一般在 6～12 小时内可恢复正常体温。

（2）当肛温 <30 ℃，多数患儿 $T_{A-R}<0$ ℃，提示体温很低，棕色脂肪被耗尽，虽少数患儿 $T_{A-R} \geq 0$ ℃，但体温过低，靠棕色脂肪自身产热难以恢复正常体温，且易造成多器官损伤，所以只要肛温 <30 ℃，先将患儿置于箱温比肛温高 1～2 ℃的暖箱中进行外加温。每小时提高箱温 1～1.5 ℃（箱温不超过 34 ℃），在 12～24 小时内恢复正常体温，然后根据患儿体温调整暖箱温度。

📖 **工作任务解析 4-1-2**

工作任务 2：该患儿恢复体温的护理措施有哪些？
解题思路：结合该患儿的临床表现，分析其硬肿程度，将患儿置于合适温度的温箱中。

2. 合理喂养　轻者能吸吮者可经口喂养；吸吮无力者可滴管、鼻饲或静脉营养保证能量和水分的供给。

3. 保证液体供给，控制速度　每小时记录输入量及速度，有明显心、肾功能损害者应注意控制输液量及滴速，应用输液泵控制，无条件者应加强手控滴速，勤巡视，以防止输液速度过快引起心衰和肺出血。

4. 预防感染　做好消毒隔离工作，严格无菌操作，加强皮肤护理，经常更换体位，防止体位性水肿和坠积性肺炎，尽量减少肌内注射，防止皮肤破损引起感染。

5. 观察病情　注意观察患儿生命体征、硬肿范围及程度、尿量、有无出血症状等，备好抢救药物和设备。

6. 健康教育　介绍有关硬肿症的疾病知识，指导患儿家长加强护理，注意保暖，保持适宜的环境温度和湿度，鼓励母乳喂养，保证足够的热量。

7. 预防措施

（1）及时治疗诱发冷伤的各种疾病。

（2）尽早开始喂养，保证充足的热量供应。

（3）注意保暖：产房温度不宜低于 24 ℃，生后应立即擦干皮肤，用预热的被毯包裹，有条件者放置暖箱中数小时，若室温低于 24 ℃，应增加包被；早产儿出生后应置于中性温度暖箱中，直至病情稳定符合出箱条件。

【护理评价】

1. 患儿体温、活动、皮肤完整性是否恢复正常。
2. 患儿是否发生继发感染及并发症。
3. 患儿营养摄入是否良好，体重是否增加。
4. 家长是否了解本病的预防要点，并学会家庭简易的保暖方法。

护考直击 4-1-1

1. 新生儿寒冷损伤综合征皮肤硬肿发生的顺序是（　　）。
    A. 下肢—臀部—面颊—上肢—全身　　B. 臀部—面颊—下肢—上肢—全身
    C. 上肢—臀部—面颊—下肢—全身　　D. 面颊—臀部—上肢—下肢—全身
    E. 面颊—下肢—臀部—上肢—全身

2. 重症新生儿寒冷损伤综合征的常见死亡病因是（　　）。
    A. 肾出血　　　B. 肺出血　　　C. 硬肿部位出血　　D. 颅内出血　　　E. 消化道出血

3. 患儿，女，日龄4天，足月顺产。现该患儿反应低下，拒乳，哭声低弱，下肢及臀部皮肤暗红，发硬，压之凹陷，拟诊为寒冷损伤综合征，在进一步收集的评估资料中，对判断病情最有价值的是（　　）。
    A. 体温　　　　B. 体重　　　　C. 脉搏　　　　D. 呼吸　　　　E. 血压

（4～5题共用题干）

新生儿女，出生5天，因全身冰冷，拒奶24小时入院。查体 T 35 ℃，反应差，皮肤是暗红色，心音低钝，双小腿皮肤如硬橡皮样。脐带已脱落。

4. 最可能的诊断是（　　）。
    A. 新生儿水肿　　　　　　　　B. 新生儿红斑
    C. 新生儿寒冷损伤综合征　　　D. 新生儿败血症
    E. 新生儿皮下坏疽

5. 应首先采取的护理措施是（　　）。
    A. 指导母乳喂养　　　　　　　B. 复温
    C. 加强脐部护理　　　　　　　D. 给氧气吸入
    E. 遵医嘱用抗生素

6. 新生儿，生后6天，因近2天逐渐加重的拒乳、尿少及全身皮肤发凉、硬肿、暗红色就医，诊断为重度新生儿寒冷损伤综合征收入院治疗，新生儿硬肿症最先发生硬肿的部位是（　　）。
    A. 面颊部　　　B. 上肢　　　C. 臀部　　　D. 躯干部　　　E. 小腿

7. 胎龄33周，顺产，日龄5天的新生儿。生后第3天开始出现哭声弱，吸吮无力，双下肢硬肿，精神不佳，皮肤黄染，体温32 ℃。此患儿病情的程度为（　　）。
    A. 轻度　　　B. 轻中度　　　C. 中度　　　D. 中重度　　　E. 重度

参考答案：1. A　2. B　3. A　4. C　5. B　6. E　7. C

任务 4.2　新生儿黄疸的护理

📝 工作情境与任务 4-2-1

> **导入情境：**患儿，男，足月产 3 天，因发现皮肤黄染 2 天入院。查体：T 37.2 ℃，HR 136 次 / 分，R 52 次 / 分，WT 3 130 g，血清胆红素 281 μmol/L。患儿口唇红润，四肢温暖，各种反射均可，全身皮肤重度黄染，手足心见黄染，前囟张力不高，双侧瞳孔等大等圆，对光反射存在，吃奶好，无吐奶、呛奶，二便正常。
>
> 入院诊断：新生儿高胆红素血症
>
> **工作任务：**
>
> 1. 目前该患儿存在的护理问题有哪些？
>
> 2. 如何对患儿家属进行健康宣教？

微课 4-2-1
新生儿黄疸的护理

课件 4-2-1
新生儿黄疸的护理

　　新生儿黄疸（neonatal jaundice）又称新生儿高胆红素血症，是由于新生儿时期血中胆红素增高而出现皮肤、巩膜等被黄染现象。可分为生理性黄疸和病理性黄疸，部分病理性黄疸可导致胆红素脑病（核黄疸）而引起严重后遗症。

【相关知识】

（一）新生儿胆红素代谢特点

　　1. 胆红素生成较多　新生儿每日生成胆红素约 8.8 mg/kg，而成人仅为 3.8 mg/kg。原因有：①胎儿环境氧分压偏低的环境，红细胞代偿性增多，出生后环境氧分压升高，红细胞相对较多，破坏亦多；②新生儿红细胞寿命比成人短 20～40 天，形成胆红素的周期缩短；③其他来源的胆红素生成较多。

　　2. 转运胆红素能力不足　刚出生的新生儿常有不同程度的酸中毒，可减少胆红素与白蛋白联结；早产儿胎龄越小，白蛋白含量越低，其联结胆红素的量也越少。

　　3. 肝功能发育不完善　①新生儿肝细胞内摄取胆红素所必需的 Y、Z 蛋白含量低，5～10 天才达成人水平；②肝细胞内尿苷二磷酸葡萄糖醛酸基转移酶（UDPGT）的含量低且活力不足，形成结合胆红素的功能差，此酶活性一周后接近正常；③肝脏对结合胆红素的排泄能力不足，导致胆汁淤积。

　　4. 肠肝循环的特性　初生婴儿肠道内正常菌群尚未建立，不能将肠道内的胆红素还原成粪胆原和尿胆原；且新生儿肠腔内 β- 葡萄糖醛酸酶活性较高，将结合胆红素水解成葡萄糖醛酸和未结合胆红素，未结合胆红素又被肠壁吸收经门脉而到达肝脏。

　　由于新生儿胆红素的摄取、结合及排泄等能力均低下，仅为成人的 1%～2%，另外肠肝循环增加。因此 60% 足月儿和 80% 早产儿在生后第 1 周可出现肉眼可见的黄疸。

（二）病因

　　1. 感染性　新生儿肝炎，多为宫内感染所致，以巨细胞病毒、乙型肝炎病毒为常见，常在生后 1～3 周出现黄疸，并伴有拒奶、呕吐、肝肿大等症状；细菌感染引起新生儿尿路感染、新生儿败血症。

　　2. 非感染性　新生儿溶血病、胆道闭锁、母乳性黄疸、胎粪延迟排出、低血糖、缺氧、酸中毒、遗传性疾病，如红细胞 6- 磷酸葡萄糖脱氢酶（G6PD）缺陷、球形红细胞增多症、半乳糖血症；药物性黄疸，如由维生素 K_3、维生素 K_4 等药物引起者。

【护理评估】

（一）健康史

评估母亲的健康状况，是否有肝炎、不明原因流产、早产及死胎分娩史；询问患儿反应有无嗜睡、尖叫、双眼凝视，是否有引起黄疸的病因，如新生儿溶血症、新生儿败血症、先天性胆管阻塞、缺氧、酸中毒及低血糖等；了解黄疸出现时间、大便颜色、病情进展等情况。

（二）身体状况

1. 生理性黄疸与病理性黄疸的临床特点（表 4-2-1）

表 4-2-1　生理性黄疸与病理性黄疸鉴别

不同点	生理性黄疸	病理性黄疸
出现时间	足月儿生后 2～3 天（生后 4～5 天达高峰），早产儿生后 3～5 天	生后 24 小时
黄疸持续时间	足月儿≤2 周，早产儿≤4 周	足月儿 >2 周，早产儿 >4 周
黄疸色泽	轻者呈浅花色，重者颜色较深，但皮肤红润黄里透红	若未结合胆红素升高为主，呈橘黄或金黄色；结合胆红素升高为主，呈暗绿色或阴黄
黄疸程度	多见于躯干、巩膜及四肢近端一般不过肘膝	除面部、躯干外，还可累及四肢及手、足心均黄
伴随症状	无贫血，肝脾不肿大，肝功能正常，不发生核黄疸。	伴随表现溶血性黄疸多伴有贫血、肝脾大、出血点、水肿、心衰。感染性黄疸多伴发热、感染中毒症状及体征。梗阻性黄疸多伴肝肿大，大便色发白，尿色黄。重症黄疸时可发生，表现反应差、精神萎靡、厌食。肌张力低，继而易激惹、高声尖叫、呼吸困难、惊厥或角弓反张、肌张力增高等
血清胆红素程度	每日上升 <85 μmol/L（5 mg/dL）	足月儿 >221 μmol/L（12.9 mg/dL），早产儿 >256 μmol/L（15 mg/dL）或每日上升 >85 μmol/L（5 mg/dL）
退而复见	无	有

2. 新生儿溶血症的临床表现

胎儿红细胞通过胎盘进入母体后，该血型抗原即刺激母体产生相应的 IgG 血型抗体，此抗体可通过胎盘进入胎儿血循环，引起胎儿红细胞破坏而出现溶血。

（1）母婴血型不合　我国 ABO 溶血病最常见（约 85%），主要发生在母亲为 O 型，新生儿为 A 型或 B 型，约 50% 的 ABO 溶血发生在第一胎。Rh 溶血病，见于母亲 Rh 阴性，婴儿 Rh 阳性，由于自然界无 Rh 血型物质，Rh 溶血病只能由人类细胞作为抗原刺激，才能产生抗体，因此，Rh 溶血病一般不会在第一胎发生。

（2）临床表现　症状轻重与溶血程度基本一致，ABO 溶血病临床表现多较轻；Rh 溶血病一般发生在第二胎，临床表现较重，严重者甚至死胎。①黄疸：Rh 溶血病患儿出生 24 小时内出现黄疸并迅速加重；ABO 溶血病多在生后第 2～3 天出现黄疸。②贫血。③肝脾大。④胆红素脑病（核黄疸）：新生儿溶血症最严重的并发症，指血中游离胆红素浓度升高（>342 μmol/L 即 20 mg/dL），可通过血脑屏障，引起神经系统的病理性损害，病死率高，早产儿多见，幸存者常遗留有手足徐动、听力下降、智能落后、眼球运动障碍等后遗症。胆红素脑病典型表现见表 4-2-2。

表 4-2-2　胆红素脑病典型表现

分期	表现	持续时间
警告期	反应低下，肌张力下降，吸吮力弱	0.5～1.5 天
痉挛期	肌张力增高，发热、抽搐，呼吸不规划	0.5～1.5 天
恢复期	肌张力恢复，体温正常，抽搐减少	2 周
后遗症期	听力下降，眼球运动障碍，手足徐动，牙釉质发育不良，智力落后	终身

3. 不同病因所致黄疸的特点

（1）新生儿溶血症：生后 24 小时内出现黄疸。

（2）新生儿肝炎：生后 1 周出现黄疸，呈进行性加重。

（3）新生儿败血症：黄疸迅速加重或退而复见。

（4）先天性胆管阻塞：生后 1 周出现黄疸，进行性加重，皮肤呈黄绿色，大便呈灰白色。

（三）心理 - 社会状况

评估家长对疾病的认识程度和对治疗的信心，了解家长的心理状况，尤其当患儿出现胆红素脑病时，病死率高，终身伴有神经系统后遗症，康复费用高而出现焦虑、紧张、恐惧等心理。

（四）辅助检查

1. 胆红素检测　是新生儿黄疸诊断的重要指标。

2. 其他辅助检查　如血型测定、红细胞脆性试验、致敏红细胞以及肝功能检查等。

3. 鉴别诊断　应与新生儿溶血症、新生儿败血症、母乳性黄疸、生理性黄疸、G6PD 缺乏、新生儿肝炎、完全性肝内梗阻、胆道闭锁等疾病相鉴别。

（五）治疗要点

1. 生理性黄疸　不需要特殊治疗。

2. 病理性黄疸

（1）光照疗法　详见项目 22 任务 22.8。

（2）换血疗法　换血能有效降低胆红素，换出已致敏的红细胞和减轻贫血。但换血需要一定的条件，亦可产生一些不良反应，故应严格掌握指征，一般用于光疗失败时。

3. 药物治疗　注意保护肝脏，不用对肝脏有损害及可能引起溶血和黄疸的药物，适当使用肝酶诱导剂，输注血浆和白蛋白，降低游离胆红素。

4. 支持治疗　主要是控制感染，及时纠正缺氧和酸中毒、注意保暖和供给营养药物，预防胆红素脑病的发生。

🖱 知识拓展 4-2-1

换血疗法

换血疗法是治疗新生儿高胆红素血症快速有效的方法，但因其容易产生不良后果，故需严格把握指征，当光疗 4～6 小时后，血清胆红素仍上升 0.5 mg/（dL·h），视为光疗失败，可考虑采取换血疗法。通过换掉致敏的红细胞和血清中的免疫性抗体，终止红细胞溶血，及时换去游离的胆红素，使其降低到安全水平，防止核黄疸的发生。

【护理诊断】

1. 潜在并发症：胆红素脑病。

2. 知识缺乏　与家长缺乏新生儿黄疸的护理知识有关。

📖 工作任务解析 4-2-1

> **工作任务 1：**该患儿存在的护理问题有哪些？
> **解题思路：**护理诊断的陈述包括三个要素（PSE 公式）：问题（problem，P）、相关因素（etiology，E）症状与体征（signs and symptoms，S）。结合案例患儿足月产，血清胆红素 >221 μmol/L，黄疸程度重，如不能有效控制，可能导致胆红素脑病，家长对于光照疗法护理知识缺乏。

【护理目标】

1.高胆红素血症得到控制，未出现胆红素脑病。

2.体温维持在 36 ~ 37 ℃。

3.家长能了解新生儿黄疸的病因及转归，配合治疗，减轻焦虑，出院后可进行正确护理。

【护理措施】

1.密切观察病情

（1）观察患儿黄疸部位、程度及进展，如仅是面部黄染，为轻度黄疸，躯干部皮肤黄染，为中度黄疸，如果四肢和手足心出现黄染，则为重度黄疸。

（2）观察患儿神经系统及精神反应情况，是否有烦躁、食欲缺乏、拒乳、尖叫、凝视、角弓反张甚至抽搐等症状，判断有无核黄疸发生。

（3）观察排泄情况，如大小便次数、颜色、性质及量。若有胎粪延迟排出，给予灌肠处理。

（4）观察体温、脉搏、呼吸，维持体温在 36 ~ 37 ℃，避免低体温时游离脂肪酸过高与胆红素竞争和白蛋白结合，早产儿放置在暖箱中。

2.生活护理　遵医嘱尽早开奶，促进胎便排出，利于肠道正常菌群建立，减少胆红素的肝肠循环。保证入量，吸吮能力差的患儿给予鼻饲，不能经口进食或入量不足者，可根据医嘱给予静脉营养。

3.用药护理　遵医嘱给予肝酶诱导剂，输血浆或白蛋白，促进游离的未结合胆红素与白蛋白结合，预防胆红素脑病发生。

4.光照疗法的护理　详见项目 22 任务 22.8。

5.健康教育

（1）向家长讲解黄疸的病因、临床表现、并发症、治疗及护理，使家长了解病情的转归。

（2）适当晒太阳，有助于黄疸消退。室内光线充足时，可将患儿皮肤暴露，照射时注意保暖，不让阳光直射眼睛，避免损伤。

（3）母乳性黄疸的患儿，可暂停母乳喂养 1 ~ 3 日，或改为隔次母乳喂养，黄疸消退后再恢复母乳喂养。

📖 工作任务解析 4-2-2

> **工作任务 2：**该如何对患儿家长进行健康教育？
> **解题思路：**向家长讲解黄疸的病因、临床表现、并发症、治疗及护理等。

【护理评价】

1.患儿血清胆红素是否降至正常。

2.患儿体温是否稳定。

3.患儿和（或）家长是否了解本病相关知识，能否积极配合检查和治疗。

护考直击 4-2-1

1. 女婴, 日龄7天, 因皮肤黄染逐渐加重前来咨询。该婴儿为第一胎, 足月顺产, 出生体重3 500 g, 出生后3天出现皮肤黄染, 母乳喂养, 吃奶好。婴儿精神好, 面部及全身皮肤黄染, 无出血点, 前囟平坦, 肝肋下1 cm, 余(−)。血胆红素136.8 μmol/L (8 mg/dL) 直接胆红素20 μmol/L。根据以上情况, 向婴儿的父母解释黄疸的原因和应采取的护理措施是(　　　)。

    A. 可疑新生儿溶血病, 需立即进行蓝光照射治疗

    B. 考虑为遗传性疾病, 需要进一步检查

    C. 为母乳性黄疸, 停止母乳喂养

    D. 考虑生理性黄疸, 出生2周未消退及时就诊

    E. 考虑生理性黄疸, 出生3～4周未消退及时就诊

2. 为降低高胆红素血症, 防止或减轻胆红素脑病, 最常见的物理方法是(　　　)。

    A. 清蛋白静滴　　　B. 激素口服　　　C. 苯巴比妥口服　　　D. 换血疗法　　　E. 蓝光照射

3. 关于新生儿黄疸健康教育的叙述, 下列说法错误的是(　　　)。

    A. 保管患儿衣物时勿放樟脑丸

    B. 母乳性黄疸的患儿必须中断母乳喂养

    C. 红细胞D-6-PD缺陷的患儿, 忌食蚕豆

    D. 有后遗症的患儿, 给予康复治疗和功能锻炼

    E. 保持新生儿大便通畅

4. 患儿, 男, 出生5天, 母乳喂养。出生第3天食奶量明显减少, 第4天皮肤出现黄染而就诊。查体: 体温36.4 ℃, 脐部周围皮肤红肿, 诊断为新生儿脐炎, 主要的护理措施是(　　　)。

    A. 彻底清除感染灶　　　　　　　　B. 高蛋白饮食

    C. 有效保湿　　　　　　　　　　　D. 防止感染

    E. 防止外伤

5. 光照疗法常见的副作用是(　　　)。

    A. 呕吐　　　B. 腹泻　　　C. 抽搐　　　D. 低体温　　　E. 食欲减退

6. 患儿, 女, 生后7天, 诊断为新生儿黄疸, 收入院行蓝光治疗, 光疗时, 护士应特别注意(　　　)。

    A. 保护眼睛　　　B. 及时喂养　　　C. 监测血压　　　D. 保持安静　　　E. 皮肤清洁

参考答案: 1. E　2. E　3. B　4. A　5. B　6. A

任务4.3　新生儿感染性疾病的护理

工作情境与任务 4-3-1

导入情境: 患儿, 女, 日龄6天, 因吃奶少、少动、少哭, 脐部流脓伴臭味2天就诊, 医生初步诊断为新生儿败血症。

工作任务:

1. 为明确诊断可行哪些常规检查?

2. 如何对患儿家长进行健康宣教?

新生儿感染性疾病是指新生儿期由致病性微生物引起的炎症性疾病，临床上以发热或体温不升、反应差及局部炎性症状为特征。在我国发病率较高，病原体以细菌和病毒多见，大部分在医院外获得，近年来，医院获得性感染有上升趋势，是新生儿死亡的主要原因之一，感染以呼吸系统、败血症、肠炎和皮肤感染较多见，本小节重点介绍新生儿脐炎及新生儿败血症。

一、新生儿脐炎

新生儿脐炎（omphalitis）是指断脐残端被细菌入侵、繁殖所引起的急性炎症，或是脐带创口未愈合受异物刺激后引起脐部的慢性炎症而形成肉芽肿，临床上以金黄色葡萄球菌最常见，其次为大肠杆菌、溶血性链球菌或混合细菌感染。

【护理评估】

（一）健康史

评估患儿一般反应、体温及吃奶；是否存在断脐时消毒不严及出生后脐部护理不当等病史；评估患儿脐部有无分泌物、脐周有无红肿、异味。

（二）身体状况

轻者脐轮和脐周皮肤出现轻度红肿，可有少量浆液。重者脐部和脐周皮肤明显红肿发硬，脓性分泌物增多，呈黄色或绿色，并伴有臭味。

（三）心理 - 社会状况

评估家长对疾病的认识及新生儿护理知识的了解程度，有无紧张、焦虑、恐惧等不良情绪，家庭居住卫生环境等。

（四）辅助检查

1. 血常规　重症者白细胞增高。
2. 细菌培养　脐部分泌物培养阳性，是确诊的重要依据。

（五）治疗要点

清除局部感染灶，局部用 3% 过氧化氢（双氧水）擦拭，再用 0.2%～0.5% 碘伏清洗擦拭，每日 2～3 次。脓液较多，有局部扩散或有全身症状时需根据细菌药物敏感实验选用敏感抗生素；慢性肉芽肿可用 10% 硝酸银溶液或硝酸银棒涂擦，较大肉芽肿可激光治疗、手术切除等。

【护理诊断】

1. 潜在并发症：败血症等。
2. 皮肤完整性受损的危险　与脐部感染有关。

【护理目标】

①患儿皮肤恢复完整性。
②患儿无并发症的发生或发生时得到及时处理。

【护理措施】

1. 彻底清除感染伤口　严格执行无菌操作原则，感染较轻者用安尔碘或 0.5% 碘伏及 75% 酒精，从脐带根部由内向外环形消毒每日 2～3 次，重度感染需遵医嘱应用抗生素，出现脓肿时需及时切开引流换药，新生儿首选青霉素或根据细菌药物敏感试验合理选用抗生素。
2. 保持脐部清洁干燥　尿布不宜过长，更换纸尿裤时应将纸尿裤上端向外翻折，暴露脐部固定，避免摩擦或尿湿后污染脐部残端。洗澡完毕用消毒干棉签吸干脐窝水，并用 75% 酒精消毒。
3. 病情观察　观察脐带有无潮湿、渗液或脓性分泌物，若患儿出现"少吃、少哭、少动"，体温不升（或发热）、精神不好（萎靡、嗜睡）应警惕败血症的发生。
4. 健康指导　指导家长新生儿脐部护理的正确方法，进行脐部护理前，应先洗手，保持皮肤清洁、干燥。遇到脐带残端长时间不脱落，应观察是否断脐时结扎不牢，存有少量血循环并及时就医。

模块二

📖 **工作任务解析 4-3-1**

> **工作任务 1**：如何对患儿家长进行健康宣教？
> **解题思路**：患儿脐部流脓有臭味，健康指导主要是脐部相关护理措施，如皮肤的清洁干燥、尿布的使用等。

【护理评价】

1. 患儿脐部皮肤完整性是否恢复。
2. 患儿是否无并发症发生或发生时得到及时发现及处理。

二、新生儿败血症

新生儿败血症（neonatal septicemia）是指病原体侵入新生儿血液循环并在其中生长繁殖，产生毒素，造成全身性感染，是新生儿时期常见的感染性疾病，其发病率和死亡率均较高。

【相关知识】

1. 自身因素　新生儿免疫系统功能不成熟。皮肤黏膜薄嫩，屏障功能差，易破损感染；未愈合的脐部是细菌入侵的门户；血中补体少，白细胞在应激状态杀菌力下降，T 细胞对特异性抗原反应差，细菌侵入后易导致全身感染。

2. 病原菌　我国以金黄色葡萄球菌最多见，其次为大肠埃希菌。近年来，由于各种导管、气管插管技术的广泛使用，使机会致病菌、厌氧菌以及耐药菌株等的感染有增多趋势。

3. 感染途径

①产前感染　孕母有菌血症可通过胎盘感染胎儿或穿刺消毒不严导致胎儿感染等。

②产时感染　早破膜、产时长、阴道内细菌上行等均可引起感染。

③产后感染　最常见，往往与细菌经脐部、皮肤黏膜损伤处、呼吸道及消化道等部位的侵入有关，其中以脐部最多见。

【护理评估】

（一）健康史

评估患儿出生史，有无胎膜早破、产程延长及产时消毒不严等；孕母妊娠期有无感染；患儿有无脐部、皮肤、黏膜、呼吸道或消化道感染等病史。

（二）身体状况

多无特征性，临床表现不典型，主要以全身中毒症状为主。早期表现为"三少"：少吃、少哭、少动。随着病情进展可出现不吃、不哭、不动、体温不升（或发热）、体重不增、精神不好（嗜睡、萎靡）、面色不好（灰白或灰暗）"七不现象"。生后 7 天内出现症状为早发型败血症，7 天后出现症状为晚发型败血症。有下列表现时应高度怀疑败血症：①黄疸：表现为黄染迅速加重或退而复现；②出血倾向：皮肤黏膜瘀点、瘀斑、消化道出血、肺出血等；③肝脾肿大；④休克征象：皮肤呈大理石样花纹，血压下降，尿少或无尿；⑤其他：中毒性肠麻痹、呼吸衰竭、腹胀等。

🔖 **知识拓展 4-3-1**

新生儿败血症临床分型

1. 早发型　①出生后 7 天内起病；②感染发生在出生前或出生时，常由母亲垂直传播引起；③病原菌以大肠杆菌等 G- 杆菌为主；④常呈暴发性多器官受累，死亡率高达 5% ～ 20%。

2.晚发型　①出生 7 天后起病；②感染发生在出生时或出生后，由水平传播引起；③病原菌以葡萄球菌、机会致病菌为主；④常有脐炎、肺炎或脑膜炎等局灶性感染，死亡率较早发型低。

（三）心理 - 社会状况

评估家长对本病病因、并发症、预后的认识程度及有无知识缺乏而产生的焦虑、恐惧的心理等；评估患儿居住环境、家庭卫生习惯及经济状况等。

（四）辅助检查

外周血检测，血培养，直接涂片找细菌，病原菌抗体检测，急相蛋白和血沉检查等，有助于明确诊断。

📖 工作任务解析 4-3-2

工作任务 2：为明确诊断可行哪些常规检查？
解题思路：根据临床表现，目前考虑脐部感染引起的败血症，查找致病菌是关键。

（五）治疗要点

1.抗生素应用　早期、联合、足量、静脉给药。疗程至少需 10 ～ 14 天，有并发症者应延长至 3 ～ 4 周。选用敏感、杀菌、易透过血脑屏障的抗生素。

2.对症、支持疗法　保暖、供氧、纠正酸中毒及电解质紊乱；及时清除局部病灶；供给足够热量和液体，维持血糖和血电解质在正常水平；减轻脑水肿；必要时输新鲜血、血浆、血小板、免疫球蛋白等。

【护理诊断】

1.体温调节无效　与感染有关。
2.皮肤完整性受损　与脐炎、脓疱疮等感染灶有关。
3.营养失调：低于机体需要量　与摄入不足、消耗增多有关。
4.潜在并发症：肺炎、化脓性脑膜炎、感染性休克等。

【护理目标】

1.患儿体温正常。
2.患儿皮肤完整，不发生感染。
3.患儿营养恢复正常。
4.患儿无并发症的发生或发生时得到及时处理。

【护理措施】

1.维持体温稳定　注意监测体温，除感染因素外，还易受环境因素影响，发热时可给予物理降温、多喂水及调节环境温湿度等；体温过低时，应及时保暖或置入暖箱。

2.清除局部病灶　如脐炎、脓疱疮、皮肤破损等，应促进皮肤早日愈合，防止感染蔓延扩散。遵医嘱使用抗菌药物，由于本病用抗生素疗程较长，应注意保护静脉。

3.保证营养供给　保证营养物质的供给，坚持母乳喂养，少量多次，细心哺喂；不能进食者，可行鼻饲或通过静脉补充能量、水或输入血浆。

4.观察病情变化　密切观察病情变化，如患儿出现面色青灰、哭声低弱、呕吐、脑性尖叫、前囟饱满、两眼凝视、眼睑或面肌小抽动等提示有脑膜炎的可能；注意观察有无气促、口唇发绀、口吐白沫等肺炎的表现；如患儿出现面色青灰、皮肤发花、四肢厥冷、脉搏细弱、皮肤有出血点等应考虑感染性休克或 DIC，应立即通知医生及时处理。

5.健康指导　向家长介绍本病的预防知识和护理要点，指导家长正确喂养和护理方法，保持皮肤、脐部的清洁干燥，避免损伤口腔黏膜，及早发现感染灶并及时清除，以防感染扩散引起败血症。

【护理评价】

1.患儿体温是否恢复正常。

2.患儿感染部位皮肤完整性是否恢复。

3.患儿是否无并发症发生或发生时得到及时发现及处理。

4.患儿营养是否正常。

护考直击 4-3-1

1.健康足月新生儿，生后第 3 天，对其进行脐部护理，以下行为错误的是（　　　）。

 A.勤换尿布，衣物柔软　　　　　　B.脐部保持清洁、干燥

 C.接触新生儿时前后要洗手　　　　D.严格执行无菌操作

 E.用 3% 过氧化氢清洗脐部

2.足月新生儿，生后 8 天，出现吃奶少、精神差，查体：体温 38 ℃，脐部红肿伴脓性分泌物，诊断为新生儿脐炎，此疾病最常见的致病菌是（　　　）。

 A.金黄色葡萄球菌　　　　　　　　B.表皮葡萄球菌

 C.大肠埃希菌　　　　　　　　　　D.溶血性链球菌

 E.铜绿假单胞菌

3.新生儿脐部如有脓性分泌物，可使用的清洗液是（　　　）。

 A.50% 乙醇　　　B.75% 乙醇　　　C.碘酊　　　　　　D.聚维酮碘　　　　E.3% 过氧化氢

4.患儿，女，足月新生儿。出生后 10 天，吃奶差，精神欠佳。脐部出现红疹、渗液，最可能的诊断是（　　　）。

 A.新生儿感染　　B.新生儿脐炎　　C.新生儿湿疹　　　D.新生儿破伤风　　E.新生儿败血症

参考答案：1.E　2.A　3.E　4.B

任务 4.4　新生儿代谢紊乱疾病的护理

工作情境与任务 4-4-1

> **导入情境：**患儿，男，出生后 2 小时出现反应差，呼吸急促症状，经检测血糖为 1.5 mmol/L 医生初步诊断为新生儿低血糖。
>
> **工作任务：**如何对患儿家长进行健康宣教？

新生儿代谢紊乱疾病是由于遗传、环境、疾病等因素引起的新生儿内源性物质代谢异常，导致机体出现生化反应和病理反应的疾病，这些疾病会影响新生儿的正常生长发育，严重时甚至可能导致死亡，本任务重点介绍新生儿低血糖及新生儿低钙血症。

一、新生儿低血糖

新生儿低血糖（neonatal hypoglycemia）一般是指足月儿出生 3 天内全血血糖 <1.67 mmol/L（30 mg/dL），3 天后 <2.2 mmol/L（40 mg/dL）。目前认为，凡全血血糖 <2.2 mmol/L（40 mg/dL）都诊断为新生儿低血糖。

【相关知识】

新生儿低血糖分为暂时性和持续性两大类。

1. 暂时性低血糖　指低血糖持续时间较短，一般不超过新生儿期。原因主要为：①葡萄糖储存不足；②葡萄糖利用增加（即高胰岛素血症）。

2. 持续性低血糖　可持续至婴儿或儿童期。主要见于高胰岛血症、内分泌缺陷、遗传代谢性疾病。

【护理评估】

（一）健康史

评估患儿出生史，有无早产、窒息缺氧等；母亲有无糖尿病；患儿低血糖出现的时间、程度，有无嗜睡、肌张力低、激惹、惊厥等症状。

（二）身体状况

多数低血糖患儿无临床症状；少数可出现喂养困难、嗜睡、青紫、哭声异常、颤抖、震颤，甚至惊厥等非特异性症状，经静脉注射葡萄糖后上述症状消失，血糖恢复正常，称"症状性低血糖"。

（三）心理 - 社会状况

评估家长对疾病的认识及患儿病情了解程度，有无恐惧、焦虑等不良情绪，患儿家庭居住环境、经济状况等。

（四）辅助检查

血糖测定是确诊和早期发现低血糖的主要手段。持续性低血糖者应酌情选测血胰岛素、胰高糖素、T4、TSH、生长激素等。

（五）治疗要点

1. 无症状性低血糖　可口服葡萄糖，并密切监测血糖，不能纠正者改为静脉输注葡萄糖。

2. 有症状性低血糖　应经静脉输注葡萄糖 6 ~ 8 mg/（kg·min）。

3. 持续性低血糖　除静脉输注葡萄糖外，根据病情需要给予氢化可的松、胰高血糖素肌注或泼尼松口服。

【护理诊断】

1. 营养失调：低于机体需要量　与摄入不足、消耗增加有关。

2. 潜在并发症：惊厥、呼吸暂停。

【护理目标】

1. 患儿能维持良好的营养状况，体重增长符合生长发育指标。

2. 患儿无并发症的发生或发生时得到及时处理。

【护理措施】

1. 保证能量供给　生后能进食者应提倡尽早喂养，根据病情给予 10% 葡萄糖或吸吮母乳；早产儿或窒息儿尽快建立静脉通路，保证葡萄糖的输入。

2. 监测血糖　定期监测血糖，根据病情及时调整输液速度和输液量，用输液泵控制速度，防止低血糖发生。

3. 健康教育　向患儿家属介绍本病的相关知识，预防比治疗更重要，采取正确喂养及护理措施。

模块二

📖 **工作任务解析 4-4-1**

> **工作任务**：如何对患儿家长进行健康宣教？
> **解题思路**：出生后能进食者尽早喂养，预防比治疗更重要。

【护理评价】

1. 患儿是否生长发育良好。
2. 患儿是否无并发症发生或发生时是否得到及时发现及处理。

二、新生儿低钙血症

新生儿低钙血症（neonatal hypocalcemia）是新生儿惊厥的常见原因之一，与暂时的生理性甲状旁腺功能低下有关。当血清总钙低于 1.8 mmol/L（7.0 mg/dL）或游离钙低于 0.9 mmol/L（3.5 mg/dL）即为低钙血症。

【相关知识】

病因主要与暂时的生理性甲状旁腺功能低下有关，早期低血钙于生后 72 小时内发生，常见于早产儿、小样、感染、窒息；晚期低血钙于生后 72 小时以后发生，常见于人工牛乳喂养的足月儿；少数先天性甲状旁腺功能不全引起的低钙血症，用米粉、豆粉喂养的新生儿，慢性感染或者腹泻的孩子，母亲自身缺乏维生素 D 的新生儿都可以因钙供给不足、吸收较差而发生低血钙。

【护理评估】

（一）健康史

评估患儿胎龄、喂养方式、孕母因素及有无先天性疾病，患儿有无烦躁、肌肉抽动、惊厥、手足抽搐等症状。

（二）身体状况

在生后 5～10 天出现神经、肌肉兴奋性增高，表现为烦躁不安、肌肉抽动及震颤，可有惊跳、手足抽搐，呼吸改变，心率增快和青紫，严重时呼吸暂停，喉痉挛，发作间期一般状况良好。

（三）心理 - 社会状况

评估家长对疾病的认识及患儿病情了解程度，病情重时家长有无焦虑、恐惧心理，患儿家庭居住环境、经济状况等。

（四）辅助检查

血清总钙 <1.8 mmol/L（7 mg/dL），血清游离钙 <0.9 mmol/L（3.5 mg/dL），血清磷 >2.6 mmol/L（8 mg/dL），碱性磷酸酶多正常，心电图 QT 间期延长。

（五）治疗要点

主要是针对病因静脉或口服补充钙剂及抗惊厥治疗。

【护理诊断】

1. 有窒息的危险　与血清钙降低、喉痉挛有关。
2. 知识缺乏：家长缺乏本病的相关知识。

【护理目标】

1. 患儿无窒息的发生。
2. 家长能正确护理患儿。

【护理措施】

1. 遵医嘱补钙，防止窒息

（1）10% 葡萄糖酸钙静注或静滴时均要用 5% ~ 10% 葡萄糖稀释至少 1 倍，推注要缓慢，经稀释后药液推注速度 <1 mL/min，并予心电监护，以免注入过快引起呕吐甚至心脏停止及导致死亡等毒性反应。若心率 <80 次 / 分，应停用。

（2）尽量选择粗直、避开关节、易于固定的静脉，穿刺成功后，连接含钙液体进行滴注或推注，完毕后，用生理盐水冲洗，再拔针，以保证钙剂完全进入血管。当药液外渗时，应立即停止注射，同时使用透明质酸酶对症处理。

（3）口服补钙时，应在两次喂奶间给药，禁止与牛奶搅拌入一起，影响钙吸收。

（4）严密观察病情变化，备好抢救物品及器械，避免不必要操作，防止惊厥和喉痉挛的发生。

2. 健康指导　向家长解释病因及预后，鼓励母乳喂养，合理搭配营养素，坚持户外活动，减少低钙血症的发生。

【护理评价】

通过治疗和护理，患儿是否无并发症发生或发生时得到及时发现及处理。

🖋 护考直击 4-4-1

1. 新生儿，出生 4 天，因低钙血症入院治疗，护士静脉注射 10% 葡萄糖酸钙时，未防止心动过缓，应保持心率大于（　　　）。

　　A. 60 次 / 分　　　　B. 70 次 / 分　　　　C. 80 次 / 分　　　　D. 90 次 / 分　　　　E. 100 次 / 分

2. 新生儿低血钙的治疗措施不包括（　　　）。

　　A. 抗惊厥　　　　　　　　　　B. 补充钙剂

　　C. 调节饮食　　　　　　　　　D. 甲状腺功能不全者需长期口服钙剂

　　E. 减少肠道磷排泄

3. 预防新生儿低血糖的主要措施是（　　　）。

　　A. 尽早喂养　　　B. 静脉补液　　　C. 监测血糖　　　D. 观察病情　　　E. 注意保暖

4. 出现新生儿低血钙表现时，血清总钙浓度（　　　）。

　　A. <2.2 mmol/L　　B. <1.8 mmol/L　　C. <0.9 mmol/L　　D. >2.6 mmol/L　　E. >1.8 mmol/L

5. 新生儿女，胎龄 35 周，生后第 1 天，基本情况尚可。其母尚无乳汁分泌。为预防新生儿低血糖，护理措施重点是（　　　）。

　　A. 可试喂米汤　　　　　　　　B. 及时喂葡萄糖水

　　C. 应果断进行人工喂养　　　　D. 配合进行静脉输注葡萄糖液

　　E. 等待母亲乳汁开始分泌再开奶，坚持母乳喂养

参考答案：1. C　2. E　3. A　4. B　5. B

【高频考点】

▲新生儿寒冷损伤综合征皮肤发生硬肿的特点呈对称性，皮肤紧贴皮下组织，按之如橡皮样，多伴可凹性水肿。

▲硬肿发生顺序为：小腿→大腿外侧→整个下肢→臀部→面颊→上肢→全身。

▲硬肿范围按：头颈部 20%；双上肢 18%；前胸及腹部 14%；背及腰骶部 14%；臀部 8%；双

下肢 26% 计算。

　　▲病情分度：见表 4-1-1。

　　▲复温方法：复温原则是逐步复温，循序渐进。首选暖箱复温。

　　▲生理性黄疸和病理性黄疸的区别见表 4-2-1。

　　▲胆红素检测是新生儿黄疸诊断的重要指标。

　　▲新生儿黄疸病情观察及健康宣教：观察患儿黄疸部位、程度及进展，如仅是面部黄染，为轻度黄疸，躯干部皮肤黄染，为中度黄疸，如果四肢和手足心出现黄染，则为重度黄疸。

　　▲是否有烦躁、食欲缺乏、拒乳、尖叫、凝视、角弓反张甚至抽搐等症状，判断有无核黄疸发生。

　　▲母乳性黄疸的患儿，可暂停母乳喂养 1～3 日，或改为隔次母乳喂养，黄疸消退后再恢复母乳喂养。

　　▲新生儿脐炎以金黄色葡萄球菌最常见。

　　▲新生儿败血症的临床表现：以全身中毒症状为主。早期表现为"三少"：少吃、少哭、少动。随着病情进展可出现不吃、不哭、不动、体温不升（或发热）、体重不增、精神不好（嗜睡、萎靡）、面色不好（灰白或灰暗）等"七不现象"。

　　▲新生儿低血糖、低血钙诊断：无论胎龄、日龄和出生体重大小，当全血血糖 <2.2 mmol/L（40 mg/dL）即可诊断为新生儿低血糖，当血清总钙低于 1.8 mmol/L（7.0 mg/dL）或游离钙低于 0.9 mmol/L（3.5 mg/dL）即为低钙血症。

　　▲当发生新生儿低钙血症时，按照医嘱补钙，经静脉缓慢注射或滴注稀释的 10% 葡萄糖酸钙，若心率低于 80 次/分，应暂停注射。避免钙浓度过高抑制窦房结引起心动过缓，甚至心搏骤停。

（吉萍）

项目 5　新生儿危重症救护

项目目标

知识目标：

1. 掌握新生儿 Apgar 评分法、新生儿复苏方案；新生儿肺透明膜病的定义、临床表现和护理措施。

2. 熟悉新生儿重症监护的对象及内容。

3. 了解新生儿缺血缺氧性脑病、颅内出血、肺透明膜病、新生儿坏死性小肠结肠炎的发病机制。

能力目标：

1. 能配合医生正确进行窒息患儿复苏。

2. 能对新生儿缺血缺氧性脑病、颅内出血、坏死性小肠结肠炎实施护理。

3. 能运用所学知识对家长进行正确的健康宣教。

素质目标：

1. 培养关爱生命，对危重症患儿具有高度责任心、同情心和爱心。

2. 具备具体问题具体分析的灵活应变能力及团队合作能力。

思政案例 5

"万婴之母"林巧稚：医者仁心，守护生命之光

导入： 在波澜壮阔的历史长河中，总有一些人以其卓越的品质和非凡的成就，成为时代的楷模。其中，林巧稚，被誉为"万婴之母"的妇产科泰斗，以其一生对初心和医者仁心的坚守与展现，成了我们敬仰的医者典范。

正文： 这位一生未婚育的伟大女性，林巧稚，用她无私的奉献和精湛的医术，托起了 5 万多个新生命。她的一生都在为妇女和儿童的健康事业奋斗，将医学视为拯救生命的神圣使命。在战火纷飞的年代，她不畏艰难，于胡同间设立诊所，救治了众多受难的妇女。她的医术精湛，更兼仁爱之心，常自掏腰包为贫困患者解困。这种无私奉献的精神，赢得了人们的广泛赞誉，也让她在历史的长河中熠熠生辉。

林巧稚一生坚持"预防为主"的治疗理念，成为中国妇女健康普查的先驱。她致力于推动妇女健康事业，让女性更加重视并正确认识妇产科疾病。她一生在临床上辛勤耕耘 54 年，亲手迎接了 5 万多名婴儿的到来。虽未育有子女，她却以母爱般的情怀关爱着每一个新生命。

1962 年，林巧稚接到了一个特殊的求助。一位孕妇连续四胎都未能成活，现在怀上了第五胎。前四胎都是因为新生儿溶血症，这种病诊断并不困难，但当时国内还没有治愈过的先例。面对这一难题，她迎难而上，毅然接下了挑战。她凭借多年的经验和准确的判断，毅然决定进行风险极高的换血手术。经过 7 天不眠不休的努力，她成功为孩子进行了 3 次换血，创造了生命奇迹。此事不仅彰显了她的医术高超，更体现了她对生命的敬畏与对患者的深情厚谊。

在生命的最后时刻，林巧稚仍心系患者与医学事业。她的骨灰撒入故乡鼓浪屿的大海，灵魂似乎仍在守护着这片热土和人民。她的一生践行了"守其初心，始终不变"的信念，用实际行动诠释了医者仁心的真谛。

她以坚定的信念、无私的奉献和卓越的成就，为我们树立了光辉榜样。我们应向她学习，坚守初心，勇担使命，为人民的健康事业贡献力量。同时，传承和发扬她那种医者仁心的精神，用爱和关怀温暖每一个需要帮助的人。

任务 5.1　新生儿窒息的护理

工作情境与任务 5-1-1

> **导入情境：**患儿，男，胎龄 36 周，因其母前置胎盘，阴道流血紧急剖宫产娩出，血性羊水，娩出时无呼吸，四肢青紫，心率 60 次 / 分，无肌张力，有喉反射。
>
> **入院诊断：**新生儿窒息。
>
> **工作任务：**
>
> 1. 该患儿出生 1 分钟时 Apgar 评分是多少？
> 2. 如何复苏？

　　新生儿窒息（asphyxia of newborn）是胎儿因缺氧发生宫内窘迫或娩出过程中引起的呼吸、循环障碍以致生后 1 分钟内无自主呼吸或未能建立规律性呼吸而导致低氧血症和混合性酸中毒。本病是围生期死亡和导致伤残的重要原因之一。本病是围生期死亡和导致伤残的重要原因之一，国内发病率 5% ～ 10%。

【相关知识】

（一）病因

　　窒息的本质是缺氧，凡是影响母体与胎儿间血液循环和气体交换的任何因素均可引起窒息（表 5-1-1）。

表 5-1-1　新生儿窒息的病因

病因	常见疾病
孕母因素	严重贫血，心、肾疾病，糖尿病，孕母妊娠期有妊高征妊娠高血压综合征等
胎盘因素	前置胎盘，胎盘早剥，胎盘功能不足等
脐带因素	脐带绕颈、脱垂、打结及脐带过短等
胎儿因素	早产儿、小于胎龄儿、巨大儿，各种畸形儿如先天性心脏病、后鼻孔闭锁等
分娩因素	头盆不称、宫缩无力，手术产，孕妇使用镇静剂或麻醉剂等

（二）发病机制

　　窒息时新生儿呼吸不能正常建立，机体缺氧，导致细胞代谢障碍、功能和结构异常甚至死亡，造成全身多系统器官损伤；不同细胞对缺氧的敏感性不同，其中脑细胞最敏感，其次为心肌、肝、肾上腺，因此各器官发生损伤的程度不同。

【护理评估】

（一）健康史

　　评估母亲孕期健康史，孕母有无缺氧因素，有无影响胎盘血流灌注的情况，是否手术助产，分娩时不当使用镇静剂，胎儿是否早产、宫内发育迟缓、呼吸中枢受抑制、各种畸形、羊水或胎粪吸入、宫内感染等情况。

（二）身体状况

　　1. 胎儿缺氧表现　早期有胎动增加，胎心率增快（≥ 160 次 / 分），晚期胎动减少甚至消失，胎心减慢或不规则（<100 次 / 分），羊水被胎粪污染呈黄绿色或墨绿色。

2.窒息程度判定　新生儿 Apgar 评分是临床上评价新生儿有无窒息及复苏是否有效的可靠指标（表 5-1-2），内容包括心率、呼吸、肌张力、皮肤颜色和对刺激的反应 5 项指标。每项体征授予分值 0～2 分，然后将 5 项分值相加，即为 Apgar 评分的分值，满分 10 分。0～3 分诊断为重度窒息，4～7 分为轻度窒息，8～10 分为正常。生后 1 分钟评分可区别窒息程序，5 分钟和 10 分钟 Apgar 评分有助于判断复苏效果及预后。

表 5-1-2　新生儿 Apgar 评分法

体征	评分标准		
	0 分	1 分	2 分
皮肤颜色	青紫或苍白	躯干红、四肢紫	全身红
心率（次 / 分）	无	<100	>100
弹足底或插胃管反应	无反应	有些动作，如皱眉	哭、喷嚏
肌张力	松弛	四肢略屈曲	四肢能活动
呼吸	无	慢、不规则	正常、哭声响

📖 工作任务解析 5-1-1

　　工作任务 1：该患儿出生 1 分钟时 Apgar 评分是多少？
　　解题思路：评估心率、呼吸、肌张力、皮肤颜色和对刺激的反应 5 项指标，该患儿出生时无呼吸，该项评分为 0 分，四肢青紫评 1 分，将 5 项分值相加。

3.并发症　患儿若病情加重，将导致多器官受损，可出现以下表现：①中枢神经系统：缺血缺氧性脑病和颅内出血；②呼吸系统：羊水或胎粪吸入综合征持续肺动脉高压、肺出血等；③心血管系统：缺氧缺血性心肌损害；④泌尿系统：肾功能不全或肾静脉血栓形成；⑤消化系统：应激性溃疡、坏死性小肠结肠炎、黄疸加重、时间延长；⑥代谢方面：低血糖、低血钙、低钠血症及代谢性酸中毒等。

（三）心理 - 社会状况

重症患儿可出现并发症，因此需重点评估家长对患儿治疗预后的担忧和焦虑程度，以及对后遗症康复护理知识的了解程度。

（四）辅助检查

血气分析可有 $PaCO_2$ 升高，PaO_2 降低，pH 下降，当胎儿头皮血 pH ≤ 7.25 时提示胎儿有严重缺氧，需准备各种抢救措施。血生化检查有血清钾、钠、钙、镁及血糖降低；头颅 B 超或 CT 检查有助于发现脑水肿或颅内出血的部位、范围。

（五）治疗要点

按 A → B → C → D → E 步骤进行复苏。A（air way）：清理呼吸道，尽量吸尽呼吸道黏液；B（breathing）：建立呼吸，增加通气；C（circulation）：维持正常循环，保证足够心搏出量；D（drug）：药物治疗；E（evaluation）：评价。其中，A、B、C 三项最为重要，A 是根本，B 是关键，评估贯穿整个复苏过程。呼吸、心率和皮肤颜色是窒息复苏评估的三大指标。

复苏后应进一步评价新生儿状况，继续对重要脏器复苏，如治疗脑水肿、保护心脏、纠正酸中毒等。

【护理诊断】

1.自主呼吸障碍　与缺氧引起呼吸中枢抑制有关。

2.体温过低　与缺氧、产热少、环境温度低有关。

3.潜在并发症　与多器官功能受损有关。

4.有感染的风险　与免疫力低下有关。

5.焦虑（家长）　与病情危重及家长担心预后不良有关。

【护理目标】

1.患儿生命体征稳定，能维持正常呼吸及循环。

2.无并发症的发生或发生后能及时处理减少后遗症。

3.家长能了解新生儿窒息的相关知识，知晓后遗症康复护理知识与方法。

【护理措施】

1.维持自主呼吸　积极配合医生按 A→B→C→D→E 程序进行复苏。A 畅通气道（要求在生后 15～20 秒内完成）：①新生儿娩出后立即置于远红外或其他方法预热的保暖台上；②用温热毛巾揩干头部及全身以减少散热；③摆好体位，肩部以布卷垫高 2～2.5 cm，使颈部轻微伸仰；④清除口、咽、鼻黏液，吸引时间不超过 10 秒，先吸口腔，再吸鼻腔黏液。B 建立呼吸：①触觉刺激，拍打或弹足底和摩擦患儿背部等促使呼吸出现，触觉刺激后如出现正常呼吸，心率 >100 次 / 分，肤色红润或仅手足青紫可予观察。②如无自主呼吸或心率 <100 次 / 分，应立即用复苏气囊进行面罩正压给氧。面罩应密闭遮盖下巴尖端、口鼻，但不盖住眼睛；通气频率为 40～60 次 / 分，吸呼比为 1：2，压力以可见胸廓起伏和听诊呼吸音正常为宜。30 秒后再评估，如心率 >100 次 / 分，出现自主呼吸可予以观察；如无规律性呼吸，或心率 <100 次 / 分，须进行气管插管正压通气。C 恢复循环：气管插管正压通气 30 秒后，心率 <60 次 / 分，应继续正压通气同时进行胸外心脏按压。按压方法，双拇指法：操作者双拇指并排重叠于患儿胸骨体下 1/3 处，其他手指围绕胸廓托在后背；中、示指法：操作者一手的中、示指按压胸骨体下 1/3 处，另一只手或硬垫支撑患儿背部，按压频率为 90 次 / 分（即 90 次胸外按压，30 次正压通气，按压与通气比 3：1），按压深度为胸廓前后径的 1/3（4～5 cm）。按压放松过程中，手不离开胸壁，按压有效时可摸到肱动脉搏动，胸外心脏按压 45～60 秒后评估心率恢复情况。D 药物治疗：根据病情遵医嘱建立有效静脉通路，应用 1：10 000 肾上腺素，及时采取扩容、纠正酸中毒、降低颅内压，并改善低血糖和低血压情况。E 评价：复苏过程中，每操作一步，均要评价患儿的情况，然后再决定下一步的操作。

2.保暖　在整个护理操作过程中注意患儿保暖，根据情况因地制宜，如采用袋鼠式保暖、远红外辐射台等保暖措施，维持患儿在适中温度。

3.预防感染　各项护理操作严格执行无菌程序，勤洗手和加强环境管理。

4.严密观察病情　观察患儿呼吸的频率和节律，有无进行性呼吸困难、青紫，观察心率、血压、心音，毛细血管等充盈情况，有无惊厥、震颤、凝视、尖叫及肌张力，同时监测 24 小时出入量。

5.心理护理和健康指导　提供情感支持，选择适宜的时间告知新生儿的情况，帮助家长树立战胜疾病的信心，促进父母角色的转变，后遗症者及早功能训练和智能开发，坚持定期随访。

📖 **工作任务解析 5-1-2**

工作任务 2：如何复苏？

解题思路：按 A→B→C→D→E 程序进行复苏，立即置于远红外或其他方法预热的保暖台上，用温热毛巾揩干头部及全身以减少散热，清除口、鼻、咽及气道分泌物等。

知识拓展 5-1-1

呼吸机相关性肺炎

　　呼吸机相关性肺炎指使用呼吸机治疗结束后 48 小时出现肺部感染性炎症，属于医院获得性肺炎的一种，需注意预防。定期更换呼吸机管路，积水杯应放置整个管路的最低点，避免呼吸机管道中的冷凝液倒流引起患儿误吸，定期排空积水杯，呼吸机外壳、按钮、面板用含氯消毒剂每天擦拭一次。加强医护人员医院感染控制教育，进行感染控制监测，强化医护手卫生，减少交叉感染，做好患儿口腔护理、气道湿化及吸痰护理，加强患儿的体位管理，使其处于头高足低位。

知识拓展 5-1-2

人机对抗

　　人机对抗是指患者实施机械通气过程中，因病人的自主呼吸与呼吸机出现不协调或对抗。呼吸机进行控制通气过程中，当患者自主呼吸消失或微弱时，因呼吸机提供绝大部分的呼吸功，因此不存在协调和对抗。随着自主呼吸的增强或患者本身存在较强的自主呼吸，呼吸机提供的呼吸支持与自主呼吸不协调就会发生人机对抗，导致自主呼吸通气量下降或过度，增加呼吸功的消耗，加重呼吸、循环和内脏的负担，不仅不能缓解缺氧症状，甚至还可能导致休克和窒息，人机对抗在有创通气患者中发生率 56%，无创通气患者为 43%，因此需及时发现人机对抗，查找原因，采取适当措施，从而保障呼吸机的治疗效果。

【护理评价】

1. 患儿是否恢复自主呼吸。
2. 体温是否维持在正常范围。
3. 家长是否了解患儿的病因、治疗及预后等相关知识，能否积极配合检查和治疗。

护考直击 5-1-1

1. 胎儿娩出后进行 Apgar 评分的评价指标<u>不包括</u>（　　　）。
　　A. 心率　　　　　B. 角膜反射　　　　C. 呼吸　　　　　D. 皮肤颜色　　　　E. 肌张力
2. 新生儿，男，经产钳助产娩出，出生心率 95 次 / 分，呼吸浅慢，四肢皮肤青紫，四肢稍屈，喉反射消失，Apgar 评分为（　　　）。
　　A. 4 分　　　　　B. 5 分　　　　　C. 6 分　　　　　D. 7 分　　　　　E. 8 分
3. 胎儿缺氧的早期表现是（　　　）。
　　A. 胎动减弱　　　B. 胎动加速　　　C. 胎动加强　　　D. 胎动频繁　　　E. 胎动消失
4. 29 周早新生儿产，娩出 1 分钟 Apgar 评分为 4 分。进行复苏后，患儿仍有嗜睡、反应差，偶有呕吐。下列护理措施中<u>不正确</u>的是（　　　）。
　　A. 密切监测生命体征　　　　　B. 预防感染
　　C. 注意保暖　　　　　　　　　D. 尽早开奶
　　E. 头罩吸氧

5.新生儿心肺复苏过程与成人相似，但其按压与通气比为（　　　）。

A. 1 : 1　　　　　　B. 2 : 1　　　　　　C. 3 : 1　　　　　　D. 4 : 1　　　　　　E. 5 : 1

参考答案：1. B　2. A　3. D　4. D　5. C

任务 5.2　新生儿缺氧缺血性脑病的护理

📝 工作情境与任务 5-2-1

> 导入情境：足月儿，出生时体重为 3.2 kg，身长为 50 cm。出生后 9 小时出现嗜睡、反应迟钝、喂养困难、四肢张力低下等，查体：T 36.5 ℃，P 124 次/分，皮肤颜色略显苍白。觅食反射、吸吮反射、握持反射减弱，拥抱反射双侧不对称。
>
> 工作任务：
> 1. 该患儿最可能的诊断是什么？
> 2. 对该患儿首选的抗惊厥药物是什么？

微课 5-2-1
新生儿缺氧缺血性脑病的护理

课件 5-2-1
新生儿缺氧缺血性脑病的护理

新生儿缺氧缺血性脑病（hypoxic ischemic encephalopathy，HIE）是由各种围生期因素引起的缺氧和脑血流减少或暂停而导致胎儿和新生儿的脑损伤，是新生儿窒息后严重并发症之一，也是引起儿童神经系统伤残的常见原因之一。

【相关知识】

（一）病因

引起新生儿缺氧缺血性脑损害的因素很多，包括围生期窒息、反复呼吸暂停及呼吸系统疾病、严重先天性心脏病、严重循环系统疾病及严重颅内疾病等。其中缺氧是发病的核心，而围生期窒息是引起新生儿缺氧缺血性脑病的主要原因。

（二）发病机制

1. 脑血流改变　当缺氧缺血时，全身血流重新分配，优先供应心、脑、肾上腺等重要器官。脑血流首先保证代谢最旺盛的部位如基底核、丘脑、脑干和小脑等，而脑动脉末端供血区域是血流分布最薄弱部位，易发生损伤。足月儿易发生矢状旁区损伤，早产儿易发生脑室周围白质区域。

2. 脑血流自动调节功能不完善　新生儿脑血流的自主调节范围有限，血压的小幅度变化即可导致脑部血液供应过多或不足。当缺氧缺血时，脑血管的自动调节功能失效，导致脑部血液循环完全受血压控制。血压升高时，可能因脑部血液过多而引发出血；血压下降时，可能因脑部血液不足而引发脑损伤。

3. 脑组织代谢改变　缺氧时脑组织的无氧酵解增加，组织中乳酸堆积、ATP 产生减少，细胞膜上钠-钾泵、钙泵功能不足，使 Na^+、Ca^{2+} 与水进入细胞内，导致细胞毒性脑水肿。

📖 知识拓展 5-2-1

新生儿缺氧缺血性脑病病理学改变

病理基础是缺氧性脑病，基本病理改变是脑水肿和脑坏死。缺氧主要引起脑水肿及神经元坏死。而缺血主要引起脑血管梗死及白质软化，目前有五种基本类型的病理改变：

1. **脑水肿**　是早期最主要的病理改变，ATP 减少所引起的细胞内水肿及血管通透性增加的细胞外水肿（血管源性两者皆可压迫血管加重缺氧缺血）。脑水肿可见前囟隆起、骨缝加宽、脑膜紧张、脑回扁宽、脑沟变浅及脑室腔变窄。

2. **选择性神经元坏死**　大脑及小脑皮层的神经元坏死，导致脑回萎缩，胶质纤维增生。此型脑损伤常见的后遗症为运动障碍、智力缺陷和惊厥。为缺氧性损伤，足月儿多见。

3. **基底神经节大理石样变性**　基底节和丘脑出现大理石样花纹。镜检神经元大量脱失、神经胶质增生，并有髓鞘过度形成。临床上表现锥体外系功能失调，手足徐动与此有关。为缺氧性脑损伤。

4. **大脑矢状旁区神经元损伤**　矢状窦两旁的带状区出现缺血性脑梗死，该区域相当于肩和骨盆的中枢神经投影区。临床上出现肩及髋关节无力，也可有皮质盲。多见于足月儿。

5. **脑室周围白质转化**　这种缺血性损伤在早产儿多。病变位于侧脑室周围的深部白质区软化和坏死，软化面积大时可液化成囊，称空洞脑。临床表现为痉挛性瘫痪，智力低下及脑积水。

【护理评估】

（一）健康史

评估患儿有无围生期窒息史，出生时有无产程延长、羊水污染及新生儿复苏等病史，是否伴有意识障碍、肌张力改变，惊厥等表现。

（二）身体状况

主要临床表现为意识和肌张力变化，严重者可伴有脑干功能障碍。根据意识、肌张力、原始反射改变、有无惊厥、病程及预后等，可分为轻、中、重三度（表 5-2-1）。

表 5-2-1　新生儿缺氧缺血性脑病的临床分度

项目	轻度	中度	重度
意识	兴奋	嗜睡、迟钝	昏迷
肌张力	正常	减低	松软
拥抱反射	活跃	减弱	消失
吸吮反射	正常	减弱	消失
惊厥	无	常有	多见或频繁发作
中枢性呼吸衰竭	无	无或轻度	严重
瞳孔改变	无	常缩小	不对称或扩大，对光反射消失
前囟张力	正常	正常或稍饱满	饱满、紧张
病程	症状于 24 小时后逐渐减轻，<3 天	<14 天	数周
预后	良好	可能有后遗症	病死率高，多有后遗症

📖 工作任务解析 5-2-1

工作任务 1：该患儿最可能的诊断是什么？

解题思路：结合案例中患儿当前的意识表现、肌张力、觅食反射、吸吮反射、握持反射减弱等判断，最可能的诊断是新生儿缺氧缺血性脑病。

（三）心理 - 社会状况

本病病死率高，存活者可留有严重后遗症，家长会出现焦虑、恐惧心理，需评估家长认知程度、心理及经济承受能力。

（四）辅助检查

头颅超声、CT 扫描，核磁共振（MRI）及脑电图检查等均有助于诊断，其中超声无创价廉，可在床旁操作，对脑水肿早期发现较为敏感，而 CT 扫描可了解颅内出血的部位和程度，对识别脑梗死、脑室周围白质软化有一定作用，最适检查时间为生后 2 ～ 5 天。磁共振成像（MRI）对脑白质和脑灰质分辨率异常清晰，可发现基底核及丘脑损伤。

知识拓展 5-2-2

足月儿 HIE 诊断标准

2005 年中华医学会儿科分会新生儿学组制定了足月儿 HIE 诊断标准。

1. 有明确的可导致胎儿宫内窘迫的异常产科病史，以及严重的胎儿宫内窘迫表现（胎心 < 100 次 / 分，持续 5 分钟以上和（或）羊水Ⅲ度污染），或在分娩过程中有明显窒息史。

2. 出生时有重度窒息，指生后 1 分钟 Apgar 评分≤3 分，并延续至 5 分钟时仍≤5 分；或出生时脐动脉血气 pH ≤ 7.00。

3. 出生后 24 小时出现神经系统症状，如意识改变、肌张力改变、原始反射异常、惊厥、脑干症状和前囟张力增高。

4. 排除电解质紊乱、颅内出血、产伤、感染等原因引起的抽搐，以及遗传代谢性疾病和其他先天性疾病所引起的脑损伤。

同时具备以上 4 条可确诊，若第 4 条暂不能确定者，拟诊病例。

（五）治疗要点

以控制惊厥和脑水肿、对症及支持疗法为主。

1. 控制惊厥　首选苯巴比妥钠，负荷量为 20 mg/kg，于 15 ～ 30 分钟静脉滴入，若不能控制惊厥，1 小时后可加 10 mg/kg。12 ～ 14 小时后给维持量，每日 3 ～ 5 mg/kg。顽固性抽搐者加用安定，每次 0.1 ～ 0.3 mg/kg 静脉滴注。

工作任务解析 5-2-2

工作任务 2：患儿首选抗惊厥的药物是什么？
解题思路：首选苯巴比妥，负荷量为 20 mg/kg。

2. 治疗脑水肿　控制液体量，颅内压增高首选呋塞米 1 mg/kg，静脉推注；也可用甘露醇。

3. 支持疗法　维持良好的通气功能，保持血压的稳定，保证充分的脑血流灌注，纠正酸碱平衡紊乱。

4. 亚低温治疗　采用人工诱导方法将体温下降 2 ～ 4 ℃，减少脑组织的基础代谢，保护神经细胞。降温的方式可以采用全身性或选择性头部降温，前者能迅速、稳定地将脑部温度降到预期的温度，但易出现新生儿硬肿症，而后者能避免其缺点，又能发挥脑保护作用。目前亚低温治疗新生儿缺血缺氧性脑病仅适用于足月儿，早产儿尚不宜采用。

5. 康复治疗　病情稳定后尽早进行智能和运动功能康复训练。

🖋 知识拓展 5-2-3

亚低温治疗

　　临床上，亚低温治疗又被称为冬眠疗法或人工冬眠，是荷兰物理学家海克·卡末林·昂内斯（Heike Kamerlingh Onnes，1853—1926）发明的，他被誉为"低温学之父"，雅号"绝对零度先生"。亚低温治疗是一种用镇静药物，使患者进入睡眠状态，再配合物理降温，让患者体温处于一种可控制性的低温状态，从而使中枢神经系统处于抑制状态，对外界及各种病理性刺激的反应减弱，对机体产生保护作用的方法。

【护理诊断】

1. 低效性呼吸形态　与缺氧缺血导致呼吸中枢损害有关。
2. 有废用综合征的危险　与脑缺氧、窒息导致的脑功能受损有关。
3. 潜在并发症：呼吸衰竭、颅内压增高。
4. 焦虑、恐惧（家长）　与家长缺乏本病相关知识，患儿病情严重预后差有关。

【护理目标】

1. 患儿低流量给氧下呼吸平稳，不出现酸中毒。
2. 患儿脑电图无异常，无后遗症。
3. 无并发症的发生或发生并发症后治疗护理有效。
4. 家长能了解本病的病因及转归，可进行正确护理，积极配合治疗，减轻焦虑。

【护理措施】

　　1. 给氧　选择适当的给氧方法，根据患儿缺氧情况，可给予鼻导管吸氧，如缺氧严重，可考虑气管插管及机械辅助通气，维持 $PaO_2 > （8 \sim 10.7）kPa（60 \sim 80\ mmHg）$，$PaCO_2 < 5.32\ kPa（40\ mmHg）$。注意保暖，保证水分和营养物质的供给。

　　2. 病情观察　严密观察患儿的神经系统变化，如神志、前囟张力、瞳孔大小及对光反射、呼吸变化、肌张力及抽搐等症状；监测患儿的血气分析变化、血压等，遵医嘱正确给予患儿镇静、止痉、降低颅内压等药物的应用。

　　3. 亚低温治疗的护理

　　（1）降温：亚低温治疗时采用循环水冷却法进行选择性头部降温或全身降温，选择性头部降温使鼻咽部温度维持在 $33.5 \sim 34\ ℃$（目标温度），可接受温度为 $33 \sim 34\ ℃$，同时直肠温度维持在 $34 \sim 34.5\ ℃$。全身亚低温使直肠温度维持在 $33.5 \sim 34\ ℃$（目标温度），可接受温度为 $33 \sim 34\ ℃$。应在 $1 \sim 2$ 小时达到低温治疗的目标温度。

　　（2）维持：达到亚低温治疗的目标温度后转为维持治疗 72 小时。需要连续监测体温，以了解患儿体温波动情况，维持肛温在目标温度，每 2 小时记录一次。

　　（3）复温：亚低温治疗结束后，必须给予复温。复温宜缓慢，时间 >5 小时，保持体温上升速度不高于 $0.5\ ℃/h$，以免快速复温引起低血压。体温恢复正常后，须每 4 小时测体温 1 次。

　　（4）监测：在进行亚低温治疗的过程中，给予持续的动态监护，做好详细记录。

　　4. 健康教育　跟家长讲解早期康复指导意义和相关康复干预方面知识，$0 \sim 2$ 岁脑处于快速发育的灵敏期，可塑性极强，加强患儿动作训练和感知刺激的干预措施，促进脑功能恢复，28 天后每月行高压氧舱治疗，以促进恢复减轻后遗症，提高生活质量，坚持康复治疗越早效果越好，定期随访。

【护理评价】

1. 低流量给氧状态下患儿呼吸是否平稳。
2. 患儿是否无脑损伤后遗症。
3. 家长是否了解本病相关知识，能否掌握正确康复护理知识。

护考直击 5-2-1

1. 新生儿缺氧缺血性脑病后出现后遗症，出院时护士应重点给予的指导是（　　）。
　　A. 合理喂养，保证足够热量　　　　B. 避免上呼吸道感染
　　C. 定期随访　　　　　　　　　　　D. 进行功能训练和智力开发的意义
　　E. 多晒太阳

2. 患儿，男，出生时脐带绕颈，生后 1 分钟 Apgar 评分 3 分。于生后 8 小时出现惊厥、反应迟钝、拥抱反射减弱。诊断为新生儿缺氧缺血性脑病。该患儿应采取的最主要治疗措施是（　　）。
　　A. 维持血糖在正常范围　　　　　　B. 维持良好的通气功能
　　C. 控制惊厥　　　　　　　　　　　D. 治疗脑水肿
　　E. 保持体温正常

3. 新生儿缺血缺氧性脑病最主要的病因是（　　）。
　　A. 围生期窒息　　B. 肺部感染　　C. 心脏病变　　D. 严重失血　　E. 严重贫血

（4～5 题共用题干）某胎龄 38 周的新生儿，因围生期窒息出现嗜睡、肌张力低下，拥抱、吸吮反射减弱，诊断为新生儿缺血缺氧性脑病，进行亚低温（头部降温）治疗。

4. 此时，护士应该持续监测的是（　　）。
　　A. 头罩温度　　B. 灯箱温度　　C. 腋下温度　　D. 肛门温度　　E. 环境温度

5. 该新生儿缺氧缺血性脑病的临床分度为（　　）。
　　A. 轻度　　B. 轻 - 中度　　C. 中度　　D. 中 - 重度　　E. 重度

参考答案：1. D　2. B　3. A　4. D　5. C

任务 5.3　新生儿颅内出血的护理

工作情境与任务 5-3-1

导入情境： 足月儿，产钳术娩出，有窒息史。生后第 3 天出现烦躁不安、面色青紫、前囟饱满，伴呕吐、肢体抽动，拥抱反射亢进，血常规正常。

入院诊断：新生儿颅内出血。

工作任务：
1. 对患儿进行护理评估，确定护理诊断。
2. 请为其制订一份护理措施。

新生儿颅内出血（intracranial hemorrhage of the newborn，ICHN）主要由缺氧或产伤引起的一种脑损伤，早产儿多见，是新生儿死亡的重要原因之一，预后较差，存活者常留有神经系统后遗症。

【相关知识】

缺氧和产伤是引起颅内出血的两大原因。

1.32 周以下早产儿　因毛细血管发育不成熟、脆弱，当动脉压突然升高时，易导致毛细血管破裂、出血。缺血缺氧窒息时，引起低氧及高碳酸血症，可导致颅内出血的发生。

2.产伤　以足月儿、巨大儿多见，因胎头过大，头盆不称、臀位产、急产、高位产钳、吸引器或产钳助产、负压吸引器助产等，使头部受挤压、牵拉而引起颅内血管撕裂。出血部位以硬脑膜下多见。

3.其他　快速输入高渗液体、血压波动过大、机械通气不当或全身出血性疾病也可引起医源性的颅内出血。

【护理评估】

（一）健康史

评估患儿有无缺氧窒息及产伤史；有无嗜睡、昏迷、脑性尖叫、惊厥等症状。

（二）身体状况

临床表现主要与出血部位及出血量有关，多在生后 1～2 天出现。当发生出血时，神经系统有以下表现：

1.意识形态改变　激惹、过度兴奋或表情淡漠、嗜睡、昏迷等。

2.眼征　凝视、斜视、眼球上转困难、眼震颤等。

3.颅内压增高表现　脑性尖叫、前囟隆起、惊厥等。

4.呼吸改变　呼吸增快、减慢、不规则或暂停等。

5.肌张力改变　早期增高，以后减低。

6.瞳孔　双侧瞳孔不对称，对光反应差。

7.其他　拥抱反射减弱或消失，低体温，黄疸和贫血等。

📖 知识拓展 5-3-1

新生儿颅内出血临床分型

1.脑室周围 - 脑室内出血（PVH-IVH）　头颅影像学检查分为四级 Ⅰ 级室管膜下出血；Ⅱ 级脑室内出血，无脑室扩大；Ⅲ 级脑室内出血伴脑室扩大；Ⅳ 级脑室内出血伴脑实质出血。是引起早产儿死亡的主要原因之一，GA 越小、BW 越低，发病率越高，GA <32 周、BW <1 500 g 高达 40% 甚至 50% 以上，出血发生时间 50% 在生后 <24 小时，90% 在 <72 小时，仅少数发病较晚，Ⅰ 级～Ⅱ 级出血绝大部分存活、预后好，Ⅲ 级～Ⅳ 级出血者 50% 以上死亡，幸存者半数以上遗留神经系统后遗症。

2.原发性蛛网膜下腔出血（SAH）　出血原发部位在蛛网膜下腔内，不包括硬膜下、脑室内或小脑等部位出血后向蛛网膜下腔扩展。是新生儿常见的出血类型，主要为缺氧、酸中毒及产伤，大多出血量少，无临床症状，预后良好。部分典型病例，生后第 2 天发生惊厥，但发作间歇表现正常。极少数病例大量出血短期内死亡或遗留交通性、阻塞性脑积水。

3.硬脑膜下出血（SDH）　由产伤引起，多见于足月巨大儿，当出血量少时一般无症状，少数数月后发生慢性硬脑膜下积液，出血量多时在生后 24 小时出现惊厥、偏瘫和斜视，当出现严重天幕、大脑镰撕裂和大脑表浅静脉破裂时出生后数小时死亡。

4.小脑出血（CH）　包括原发性小脑出血、脑室内或蛛网膜下腔出血扩散至小脑、静脉出血性梗死及产伤引起小脑撕裂。多见于 GA <32 周、BW <1 500 g 的早产儿或有产伤史的足月儿，严重者出现脑干症状频繁呼吸暂停、瞳孔变化、心动过缓，可在短时间内死亡。

5.脑实质出血（IPH）　静脉栓塞、毛细血管压力增高、破裂所致出血部位、量不同，临床表现及预后不同，脑干出血有脑干症状，而前囟张力不高，主要后遗症为脑瘫、癫痫和精神发育迟缓，出血的部位可液化形成囊肿，与脑室相通形成脑穿通性囊肿。

（三）心理-社会状况

因患儿可能预后不良，并发症重，家长会出现焦虑、恐惧心理等反应，应重点评估家长对患儿病情担忧和焦虑程度，后遗症康复护理知识的了解程度及经济承受能力。

（四）辅助检查

头颅B超应为首选，但蛛网膜下腔出血、颅后窝和硬膜外出血不易发现，需配合 CT、MRI 确诊。CT 有助于了解颅内出血类型，最适检查时间为生后 2～5 天。MRI 分辨率高，能清晰显示颅后窝及脑干等 B 超和 CT 不易探及部位病变，是确诊各种颅内出血、评估预后的最敏感检测手段。此外，急性期脑脊液检查镜下可见皱缩红细胞，可确诊。

（五）治疗要点

1.止血　选用维生素 K_1、酚磺乙胺（止血敏）、巴曲酶（立止血）等。

2.控制惊厥　选用苯巴比妥钠、地西泮。

3.降低颅内压　选用呋塞米，并发脑疝时使用小剂量 20% 甘露醇静脉注射。

4.支持疗法　保持安静，尽可能避免搬动及刺激性操作，维持正常的 PaO_2、$PaCO_2$、pH、渗透压及灌注压。

【护理诊断】

1.潜在并发症：颅内压增高。

2.低效型呼吸形态　与呼吸中枢受抑制有关。

3.有窒息的危险　与昏迷、惊厥有关。

4.体温调节无效　与感染、体温调节中枢受损有关。

5.营养失调：低于机体需要量　与中枢神经系统受损有关。

6.焦虑　与家属担心患儿预后有关。

工作任务解析 5-3-1

工作任务1：对患儿进行护理评估，确定护理诊断。

解题思路：评估患儿有窒息史，可能导致脑部缺氧，诱发颅内出血；出现烦躁不安、面色青紫、前囟饱满、呕吐、肢体抽动和拥抱反射亢进等症状，提示颅内压增高。

【护理目标】

1.患儿生命体征稳定，能维持正常呼吸及循环。

2.无并发症的发生或发生后能及时处理减少后遗症。

3.无窒息，生长发育良好。

4.家长了解新生儿颅内出血的相关知识，知晓后遗症康复护理知识与方法。

【护理措施】

1.密切观察病情，降低颅内压　保持患儿绝对安静，保持头高位，抬高头肩部 15°～30°，取侧卧位或头偏向一侧，保持呼吸道通畅。所有操作尽量集中进行，静脉穿刺选用留置针，避免头皮穿刺输液，护理动作要轻、稳、准，尽量减少对患儿的移动和刺激。遵医嘱给予降颅内压药物，严密观察病情并做好记录，包括生命体征、神志与反射、瞳孔、囟门、肌张力等的变化。

2.合理用氧，保持呼吸道通畅　及时清除呼吸道分泌物，保持呼吸道通畅。根据缺氧程度，遵医嘱给予鼻导管或头罩吸氧，病情严重时配合医生气管插管及机械辅助通气，以维持 $PaO_2 >（60 \sim 80）mmHg（8 \sim 10.7\ kPa）$。足月儿血氧饱和度维持在 $85\% \sim 98\%$，早产儿维护在 $88\% \sim 93\%$。防止氧浓度过高或用氧时间过长导致的氧中毒症状。

3. 预防窒息　惊厥发作时，禁止搬动患儿，松解包被，脱去衣物，去枕平卧，头偏向一侧，防止口鼻分泌物误吸引起窒息。同时，遵医嘱应用药物控制惊厥。

4. 合理喂养　出血早期禁止直接母乳喂养，病情稳定后可直接让患儿吸吮，注意观察患儿吃奶情况，评估吸吮、吞咽和呼吸功能之间的协调性，防止呛奶及误吸。如有明显的呕吐、反射消失，提示颅内压增高。

5. 维持体温稳定　体温过高根据情况给予物理或药物降温，体温过低采用远红外辐射床、暖箱保暖，维持患儿体温稳定。

6. 健康宣教　向家属讲解颅内出血的相关知识，告知其严重性以及可能出现的神经系统后遗症；安抚家属，减轻不良情绪，鼓励家长坚持治疗和随访，有后遗症时，尽早进行康复训练，减轻脑损伤后遗症，提高患儿后期生存质量。

📖 **工作任务解析 5-3-2**

工作任务 2：请为其制订一份护理措施。

解题思路：

1. 保持安静环境：尽量减少刺激，使患儿保持安静，避免引起颅内压波动。
2. 保持呼吸道通畅：及时清理呼吸道分泌物，避免呕吐物阻塞呼吸道。
3. 维持正常血压：保持患儿血压稳定，防止血压波动对颅内出血的影响。
4. 降低颅内压：遵医嘱使用脱水剂等药物，减轻颅内压及观察病情变化，心理护理等。

【护理评价】

1. 患儿是否无并发症发生或发生后是否得到有效控制。
2. 患儿体温是否维持在正常范围。
3. 家长是否了解患儿的病因、治疗及预后等相关知识，能否积极配合检查和治疗。

🖋 **护考直击 5-3-1**

1. 关于新生儿颅内出血的护理措施，下列错误的是（　　）。

　　A. 保持室内安静　　　　　　　　B. 头肩部抬高

　　C. 为患儿洗澡　　　　　　　　　D. 监测生命体征

　　E. 必要时给鼻饲

2. 新生儿颅内出血住院期间，预防再次出血的关键措施为（　　）。

　　A. 生后及时吸氧　　　　　　　　B. 及时注射维生素 K_1

　　C. 生后积极建设呼吸　　　　　　D. 保持安静，减少搬动

　　E. 注意保暖

3. 引起新生儿颅内出血的主要原因是（　　）。

　　A. 血管脆性大　　　　　　　　　B. 血小板数量相对少

　　C. 凝血因子缺乏　　　　　　　　D. 血管壁较薄

　　E. 缺氧或产伤

4. 关于新生儿颅内出血，下列描述错误的是（　　）。

　　A. 产伤性颅内出血，足月儿多见　　B. 多由窒息和产伤引起

C. 硬膜下血肿多由产伤引起　　　D. 小脑出血多发生在足月儿

E. 尽可能避免搬动及刺激性操作

5. 足月儿，有胎儿宫内窒息史，出生后不久出现烦躁不安，易激惹。下列能诊断为颅内出血的是（　　　）。

A. 口吐泡沫，唇周发绀，拥抱反射减弱

B. 脑性尖叫，脑脊液中发现皱缩红细胞

C. 前囟隆起，张力增高

D. 血常规检查正常

E. 呼吸增快，拥抱反射消失

6. 新生儿，男，出生1天，出生时有窒息史，经抢救3分钟后呼吸恢复，生后5小时出现烦躁、尖叫、囟门饱满、拥抱反射消失，考虑为（　　　）。

A. 新生儿败血症　　　　　　　　B. 新生儿脑膜炎

C. 新生儿颅内出血　　　　　　　D. 新生儿低血钙

E. 新生儿低血糖

7. 患儿，男，生后10天。出生后诊断为颅内出血，经治疗后病情好转，留下后遗症，出院时护士应重点指导家长（　　　）。

A. 测量血压的方法　　　　　　　B. 测量体重、身长、头围的方法

C. 服用铁剂预防贫血的方法和注意事项　D. 补充叶酸、维生素B_{12}的方法

E. 进行功能训练的智力开发的意义和方法

参考答案：1. C　2. D　3. E　4. D　5. B　6. C　7. E

任务5.4　新生儿呼吸窘迫综合征的护理

工作情境与任务5-4-1

导入情境：患儿，男，28周早产，出生体重900 g，因"生后呼吸困难2小时"入院，患儿胎膜早破，母亲产前有高热史。查体示：体温不升，呼吸急促，发绀，三凹征阳性，双肺呼吸音减低，未闻及湿啰音。

工作任务：

1. 为明确诊断，该患儿需要做哪项检查？

2. 该患儿目前最主要的护理诊断是什么？

新生儿呼吸窘迫综合征（neonatal respiratory distress syndrome，NRDS）又称新生儿肺透明膜病（hyaline membrane disease，HMD），指肺表面活性物质（pulmonary surfactant，PS）不足导致进行性肺不张，出生后不久即出现进行性呼吸困难、青紫、呼气性呻吟、吸气性三凹征和呼吸衰竭。

【相关知识】

（一）病因

PS由Ⅱ型肺泡上皮细胞产生，表面活性物质的80%以上由磷脂（PL）组成，在胎龄18～20周时出现，35～36周后迅速增加，故本病多见于早产儿，胎龄越小，发病率越高。

（二）发病机制

PS的缺乏使肺泡壁表面张力增高，肺顺应性降低。呼气时功能残气量明显降低，肺泡易于萎

陷，吸气时肺泡难以充分扩张，潮气量和肺泡通气量减少，导致缺氧和 CO_2 潴留。由于肺泡通气量较少，而肺泡逐渐萎陷，导致通气不良，出现缺氧发绀。缺氧、酸中毒引起肺血管痉挛，阻力增加，导致在动脉导管、卵圆孔水平亦发生右向左分流，青紫加重，缺氧明显，同时也可导致肺动脉高压。肺灌流量下降使肺组织缺氧更加严重，毛细血管通透性增高，纤维蛋白渗出沉积，透明膜形成，缺氧、酸中毒更加严重，造成恶性循环。

【护理评估】

（一）健康史

评估患儿出生史，是否早产，孕母是否剖宫产、双胎、有无糖尿病等情况，呼吸窘迫出现的时间及程度。

（二）身体状况

新生儿出生时呼吸多正常，症状多于出生后 6 小时内出现，主要表现为呼吸急促、进行性加重，呼吸不规则，呼气时呻吟、鼻扇和吸气性三凹征等典型体征。可表现面色青灰或苍白，肌张力低下。由于肺不张逐渐加重，可表现胸廓下陷，听诊两肺呼吸音减低，吸气时可听到细湿啰音，心音减弱、胸骨左缘可闻及收缩期杂音。生后第 2、3 天病情严重，72 小时后明显好转。

（三）心理 - 社会状况

患儿病情严重，家长缺乏本病的相关知识，可出现焦虑、恐惧心理，需重点评估家长经济及心理承受能力。

（四）辅助检查

1. 实验室检查

（1）泡沫试验（foamtest）　胃液 1 mL 加 95% 酒精 1 mL，振荡 15 秒后静置 15 分钟，如果沿管壁有多层泡沫则为阳性。阳性者可排除本病。

（2）磷脂 / 鞘磷脂（PL/S）值　羊水或患儿气管吸引物中 L/S ≥ 2 提示"肺成熟"，1.5 ～ 2 可疑，< 1.5 为"肺未成熟"。

（3）血气分析　PaO_2 降低、$PaCO_2$ 增高，pH 降低。

2. X 线检查　当双肺野透亮度降低，内有细小颗粒和网状阴影，毛玻璃样改变见于初期或轻型病例；支气管充气征见于中、晚期或较重病例；全肺不透光，出现白肺样改变，见于严重病例。

📖 工作任务解析 5-4-1

工作任务 1：为明确诊断该患儿需要做哪项检查？会有哪些特异性改变？

解题思路：胸部 X 线检查具有特异性改变，是确诊的最佳手段。

✏ 知识拓展 5-4-1

新生儿呼吸窘迫综合征与其他疾病的鉴别诊断见表 5-4-1。

表 5-4-1　与其他疾病的鉴别诊断

项目	湿肺	肺透明膜病	先天性肺炎
胎龄	足月儿多见	早产儿多见	早产、足月均可见
母妊娠、分娩史	剖宫产，羊水吸入，母用镇静剂过多	多有围产期窒息史等促发因素	母有感染，胎膜早破，羊水腥臭，产道脓性分泌物
肺泡表面活性物质测定	成熟水平	未达成熟水平	依胎龄而异
临床表现	呼吸窘迫，呼气性呻吟少见	呼吸窘迫，呼气性呻吟，低血容量，低血压常见	呼吸窘迫，感染征象，持续低血压常见

续表

项目	湿肺	肺透明膜病	先天性肺炎
血气分析	PaO_2↓，其他变化不明显	pH↓ BE↓ PaO_2↓ $PaCO_2$↑	pH↓ BE↓ PaO_2↓
X线改变	肺泡、间质、叶间积液，过度充气，肺纹理增多	冈状细颗粒影，支气管充气征，后呈毛玻璃样，甚至"白肺"	粗糙点片状阴影或一叶、一节段受累
血常规、CRP	无特殊	无特殊	感染血常规、CPR↑
氧疗和辅助通气	仅需短时给氧	常需氧疗＋辅助通气	一般仅需氧疗，偶需辅助通气
病程	绝大部分＜24小时	3～7天	一般10～14天
预后	良好	死亡率增高	诊疗及时，预后良好

（五）治疗要点

目的是保证通换气功能正常，待自身 PS 产生增加，RDS 得以恢复。机械通气和 PS 是治疗的重要手段。

1. 一般治疗　注意保暖，保持皮肤温度在 36.5 ℃，供给所需营养物质，维持体液与酸碱平衡，及时纠正酸中毒，应用抗生素预防感染。

2. 纠正缺氧　根据患儿病情选择不同的方法给予吸氧，如鼻导管、面罩、头罩吸氧，或持续呼吸道正压及机械通气。

3. 替代疗法　表面活性物质制剂有 3 种：天然制剂、人工制剂、混合制剂。天然制剂从羊水或牛、猪肺灌洗液中提取，效果较好。将制剂先溶于生理盐水中，然后从气管中滴入。滴入前要充分吸痰，滴入之后 6 小时内尽量避免吸痰，否则会将药液吸出。第一次给药后如果效果不明显则可考虑重复给药。

【护理诊断】

1. 自主呼吸受损　与 PS 缺乏导致的肺不张有关。
2. 气体交换受损　与肺泡萎陷与肺透明膜形成，气体交换减少有关。
3. 营养失调：低于机体需要量　与缺氧致消化功能低下有关。
4. 有感染的风险　与机体抵抗力降低，气管插管及机械通气等操作有关。
5. 焦虑、恐惧　家长与患儿病情危重及预后差有关。

📖 工作任务解析 5-4-2

工作任务2： 该患儿目前最主要的护理诊断是什么？

解题思路： 结合案例患儿发绀、三四征阳性，28周早产导致Ⅱ型细胞发育未成熟，PS 生成不足导致低效性呼吸形态。

【护理目标】

1. 患儿气体交换障碍得到缓解，患儿能够维持自主呼吸。
2. 患儿营养均衡，正常生长。
3. 患儿没有发生感染。
4. 家长能了解 NRDS 的病因及转归，焦虑减轻，积极配合治疗。

【护理措施】

1.一般护理 提供适宜的环境，使患儿保暖，室温 22～24 ℃左右，相对湿度 55%～65%，使皮肤温度保持在 36～37 ℃。保持安静，尽量将操作集中进行，做好消毒隔离，严格执行无菌操作，预防感染，同时加强病情观察。

2.对症护理

（1）促进肺的气体交换

①供氧及辅助呼吸：采用鼻塞持续气道正压呼吸（CPAP），对反复呼吸暂停或自主呼吸浅表的患儿用 CPAP 无好转，应采用气管插管后间歇正压通气（IPPV）加呼气末正压通气（PEEP）；②协助医生尽早使用肺表面活性物质（生后 24 小时内）药液以不同体位（平卧、左侧卧、右侧卧、再平卧）通过气管插管滴入肺内，然后用复苏囊加压吸氧，使药液充分弥散，用药后 4～6 小时内禁止气道内吸引；③纠正酸中毒，使肺血管扩张，增加肺血量；④按嘱予吲哚美辛促使动脉导管关闭。气体交换障碍改善、氧气供应充足的表现：生命体征正常、皮肤红润，无鼻扇和三凹征，双肺呼吸音清晰、无痰鸣音，心率 110～160 次/分，动脉血气分析正常。

（2）危重期遵医嘱静脉用药 输注能量和水分，补充营养，液体量控制在 60 mL/（日·kg），以免加重肺间质水肿。

（3）保持呼吸道通畅 经常翻身拍背（每 1～2 小时一次），吸痰，雾化吸入。

（4）预防感染的护理 遵医嘱使用抗生素，进行气管内插管时需严格执行消毒及各项操作规程。

3.健康教育 与家属讲解预防的重要性，剖宫产应在分娩发动后才能施行，糖尿病母亲在分娩前 1～7 日口服地塞米松；教会家长居家照顾的护理知识，尽早参与护理，使患儿在出院后可获得良好的照护。

【护理评价】

1.患儿经治疗、护理后，呼吸窘迫症状是否得到缓解，无辅助通气下能否维持自主呼吸。

2.患儿能否维持足够的营养摄入，体格正常增长，未发生感染。

3.患儿感染是否得到有效预防。

4.患儿家长紧张焦虑情绪是否得到缓解。

护考直击 5-4-1

1.新生儿，胎龄 34 周，生后 5 小时出现呼吸困难、呻吟。查体：双肺呼吸音低，未闻及干湿啰音，胸片示双肺野可见均匀小颗粒及网状阴影。最可能的诊断是（ ）。

    A.胎粪吸入综合征   B.感染性肺炎

    C.湿肺   D.支气管哮喘

    E.新生儿呼吸窘迫综合征

2.新生儿肺透明膜病的原因为（ ）。

    A.羊水吸入   B.胎粪吸入

    C.窒息   D.出生前感染

    E.肺泡表面活性物质生成不足

3.关于肺泡表面活性物质，下列说法正确的是（ ）。

    A.是由Ⅰ型肺泡细胞产生的   B.是由Ⅲ型肺泡细胞产生的

    C.是呼吸道上皮细胞分泌产生的   D.是由呼吸道间质细胞产生的

    E.以上说法均不正确

参考答案： 1. E 2. E 3. C

任务 5.5　新生儿坏死性小肠结肠炎的护理

工作情境与任务 5-5-1

导入情境：患儿，女，生后40天，因母乳喂养不足，16天前开始添加5～6个鸡蛋羹/天以及少量米汤。3天前出现呕吐、腹胀症状，面色苍白伴呼吸困难1小时。

查体：T 36.1 ℃、R 56 次/分、P 116 次/分、WT 3 kg、腹围 34 cm，患儿精神萎靡，口唇及四肢末端发绀，点头样呼吸，双侧瞳孔等大等圆1.5 cm，对光发射存在，三四征（＋），全身湿冷，腹部膨隆。

腹部平片示：全腹肠管较多积气和内容物。

入院诊断：坏死性小肠结肠炎。

工作任务：

1. 目前该患儿存在的护理问题有哪些？
2. 如何对患儿家属进行健康宣教？

新生儿坏死性小肠结肠炎（neonatal necrotizing enterocolitis，NEC）为小肠、结肠局限性或广泛性坏死性炎症，以腹胀、呕吐、血便为主要表现，多见于早产儿及极低体重儿，其发病与早产肠道功能不成熟、感染、缺血缺氧、喂养不当等因素有关。

【相关知识】

（一）病因

至今尚未明了，可能与下列因素有关：

1. 胃肠道功能不成熟　主要影响早产儿和低体重儿，由于胃肠道分泌减少，细菌在肠道内繁殖，肠蠕动减慢使细菌繁殖时间延长，加重炎症。

2. 肠道供血不足　如新生儿窒息、肺透明膜病等。

3. 饮食因素　高渗乳汁或药物可损伤肠黏膜，食物中的营养物质有利于细菌生长。

4. 细菌感染　如大肠杆菌、克雷白杆菌等过度繁殖，侵入肠黏膜造成损伤。

（二）病理

最常受累的部位是回肠末端和近端结肠，肠道的病变轻重悬殊，轻者病变范围仅数厘米，重者甚至累及整个肠道，出现肠腔充气、黏膜坏死、肠壁积气、出血及坏死，严重时整个肠壁全层坏死并伴肠穿孔。

【护理评估】

（一）健康史

评估母乳是否充足，是否早产、窒息、慢性腹泻及先天性胃肠道畸形病史；询问患儿喂养史，非母乳配方奶喂养有无过量及过快等情况。

（二）身体状况

多见于早产儿和小于胎龄儿，常有窒息史。于生后4～10天发病，早期出现反应腹胀、腹泻和便血等表现。轻症仅有中度腹胀，可无呕吐，大便2～3次/天，稀薄，颜色测验阳性。重症腹胀明显，可见肠型，大便如果酱样或柏油样，或带鲜血有腥臭味。若急剧恶化，患儿面色苍白、四肢发凉、体温不升、代谢性酸中毒、黄疸加深、呼吸不规重者出现休克、DIC、肠穿孔、腹膜炎等。

（三）心理–社会状况

本病是新生儿严重的消化道急腹症，病死率高，家长会出现焦虑、紧张、恐惧等心理，需重点评估家长对疾病的认识程度和对治疗的信心，了解家长的心理状况。

（四）辅助检查

X 线显示肠道充气，有多个液平面，具有特征性的肠壁囊样积气，肠壁可见多个小气泡或线状气体阴影沿肠管排列。严重病例者门静脉有气体阴影。肠穿孔时可见膈下游离气体形成气腹。

知识拓展 5-5-1

新生儿坏死性小肠结肠炎非特异性表现

非特异性表现包括：肠管扩张、肠壁增厚和腹腔积液。

具有确诊意义的表现包括：

1. 肠壁间积气　表现为肠壁间有条索样积气，呈离散状位于小肠浆膜下部分或沿整个小肠和结肠分布。

2. 黏膜下"气泡征"　类似于胎粪潴留于结肠的征象。

3. 门静脉积气　自肝门向肝内呈树枝状，特异性改变多在 4 小时内消失。

4. 气腹征　提示肠坏死穿孔。

知识拓展 5-5-2

Bell-NEC 分级标准修改版见表 5-5-1。

表 5-5-1　Bell-NEC 分级标准修改版

分期	全身症状	胃肠道症状	影像学检查	治疗
Ⅰ 疑似				
Ⅰ A	体温不稳定、呼吸暂停、心率下降	胃潴留增加、轻度腹胀、大便隐血阳性	正常或轻度肠梗阻	禁食，抗生素治疗 3 天
Ⅰ B	同Ⅰ A	同Ⅰ A，肉眼血便	同Ⅰ A	同Ⅰ A
Ⅱ 确诊				
Ⅱ A（轻度病变）	同Ⅰ A	同Ⅰ A，肠鸣音消失和（或）腹部触痛	肠梗阻、肠壁积气	禁食，抗生素治疗 7～10 天
Ⅱ B（中度病变）	同Ⅰ A，轻度代谢性酸中毒、轻度血小板减少	同Ⅰ A 及肠鸣音异常、明确腹胀、蜂窝织炎、右下腹肿块	同Ⅱ A 及门静脉积气和（或）腹腔积液	禁食，抗生素治疗 14 天
Ⅲ 晚期				
Ⅲ A（严重病变，肠道无穿孔）	同Ⅱ B，低血压、心动过缓、混合性酸中毒、DIC、中性粒细胞减少	同Ⅰ和Ⅱ及腹膜炎症状、明显的腹胀、腹壁紧张	同Ⅱ B 及明确的腹腔积液	禁食，抗生素治疗 14 天，补液，机械通气，腹腔穿刺术
Ⅲ B（严重病变，肠道穿孔）	同Ⅲ A	同Ⅲ A	同Ⅱ B 及气腹	同Ⅲ A 及手术

（五）治疗要点

1. 禁食　立即禁食，轻者 5～17 天，重者 10～14 天。当腹胀消失，大便潜血转阴可试进食。

2. 胃肠减压　用胃管持续抽吸，排空胃内容物。

3. 支持及其他治疗　可用高能量营养液维持体征，如氨基酸及脂肪乳等。有凝血机制障碍时可输新鲜冰冻血浆，出现休克时予以抗休克治疗。

4. 抗感染　依据细菌培养及药敏试验结果选择敏感抗生素。一般首选氨苄西林 100 mg/kg，或选用头孢菌素静脉滴注，若为厌氧菌首选甲硝唑。

5. 手术治疗　明显腹膜炎时可考虑手术，肠穿孔时应立即手术治疗。

【护理诊断】

1. 体温过高　与细菌毒素有关。
2. 腹胀　与肠壁组织坏死有关。
3. 腹泻　与肠道炎症有关。
4. 体液不足　与液体丢失过多及补充不足有关。

工作任务解析 5-5-1

> **工作任务 1**：该患儿存在的护理问题有哪些？
>
> **解题思路**：护理诊断的陈述包括三个要素（PSE 公式）：问题（problem，P）、相关因素（etiology，E）、症状与体征（signs and symptoms，S）。结合案例患儿需禁食，可能导致营养失调等。

【护理目标】

1. 患儿病情得到控制，体温维持稳定，未出现肠穿孔、败血症等并发症。
2. 患儿体重正常增长，无营养失调。
3. 家长能了解新生儿坏死性小肠结肠炎病因及转归，配合治疗，减轻焦虑，出院后可进行正确护理。

【护理措施】

1. 维持体温稳定　体温过高时应给予物理降温，体温过低时用暖箱、远红外线抢救台或热水袋保暖。

2. 喂养护理

（1）肠胀气明显者行胃肠减压，观察腹胀消退情况及引流物色、性状、量。观察有无呕吐，呕吐时头偏向一侧，记录呕吐物的色、性状及量，做好口腔护理。

（2）恢复喂养：禁食期间以静脉维持能量及水、电解质平衡。腹胀消失、粪便潜血转阴后逐渐恢复饮食。恢复喂养从 5% 糖水开始，2～3 次后如无呕吐或腹胀，再喂乳汁，以母乳为佳，起初为 3～5 mL，逐渐增加奶量，其间注意观察腹胀及粪便情况，发现异常及时与医师联系。

3. 用药护理　迅速建立静脉通道，遵医嘱给药，补充液体，维持营养，遵医嘱给予抗生素控制感染，严格控制输液速度，严防输液外渗，密切观察药物的不良反应。

4. 病情观察与护理

（1）当新生儿出现脉搏细数、血压下降、末梢循环衰竭等中毒性休克时，立即通知医师组织抢救。迅速补充有效循环量，改善循环，纠正脱水、电解质紊乱及酸中毒，补充能量及营养。

（2）观察、记录排便的次数、性状、颜色及量，了解排便变化的过程。及时留取排便标本送检。每次便后用温水洗净臀部并涂油膏，保持臀部皮肤的完整性。

5. 健康教育

（1）给予家属正确的饮食指导：告知母乳喂养的优点及正确的哺乳姿势，循序渐进喂养，发现异常及时就诊。

（2）用药指导：用药期间注意观察药物的作用及不良反应。

（3）心理指导：向家长介绍有关疾病的知识及患儿治疗情况，增强治疗疾病的信心，取得家长的理解和配合。

（4）指导家长做好皮肤、口腔及臀部护理，保持皮肤完整性。

（5）指导家长观察排便的次数、性状、颜色及量，了解排便的变化过程。

📖 工作任务解析 5-5-2

工作任务 2：该如何对患儿家长进行健康教育？

解题思路：该患儿主要因喂食不当导致呕吐、腹胀、休克，出现坏死性小肠结肠炎，因此该患儿需要重点进行新生儿喂养知识的宣传，根据婴儿的生长发育进行饮食及辅食添加指导等。

【护理评价】

1.患儿肠道感染是否得到控制，体温是否稳定。

2.患儿体格稳定增长。

3.家长是否了解本病相关知识，能否积极配合检查和治疗。

✒️ 护考直击 5-5-1

1.新生儿坏死性小肠结肠炎的首发症状是（　　）。

　　A.腹胀　　　　　　B.腹泻　　　　　　C.呕吐　　　　　　D.便血　　　　　　E.全身症状

2.若为新生儿坏死性小肠结肠炎，应（　　）。

　　A.禁食　　　　　　B.母乳喂养　　　　C.尽早开奶　　　　D.鼻饲牛奶　　　　E.维持体温稳定

3.重症 NEC 应禁食（　　）。

　　A.3～5 天　　　　B.5～7 天　　　　C.7～10 天　　　　D.10～14 天　　　　E.2～3 周

4.NEC 患儿恢复喂养时最佳的食物是（　　）。

　　A.早奶　　　　　　B.配方奶　　　　　C.母乳　　　　　　D.豆奶　　　　　　E.酸牛乳

参考答案：1. A　2. A　3. D　4. C

任务 5.6　新生儿重症监护及气道的护理

📝 工作情境与任务 5-6-1

导入情境：患儿，男，胎龄 38 周，体重 2.8 kg，顺产，生后 6 小时出现呼吸急促、皮肤青紫、四肢肌张力低等症状，经初步评估，转入新生儿重症监护室（NICU）进行紧急处理。

一、新生儿重症监护

新生儿重症监护室（neonatal intensive care unit，NICU）是治疗新生儿危重疾病的集中病室，是为了对高危新生儿进行病情的连续监护和及时有效的抢救治疗及护理而建立的，其目的是减少新生儿病死率，促进新生儿的生长发育。

（一）监护对象

1.需要进行呼吸管理的新生儿，如急慢性呼吸衰竭，需要氧疗、应用辅助通气及拔管后 24 小时内的患儿。

2.病情不稳定、需要急救的新生儿，如重症休克、反复惊厥、重度窒息者。

3.胎龄 <30 周、生后 48 小时内，或胎龄 <28 周、出生体重 <1 500 g 的所有新生儿。

4.大手术后，尤其是术后 24 小时内的患儿，如患先天性心脏病、食管气管漏、膈疝等的患儿。

5.严重器官功能衰竭及需要全胃肠外营养、换血者。

（二）监护内容

危重新生儿随时都有生命危险，除须认真细致观察病情外，还应利用各种监护仪器、微量快速检测等手段，进行连续不断的监测，以便及早发现病情变化，给予及时处理。

1.心脏监护 持续监测危重儿心电活动，发现心率、心律及波形改变，如：心率急剧增快或下降，各种心律不齐和电解质紊乱等。心电监护仪的传感器是由三根皮肤生物电极组成，多数采用双极胸前导联，正、负、地极一般以不同颜色来区分，正极粘贴于左胸大肌下，负极粘贴于右锁骨下，地极粘贴于大腿或腋中线下胸部。

2.呼吸监护

（1）呼吸运动监护 常用阻抗法监测呼吸频率和呼吸波形，发出呼吸暂停警报等。某些呼吸暂停监护仪带有唤醒装置，在发出呼吸暂停警报的同时冲击婴儿足底，刺激呼吸。

（2）通气量和呼吸力量监护 应用双向流速和压力传感器连接于呼吸机管道，持续监测机械通气患儿的气体流速、气道压力，以便准确指导通气参数的调节，并减少并发症的发生。

（3）氧心率呼吸描记仪 同步描记瞬时心率、呼吸和经皮氧分压曲线，并以数字显示心率和呼吸频率，有报警系统。

3.血压监测 包括直接测压法和间接测压法。

（1）直接测压法（创伤性测压法） 是经动脉（脐动脉）插入导管，并接通传感器，由传感器将压力转为电信号，经处理在荧光屏上连续显示血压波形及血压平均值。此法较为准确，但操作复杂，并发症多，多在周围灌注不良时应用。

（2）间接测压法（无创伤性测压法） 用传统的气囊袖带束缚上臂，接传感器，经处理显示收缩压；或使用 Dinamap 血压测定仪，以特制袖带束缚上臂，测出收缩压、舒张压、平均压和心率，能根据需要定时测量，方法简便。

4.体温监护 将新生儿置于已预热的远红外辐射热式抢救台上或温箱内，以体温监测仪监测患儿体温。体温监测仪通常有两个热敏电阻温度传感器，可同时监测皮肤温度和核心温度（肛门温度）或监测皮肤温度和环境温度；通过人工控制或自动控制的方法调节辐射热式抢救台上或温箱内的温度，使之稳定在婴儿的中性温度。体温监测仪通常和心脏、呼吸、血压监护仪组合，称为生命体征监护仪。

5.经皮血气监护 应用无创伤经皮氧分压（$TcPO_2$）监护仪和经皮二氧化碳分压（$TcPCO_2$）监护仪连续监测氧分压及二氧化碳分压。

6.脉搏氧饱和度监护 应用脉搏氧饱和度监护仪可连续监护婴儿脉搏氧饱和度（SaO_2），具有无创伤、准确、简便及报警可调等优点。

7.微量血液生化监测 包括电解质、胆红素、血糖、肌酐等。

8.影像学检查 根据病情需要，利用移动式 X 线机、超声诊断仪随时对婴儿进行心、胸、腹、脑部检查，必要时进行 CT 或 MRI 等检查，

以上监护必须在医护人员密切观察病情的情况下同时进行，各项监护可以联合进行，危重病儿的监护除在 NICU 外，还适用于危重儿转运途中及产房中的监护、处理。

二、气道护理

对新生儿加强气道护理的目的在于改善机体供氧，保证生理需要的通气量，减少交叉感染，促进患儿康复。

1. 环境要求　理想的室内温度为 22 ～ 24 ℃，相对湿度为 55% ～ 65%。空气过于干燥可引起呼吸分泌物干稠，堵塞分泌腺，气道黏膜纤毛功能受损易导致呼吸道不畅。

2. 体位　患儿头部应稍后仰（后仰至中枕位颈部稍伸展）。如头部过度后仰或前倾，压迫腭下部的软组织，或在进行操作时随意将物品遮盖于患儿头部或置于其胸部，均可能造成患儿气道受压或通气不良。

3. 胸部物理治疗

（1）翻身　适用于有呼吸系统疾病者，目的是预防或治疗肺内分泌物堆积，促进受压部位的肺扩张。一般要求每 2 小时 1 次。

（2）拍击胸背　适用于肺炎、肺膨胀不全、气管插管及拔管后的患儿。但颅内出血、心力衰竭及无炎症者不主张进行。其目的是通过胸壁的震动，促进肺循环，并使小气道内的分泌物松动，易进入较大的气道，有利于吸痰。方法：半握空拳法或使用拍击器，从外周向肺门轮流反复拍击，使胸部产生相应的震动。拍击的速度与强度视患儿具体情况而定，一般新生儿拍击速度为 100 次 / 分。

4. 气道吸痰

（1）鼻咽部吸引

①目的：清除口、鼻、咽部的分泌物，保持气道通畅；刺激产生反射性咳嗽，使分泌物松动，有利排痰。

②适应证：口、鼻有奶块或呕吐物积聚；胸部物理治疗或雾化后；喉部或肺部听诊有痰鸣音者。

③操作注意点：a. 操作前洗手，戴手套，患儿取侧卧位或头转向一侧。b. 选用合适的吸引管，调节好吸引器的压力，一般新生儿压力 < 100 mmHg（13.3 kPa），以能够吸出分泌物的负压为合适，不宜过高，以免损伤黏膜。c. 先吸引口腔，换管后再吸引鼻腔，以免患儿在喘息和哭叫时，将分泌物吸入肺部。d. 吸引时，不要将吸引管的端孔或侧孔贴于口腔黏膜或舌面上，不要将吸引管强行插入鼻孔，待吸引管放置在正确位置后方可开始吸引。每次从吸引管放入、吸引至退出鼻或口腔的总时间 < 15 秒。e. 吸引时应观察患儿有无发生梗噎、喘息、呼吸暂停、心率过缓和发绀等。如发生上述情况应立即停止吸引，给予吸氧等处理。f. 观察吸引出的分泌物的量、色泽、黏稠度及吸引时的病情变化，并记录在护理记录单上。

（2）气管插管内吸引

①目的：清除气道内的分泌物，保障气道通畅及有效通气。

②适应证：有气管插管和气管切开者。

③操作注意点：a. 以两人协同操作为宜，一人专管吸引，一人专管吸引前后的加压操作及病情观察，以减少呼吸道感染机会；操作前洗手，戴手套。b. 选择表面光滑、通过人工气道阻力小、长度足够、柔韧性适度的无菌导管，调节好吸引器的压力，连接好复苏囊。c. 吸引前，先提高患儿的吸氧浓度，以提高肺泡氧储备，预防吸痰时的低氧血症发生；再脱开呼吸机接口，于患儿吸气的同时在气管内滴入 0.5 ～ 1 mL 的生理盐水，然后接复苏囊，纯氧通气 5 ～ 8 次。d. 插入吸引管至人工导管头，退回 0.5 ～ 1 cm 开始边吸引边螺旋式退出吸引管，时间不超过 15 秒。吸引后再接复苏囊加压供氧 5 ～ 8 个呼吸周期，并根据病情决定是否需要重复吸引。e. 吸引同时进行心电监护，如有心电图改变、心律失常及发绀等，立即停止操作，给予复苏囊加压供氧或接回机械通气，并严密观察和积极处理。f. 更换吸痰管，吸引口、鼻、咽部分泌物。g. 在护理记录单上记录分泌物的量、色泽、黏稠度及操作时的病情变化。

【高频考点】

▲胎儿缺氧表现：早期有胎动增加，胎心率增快≥160次/分，晚期胎动减少甚至消失，胎心减慢或停搏，羊水被胎粪污染呈黄绿色或墨绿色。

▲窒息程度判定：新生儿Apgar评分包括心率、呼吸、肌张力、皮肤颜色和对刺激的反应。1分钟Apgar评分作为窒息诊断和分度的依据，0～3分诊断为重度窒息，4～7分为轻度窒息，8～10分为正常，5分钟和10分钟Apgar评分有助于判断复苏效果及预后。

▲窒息复苏程序：按A→B→C→D→E步骤进行复苏。其中，A、B、C三项最为重要，A是根本，B是关键，E贯穿整个复苏过程。

▲围生期窒息是引起新生儿缺氧缺血性脑病的主要原因，大脑矢状旁区神经元损伤，常见于足月儿；脑室周围白质软化，多见于早产儿。

▲新生儿缺氧缺血性脑病临床分度：见表5-2-1。

▲新生儿缺氧缺血性脑病的治疗以控制惊厥和脑水肿、对症及支持疗法为主。控制惊厥时首选苯巴比妥，负荷量为20 mg/kg，颅内压增高首选呋塞米。

▲缺氧和产伤是引起颅内出血的两大原因，早产儿多见。

▲颅内出血急性期脑脊液检查镜下可见皱缩红细胞，可确诊。

▲颅内出血的患儿保持头高位，抬高头肩部15°～30°，所有操作尽量集中进行，护理动作要轻、稳、准，尽量减少对患儿的移动和刺激。

▲NRDS确诊依据：胸部X射线检查具有特异性改变，毛玻璃样改变见于初期或轻型病例；支气管充气征见于中、晚期或较重病例；白肺样改变，见于严重病例。

▲NRDS临床表现：症状多于出生后6小时内出现，主要表现为呼吸急促、进行性加重，呼吸不规则，呼气时呻吟、鼻扇和吸气性三凹征等典型体征。

▲诊断NEC确诊依据：腹部X线平片。

▲Bell-NEC分级标准：见表5-5-1。

（吉萍）

婴幼儿发展与保健

序号	主要内容
1	项目6　生长发育 　　任务6.1　生长发育的规律及影响因素 　　任务6.2　体格生长发育与评价 　　任务6.3　神经心理发育与评价
2	项目7　婴幼儿保健 　　任务7.1　免疫规划 　　任务7.2　体格锻炼与游戏
3	项目8　婴幼儿营养与喂养 　　任务8.1　能量及营养素的需要 　　任务8.2　婴幼儿喂养
4	项目9　婴幼儿生活护理 　　任务9.1　进餐护理 　　任务9.2　饮水护理 　　任务9.3　如厕护理 　　任务9.4　睡眠护理
5	项目10　婴幼儿安全护理 　　任务10.1　误食救护 　　任务10.2　气道异物救护 　　任务10.3　惊厥救护 　　任务10.4　触电救护 　　任务10.5　心搏、呼吸骤停患儿的救护

项目 6　生长发育

项目目标

知识目标：

1. 掌握儿童生长发育的规律，儿童体格发育的常用指标及测量方法。

2. 熟悉儿童感知觉、运动及语言的发育规律。

3. 了解儿童体格发育和神经心理发育的评价方法，生长发育的影响因素。

能力目标：

能选择合适的正常儿童体格生长标准参照值作为比较，正确评价儿童生长发育情况。

素质目标：

具有能与儿童及其家属有效沟通的能力，以理解、友善、平等的心态，为儿童及其家庭提供帮助。

思政案例 6

高原上的生命守护者

导入： 生命的诞生总是令人充满期待和喜悦，然而，新生儿若在出生时遭遇窒息，其生命安全将面临严峻挑战。尤其是重度窒息可能引起脑损伤及多器官功能衰竭等一系列严重并发症，病情严重者可导致死亡。因此，新生儿窒息后的复苏救护至关重要。

正文： 在平均海拔超过 4 000 m 的西藏那曲，氧气含量不足平原的一半，高原缺氧、特殊的地理、特有的饮食结构和生活习惯、严酷的自然环境，时刻考验着这里的生命。然而，正是在这样的环境中，一个早产伴有重度窒息的新生儿，降生在了这样的藏北高原。幸运的是，经过辽宁援藏医护团队专业的救治，新生儿从最初无法进食逐渐发展到能够较好地吸吮吃奶，2 周后，宝宝平安地回到母亲怀抱。这背后，是整个救治团队夜以继日的辛勤付出和巨大努力。当新生儿重症监护室的大门打开，护士抱着宝宝出现在镜头前，那一刻的温馨与感动无法用言语表达。正是这样一群无私奉献的白衣战士，他们不畏艰辛、不惧风险，年复一年、代代相传，在这雪域高原上筑起了一道坚实的生命之墙，守护着每一个新生儿的健康与生命。

作为护理专业的学生，我们应当以辽宁援藏医护团队为楷模，在日常学习中不断磨砺自己的专业知识和技能，时刻铭记自己的职业使命，努力提升专业素养和综合能力，为祖国医疗事业的发展贡献自己的力量。

微课 6-1-1
生长发育的规律

课件 6-1-1
生长发育的规律

任务 6.1　生长发育的规律及影响因素

工作情境与任务 6-1-1

导入情境： 刘女士带着 8 个月大的孙子来到社区医院儿保科。作为新手奶奶，她对孙子的成长充满好奇和疑虑，渴望专业指导以理解并满足其成长需求。在儿保科，刘女士向医生询问孩子生长发育的规律及影响因素。

工作任务：

1. 向刘女士介绍该儿童目前生长发育的规律。

2. 向刘女士列举、解释影响儿童生长发育的因素。

生长指儿童身体各器官、系统的增长和形态改变，有相应的测量值，是量的变化。发育指细胞、组织、器官功能的分化与成熟，是质的变化，包括情感、心理的发育成熟过程。生长发育是儿童机体各组织、器官形态的增长和功能成熟的动态过程。

一、生长发育的规律

儿童的生长发育遵循一定的规律，认识儿童生长发育的规律有助于对儿童生长发育的状况进行正确的评价和指导。

（一）生长发育的连续性和阶段性

生长发育是一个连续不断的过程，贯穿整个儿童时期，但不同年龄阶段的生长发育速度不同。如生后第一年出现第一个生长高峰，6个月内生长最快，特别是前3个月。第二年以后生长速度逐渐减慢，进入青春期后生长发育又加速，出现第二个生长高峰。整个儿童期体格生长曲线呈一个横"S"形。

（二）各系统器官发育的不平衡性

各系统器官的发育有先有后，快慢不一，与其在不同年龄阶段的生理功能有关。如神经系统发育最早，大脑在生后2年内发育较快；生殖系统发育最晚，青春期才开始发育并迅速发育达到成熟；淋巴系统在儿童期迅速生长，于青春期前达高峰，以后逐渐下降到成人水平；其他系统如呼吸、循环、消化、泌尿、肌肉等的发育基本与体格生长平行。各系统生长发育的不平衡性使生长发育速度曲线呈波浪式（图6-1-1）。

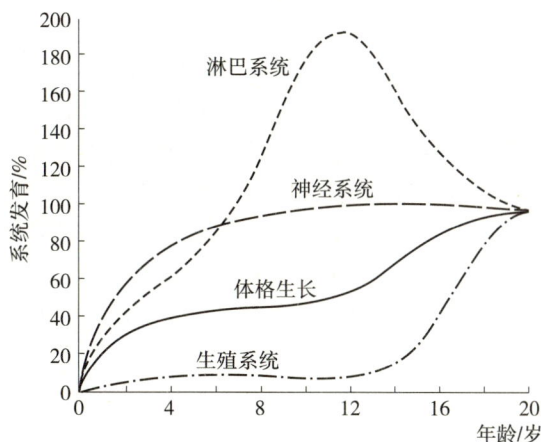

图 6-1-1　各系统器官发育的不平衡性

（三）顺序性

儿童生长发育遵循一定的顺序规律：①由上至下，如婴儿出生后先会抬头，再会抬胸，然后会坐、立和行。②由近至远，如先出现抬肩和伸臂动作、再逐渐会控制双手进行活动。③由粗到细，如先会用全掌握持物品，再逐渐发展到可以用手指来捏取。④由低级到高级，如先能感知认识事物，再过渡到记忆、思考。⑤由简单到复杂的顺序，如先能粗略画直线，进而会画圈、画人，再如先学会咿呀发音，而后会说独字和句子。

（四）个体差异性

由于遗传、环境等因素的影响，儿童生长发育呈现出明显的个体差异性。生长发育的正常值不是固定不变的，而是存在一定的正常范围。在判定儿童发育情况是否正常时，应进行持续动态的观察，充分考虑多种因素的影响，才能进行正确的评判。

📖 工作任务解析 6-1-1

> **工作任务 1**：向刘女士介绍该儿童目前生长发育的规律。
>
> **解题思路**：向刘女士介绍儿童生长发育的一般规律。其孙子目前 8 个月，属于婴儿期，婴儿期是生长发育最迅速的时期。此期的身高、体重、头围等指标都会明显地增长。同时，孩子的运动能力、语言能力等也会逐渐发展。告知刘女士每个孩子的生长发育速度都是不同的，需要根据个体差异来评估孩子的成长状况。介绍时使用通俗易懂语言，避免专业术语。

二、生长发育的影响因素

遗传和环境因素是影响儿童生长发育的两个基本因素。机体生长发育的潜力主要取决于遗传因素，遗传因素又受着外界环境因素的影响，双方互相作用，共同决定儿童机体的生长发育水平。

（一）遗传因素

儿童生长发育的潜力、趋势及特征受到父母遗传因素的影响。个体的脸形、皮肤、头发颜色、身材高矮、性成熟早晚以及对疾病的易感性等方面都与遗传因素相关。

儿童的生长发育也受性别因素的影响。男孩的语言、运动系统发育略迟于女孩；女孩进入青春期比男孩早约 2 年，而男孩青春期持续时间较长，其体格发育最终超越女孩。因此，应分别按男、女标准评估儿童生长发育水平。

（二）环境因素

1. 营养　合理的营养是确保儿童健康成长的重要因素。宫内营养不良的胎儿不仅体格生长落后，大脑的发育还严重受到影响；生后患营养不良，尤其是婴幼儿的严重营养不良，会导致体重、身高异常，器官功能低下，智力、心理和社会适应能力也会受到影响。

2. 母亲状况　母亲妊娠期的营养、情绪、生活环境、疾病等因素都会对胎儿的宫内发育产生影响。哺乳期有愉快的情绪和充足的母乳，可促进婴儿的身心发育。

3. 生活环境　良好的生活环境、卫生条件能促进儿童生长发育。拥有健康的生活方式、良好的家庭气氛、科学的照护、父母的关爱、和谐的学校与社会环境、科学的锻炼与健全的医疗保障等，都是促进儿童生长发育的重要因素。反之，则会带来不利影响。

4. 疾病和药物　疾病和药物对儿童的生长发育影响很大。急性感染会使体重减轻，慢性疾病可对其身高和体重的增长带来影响；内分泌疾病会导致骨骼和神经系统发育迟缓；先天性疾病会影响儿童体格与心理的发育；链霉素具有耳毒性和肾毒性，糖皮质激素的长期使用会减慢儿童身高增长速度。一般小于 2 岁的儿童在疾病痊愈后如营养供应充分，会发生"追赶性生长"现象。

🔖 知识拓展 6-1-1

追赶性生长

> 追赶性生长　又称补偿性生长。追赶性生长指当儿童在生长过程中遇到阻碍生长的因素，如疾病、营养不良等，导致生长轨迹偏离原有方向。当这些阻碍因素被消除后，儿童会以超过相应年龄正常的速度加速生长，以恢复到原有的生长轨道上。这一现象在早产儿中尤为常见，他们由于提前分娩，宫内营养不足，宫外又可能因疾病导致生长偏离。当疾病痊愈后，如果给予合理的营养喂养，他们的生长轨道会加速，也被称为追赶性生长。

📖 工作任务解析 6-1-2

工作任务 2：向刘女士列举、解释影响儿童生长发育的因素。

解题思路：影响儿童生长发育的两个基本因素是遗传和环境因素。从遗传因素和环境因素（孕母状况、营养、生活环境、疾病和药物）的影响解释。

✎ 护考直击 6-1-1

1. 儿童生长发育的规律，下列描述正确的是（　　）。
   A. 先下后上　　　B. 由远到近　　　C. 由细到粗　　　D. 先慢后快　　　E. 由简单到复杂
2. 下列关于生长发育的规律描述<u>错误</u>的是（　　）。
   A. 连续性　　　B. 平衡性　　　C. 顺序性　　　D. 个体差异性　　　E. 阶段性
3. 下列关于各系统器官的发育描述正确的是（　　）。
   A. 神经系统发育最晚　　　　　B. 生殖系统发育最早
   C. 淋巴系统则先快后慢　　　　D. 皮下脂肪在幼年时发育较差
   E. 体格生长呈匀速增长
4. 儿童生长发育的第一个加速期是（　　）。
   A. 婴儿期　　　B. 幼儿期　　　C. 学龄前期　　　D. 学龄期　　　E. 青春期

参考答案：1. E　2. B　3. C　4. A

任务 6.2　体格生长发育与评价

📝 工作情境与任务 6-2-1

导入情境：6 个月的琦琦，体重 7 kg，身高 65 cm，刚开始出牙，能发单音，能辨别生人与熟人，可伸手取物，能独坐片刻。

工作任务：
1. 判断琦琦的身高、体重发育是否达标。
2. 判断琦琦牙齿的发育是否正常。

一、体格发育常用指标

体格发育一般选用易于测量、有群体代表性的指标来表示。常用的指标有体重、身高、头围、胸围、上臂围等。

（一）体重

体重为身体各器官、组织和体液的总质量，是衡量体格生长最重要的指标，最能反映营养状况，同时也是临床计算给药量、输液量的重要依据。

新生儿出生时男婴平均体重为（3.38±0.40）kg，女婴平均体重为（3.26±0.40）kg。生后第一个月可增加 1～1.7 kg，生后 3～4 个月时体重是出生时的 2 倍（6 kg），1 周岁时增至出生时的 3

微课 6-2-1
体格生长常用的指标（体重、身长）

微课 6-2-2
体格发育常用的指标（骨骼）

课件 6-2-1
体格发育常用的指标（体重、身长）

倍（约 10 kg），2 周岁时体重约为出生时的 4 倍（12～13 kg），2 岁后到青春前期体重增长减慢，每年增长约 2 kg。当需计算儿童给药量、输液量而又不方便测量体重时可按以下公式估算儿童体重。

$$3～12 月龄：体重（kg）= [年龄（月）+9]/2$$
$$1～6 岁：体重（kg）= 年龄（岁）\times 2 + 8$$
$$7～12 岁：体重（kg）= [年龄（岁）\times 7 - 5]/2$$

12 岁以后进入青春期，受内分泌因素影响，体重增长速度较快，不再按照上述公式推算。正常同龄、同一性别儿童的体重，增长有个体差异性，但波动范围不会超过正常值的 10%。

（二）身高（长）

身高（长）是反映骨骼发育的重要指标，是指从头顶到足底的全身长度。年龄越小，增长越快。婴儿期和青春期是身高（长）增长最快的两个阶段。小于 3 岁采用仰卧位测量，称身长。3 岁以后取立位测量，称身高。

新生儿出生时平均身长约为 50 cm，6 个月时达 65 cm，一周岁时为 75 cm，2 周岁时为 85～87 cm，2 岁以后身高（长）稳步增长，平均每年增长 5～7 cm。2～12 岁儿童身高（长）可按下列公式估算：

$$2～6 岁：身高（长）（cm）= 年龄（岁）\times 7 + 75$$
$$7～10 岁：身高（cm）= 年龄（岁）\times 6 + 80$$

进入青春期后，由于儿童生长发育进入第二个生长高峰，生长发育速度加快，则不可再按此公式计算。

由于头部、脊柱、下肢三部分的发育速度并不一致，生后第一年头部增长最快，脊柱次之，学龄期下肢生长加快。某些疾病会导致身体各部比例失常，因此，临床上需分别测量上部量（头顶至耻骨联合上缘）和下部量（耻骨联合上缘至足底），检查其比例关系。新生儿时期，上部量占身长的 60%，下部量占身长的 40%，中点在脐以上。2 岁时中点移至脐下，6 岁时中点位于耻骨联合上缘与脐之间。12 岁时上、下部量相等，中点在耻骨联合上缘，如图 6-2-1 所示。

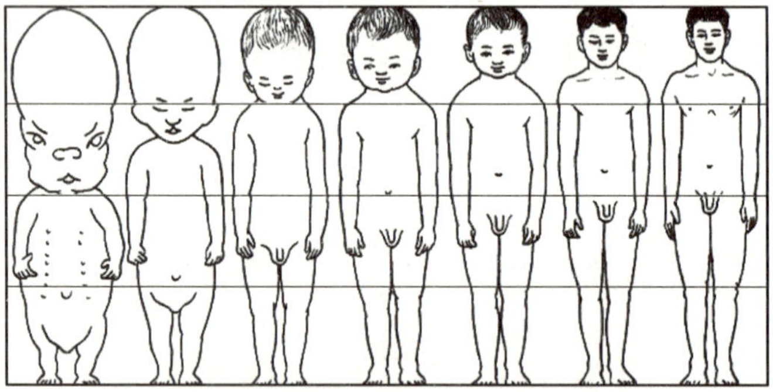

图 6-2-1 胎儿时期至成人身体各部比例

（三）坐高

从头顶到坐骨结节的长度称为坐高。3 岁以下取仰卧位测量，称顶臀长。坐高主要代表头颅与脊柱的生长情况。出生时坐高占身长的 67%，以后随年龄的增长，下肢增长速度比躯干快，坐高占身高的百分比逐渐下降。

（四）头围

自眉弓上方、枕后结节左右对称绕头一周的长度为头围。

头围是反映脑及颅骨发育的重要指标。正常新生儿头围平均为 34～35 cm，3 个月时头围约为 40 cm，6 个月时约为 44 cm，1 岁时为 45～47 cm，2 岁时为 47～49 cm，5 岁时为 50～51 cm，15 岁时头围接近成人，为 54～58 cm。头围在 2 岁前测量最有价值。头围过小往往提示脑发育不良，头围过大或增长过快可能提示脑积水或脑肿瘤。

（五）胸围

沿乳头下缘经肩胛角下缘水平绕胸一周的长度为胸围。

胸围反映胸廓、皮下脂肪、胸背肌肉及肺的发育程度。新生儿出生时胸围平均为 32～33 cm，比头围小 1～2 cm。1 岁时胸围大致与头围相等，约 46 cm。1 岁后，胸围超过头围，其差数（cm）约等于其年龄（岁）减 1。

（六）上臂围

沿肩峰与尺骨鹰嘴连线中点的水平绕上臂一周的长度为上臂围。

上臂围是评估儿童营养状况的指标，其主要反映上臂骨骼、肌肉、皮下脂肪以及皮肤的发育水平。在不方便测量体重、身高的地区，可用上臂围值以普查 5 岁以下儿童的营养状况。评估标准为：上臂围＞ 13.5 cm 为营养良好；12.5～13.5 cm 为营养中等；＜ 12.5 cm 为营养不良。

📖 工作任务解析 6-2-1

> **工作任务 1**：判断琦琦的身高、体重发育是否达标。
>
> **解题思路**：6 个月的琦琦，体重 7 kg，身高 65 cm，按照 3～12 月体重计算公式：体重（kg）＝［年龄（月）＋9］/2，计算其标准体重应为 7.5 kg。6 个月时平均身长为 65 cm，故判定琦琦体重发育不达标，身高发育达标。

二、骨骼与牙齿的发育

（一）骨骼的发育

1. 颅骨的发育　颅骨的发育主要依据头围，囟门大小，骨缝及前、后囟闭合时间来评价。新生儿颅骨骨缝分离，3～4 个月闭合。前囟是额骨和顶骨构成的菱形间隙（图 6-2-2），出生时为 1.5～2.0 cm（对边中点连线长度），以后随颅骨生长而增大，6 个月开始逐渐变小，1～1.5 岁时闭合。后囟是顶骨与枕骨形成的一个三角形间隙，生后即已很小或已闭合，最迟于生后 6～8 周闭合。

囟门的闭合可以反映儿童颅骨骨化的程度。前囟早闭或过小见于小头畸形；迟闭或过大见于佝偻病、脑积水、甲状腺功能减退症等；前囟饱满常提示颅内压增高，可见于脑炎、脑膜炎、脑积水、脑肿瘤等；前囟凹陷多见于脱水或极度消瘦。

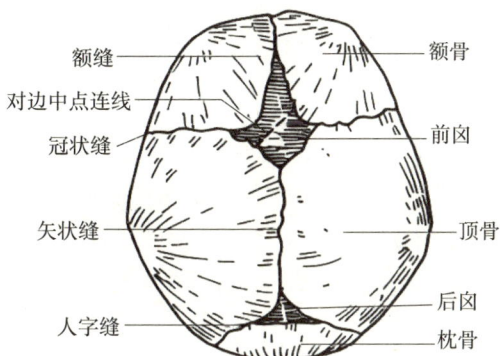

图 6-2-2　囟门

2. 脊柱的发育　反映脊椎骨的生长程度。

新生儿出生后第一年脊柱的发育速度快于四肢，以后四肢的生长速度超过脊柱。新生儿的脊柱无弯曲，仅有轻微后凸，在发育过程中，脊柱会出现 3 个生理弯曲。3 个月左右随着抬头动作出现颈椎前凸，6 个月后会坐出现胸椎后凸，1 岁左右会走时出现腰椎前凸，6～7 岁时，脊柱的生理弯曲被韧带所固定。

3. 长骨发育　长骨发育是从胎儿到成人期逐渐完成的。长骨的生长主要由长骨干骺端的软骨骨化，骨膜下成骨，使长骨增长、增粗，当骨骺与骨干融合时，标志长骨停止生长。随着年龄的变化，长骨干骺端会有规律地出现软骨次级骨化中心，骨化中心的出现可反映长骨生长成熟程度。婴儿期，腕部无骨化中心，胫骨近端和股骨远端有骨化中心，故测骨龄时拍膝部 X 光片，年长儿可摄腕部及左手 X 光片来判断长骨的生长。腕部骨化中心于 10 岁时出全，共 10 个。1～9 岁腕骨部骨化中心的数目为岁数加 1。骨龄落后可见于生长激素缺乏症、甲状腺功能减退、肾小管酸中毒等，骨龄超前可考虑中枢性性早熟、先天性肾上腺皮质增生症等。

（二）牙齿的发育

人一生中有两副牙，即乳牙（20颗）和恒牙（28～32颗）。生后4～10个月（平均6个月）乳牙开始萌出，3岁前出齐，13个月尚未萌出者称为乳牙萌出延迟。2岁内乳牙数目约等于月龄减4～6。

出牙顺序一般为自下而上、从前到后（图6-2-3）。6岁左右开始萌出第一恒磨牙，7～8岁乳牙以萌出顺序逐个脱落，被恒牙取代；12岁左右长出第二恒磨牙，18岁以后长出第三恒磨牙（智齿），但也有终生不萌出第三恒磨牙者，恒牙一般于20～30岁出齐。

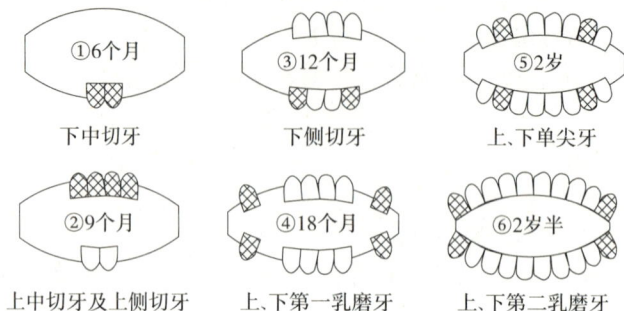

①6个月	③12个月	⑤2岁
下中切牙	下侧切牙	上、下单尖牙
②9个月	④18个月	⑥2岁半
上中切牙及上侧切牙	上、下第一乳磨牙	上、下第二乳磨牙

图6-2-3　乳牙萌出顺序

📖 **工作任务解析 6-2-2**

> **工作任务2：**判断琦琦牙齿的发育是否正常。
>
> **解题思路：**6个月的琦琦刚开始出牙，乳牙一般为生后4～10个月（平均6个月）开始萌出，因此琦琦牙齿的发育是正常的。

三、体格生长的评价方法

儿童生长发育迅速，采用正确的方法评价生长发育状况，并给予科学的保健指导，有利于促进儿童的健康成长。

1. 均值离差法　以体格生长指标的均值为基准值，以标准差为离散度来划分评价等级。通常采用六级评价法。

2. 中位数、百分位数法　以体格生长指标的中位数为基准值，以其余各百分位数值为离散距对体格生长水平进行等级评价。

3. 指数法　通过对比两项指标间的相互关系来评价生长发育。一般选用体重指数（BMI），即体重（kg）/[身高（m）]^{2}来作为判断肥胖的指标。

✒️ **护考直击 6-2-1**

1. 新生儿出生时体重为3.2 kg，生后6个月的体重按公式计算约为（　　　）。
   A. 6.0 kg　　　　B. 6.2 kg　　　　C. 6.8 kg　　　　D. 7.0 kg　　　　E. 7.5 kg

2. 脊柱出现腰椎前凸的时间是（　　　）。
   A. 出生时　　　　B. 3个月　　　　C. 6个月　　　　D. 9个月　　　　E. 12个月

3. 10个月婴儿因畏食来院求医，护士应首先为其检查（　　　）。
   A. 身高　　　　B. 体重　　　　C. 坐高　　　　D. 乳牙　　　　E. 骨骼发育

4. 下列有关前囟的描述错误的是（　　　）。
   A. 出生时为1.5～2.0 cm　　　　　　B. 出生后数月随头围的增大而略增大

C. 至 1 ～ 1.5 岁时闭合　　　　　D. 前囟闭合过迟见于小头畸形

E. 前囟饱满、紧张、隆起表示颅内压增高

5. 婴儿，男，10 月龄。常规生长发育检测报告，前囟关闭时间应该是（　　　）。

A. 10 ～ 13 个月　B. 12 ～ 18 个月　C. 20 ～ 22 个月　D. 22 ～ 24 个月　E. 24 ～ 30 个月

6. 患儿，7 岁。生长发育正常，根据骨龄简易计算法，其腕部骨化中心的数目约为（　　　）。

A. 6　　　　　　　B. 7　　　　　　　C. 8　　　　　　　D. 9　　　　　　　E. 5

7. 判断小儿体格发育的主要指标是（　　　）。

A. 体重，身高　　B. 牙齿，囟门　　C. 运动发育水平　D. 语言发育水平　E. 智力发育水平

8. 头围和胸围相等的时间为（　　　）。

A. 1 岁　　　　　　B. 2 岁　　　　　　C. 3 岁　　　　　　D. 4 岁　　　　　　E. 5 岁

参考答案：1. E　2. E　3. B　4. D　5. B　6. C　7. A　8. A

（谢巧玉）

任务 6.3　神经心理发育与评价

工作情境与任务 6-3-1

导入情境： 小米粒，10 个月，居住在城市 A，家庭经济状况良好，家庭氛围和谐。目前，小米粒够独立坐稳，尝试爬行，并开始扶站，能够抓握小物体，如积木、小玩具等。开始发出简单的音节，如 "ba" "ma"，对父母的简单指令有反应，如 "挥手再见" "叫妈妈" 等。对周围环境充满好奇，能够追视移动的物体，对不同颜色和形状的物体有明显的好奇心和反应。开始对一些日常用品产生依赖，如奶瓶、安抚巾等，愿意分享自己的玩具，也愿意接受别人的玩具。

工作任务： 判断该儿童的神经发育是否正常？

儿童的神经心理发育主要涉及感知、运动和语言的发育，以及记忆、思维、情感、性格等心理活动的发育。这些方面的发展与孩子的智力发育密切相关，并影响其未来的学习和行为。

一、神经心理发育

（一）神经系统发育

1. 脑的发育　儿童神经系统最先开始发育，出生时脑质量约为 370 g，占体重的 10% ～ 12%，7 岁时脑质量已接近成人约为 1 500 g。出生后大脑皮质神经细胞的数目不再增加，脑质量的增加主要为神经细胞体积的增大、突触的数量及神经纤维长度的增加及神经的逐步形成。新生儿出生时大脑在结构上已接近成人，大脑表面已有主要的脑沟和脑回，但脑沟较浅、脑回较宽。随着年龄的增长，大脑的沟和回逐渐加深、增厚，6 个月时接近成人。神经髓鞘的形成约在 4 岁完成，在此之前，由于神经活动不稳定，皮质下中枢的兴奋性较高，当外界刺激通过神经传入大脑时，在皮质不易形成一个明确的兴奋灶，兴奋与刺激容易扩散，故婴幼儿睡眠时间长，常出现无意识的手足徐动。婴幼儿遇到强刺激时也易出现嗜睡、惊厥或昏迷等神经系统症状。随着年龄增长，脑发育逐渐成熟与复杂化，3 岁时脑细胞的分化基本完成，8 岁时接近成人。在基础代谢状态下，儿童脑耗氧量约占机体总耗氧量的 50%，成人仅为 20%，因此儿童对缺氧的耐受性较成人更差。

2.脊髓的发育 脊髓的发育在婴幼儿出生时已较成熟。由于脊髓和脊柱的增长速度不平衡，出生时脊髓末端位于第2腰椎下缘，4岁时上移至第1腰椎。因此，婴幼儿做腰椎穿刺时位置宜低，以第4～5腰椎间隙为宜，4岁后与成人相同。

3.神经反射

（1）生理反射

①出生时已存在，以后逐渐消失的反射 如觅食反射、拥抱反射、握持反射、吸吮反射等原始反射，这类反射多在生后3～4个月消失。颈肢反射于生后5～6个月消失，吸吮反射于1岁左右完全消失。

②出生时已存在，终生不消失的反射 如角膜反射、瞳孔反射、结膜反射、吞咽反射等。

③出生时不存在，以后逐渐出现并终生存在的反射 腹壁反射、提睾反射、腱反射等，在新生儿期不易引出，1岁时才稳定。以上3类反射在应该出现时未能出现或反射减弱、应消失时仍存在，均提示神经系统有病变。

（2）病理反射 病理反射包括巴彬斯基（Babinski）征、戈登（Gordon）征、奥本海姆（Oppenheim）征等。2岁以内引出踝阵挛、巴彬斯基（Babinski）征阳性可为生理现象，2岁以上或单侧阳性为病理现象，提示锥体束损伤。颅内压增高时出现脑膜刺激征，即颈项强直、凯尔格尼（Kernig）征、布鲁津斯基（Brudzinski）征的阳性反应。由于婴儿颅缝和囟门可以缓解颅内压，所以脑膜刺激征可能不明显或出现较晚。3～4个月以内的婴儿因屈肌张力较高，凯尔格尼征、布鲁津斯基征可呈弱阳性，属生理现象。

知识拓展 6-3-1

常见的病理反射的检查方法

1.巴彬斯基（Babinski）征 患者仰卧，髋、膝关节伸直，检查者左手握踝上部固定小腿，右手持钝尖的金属棒自足底外侧从后向前快速轻划至小趾根部，再转向拇趾侧。正常出现足趾向跖面屈曲，称巴彬斯基征阴性。如出现趾背屈，其余足趾呈扇形展开，称巴彬斯基征阳性。

2.戈登（Gordon）征 用拇趾和其他四趾分置于腓肠肌部位，然后以适度的力量捏压，阳性表现为拇趾背屈，其余四趾呈扇形散开。

3.奥本海姆（Oppenheim）征 病人仰卧，两下肢伸直。检查者以拇指和食指把握病人的胫骨前缘上端，然后沿胫骨前缘用力向下推进至踝部，若出现拇趾背屈，其他各趾呈扇形散开，即为奥本海姆征阳性。

4.踝阵挛 检查时嘱患者仰卧，髋关节与膝关节稍屈，一手持患者小腿，另一手持住患者足的远端，用力使踝关节背屈，则踝关节呈节律性伸屈运动，超过3次为异常。一般见于锥体束损伤，也可见于中枢神经系统兴奋性亢进和神经官能症。

5.脑膜刺激征 颈项强直、凯尔格尼（Kernig）征、布鲁津斯基（Brudzinski）征：

（1）凯尔格尼（Kernig）征 是一种神经科检查方法，用于检测脑膜刺激征。检查时患者取仰卧位，双腿伸直。检查者将患者的一只脚抬起，使其脚跟接触到对侧膝关节。检查者用手按压患者的膝关节，使其下肢呈90°。若患者出现疼痛、不适或紧张反应，则表明可能存在脑膜刺激征。

（2）布鲁津斯基（Brudzinski）征 是一种用于检查脑膜炎或蛛网膜下腔感染的体格检查。检查时，患者仰卧，两腿伸直，前屈其颈，如果出现双侧髋、膝部屈曲，即为阳性。此外，压迫其双侧面颊部会引起双上臂外展和肘部屈曲；叩击其耻骨联合处会出现双下肢屈曲和内收，这些均为 Brudzinski 征阳性。

（二）感知觉的发育

1. 视感知的发育　新生儿已有视觉感应功能，瞳孔对光有反应，眼球有震颤现象，于 3～4 周内自动消失。新生儿的视觉不敏锐，只能看清 15～20 cm 内的事物；2 个月起可协调注视物体；3～4 个月时头眼协调较好，可追寻人或移动的物体所在方位；4～5 个月开始认识母亲或奶瓶；6～7 个月时目光可随上下移动的物体垂直方向移动；18 个月时能区别各种形状；2 岁时两眼调节好，能区别垂线与横线；4～5 岁时视深度已充分发育，视力达 1.0。

2. 听感知的发育　新生儿出生时中耳内有羊水潴留，听力差；生后 3～7 日听觉良好；3～4 个月时头可转向声源，出现定向反应，听到悦耳声音时会微笑；6 个月时能区别父母的声音，唤其名有反应；7～9 个月时能确定声源，区别语气及言语的意义；1 岁时能听懂自己的名字；13～16 个月可寻找不同响度的声源；2 岁能听懂简单的吩咐；4 岁时听觉发育完善。

3. 味觉的发育　新生儿味觉相当灵敏，4～5 个月的婴儿对食物的微小改变已很敏感，是味觉发育的关键期，此时应合理添加各类辅食，以适应多种不同味道的食物。

4. 嗅觉的发育　新生儿嗅觉已发育成熟，3～4 个月时能区别好闻与难闻的气味，7～8 个月开始对芳香气味有反应，2 岁左右能很好地辨别各种气味。

5. 皮肤感觉的发育　皮肤感觉包括触觉、痛觉、温度觉和深感觉。新生儿触觉很灵敏，其敏感部位是眼、唇、口周、手掌及足底等，触之可有眨眼、张口、缩回手足等动作，而前臂、大腿、躯干部触觉则较迟钝；6 个月左右皮肤有定位能力。新生儿已有痛觉，但反应迟钝，2 个月后才逐渐完善。新生儿温度感觉很灵敏，冷的刺激比热的刺激更能引起明显的反应，如出生时离开母体环境温度骤降就啼哭。2～3 岁时儿童通过接触能区分物体的软、硬、冷、热等属性；5～6 岁时能分辨体积和质量不同的物体。

6. 知觉的发育　知觉主要有物体知觉、空间知觉、时间知觉和运动知觉等。儿童在 6 个月以前，主要是通过感觉认识事物，6 个月后，通过看、咬、摸、闻、敲击等活动，对物体的形状、大小、质地及颜色等产生初步的综合性知觉。1 岁儿童开始有空间和时间知觉；3 岁能辨上下；4 岁能辨前后；5 岁能辨左右。4～5 岁时有早上、晚上、白天、明天、昨天的时间概念；5～6 岁时能逐渐掌握周内时序、四季等概念。

（三）运动功能的发育

运动功能发育是视、听、感知及情感发育的综合反应，可分为大运动和细运动两大类。大运动包括颈肌和腰肌的平衡性活动，细运动指手的精细捏弄动作。

儿童动作发育遵循一定规律：①由上到下（如先会抬头、后会坐、站立）；②由近到远（如先会抬肩、伸臂、后会手指动作的控制能力）；③由不协调到协调；④由粗动作到细动作（如先会全掌握持物品，后会手指端捏取）；⑤先有正向动作后有反向动作（如先抓后放，先向前走，后到退走）。

1. 大运动发育

大运动（gross motor）指身体对大动作的控制，包括颈肌、腰肌的平衡能力，以及爬、站、走、跑、跳等动作。

（1）抬头　颈后肌发育先于颈前肌，故婴儿最先出现的是俯卧位抬头。新生儿俯卧位时能抬头 1～2 s；2～3 个月时俯卧可抬头 45°，5～6 个月俯卧抬头 90°。3 个月直立状态时能竖直头部；4 个月时抬头很稳并能自由转动（图 6-3-1、图 6-3-2）。

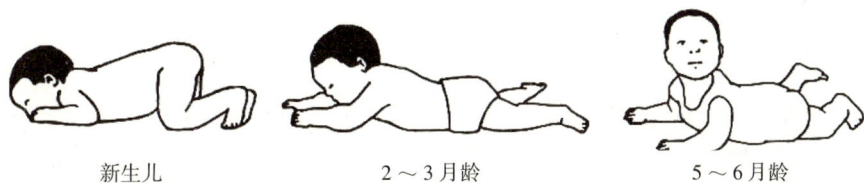

新生儿　　　　　　2～3月龄　　　　　　5～6月龄

图 6-3-1　俯卧抬头姿势发育

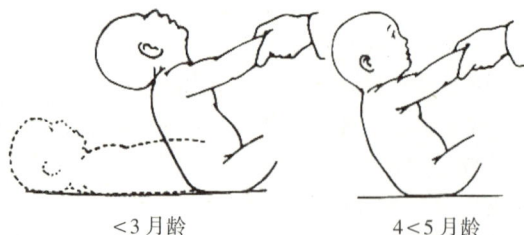

<3月龄　　　　　　　　4<5月龄

图6-3-2　竖颈姿势发育

（2）**翻身**　1～2个月婴儿可伸展脊柱从侧卧位到仰卧位。4～5个月可较有意识地以身体为一体从侧卧位到仰卧位，但无身体转动。5～6个月时可由仰卧位翻身至侧卧位，或从俯卧位至仰卧位。7～8个月可有意从仰卧位翻至俯卧位，再从俯卧位翻至仰卧位。

（3）**坐**　新生儿腰肌无力，至3个月扶坐时腰仍呈弧形；6个月时能靠双手向前支撑稳坐片刻；8～9个月时能坐稳并能左右转身。

（4）**匍匐、爬**　婴儿2个月时俯卧能交替踢腿；3～4个月时可用手撑起上身数分钟；7～8个月时已能用手支撑胸腹，可后退或在原地转动身体；8～9个月时可用双上肢向前爬；12个月时能手膝并用爬行；15个月后能爬楼梯。学习爬的动作有助于胸部及智力的发育，并能提早接触周围环境（如手拿不到的东西，通过爬可以拿到），促进神经系统的发育。

（5）**站、走、跳**　新生儿直立时双下肢稍能负重，出现踏步反射和立足反射；5～6个月扶立时双下肢可负重，并上下跳动；8～9个月可扶站片刻；10～14个月独站和扶走；15～18个月走路较稳；24个月时已能跑和双足并跳；2～2.5岁能单足站；3岁能上下楼梯，可并足跳远、单足跳。

大运动发展的过程可归纳为"二抬四翻六会坐，七滚八爬周会走"（数字代表月龄）。

2. 细运动发育

精细运动（fine motor）指手和手指的动作，如抓握物品、涂画、叠方木等。

婴儿3个月握持反射消失后，试用全手掌抓握物体；5～6个月时主动伸手抓物；6～8个月能独自摇摆或玩弄小物体，出现换手及捏、敲等探索性动作；9～10个月可用拇、示指取物，喜撕纸；12～18个月能拿笔乱画，几页几页翻书；18个月能叠2～3块方积木，拉脱手套或袜子；2岁能叠纸、叠6～7块方积木，一页一页翻书，模仿画直线和圆，拿住杯子喝水；2～2.5岁用积木搭桥；3～4岁会使用一些"工具性"玩具；4～5岁穿鞋带、剪纸；5～6岁能学习写字、折纸、剪复杂图形。

（四）语言的发育

语言是表达思维、观念等心理过程，与智能有直接关系。儿童语言的发育除受语言中枢控制外，还需要正常的听觉和发音器官，同时，周围人群经常与儿童的语言交流是促进言语发育的重要条件。语言发育经过发音、理解和表达三个阶段。

1. 发音阶段　新生儿会哭叫，2个月时能发喉音，3个月能发"啊""伊""呜"等元音，6个月时出现辅音，7～8个月能发"爸爸""妈妈"等语音，但没有词语的真正意义。

2. 理解阶段　婴儿在发音过程中逐渐理解言语。10个月有意识叫"爸爸""妈妈"。12个月通过视觉、触觉与听觉的联系，逐步理解一些日常用品。

3. 语言表达阶段　在理解基础上，儿童学会表达语言。1岁开始会说单词；18个月能指认并说出家庭主要成员的称谓；2岁时能说出自己身体各部分，如手、脚等；3岁能指认许多物品名，讲2～3个字的词组；4岁能讲述简单的故事情节。

（五）心理活动的发展

心理的发展过程是人对客观现实的反应活动的不断扩大、改善和充实的过程。人的心理活动包括感觉、记忆、思维、想象、情绪、性格等方面。儿童出生时不具有心理现象，当形成条件反射时即标志着心理活动的开始发育，且随年龄增长而逐步发展。

1. 注意的发展　注意是人的心理活动对一定事物的指向和集中，是认知过程的开始。注意可分有意注意和无意注意，前者为自然发生的，不需要任何努力；后者为自觉的、有目的行为。新生儿已有非条件性的定向反射，如大声说话能使其停止活动。婴儿以无意注意为主，3 个月开始能短暂地集中注意人脸和声音，强烈的刺激能成为儿童无意注意的对象。随年龄增长、活动范围扩大及动作语言的发育，儿童逐渐出现有意注意，但幼儿时期注意的稳定性差，易分散和转移；5 ～ 6 岁后儿童才能很好地控制自己的注意力；11 ～ 12 岁后儿童注意力集中性和稳定性提高，注意的范围也不断扩大。

2. 记忆的发展　记忆是一个复杂的心理活动过程，包括识记、保持和回忆。回忆又可分再认和重现。1 岁以内婴儿只有再认而无重现，随年龄增长，重现能力亦增强。婴幼儿时期的记忆特点是以机械记忆为主，记忆的时间短、内容少，精确性差，较易记忆带有欢乐、愤怒、恐惧等情绪的事情；学龄前儿童对有兴趣并能激起强烈情绪体验的事物较易记忆且保持持久；学龄期儿童的有意记忆能力增强，记忆的内容拓宽，复杂性增加。

3. 思维的发展　思维是人应用理解、记忆和综合分析能力来认识事物的本质和掌握其发展规律的一种精神活动，是心理活动的高级形式。思维分具体形象思维和逻辑思维。1 岁以后的儿童开始产生思维。婴幼儿的思维为初级的形象思维，3 岁以后初步建立抽象概括性思维；6 ～ 11 岁逐渐学会了综合、分析、分类、比较等抽象思维方法，使思维具有目的性、灵活性和判断性，独立思考的能力有了进一步提高。

4. 想象的发展　想象是人在感知客观事物后，在大脑中创造出以往未遇到过或将来可能实现的事物形象的思维活动。常常通过讲述、画图、写作、唱歌等表达出来。新生儿无想象能力；1 ～ 2 岁仅有想象萌芽；3 岁后开始初步的有意想象；学龄前期儿童仍以无意想象和再造想象为主，学龄期儿童有意想象和创造性想象迅速得以发展。

5. 情绪、情感的发展　情绪是个体生理和心理需要是否得到满足时的心理体验和表现，情感是在情绪的基础上产生对人、对物的关系的体验。新生儿因生后不适应宫外环境，常表现为不安、啼哭等消极情绪，而抚摸、搂抱、哺乳等则可使其情绪愉快；6 个月后能辨认亲人，易产生对亲人的依恋及分离性焦虑情绪，9 ～ 12 个月时依恋达高峰。婴幼儿情绪表现特点为时间短暂，反应强烈，易变化，易冲动，外显而真实。随年龄增长和与周围人交往的增加，儿童逐渐能有意识地控制自己的情绪，情绪反应渐趋稳定，情感也日益分化，产生信任感、安全感、荣誉感、责任感、道德感。

6. 意志的发展　意志是自觉地、有目的地调节自己的行为，克服困难以达到预期目的或完成任务的心理过程。新生儿无意志，随着年龄的增长，语言、思维能力的不断提高，社会交往的增多，在成人教育的影响下，儿童的意志逐步形成和发展。

7. 性格的发展　个性是个体所表现出来的与他人不同的习惯行为方式和倾向性。性格是重要的个性心理特征，由于每个人都有特定的生活环境和自己的心理特点，因此表现在兴趣、能力、性格、气质等方面的个性各不相同。婴儿期由于一切需要均依赖成人，逐渐建立对亲人的依赖性和信赖感。幼儿时期儿童已能独立行走，说出自己的需要，自我控制大小便，故有一定自主感，但又未完全脱离对亲人的依赖，任性与依赖行为交替出现。学龄前期儿童生活基本能自理，主动性增强，一旦主动行为失败，易出现失望和内疚。学龄期儿童开始正规学习生活，重视自己勤奋学习的成就，对自己的评判能力很差，如不能发现自己学习潜力将产生自卑。青春期少年体格生长和性发育开始成熟，社交增多，心理适应能力加强但容易波动，在感情问题、伙伴问题、职业选择、道德评价和人生观等问题上，如处理不当易发生性格变化。性格一旦形成即相对稳定。儿童运动、语言、适应性能力的发育过程见表 6-3-1。

表 6-3-1　儿童运动、语言和适应性能力的发育过程

年龄	运动	语言	适应周围人物的能力与行为
新生儿	无规律，不协调动作，紧握拳	能哭叫	铃声使全身活动减少
2 个月	直立位及俯卧位时能抬头	发出和谐的喉音	能微笑，有面部表情，眼随物转动

续表

年龄	运动	语言	适应周围人物的能力与行为
3个月	仰卧位时转为侧卧位,用手摸东西	咿呀发音	头可随看到的物品或听到的声音转动180°,注意自己的手
4个月	扶着髋部时能坐,或在俯卧位时用两手支持抬起胸部,手能握持玩具	笑出声	抓面前物体,自己玩手,见食物表示喜悦。较有意识地哭和笑
5个月	扶腋下能站得直,两手能各握玩具	能喃喃地发出单调音节	伸手取物,能辨别人声,望镜中人笑
6个月	能独坐一会儿,用手摇玩具	发"不""呐"等辅音	能辨别熟人和陌生人,自拉衣服,自握玩具玩
7个月	会翻身,自己独坐很久,将玩具从一手换到另一手	能发出"爸爸""妈妈"等语音,但无意识	能听懂自己的名字,自握饼干吃
8个月	会爬,会自己坐起来和躺下去,会扶栏杆站起来,会拍手	能重复大人所发的简单音节	注意观察大人的行为,开始认识物体,两手会传递玩具
9个月	试着独站,会从抽屉中取出玩具	能懂几个较复杂的词句,如"再见"等	看到熟人会手伸出来要人抱,能与人合作游戏
10~11个月	能独站片刻,扶椅或推车能走几步,能用拇指、示指对拿东西	开始用单词,能用一个单词表示很多意义	能模仿成人的动作,招手说"再见",抱奶瓶自食
12个月	能独走,弯腰拾东西,会将圆圈套在木棍上	能说出物品的名字,如灯、碗等,指出自己的手、眼等主要部位	对人和事物有爱憎之分,穿衣能合作,自己用杯喝水
15个月	走得好,能蹲着玩,能叠一块方木	能说出几个词和自己的名字	能表示同意或不同意
18个月	能爬台阶,有目标地扔皮球	能认识并指出自己身体的各个部位	会表示大、小便,懂命令,会自己进食
2岁	能双脚跳,手的动作更准确,会用勺子吃饭	能说出2~3个字构成的句子	能完成简单的动作,如拾起地上的物品,能表达懂、喜、怒、怕
3岁	能跑,会骑三轮车,会洗手、洗脸,穿、脱简单衣服	能说短歌谣,数几个数	能认识画上的东西,认识男女,自称"我",表现自尊心,同情心,怕羞
4岁	能爬梯子,会穿鞋	能唱歌	能画人像,初步思考问题,记忆力强,好发问
5岁	能单腿跳,会系鞋带。	开始识字	能分辨颜色,数10个数,知道物品用途及性能
6~7岁	参加简单劳动,如扫地、擦桌子、剪纸、泥塑、结绳等	能讲故事,开始写字	能数几十个数,可简单加、减运算,喜欢独立自主,形成性格

工作任务解析 6-3-1

工作任务:判断该儿童的神经发育是否正常。

解题思路:神经发育是否正常主要评估指标包括感知能力、运动能力、语言能力、社交能力及适应性行为。案例评估结果显示,他在各项指标上均表现出正常发展水平。具体如下:

1. 感知能力 对周围环境充满好奇,能够追视移动的物体,对不同颜色和形状的物体有明显的好奇心和反应。

2. 运动能力 能够独立坐稳,尝试爬行,并开始扶站。手部精细动作良好,能够抓握小物体，如积木、小玩具等。

3.语言能力　始发出简单的音节，如"ba""da"，对父母的简单指令有反应，如"挥手再见""叫妈妈"等。

4.社交能力　对其他儿童有明显的兴趣，愿意分享自己的玩具，也愿意接受别人的玩具。

5.适应性行为　开始对一些日常用品产生依赖，如奶瓶、安抚巾等。

根据评估结果，建议家长继续关注儿童的全面发展，尤其在语言和社交方面给予更多刺激和引导。同时，鼓励家长多带儿童接触不同的环境和人群，提高其适应能力。定期进行儿童保健和神经心理发育评估，以便及时发现并处理任何发展中的问题。

二、神经心理发育的评价

儿童神经心理发育的水平表现在感知、运动、语言和心理过程等各种能力及性格方面，对这些能力和特征的检查称为心理测验。儿童心理测验方法有发育水平测验、适应性行为评定等类型，依据其作用和目的又可分为筛查性测验和诊断性测验两种。心理测验需经专业人员根据实际需要选用。

（一）发育水平测验

1.筛查性测验

（1）丹佛发育筛查测验（DDST）　DDST是测量儿童心理发育最常用的方法，主要用于6岁以下儿童发育筛查，共104个项目，内容包括个人-社会、精细动作-适应性、语言、大运动4个能区，检查时逐项检测并评定其及格或失败，最后评定结果为正常、可疑、异常、无法判断。对可疑或异常者应进一步作诊断性测验。

（2）图片词汇测验（PPVT）　适用于4～9岁儿童。共有120张图片，每张有黑白线条画四幅。检查时测试者讲一个词汇，要求儿童指出其中相应的一幅画。该法可测试儿童听觉、视觉、知识、推理、综合分析、语言词汇、注意力、记忆力等，方法简便，测试时间短，尤其适用于语言或运动障碍者。

（3）绘人测验　适用于5～9.5岁儿童。要求儿童根据自己的想象在一张白纸上用铅笔画一全身正面人像，然后根据人像身体部位、各部比例和表达方式的合理性等进行评分，方法简便，10～15分钟可完成，不需要语言交往，可运用各种不同的语言。本测验能反映被试者的视觉、听觉、动作协调、观察思维、理解记忆、空间能力、运筹、认知发育等方面的情况。

2.诊断性测验

（1）贝莉婴儿发育量表　适用于1～42个月的婴幼儿，包括精神发育量表（163项）、运动量表（81项）和婴儿行为记录（24项），从认知、语言、运动、社会情感和适应行为5个领域评估儿童发展。

（2）盖瑟尔发育量表　适用于4周至3岁的婴幼儿，从大运动、精细动作、个人-社会、语言能力及适应性行为5个方面进行测试，测得结果以发育商数（DQ）表示。

（3）斯坦福-比奈智能量表　适用于2～18岁的儿童及青少年，测试内容包括幼儿的具体智能如感知、认知和记忆，以及年长儿的抽象智能如思维、逻辑、数量和词汇等，用以评价儿童学习能力和对智能迟滞者进行诊断及程度分类，结果以智商（IQ）表示。

（4）韦茨勒学前及初小儿童智能量表（WPPSI）　前者适用于4～6.5岁儿童，后者适用于6～16岁儿童。测试内容包括词语类及操作类两大部分，测试内容包括词语类及操作类两大部分，是智力评估和智力低下诊断的重要方法之一。

（二）适应性行为评定

适应性行为指人适应外环境赖以生存的能力，是在不同的环境和情境中，为了适应环境、满足自身需求，所表现出来的一系列行为反应和模式。适应性行为评定量表是一种用于评估个体适应性行为的工具。适应性行为评定量表通常采用等级评分或量表评分的方式，根据个体在各个方面的表现进行评估。儿童常用的适应性行为评定量表主要有以下几种。

1.儿童适应行为评定量表（CABS）　感觉运动、生活自理、语言发展、个人取向、社会责任、时空定向、劳动技能、经济活动 8 个分量表。

2.3～7 岁儿童社会适应行为评定量表　生活自理、运动、作业、交往、社会化、自我管理等方面的评定。

3.婴儿 - 初中学生社会生活能力量表　是目前国内普遍采用的一种适应性行为评定量表，适用于 6 个月至 14 岁的儿童，主要包括交往、独立生活能力、参加集体活动、运动能力、作业和自我管理 6 种行为能力。

4.Achenbach 儿童行为量表（CBCL）　适用于 4～16 岁儿童，用于筛查儿童社会能力和行为问题。量表分一般项目、社会能力及行为问题 3 部分，共 113 项。

此外，在适应性行为评定中，Conner 注意力缺陷多动障碍儿童行为量表和 Vanderbilt 注意力缺陷多动障碍儿童行为量表均广泛应用于注意缺陷多动障碍的评估；改良婴幼儿孤独症量表（M-CHAT）和儿童孤独症评定量表（CARS）分别用于孤独症的筛查和诊断。

知识拓展 6-3-2

丹佛发育筛查测验（DDST）

检查对象：一般为 6 岁以下儿童。此法属筛查性，并非发育诊断方法，不能测智商，无法对儿童将来的发育起预测作用，也不能诊断和评价发育障碍名称和程度。检查者须受严格训练，并按照标准规定方法及物品进行检查。

测验工具：①红色绒线团 1 个（直径 10 cm）；②葡萄干或小糖丸若干粒；③细柄摇荡鼓 1 个；④8 块每边 2.5 cm 长的方木（红色 5 块，蓝、黄、绿色各 1 块）；⑤透明无色玻璃小瓶 1 个，口径 1.5 cm；⑥小铃铛 1 只；⑦花皮球 2 只（直径分别为 7 cm 及 10 cm）；⑧红铅笔 1 支、白纸 1 张。

测验项目：DDST 测验图（图 2-15）共有 104 个项目，分布于个人 - 社会、精细动作 - 适应性、语言、大运动 4 个能区。图的顶边线及底边线注有年龄。104 个项目各以横条代表，置于年龄线间的各能区内，每一横条上标有 4 个点，分别代表 25%、50%、75% 及 90% 的正常儿童能完成该项目的年龄刻度。横条内有"R"的项目，表示该项目允许向家长询问而得结果。横条右端上方的号码"1、2……28"是注解，测试时按注解进行。

测验前准备：测验的成功需要儿童的配合，因此必须使儿童安定舒适，集中注意力。测验前，检查者应向家长说明 DDST 为发育筛查性测验，并非测智商，测验项目并不要求儿童全部正确完成，并希望家长配合，不要过分紧张。每次测验前首先按儿童年龄（根据生日查明岁、月、天确切年龄，早产儿应减去早产周数）在测验图上从顶线至底线，经各能区划一条正确的年龄线，并在顶线点上写明检查日期。

测验程序：一般按测验图排列的先后进行。每个能区先测年龄线左侧的项目，再测右侧的项目（因右侧项目的难度渐高）或选儿童容易成功的项目先做，以树立其信心。每一项目可重复测试 3 次，再决定成败，提问时切忌暗示答案。各项目评分记在该项目横条的 50% 处，评分标记"P"表示通过，"F"为失败，"R"为儿童不合作，"NO"为儿童无机会或无条件表演，"NO"在计算总分时不予考虑。凡年龄线左侧项目失败者为发育延迟，切年龄线的项目失败者不算发育延迟。测验时检查者应同时观察儿童的行为、表情、注意力、自信心、语言表达情况、有无异常行为、与家长关系及与检查者配合等情况。

注解：

1.检查者试逗引儿童笑。检查者自己向儿童微笑或交谈或挥手，但不要接触儿童，儿童做出微笑应答。

2.当儿童正在高兴地玩着玩具时，检查者硬把玩具拿开，若儿童表示抗拒算及格。

3.自己穿鞋时不要求系带，穿衣时不要求自己扣背部纽扣。

4.以弧线方式将毛线球向左右交替移动，毛线球距离儿童脸部 15 cm，儿童视线跟随目标以中线为中央移动 90°，过中央线 180°算通过。

5.用摇荡鼓接触儿童指端，儿童能握住它。

6. 小球从桌边滚下时，儿童视线会跟随它，好像在追逐它，直到小球不见或想看它究竟滚向哪里。检查者掷球时，应敏捷地使球滚出，几乎不令儿童见到检查者手，掷球时勿挥臂。

7. 儿童用拇指和另一指摘小丸（平剪摘）。

8. 用示指、拇指的指端摘小丸，摘时腕部离桌面，从上面摘（垂指摘）。

9. 照样学画圈，不示范，不要说出式样。要求线的头尾连接成圈即可。

10. 先给看长短二线，然后问哪一条线长一些（不要问大一些），然后把纸旋转180°，再问哪条长（3试3成或6试5成）。

11. 能画十字及格（二线交叉），不要求指定角度，不示范，不要说出式样。

12. 先嘱儿童照样画，倘不能做，检查者便示范，不要说出式样。要求图案具有4个方角便及格。

13. 评分时对称部分每一对算作一个单元（二臂、二腿、二眼等仅算作一个单元）。

14. 点画片嘱儿童说出名称（仅作声而未叫出名称，不通过）。

15. 检查者嘱儿童："把积木给妈妈""把积木放在桌上""把积木放在地上"，3试2成。
注意：检查者不要指点或用头、眼示意。

16. 检查者问儿童：①冷了怎么办？②饿了怎么办？③累了怎么办？3问2答对。

17. 检查者嘱儿童：①把积木放在桌面上；②放在桌子下；③放在椅子前；④放在椅子后。
注意：检查者不用手指点或用头、眼示意。4试3成。

18. 检查者问以下问题，嘱儿童回答（填空）：①火是热的，冰是_____；②妈妈是女的，爸爸是_____；③马是大的，老鼠是_____。3题2对。

19. 嘱儿童解释下列9个字词的意义：球；湖（或河）；桌子；房屋；香蕉（或其他水果）；窗帘；天花板；篱笆（或围墙）；人行道。能说出用途、结构、成分或分类都算及格（例如香蕉是水果，不只说颜色是黄的）。9项中有6项答对算通过。

20. 检查者问儿童："汤匙（勺）是什么做的？"；"鞋是什么做的？"；门是什么做的？"。不准问其他事物代替。3试3成。

21. 儿童俯卧用双侧前臂及（或）用双手撑起胸部离开桌面。

22. 检查者握住儿童双手轻轻拉他，从仰卧位到坐位，这时儿童头不后仰为及格。

23. 儿童上楼梯时允许手扶墙壁或栏杆，但不准成人搀扶或爬行。

24. 儿童举手过肩掷球给1 m外的检查者。

25. 能并足平地跳远约21 cm。

26. 嘱儿童向前步行，前后两脚间距离不超过2.5 cm。检查者可示范，要求儿童连续走4步，3试2成。

27. 检查者在90 cm外，把球拍给儿童，要求儿童能用手接球，不准用臂抱球。3试2成。

28. 嘱儿童后退走，前后两足距离不超过2.5 cm。检查者可示范，要求儿童连续退4步，3试2成。

测验结果评定：DDST最后结果评定可分为正常、可疑、异常、无法判断。

异常：2个或更多能区，每个能区有2项或更多项目发育延迟。

异常：1个能区具有2项或更多的项目发育延迟，加上1个能区或更多能区有1项发育延迟和该能区切年龄线的项目均为"F"。

可疑：1个能区具有2项或更多项目发育延迟。

可疑：1个或更多能区具有1项发育延迟和该能区切年龄线的项目均为"F"。

无法判断：由于儿童不合作，评为"NO"的项目太多，以致结果无法评定。注意不能将不合作误评为失败。

正常：无上述情况。

第一次测验结果为异常、可疑或无法判断者，应于2～3周后予以复试。复试时应更为慎重，选择更为合适的时间和环境，如复试结果仍为异常、可疑或无法判断者，应进一步作诊断性测验，或转至有关专业人员（心理学、神经病学、视听觉学、发育儿科学等）处作进一步检查和评价。

护考直击 6-3-1

1. 以下（　　）年龄阶段是味觉发育的关键期。
   A. 1～2个月　　　B. 3～4个月　　　C. 5～6个月　　　D. 7～8个月　　　E. 8～10个月

2. 儿童在（　　）时能掌握秒、分、时、月、年等概念。
   A. 5～6岁　　　B. 4～5岁　　　C. 3～4岁　　　D. 2～3岁　　　E. 6～8岁

3. 儿童在（　　）时能手、膝并用爬行。
   A. 10个月　　　B. 12个月　　　C. 15个月　　　D. 18个月　　　E. 24个月

4. 儿童在（　　）时能叠2～3块方积木。
   A. 10个月　　　B. 15个月　　　C. 18个月　　　D. 2岁　　　E. 3岁

5. 儿童在（　　）时会指认并说出家庭主要成员的称谓。
   A. 1岁半　　　B. 2岁　　　C. 2岁半　　　D. 3岁　　　E. 5岁

6. 2个月婴儿来院体检。护士指导家长每日定时播放音乐，近距离和孩子说话，在房间内张贴鲜艳图片，拿颜色鲜明能发声的玩具逗引孩子，其目的是促进该婴儿（　　）。
   A. 新陈代谢　　　　　　　　　　B. 神经精神发育
   C. 消化吸收功能　　　　　　　　D. 体格发育
   E. 内分泌系统发育

参考答案：1. B　2. A　3. B　4. C　5. B　6. B

【高频考点】

▲生长发育的规律为：连续性和阶段性、不平衡性、顺序性、个体差异性。

▲儿童生长发育的顺序性：遵循由上至下、由近至远、由粗到细、由低级到高级、由简单到复杂的顺序。

▲各系统器官发育的不平衡性：发育最早的是神经系统；发育最晚的是生殖系统；淋巴系统则发育先快而后慢。

▲体重计算公式为：

　　　　3～12月：体重（kg）=［年龄（月）+9］/2

　　　　1～6岁：体重（kg）=［年龄（岁）×2+8］

　　　　7～12岁：体重（kg）=［年龄（岁）×7-5］/2

▲身高　新生儿出生时平均身长约为50 cm，一周岁时为75 cm。身高计算公式为：

　　　　2～6岁：身长（高）（cm）=年龄（岁）×7+75 cm

　　　　7～10岁：身长（高）（cm）=年龄（岁）×6+80 cm

▲出生时坐高占身长的67%，6岁时降至55%。

▲1岁时胸围大致与头围相等，约46 cm。1岁后胸围超过头围。

▲上臂围大于13.5 cm为营养良好；12.5～13.5 cm为营养中等；小于12.5 cm为营养不良。

▲生后4～10个月（平均6个月）乳牙开始萌出，3岁前出齐，13个月尚未萌出者称为乳牙萌出延迟。2岁内乳牙数目等于月龄减（4～6）。

▲1～9岁腕骨部骨化中心的数目为岁数加1。

（何琼）

项目 7　婴幼儿保健

项目目标

知识目标：

1. 掌握免疫规划程序，预防接种的准备及注意事项，预防接种的反应与处理。
2. 熟悉儿童免疫方式与常用制剂。
3. 了解免疫规划的概念、儿童体格锻炼与游戏的方法。

能力目标：

1. 能指导家长采取合适的保健措施促进儿童健康成长。
2. 能正确指导家长处理预防接种的反应，解答家长关于常见预防接种的疑惑。

素质目标：

1. 强化学生的爱国情怀、民族自豪感和敬业精神，树立正确的世界观、价值观。
2. 树立关心爱护儿童及精益求精的工作态度。具有良好的法律意识和医疗安全意识，自觉遵守有关医疗卫生的法律法规。

思政案例 7

第五次儿童体格发育调查：5 岁儿童比 40 年前平均高 8 cm

导入： 儿童健康是国家和民族发展的重要基石。儿童的体格生长发育，是衡量一个国家整体健康水平的重要指标。从 1975 年开始，国家便定期开展儿童体格发育调查，记录并分析儿童的生长发育情况。

正文： 原卫生部自 1975 年开始，每隔 10 年对北京、哈尔滨、西安、上海等 9 个城市及其郊区农村的儿童开展一次连续性大样本体格发育调查。2015 年，原国家卫生和计划生育委员会委托首都儿科研究所开展了第五次儿童体格发育调查，共调查 9 市 7 岁以下健康儿童 161 774 人。

调查结果显示，10 年来 9 市 7 岁以下儿童的体格发育水平有不同程度的提高。与 1975 年相比，40 年间我国儿童体格发育状况变化显著。具体数据以 5~5.5 岁年龄组为例，详见以下表格。

儿童体格发育水平调查表

年龄组	年份 / 年	男童体重 /kg	男童身高 /cm	女童体重 /kg	女童身高 /cm
5～5.5 岁	2015	20.17	113.6	19.29	112.5
5～5.5 岁	2005	19.18	111.9	18.40	110.7
5～5.5 岁	1975	16.47	105.6	15.41	104.3

此外，2015 年我国 9 市城乡 7 岁以下各年龄组儿童体格发育平均水平均已明显超过了世界卫生组织颁布的儿童生长标准。

这一进步得益于我国经济社会的快速发展、人民生活水平的显著提高，以及国家对儿童健康事业的高度重视。特别是 2009 年深化医改以来，国家实施了一系列公共卫生干预措施，有效改善了儿童营养和健康状况。

儿童是国家的未来和希望，他们的健康关系到国家的未来。因此，加强儿童健康教育，提高儿童健康素养，是每个人的责任。让我们共同努力，为孩子们创造更公平、更美好的成长环境。

微课 7-1-1
免疫规划程序及
注意事项

微课 7-1-2
卡介苗接种

微课 7-1-3
乙肝疫苗接种

模块三

动画 7-1-1
卡介苗

课件 7-1-1
卡介苗

课件 7-1-2
乙肝疫苗

任务 7.1　免疫规划

工作情境与任务 7-1-1

导入情境：女婴，4 个月大时，母亲抱其至社区儿童保健门诊进行预防接种。

工作任务：

1. 制定该婴儿此次需接种的疫苗种类。

2. 列出该婴儿 1 岁内需要完成的预防接种的种类及程序。

3. 简述预防接种的反应及处理原则。

免疫规划是指根据儿童免疫特点和传染病的发生情况所制定的免疫程序，通过有计划地使用生物制品进行预防接种，以提高儿童的免疫水平，达到控制和最终消灭相应传染病的目的。

知识拓展 7-1-1

免疫规划 - 健康起航

国家免疫规划是指按照国家或者省、自治区、直辖市确定的疫苗品种、免疫程序或者接种方案，在人群中有计划地进行预防接种，以预防和控制特定传染病的发生和流行。

2007 年 3 月 5 日，在十届全国人大五次会议的《政府工作报告》中提出"扩大国家免疫规划的范围，将甲肝、流脑等 15 种可以通过接种疫苗有效预防的传染病纳入国家免疫规划"。扩大国家免疫规划就是在原先国家免疫规划基础上，根据有关原则进一步增加免疫规划疫苗种类，从而扩大预防针对传染病的范围。实施扩大国家免疫规划，是我国政府体现"以人为本"、贯彻科学发展观，将改革开放的成果共享，提高全民素质，保护儿童健康的重要举措。随着国民经济的发展，国家将逐步把一些安全、有效的疫苗纳入国家免疫规划。

国家对适龄儿童实行有计划的免疫接种，对其中部分疫苗实行免费接种，免费范围内的疫苗是必须接种的，这些疫苗称为免疫规划疫苗，还有一些疫苗是自愿接种的，需要自己承担费用，如水痘疫苗、流感疫苗、肺炎疫苗以及狂犬疫苗等，这些疫苗称为非免疫规划疫苗。

一、免疫方式与常用制剂

1. 主动免疫及常用制剂　通过给易感者接种特异性抗原进而刺激机体产生特异性抗体或致敏淋巴细胞而获取的免疫力称为主动免疫，是预防接种的主要方式。机体产生特异性抗体虽然需要一定的时间，但抗体持续时间久，一般为 1～5 年。常用的免疫制剂有以下几种：

（1）菌苗　包括死菌苗和减毒活菌苗，多由细菌菌体或者是多糖体制成。①死菌苗：较为安全，性质稳定，但由于不能在人体内生长繁殖，免疫力低，持续时间短，需要大量多次反复注射，如百日咳、伤寒菌苗等。②减毒活菌苗：接种到人体后，能生长繁殖但不引起疾病，形成持久免疫力且效果较好，接种量小接种次数也少。活菌苗有效期短，需冷藏保存，常用的有卡介苗。

（2）疫苗　病毒、立克次氏体接种动物、鸡胚或组织培养处理后制成，最新有基因重组、腺病毒载体，mRNA 等技术研制。疫苗常见类型分为灭活疫苗和减毒活疫苗。活疫苗与活菌苗有相似的优点。

知识拓展 7-1-2

疫苗类型有哪些？

1.灭活疫苗：乙脑灭活疫苗（JE-I）、狂犬病疫苗（RabV）等。

2.减毒活疫苗：脊灰减毒活疫苗（bOPV）和甲肝减毒活疫苗（HepA-L）等。

3.同时存在减毒和灭活两种类型疫苗：脊灰减毒活疫苗（bOPV）和脊灰灭活疫苗（IPV）、甲肝减毒活疫苗（HepA-L）和甲肝灭活疫苗（HepA-I）)、乙脑减毒活疫苗（JE-L）和乙脑灭活疫苗（JE-I）等。

4.联合疫苗：将多种病原微生物制备成一种疫苗，达到接种一种疫苗就可以预防多种疾病的目的，如百白破疫苗（DTaP）、麻腮风疫苗（MMR）、白破疫苗（DT）等。

（3）类毒素　是用细菌产生的外毒素所制成的无毒但有抗原性的制剂，如破伤风及白喉类毒素。

2.被动免疫及常用制剂　通过给人体注射含特异性抗体的免疫血清或细胞因子等制剂而立即获得的免疫力，主要用于暂时性治疗及预防。此种免疫方式免疫效果产生快，但维持时间短（一般约3周）。常用制剂有丙种球蛋白、特异性免疫血清及胎盘球蛋白等。由于此类制剂多来源于人或动物血清，对人体是一种异性蛋白，易引起过敏及血清病，使用时应谨慎。被动免疫是在疫苗诱导产生有效抗体前，迅速短暂地提供病毒中和抗体，而疫苗诱导产生的抗体可持续存在数年，因此被动免疫尚不能取代疫苗，应与疫苗联合应用。

知识拓展 7-1-3

新型被动免疫制剂——抗狂犬病毒单克隆抗体

最新研制成功上市的有抗狂犬病毒单克隆抗体，单克隆抗体通过基因重组技术制备，在生产过程中不使用动物，减少了血源性传染病等不良反应发生的风险，可实现大规模生产，产能不受限，蛋白总量低，比活性高，质量标准化，安全性更具优势。

二、免疫程序

免疫程序是指某一特定人群需要接种何种疫苗的统一规定，即需要接种疫苗的种类、初免起始时间（月/年龄）、基础剂次、加强免疫时间和剂次、剂量、部位以及有关要求的具体规定。我国国家免疫规划疫苗儿童免疫程序包括 11 种疫苗，预防 12 种传染性疾病。具体国家免疫规划疫苗儿童免疫程序见表 7-1-1。根据季节与疾病流行状态，或是家长自身意愿，也可进行流感疫苗、肺炎疫苗、口服轮状病毒疫苗、水痘疫苗等自费疫苗的接种。免疫规划疫苗与非免疫规划疫苗同等重要。

工作任务解析 7-1-1

工作任务 1：制定该婴儿此次需接种的疫苗种类。

解题思路：此任务考核该婴儿 4 个月时需接种何种疫苗？按照免疫规划程序 4 个月宝宝，可以口服脊髓灰质炎减毒活疫苗糖丸第三剂，同时可以肌内注射百白破疫苗。

表 7-1-1　国家免疫规划疫苗儿童免疫程序表（2023 年版）

疫苗	接种对象	接种剂次	接种剂量	接种部位	接种途径	可预防疾病	备注
乙肝疫苗	0、1、6 月龄	3	10 µg 或 20 µg	上臂三角肌	肌内注射	乙型病毒性肝炎	出生后 24 小时内接种第 1 剂次，第 1、2 剂次间隔≥28 天
卡介苗	出生时	1	0.1 mL	上臂三角肌中部略下	皮下注射	结核性脑膜炎，粟粒型肺结核	2 月以上接种前应做结核菌素试验，阴性才能接种
脊灰灭活疫苗	2 月龄	1	0.5 mL	上臂三角肌	肌内注射	脊髓灰质炎	第 1、2 剂次，第 3、4 剂次间隔≥28 天；冷开水送服，服后 1 小时内禁热开水、母乳
脊灰减毒活疫苗	3、4 月龄 4 周岁	3	1 粒或 2 滴		口服	脊髓灰质炎	
百白破疫苗	3、4、5 月龄，18 月龄	4	0.5 mL	上臂外侧三角肌	肌内注射	百日咳、白喉、破伤风	第 1、2 剂次，第 2、3 剂次间隔≥28 天
白破疫苗	6 周岁	1	0.5 mL	上臂三角肌	肌内注射	白喉、破伤风	
麻风疫苗	8 月龄	1	0.5 mL	上臂三角肌下缘附着处	皮下注射	麻疹	接种前 1 个月及后 2 周避免使用丙球及胎盘球蛋白
麻腮风疫苗	8 月龄、18 月龄	2	0.5 mL	上臂外侧三角肌下缘附着处	皮下注射	麻疹、风疹、流行性腮腺炎	
乙脑减毒活疫苗	8 月龄，2 周岁	2	0.5 mL	上臂外侧三角肌下缘附着处	皮下注射	流行性乙型脑炎	
乙脑灭活疫苗	8 月龄（2 剂次），2 周岁，6 周岁	4	0.5 mL	上臂外侧三角肌下缘附着处	肌内注射	流行性乙型脑炎	接种第 1 剂次后 7～10 天接种第 2 剂次
A 群流脑多糖疫苗	6 月龄，9 月龄	2	30 µg/0.5 mL	上臂外侧三角肌附着处	皮下注射	流行性脑脊髓膜炎	第 1、2 剂次间隔 3 个月
A 群 C 群流脑多糖疫苗	3 周岁，6 周岁	2	100 µg/0.5 mL	上臂外侧三角肌附着处	皮下注射	流行性脑脊髓膜炎	2 剂次间隔≥3 年；第 1 剂次与 A 群流脑疫苗第 2 剂次间隔≥12 个月
甲肝减毒活疫苗	18 月龄	1	0.5 或 1 mL	上臂外侧三角肌附着处	皮下注射	甲型病毒性肝炎	
甲肝灭活疫苗	18 月龄，2 周岁	2	0.5 mL	上臂三角肌附着处	肌内注射	甲型病毒性肝炎	2 剂次间隔≥6 个月

📖 **工作任务解析 7-1-2**

工作任务 2：列出该婴儿 1 岁以内需要完成的预防接种的种类及程序。

解题思路：任务考核 1 岁以内的免疫规划程序，包括必须完成乙肝疫苗、卡介苗、脊髓灰质炎疫苗、百白破疫苗、麻腮风疫苗、A 群流脑疫苗、甲肝疫苗的全程接种和具体的接种时间、部位、方法等。

三、预防接种的准备与注意事项

1. 环境准备　接种环境光线明亮，空气清新，温湿度适宜，接种及急救用物摆放有序，注意冷藏保存疫苗。

2. 心理准备　做好宣传解释，减轻家长和儿童的恐惧、紧张情绪。不要空腹接种，以免晕厥。

3. 严格执行免疫程序　掌握接种剂量、方法、次数、部位、间隔时间和多种疫苗的联合免疫方案。一般接种减毒活疫苗后需间隔 4 周，接种灭活疫苗后需间隔 7 ～ 14 天再接种其他疫苗。及时记录及预约，向接种者交代接种后注意事项及处理措施。

4. 严格掌握禁忌证　在某种疾病或特殊状态下，个体接种疫苗后会增加发生严重不良反应的概率。因此，为避免不良反应的发生，当个体存在某种疾病或处于某种特殊生理状态时不能或暂时不能接种疫苗，当疾病恢复或特殊生理状态（如发热等）不存在时，可以补种疫苗。不同疫苗的接种禁忌证也有所不同，应按照疫苗说明书执行。

🐦 知识拓展 7-1-4

常规免疫的禁忌证

1. 免疫异常：免疫缺陷、恶性疾病（如恶性肿瘤、白血病、淋巴瘤等），以及应用皮质类固醇、烷化剂、抗代谢药物或放射治疗而免疫功能受到抑制者，不能使用减毒活疫苗；对上述儿童及其兄弟姐妹和接触者，可用脊髓灰质炎灭活疫苗（IPV）代替脊髓灰质炎减毒活疫苗（OPV）。减毒活疫苗不可用于孕妇，即使对胎儿或孕妇不会引起异常反应的卡介苗（BCG）和 OPV 也要慎用。

2. 急性传染病：如果受种者正发热、患急性传染病或急性传染病痊愈不到 2 周时，应推迟接种。因为发热时接种疫苗可加重发热症状，且有可能错把发热当作不良反应而阻碍以后接种疫苗。

3. 既往接种疫苗后出现严重不良反应：需要连续接种的疫苗（如百白破），如果前 1 次接种后出现严重反应，则不应继续接种以后的针次。

4. 神经系统疾病患儿：对进行性神经系统患病儿童，如未控制的癫痫、婴儿痉挛、脑炎后遗症和进行性脑病，不应接种含有百日咳抗原的疫苗，以及乙脑疫苗、流脑疫苗。接种疫苗后出现严重过敏反应或接种百日咳疫苗 7 天内发生脑病而无明确的其他原因，是接种疫苗的绝对禁忌证。

5. 严格执行查对制度　实施接种前，要做到"三查七对一验证"，做到受种者、预防接种证和疫苗信息一致，接种人员和受种者双方确认无误后方可实施接种。三查包括：受种者健康状况、核查接种禁忌；查对预防接种证；检查疫苗、注射器的外观、批号、有效期。"七对"是指核对受种者的姓名、年龄和疫苗的品名、规格、剂量、接种部位、接种途径。"一验证"是指接种前请受种者或其监护人验证接种疫苗的品种和有效期等。

6. 严格执行安全注射和生物安全要求　疫苗的运输、储存和使用的全过程应使用冷链系统，温度 2 ～ 8 ℃，注意避光，脊灰减毒活疫苗要求 −20 ℃以下储存；疫苗瓶有裂纹、标签不明或不清晰、有异物者均不可使用。消毒剂消毒皮肤时，需待干后注射，接种活疫苗时，消毒只可用 75% 乙醇，接种前方可打开或取出注射器材，抽取疫苗后和注射完毕后不得回套针帽，应将使用后的注射器具直接或毁型后投入安全盒或防刺穿的容器内统一回收销毁。疫苗瓶开启后，疫苗应在 2 小时内用完；接种后剩余活菌苗应烧毁。

7.接种后注意事项　接种结束后及时完成接种记录，预约再次接种时间，未接种者注明原因，必要时进行补种，接种后需留观 30 分钟，告知注意事项及处理措施。出现接种反应后应及时采取相关救治措施。

四、预防接种的反应与处理

1.一般反应

（1）局部反应　接种后数小时至 24 小时左右发生，部分儿童局部可出现红、肿、热、痛，有时可伴有淋巴结肿大。反应程度因人而异，局部反应一般持续 2～3 天。反应轻者不必处理，重者可局部热敷。接种卡介苗 2 周左右，局部可出现红肿，随后化脓，形成小溃疡，大多在 8～12 周后结痂（卡疤），一般无须处理，保持局部清洁即可；不能热敷。

（2）全身反应　主要为发热，于接种后 5～6 小时出现体温升高，多为低、中度发热，持续 1～2 天。可伴有头痛、恶心呕吐、腹痛腹泻等全身不适。反应轻者适当休息，重者需对症处理，多休息，多饮水。

2.异常反应

（1）过敏性休克　于注射后数分钟内或 0.5～2 小时发生，患者出现烦躁不安、呼吸困难、恶心呕吐、面色苍白、口唇青紫、四肢湿冷、脉细速、惊厥、大小便失禁甚至昏迷，严重甚至危及生命。一旦发生，应立即实施抢救。

（2）全身感染　有严重免疫功能缺陷者，接种活菌（疫）苗可扩散为全身感染，如接种卡介苗后会导致全身播散性结核，应到专科医院治疗。

（3）其他反应　包括其他过敏性反应（如过敏性皮疹、血管性水肿、喉头水肿、Arthus 反应、过敏性紫癜等）、神经系统反应（如热性惊厥、脑病、癫痫等）、注射部位反应（无菌性脓肿、局部脓肿等）等，应对症处理或到专科医院治疗。

3.心因性反应

（1）晕针多由空腹、疲劳、紧张、室内闷热等原因引起，发生于接种时或接种后几分钟内，症见头晕心慌、出冷汗、面色苍白、手足发麻等。发生后，应立即取平卧位、头稍低，维持室内安静，饮少量热水或糖水，必要时可针刺人中，短时间内可恢复正常。

（2）癔症是由精神因素，如生活事件、内心冲突、暗示或自我暗示，作用于易病个体引起的精神障碍。癔症的症状基本是功能性的，多为心理因素占主导，预后良好。以心理治疗为主，无需其他特殊处置。

📖 工作任务解析 7-1-3

工作任务 3：预防接种的不良反应及处理原则。

解题思路：预防接种的不良反应包括一般反应、异常反应及心因性反应。一般反应中局部反应轻者不必处理，重者可局部热敷。一般反应有全身反应者，反应轻者适当休息，重者需对症处理，多休息，多饮水。异常反应有过敏性休克、全身感染及其他反应。过敏性休克一旦发生，应立即实施抢救，有严重免疫功能缺陷者应避免接种活菌（疫）苗，一旦发生全身或其他反应，应对症处理或到专科医院治疗。心因性反应中晕针发生后应立即取平卧位、头稍低，维持室内安静，饮少量热水或糖水，必要时可针刺人中，短时间内可恢复正常，心因性反应中癔症发生后，以心理治疗为主，无需其他特殊处置。

护考直击 7-1-1

1.口服脊髓灰质炎疫苗属于（　　）。
　A.灭活疫苗　　　B.减毒活疫苗　　　C.类毒素疫苗　　　D.组分疫苗　　　E.基因工程疫苗
2.新生儿期应接种的疫苗是（　　）。
　A.卡介苗　　　　　　　　　B.麻疹减毒活疫苗
　C.脊髓灰质炎疫苗　　　　　D.百白破混合制剂
　E.注射破伤风抗毒素
3.卡介苗接种的时间是在出生后（　　）。
　A.2～3 天　　　B.7～10 天　　　C.1 个月　　　D.3 个月　　　E.6 个月
4.麻疹减毒活疫苗的初种月龄为（　　）。
　A.2～3 个月　　B.4～5 个月　　C.6～7 个月　　D.8～12 个月　　E.13～14 个月
5.接种活疫苗时，可作为皮肤消毒的是（　　）。
　A.75% 乙醇　　B.90% 乙醇　　C.0.5% 碘伏　　D.2% 碘酊　　E.0.9% 生理盐水

（6～9 题共用题干）小儿，女，3 个月。母亲带其去儿童保健门诊接种百白破混合制剂。
6.接种前，护士应询问的内容不包括（　　）。
　A.家族史　　　B.疾病史　　　C.过敏史　　　D.目前健康状况　　　E.接种史
7.接种结束后，错误的健康指导是（　　）。
　A.可立即回家　　B.多饮水　　C.多休息　　D.饮食不忌口　　E.观察接种反应
8.接种后，小儿出现烦躁不安、面色苍白、四肢湿冷、脉搏细速等症状。该小儿最可能发生了（　　）。
　A.低血钙　　　B.过敏性休克　　C.全身反应　　D.全身感染　　E.低血糖
9.患儿母亲非常焦虑，不停哭泣。针对患儿母亲的心理护理，错误的是（　　）。
　A.告诉其患儿目前的状况
　B.告诉其当前采取的措施及原因
　C.告诉其不可陪伴患儿，以免交叉感染
　D.告知其以往类似情况的处理效果
　E.帮助其选择缓解焦虑情绪的方法

（10～11 题共用题干）某新生儿出生 6 小时，进行预防接种。
10.接种卡介苗的正确方法是（　　）。
　A.前臂掌侧下段 ID　B.三角肌下缘 ID　C.三角肌下缘 H　D.上臂三角肌 H　E.臀大肌 IM
11.接种乙肝疫苗的正确方法是（　　）。
　A.前臂掌侧下段 ID　B.三角肌下缘 ID　C.三角肌下缘 H　D.上臂三角肌 H　E.上臂三角肌 IM

参考答案：1.B　2.A　3.A　4.D　5.A　6.A　7.A　8.B　9.C　10.B　11.E

（谢巧玉、骆金俊）

任务 7.2　体格锻炼与游戏

工作情境与任务 7-2-1

> **导入情境**：小明，10 个月，身体健康，营养状况良好。家长希望通过体格锻炼，增强小明的体质，促进其生长发育。
>
> **工作任务**：请根据小明的情况，为其制订适当的体格锻炼计划。

一、体格锻炼

儿童体格锻炼是指利用日光、空气、水等自然因素，结合日常生活护理，以促进生长发育的一系列促进性措施。锻炼活动可培养儿童坚强的意志和品格，从而促进儿童全面发展。

（一）体格锻炼的原则

儿童体格锻炼应当遵循以下原则：初始锻炼强度宜小，循序渐进，持之以恒，充分考虑个体差异，根据地域环境实施多样化锻炼，并保证合理的营养摄入与良好的生活作息。

（二）体格锻炼的内容和方法

1. 户外活动

针对年龄、身体状况和季节特性进行个性化规划，四季皆可开展户外活动，有助于提升儿童体温调节及适应外界气温变化的能力；同时，日光照射可预防佝偻病。婴儿出生后应尽早参与户外活动，时间从初始时每日 1～2 次、每次 10～15 分钟，逐渐增加到 1～2 小时。除恶劣天气外，年长儿童应增加户外活动时间。外出时，注意衣着恰当，防止过度保暖。

2. 三浴锻炼

（1）空气浴　空气浴锻炼主要是利用空气与人体皮肤之间的温差刺激机体，通过神经系统的反射作用，促进机体新陈代谢，增强儿童对外冷热环境的适应、调节的能力，减少呼吸道疾病的发生。

空气浴锻炼应从夏季开始，先自室内开始，室温不低于 20 ℃，逐渐减少衣服直至只穿短裤，适应后可转到户外进行。一般 3 岁以下及体弱儿气温不宜低于 15 ℃，3～7 岁不宜低于 12～14 ℃，学龄儿可降至 10～12 ℃。锻炼以饭后 1～1.5 小时进行较好，每日 1～2 次，每次 2～3 分钟，之后逐渐延长至冬季 20～25 分钟、夏季 2～3 小时。空气浴可与其他锻炼方法结合进行，如夏季结合冲洗和淋浴，冬季结合游戏及体操。利用空气进行锻炼，开始时产生冷的感觉属正常反应，锻炼过程中要仔细观察儿童的反应，一旦发现有面色苍白、寒战反应时应停止进行。

（2）日光浴　日光中的紫外线可使皮肤中的 7-脱氢胆固醇转变为维生素 D_3，可预防佝偻病的发生。适当的日光照射可扩张血管，加速血液循环刺激骨髓的造血功能，增强机体的新陈代谢，促进儿童的生长发育。

1 岁以上的婴幼儿可进行日光浴，选择气温在 22 ℃以上的无大风天气进行。夏季以早餐后 1～1.5 小时最佳，上午 9 时左右，春秋季 10～12 时进行。日光浴顺序依次为：背部→身体两侧→胸腹部。最初每侧半分钟，以后可逐渐增加，每次不超过 20～30 分钟。应该避免日光直射，如出现头晕、头疼、出汗过多、脉搏增快、体温上升或神经兴奋等情况应立即停止。日光浴前应进行一段时间的空气浴，浴后应及时补充水分，不要立即进餐。

（3）水浴　主要是利用水的温度和水的机械作用给人以刺激，促进血液循环和新陈代谢，提高体温的调节功能。

①温水浴：婴儿体温调节功能尚不完善，体表面积相对较大，故较适宜温水浴。新生儿脐带脱

落后即可进行温水浴，冬春季节每日 1 次，夏秋季可每日 2 次，水温以 35～37 ℃为宜，在水中时间 7～12 分钟。浴毕可用稍低温度的水（33～35 ℃）冲淋儿童，随即擦干用预热好的温毛巾包裹，防止受凉。

②游泳：游泳综合了水、空气、日光和全身活动的锻炼作用，对儿童体格发育和健康极为有利。可从小训练，须有成人看护。室温不应低于 24～26 ℃，水温≥25 ℃。游泳前，先用冷水浸湿头部和胸部，然后全身浸入水中。游泳中如有寒战等不良反应立即出水，擦干身体，并做适当运动以使身体产生热量。在空腹或刚进食后不可游泳。

（三）体育活动

1.体操　可促进肌肉、骨骼的生长，增强呼吸、循环功能，从而达到增强体质、预防疾病的目的。

（1）婴儿被动操　适合 2～6 个月的婴儿，在成人帮助下进行四肢伸屈运动，每日 1～2 次。被动操可促进婴儿大运动的发育，改善全身血液循环。

（2）婴儿主动操　适合 7～12 个月的婴儿有部分主动动作，他们可以在成人的扶持下，可以进行爬、坐、仰卧起身、扶站、扶走、双手取物等动作。主动操可以扩大婴儿的视野，促进其智力的发展。

（3）幼儿体操　适合 12～18 个月的幼儿，他们可以在成人的扶持下进行有节奏的活动，主要锻炼走、前进、后退，平衡、过障碍物等。内容由简到繁，每日 1～2 次。18 个月至 3 岁的幼儿可配合音乐做模仿操，此年龄段的幼儿模仿性强，可配合儿歌或音乐进行有节奏的运动。

（4）儿童体操广播体操、健美操等　适合 3～6 岁的儿童，在协调四肢运动、提高关节灵活性，对肌肉骨骼发育具有积极作用，同时有助于改善循环、呼吸和神经传导系统功能。

2.田径及球类　托幼机构可组织婴幼儿进行活动，如赛跑、扔沙包、滚球、丢手绢等；组织年长儿利用器械进行锻炼，如木马、滑梯；也可组织各种田径、球类活动。

📖 工作任务解析 7-2-1

工作任务：为小明制订适当的体格锻炼计划。

解题思路：根据小明的年龄为 10 个月婴儿，制订锻炼计划，包括运动类型、运动强度、运动时间和频率、注意事项等。

二、游戏

游戏是儿童生活中的重要组成部分，也是儿童与他人进行沟通交流的一种方式。通过游戏，儿童能够识别自我及外界环境、发展智力及动作的协调性、初步建立社会交往模式、学会解决简单的人际关系问题等。

（一）游戏的功能

1.促进儿童感觉运动功能的发展　通过捉迷藏、骑车、踢足球等活动，儿童的感觉功能及运动能力得到大力发展，提高动作的协调性和精细度。

2.促进儿童智力发展　通过游戏，儿童可以学习识别物品形状及用途，理解数字的含义，了解时间和空间等抽象概念，增进语言表达能力及技巧，获得解决简单问题的能力。

3.促进儿童的社会化及自我认同　婴幼儿可通过游戏探索自己的身体，并把自己与外界环境区分开。通过集体游戏，儿童学会与他人分享，关心集体，认识自己在集体中所处的地位，适应社会角色；同时测试自身能力，逐渐调整行为举止，遵守社会行为准则，建立一定的社会关系，并学习解决人际关系问题。

4.促进儿童的创造力　在游戏中，儿童可以充分发挥想象力，成人对他们的想法或试验给予鼓励，有助于创造力的发展。

模块三

5. 治疗性价值　住院患儿可通过游戏发泄不良情绪、缓解紧张或压力；护理人员可观察患儿病情变化，了解患儿对疾病的认识程度，对住院、治疗及护理等经历的感受；同时，还为护理人员向患儿解释治疗和护理过程、进行健康教育等提供机会。

（二）不同年龄段游戏的特点

1. 婴儿期　多为单独性游戏。婴儿自己的身体往往就是他们游戏的主要内容，他们喜欢用眼、口、手来探索陌生事物，对颜色鲜艳、能发出声响的玩具感兴趣。

2. 幼儿期　多为平行性游戏，即幼儿与其他小朋友一起玩耍，但没有联合或合作性行动，主要是独自玩耍，如看书、搭积木、奔跑等。

3. 学龄前期　多为联合或合作性游戏。许多儿童共同参加一个游戏，彼此能够交换意见并相互影响，但游戏团体没有严谨的组织、明确的领袖和共同的目标，每个儿童可以按照自己的意愿去表现。

4. 学龄期　多为竞赛性游戏。儿童在游戏中制定一些规则，彼此遵守，并进行角色分工，以完成某个目标。游戏的竞争性和合作性高度发展，并出现游戏的中心人物。此期儿童希望有更多的时间与同伴一起玩耍。

5. 青春期　青少年的游戏内容因性别而有很大的差异。女孩一般对社交性活动感兴趣；男孩则喜欢运动中的竞争及胜利感。青少年对父母的依赖进一步减少，主要从朋友处获得认同感。

护考直击 7-2-1

1. 体格锻炼的原则不包括（　　　）。
   A. 持之以恒　　　B. 因地制宜　　　C. 个性化训练　　　D. 家长参与为主　　　E. 循序渐进

2. 以下哪个选项不是儿童游戏的功能？（　　　）
   A. 促进儿童感觉运动功能的发展　　　B. 促进儿童智力发展
   C. 促进儿童的社会化及自我认同　　　D. 促进儿童的创造力
   E. 帮助儿童学习文化知识

3. 下列哪个年龄段的儿童游戏多为单独性游戏？（　　　）
   A. 婴儿期　　　B. 幼儿期　　　C. 学龄前期　　　D. 学龄期　　　E. 青春期

4. 在幼儿期，儿童游戏的特点是（　　　）。
   A. 多为平行性游戏，与其他小朋友一起玩耍，但没有联合或合作性行动
   B. 多为联合或合作性游戏，与其他小朋友一起完成某个目标
   C. 多为竞赛性游戏，制定一些规则，彼此遵守，并进行角色分工
   D. 以户外活动为主，如攀爬、滑梯等
   E. 以室内活动为主，如搭积木、看书等

参考答案：1. D　2. E　3. A　4. E

【高频考点】

▲免疫规划规定1岁以内儿童必须完成乙肝疫苗、卡介苗、脊髓灰质炎疫苗、百白破疫苗、麻腮风疫苗、A群流脑疫苗、甲肝疫苗的全程接种。

▲严格执行"三查七对一验证"制度和安全注射和生物安全要求。接种活疫苗时，消毒只可用75%乙醇；疫苗瓶开启后，减毒活疫苗超过半小时、灭活疫苗超过1小时未用完（疫苗说明书另有规定除外），应将剩余疫苗废弃。

▲儿童免疫规划记忆口诀：出生乙肝卡介苗，二月脊灰炎正好，三四五月百白破，八月麻腮风乙脑。

▲过敏性休克：于注射后数分钟内或 0.5～2 小时发生，立即皮下或静脉注射 1:10 000 盐酸肾上腺素 0.5～1 mL，必要时重复注射。

（何琼）

项目8　婴幼儿营养与喂养

项目目标

知识目标：

1. 掌握儿童能量消耗及儿童特殊能量需要、人工喂养和食物转换的概念及辅助食物引入的原则。
2. 熟悉各营养素作用、来源及生理需要量；辅食引入的顺序；人工喂养的护理。
3. 了解婴幼儿营养状况评估的内容与方法。

能力目标：

1. 能运用所学知识帮助婴幼儿平衡饮食，养成良好的饮食习惯。
2. 能对家长进行婴幼儿喂养饮食指导。

素质目标：

1. 培养学生的职业道德、关爱儿童，具有社会责任感。
2. 融入社会主义核心价值观，引导学生树立正确的价值观和职业观。

思政案例8

"糖丸之父"顾方舟：一辈子只做一件事

导入："舍己幼，为人之幼，这不是残酷，是医者大仁。为一大事来，成一大事去。功业凝成糖丸一粒，是治病灵丹，更是拳拳赤子心。你就是一座方舟，载着新中国的孩子，渡过病毒的劫难。"

——2019年《感动中国》组委会给予顾方舟的颁奖词

正文：1955年，江苏南通暴发了一场奇怪的疫情，1 680个孩子在一夜之间瘫痪，466个孩子死亡，死亡率高达27%，疫情很快蔓延到上海、济南、青岛、北京等多个城市。全国上下一片恐慌，这个疾病就是脊髓灰质炎。

江苏疫情暴发后，顾方舟，我国杰出的医学科学家和病毒学专家，毅然投身疫苗研发。疫苗研制成功后，为确保活疫苗安全，顾方舟与同事亲身试药。然而，寻找7周岁以下儿童参与试验却异常艰难。于是，顾方舟瞒着妻子给未满1岁的孩子喂下了脊髓灰质炎减毒活疫苗（糖丸）。他说："我自己生产的东西我都不相信它，又怎能给别的孩子去吃呢？"一些研究人员也做出了相同选择，让自己的孩子参加了这次试验。经过漫长而煎熬的1个月，孩子们健康如初，临床试验告捷。

自1965年起，脊髓灰质炎疫苗在全国范围内广泛应用，成效显著。平均发病率从1949年的十万分之4.06，降至1993年的十万分之0.046，这一巨大降幅背后，离不开顾方舟及其团队的不懈努力和卓越贡献。2000年，中国卫生部和世界卫生组织联合宣布，中国彻底消灭了脊灰炎野生病毒的传播，成为无脊髓灰质炎国家。如今，现在的孩子们不知道糖丸是什么，但是被糖丸护佑过的那代中国人会永远记得，那个糖丸是他们这辈子吃过的最甜、最好吃的糖。

在《一生一事：顾方舟口述史》一书中，顾方舟将自己的人生概括为"一辈子只做一件事"。正是这一件事，让千百万儿童远离了小儿麻痹症的威胁。他的无私奉献和卓越贡献，将永远铭记在中国人民的心中，激励着后人继续为科学和人类健康事业奋斗。

任务 8.1　能量及营养素的需要

营养是保证儿童正常生长发育、身心健康的物质基础，人体营养素分为：宏量营养素（蛋白质、脂肪和碳水化合物）、微量营养素（维生素、矿物质）和其他膳食成分（水、膳食纤维），如果营养不足可引起儿童生长发育障碍及各种营养素缺乏症；营养过剩，又易发生肥胖症等疾病。因此，在饮食护理中应注意儿童营养均衡，给予家长正确的健康宣教，促进儿童健康成长。

微课 8-1-1 能量及营养素的需要

课件 8-1-1 能量及营养素的需要

一、能量的需要

能量是维持机体新陈代谢所必需的，主要依靠食物中蛋白质、脂肪和碳水化合物三大宏量营养素供给。1 g 蛋白质产能 4 kcal（16.7 kJ），1 g 脂肪产能 9 kcal（37.7 kJ），1 g 碳水化合物产能 4 kcal（16.7 kJ）。能量单位是大卡或千卡（kcal），1984 年国家规定能量以千焦耳（kJ）为单位，换算关系：1 kcal = 4.184 kJ。

儿童摄入的能量有以下五个方面的分配：

1. 基础代谢　是指在清醒、安静、空腹、18 ～ 25 ℃环境下，维持人体体温、肌张力、循环、呼吸、胃肠蠕动及腺体分泌等生理活动所需要的最低能量。儿童每日基础代谢所需要的能量随年龄增长、体表面积的增加而减少，如婴儿每日约需 55 kcal/kg，7 岁时每日约需 44 kcal/kg，12 岁时每日约需 30 kcal/kg，接近成人。婴幼儿基础代谢所需能量约占总能量的 50% ～ 60%。

2. 食物的特殊动力作用　指摄入、消化、吸收及利用食物所需的能量。其能量的消耗与食物成分有关，如摄入的蛋白质、脂肪和碳水化合物，可分别使代谢增加 30%、4% 和 6%。婴儿摄取的食物含蛋白质较多，其食物的特殊动力作用占总能量的 7% ～ 8%，年长儿采用混合膳食，此项消耗仅占 5%。

3. 活动所需　主要为肌肉活动所需。不同的儿童差异较大，与其活动类型、活动量、活动强度、活动时间及年龄等有关。当能量摄入不足时，儿童可表现活动减少。

4. 生长所需　生长发育所需能量为儿童所特有，其需要量与生长速度成正比。1 岁内婴儿生长最快，占总能量的 25% ～ 30%，1 周岁以后每日减少到 5 kcal/kg，到青春期因体格发育再次加速而增加。

5. 排泄所需　指每日摄入的供能食物中不能被吸收而排出体外的部分所需的能量。此项消耗不超过总能量的 10%。

以上五个方面的总和为总需能量。总能量的需求存在个体差异，如年龄越小，总能量需要相对越大。常用能量的估算方法为：小于 6 月龄婴儿能量平均每日需要量为 90 kcal/kg，7 ～ 12 月龄每日为 80 kcal/kg。婴儿每日约需能量 100 kcal，以后每增加 3 岁减去 10 kcal/kg。能量长期供给不足，可发生营养不良；长期供给过多，可发生肥胖症。

二、营养素的需要

（一）宏量营养素

1. 蛋白质　是构成人体细胞和组织的基本成分，也是保证生理功能的重要物质。蛋白质供能占总能量的 8% ～ 15%。1 岁内婴儿蛋白质的推荐摄入量为 1.5 ～ 3 g/（kg·d）。儿童不仅需要蛋白质补充能量消耗，还需要蛋白质维持生长发育，故蛋白质的需要量相对比成人多，如人乳喂养儿每日需蛋白质 2 g/kg，牛乳喂养儿每日需 2.5 g/kg，植物蛋白喂养儿每日需 4 g/kg（因人乳蛋白质的生物价比牛乳高，动物蛋白的生物价比植物蛋白高），而成人每日需蛋白质 1.1 g/kg。含蛋白质丰富的食物有乳类、蛋、肉、鱼和豆类等。

2. 脂肪　是供给能量的重要营养素，6 个月以下婴儿，脂肪占总能量的 35% ～ 50%，随着年龄增长，脂肪占总能量的比例下降，年长儿为 25% ～ 30%。脂肪可提供必需脂肪酸，有助于脂溶性维生素的吸收，并有防止散热，保护脏器和关节等作用。含脂肪丰富的食物有乳、肉、鱼及各种植物油等。

3. 碳水化合物　**是最主要的供能来源，占总能量的 50%～65%**。婴儿每日需碳水化合物 12 g/kg。碳水化合物主要由谷类、根茎类食物以及食糖供给，蔬菜和水果中含量较少。

（二）微量营养素

1. 维生素　维生素是人体正常生理活动所必需的营养素。主要调节人体的新陈代谢，并不产生能量。虽然需要量不多，但大多数在体内不能合成，必须由食物供给。维生素分脂溶性（A、D、E、K）和水溶性（B 族和 C）两大类，其中脂溶性维生素可储存于体内，无需每日供给，但因排泄缓慢，缺乏时症状出现较迟，过量易中毒；水溶性维生素易溶于水，多余部分可迅速从尿中排泄，体内不能储存，需每日供给，缺乏后症状出现迅速，过量一般不发生中毒。

2. 矿物质　人体所需的矿物质有钙、磷、铁、铜、钾、碘、锌、氯、镁等 50 余种，不供给能量，但参与机体的构成。根据其在体内的含量分为常量元素和微量元素。每日膳食需要量在 100 mg 以上的元素为常量元素，又称宏量元素。体内除氢、氧、氮、碳四种基本元素外，钙、磷、镁、钠、钾、氯、硫亦为常量元素。铁、铜、锌及碘、硒、氟等均为微量元素，虽体内含量很少，但与儿童营养密切相关。婴幼儿最易缺乏的元素是钙、铁、锌和铜。各种维生素、主要矿物质的作用、来源和生理需要量见表 8-1-1。

表 8-1-1　各种微量营养素的作用、来源及生理需要量

种类		作用	来源	生理需要量
脂溶性维生素	维生素 A	促进生长发育和维持上皮细胞的完整性，增加皮肤黏膜的抵抗力，为形成视紫质所必需的成分，促进免疫功能	肝、牛乳、鱼肝油、胡萝卜等	婴幼儿需维生素 A 1 333 IU/d
	维生素 D	调节钙磷代谢，促进肠道对钙磷吸收，维持血液钙、磷浓度以及骨骼、牙齿的正常发育	肝、鱼肝油、蛋黄、紫外线照射皮肤合成	婴幼儿需维生素 D 400～800 IU/d
	维生素 K	活跃由肝脏利用、合成凝血酶原	肝、蛋、豆类、青菜，肠内细菌合成	
	维生素 E	促进细胞成熟与分化，是一种有效的抗氧化剂	麦胚油、豆类、蔬菜	
水溶性维生素	维生素 B₁	构成脱羧辅酶的主要成分，为糖代谢所必需，维持神经、心肌的活动机能，调节胃肠蠕动，促进生长发育	米糠、麦麸、豆、花生、酵母	
	维生素 B₂	为辅黄酶主要成分，参与机体氧化过程，维持皮肤、口腔和眼的健康	肝、蛋、鱼、乳类、蔬菜、酵母	
	维生素 B₆	为转氨酶和氨基酸脱羧酶的组成成分，参与神经、氨基酸及脂肪代谢	各种食物中，肠内细菌合成	
	维生素 B₁₂	参与核酸的合成，促进四氢叶酸的形成，促进细胞及细胞核的成熟，对生血和神经组织代谢有重要作用	肝、肾、肉等动物食品	
	叶酸	其活动形式四氢叶酸参与核苷酸的合成，有生血作用；胎儿期缺乏可引起神经管畸形	肝、肾、酵母、绿叶蔬菜较丰富	
	维生素 C	参与人体的羟化和还原过程，对胶原蛋白、细胞间黏合质、神经递质的合成与类固醇的羟化、氨基酸代谢、抗体及红细胞的生成等均有重要作用。可增强抵抗力，并有解毒作用	各种水果、新鲜蔬菜	

续表

种类		作用	来源	生理需要量
主要矿物质	钙	为凝血因子，能降低神经肌肉的兴奋性，是构成骨骼、牙齿的主要成分	绿色蔬菜、乳类、蛋类	儿童需钙约0.5～0.8 g/d
	磷	是骨骼、牙齿、细胞核蛋白、各种酶的主要成分，协助蛋白质、脂肪和碳水化合物的代谢，参与缓冲系统，维持酸碱平衡	肉类、豆类、五谷、乳类	
	铁	是血红蛋白、肌红蛋白、细胞色素及其他酶系统的主要成分，帮助氧的运输	肝、蛋黄、血豆、肉类、绿色蔬菜	婴幼儿需铁10～15 mg/d
	铜	对制造红细胞，合成血红蛋白和铁的吸收起很大作用，与许多酶如细胞色素酶、氧化酶的关系密切，存在于人体红细胞、脑、肝等组织内。缺乏时引起贫血	肝、肉、鱼、豆类、全谷	
	锌	为不少酶的组成部分，如与能量有关的碳酸酐酶、与核酸代谢有关的酶；调节 DNA 的复制转录，促进蛋白质的合成，还参与和免疫有关酶的作用	鱼、蛋、肉、禽、麦胚、全谷	婴幼儿需锌3～10 mg/d
	镁	构成骨骼及牙齿成分，激活糖代谢酶，与神经肌肉兴奋性有关，为细胞内阳离子，参与细胞代谢过程。常与钙同时缺乏，导致手足搐搦症	谷类、豆类、干果、肉、乳类	
	碘	为甲状腺素 T_3、T_4 主要成分，缺乏时引起单纯性甲状腺肿及地方性呆小病	海带、紫菜、海鱼等	7 岁以下需碘40～80 μg/d
	钾	构成细胞浆的要素，维持酸碱平衡，调节神经肌肉活动	果汁、蔬菜、乳、肉	
	钠、氯	调节人体体液酸碱性，调节水分交换，保持渗透压平衡	食盐	

（三）其他膳食成分

1.水　是构成人体体液的主要成分，参与体内所有物质代谢和生理活动。年龄越小，需水量相对越多。婴儿每日需水量为 150 mL/kg，以后每增加 3 岁减去 25 mL/kg，至成人每日为 50 mL/kg。

2.膳食纤维　膳食纤维的主要功能包括：促进肠道蠕动、软化大便、增加大便体积、降解胆固醇、改善肝代谢、预防肠萎缩等。膳食纤维的主要来源于谷物、蔬菜和水果。

护考直击 8-1-1

1.婴儿饮食中三大营养素所供热量的百分比，以下正确的是（　　　）。

　A.15% 蛋白质、50% 脂肪、35% 碳水化合物

　B.15% 蛋白质、35% 脂肪、50% 碳水化合物

　C.25% 蛋白质、40% 脂肪、35% 碳水化合物

　D.25% 蛋白质、35% 脂肪、40% 碳水化合物

　E.25% 蛋白质、25% 脂肪、50% 碳水化合物

2.能量消耗占所需总能量的比例最大的是（　　　）。

　A.基础代谢所需　　　　　　　　B.生长发育所需

　C.食物特殊动力作用　　　　　　D.活动所需

　E.排泄损失能量

3.婴儿时期每日能量和水的需求量分别为（　　　）。

　A.100 kcal，120 mL　　　　　　B.100 kcal，150 mL

C. 120 kcal，120 mL　　　　　　D. 120 kcal，150 mL

E. 150 kcal，100 mL

4. 婴儿用于食物特殊动力作用所需能量占总需能量的百分比是（　　）。

A. 3%～4%　　　B. 4%～5%　　　C. 5%～6%　　　D. 7%～8%　　　E. 9%～10%

参考答案：1. B　2. A　3. B　4. D

任务 8.2　婴幼儿喂养

工作情境与任务 8-2-1

> **导入情境：** 3 个月婴儿，体重 5 kg，身长 62 cm，自出生后一直母乳喂养，近期母亲因感冒发烧暂停哺乳 5 天，身体恢复后想继续母乳喂养，但发现乳量下降变得稀少，无法满足宝宝需求，这让母亲感到很困扰，她希望用牛乳替代品来保证孩子的健康成长。
>
> **工作任务：** 该如何配制糖牛乳？

婴幼儿时期生长发育迅速，对营养素的需求增加，这些营养素分布在各类常见食物中，但其消化吸收能力不成熟，故此阶段正确喂养非常重要，对其一生的发展具有关键性作用。

（一）人工喂养

人工喂养指 6 个月内的婴儿因各种原因不能母乳喂养时，完全采用动物乳或其他代乳品喂养的一种方法，其中，牛乳是最常用的代乳品。

1. 乳品及代乳品

（1）鲜牛乳

①牛乳的成分：与人乳比较，其蛋白质含量高，以酪蛋白为主，遇酸形成凝块较大；脂肪含量相似，但以饱和脂肪酸为多，又缺乏脂肪酶；碳水化合物含量少，以甲型乳糖为主，利于大肠杆菌生长；缺乏维生素；矿物质较多，钙、磷比例不适宜（<2:1），可加重肾脏的负担；缺乏各种免疫因子，且易被细菌污染，故牛乳喂养儿感染性疾病发病率比母乳喂养儿高。

②牛乳的配制：为了能使牛乳更接近人乳，则通过稀释、加糖（5%～8%）、煮沸来矫正。生后根据新生儿情况选用全奶或稀释奶，如 <2 周者可予 2:1 奶（2 份奶加 1 份水）喂养，以后逐渐过渡到 3:1 或 4:1 奶，满月后即可喂全奶。

③牛乳量的计算：按每日所需的总能量和总液量来计算奶量，即婴儿每日需能量 100 kcal（460 kJ）/kg，需水 150 mL/kg；另外，每 100 mL 牛乳产热 66 kcal，1 g 糖产热 4 kcal，则 8% 糖牛乳 100 mL 产热约 100 kcal（66 kcal + 8 g × 4 kcal ≈ 100 kcal）。

例：4 月龄婴儿，体重 6 kg，计算 8% 糖牛乳量方法如下：

每日需总能量：100 kcal/kg × 6 kg = 600 kcal

需 8% 糖牛乳量：600 mL（100 mL : 100 kcal = x : 600 kcal）

需水量：150 mL/kg × 6 kg = 900 mL

除牛乳外需水量：900 mL − 600 mL = 300 mL

需 8% 糖量：600 mL × 8（g）% = 48 g

将全天牛乳及水量平均分次哺喂。

📖 **工作任务解析 8-2-1**

> **工作任务**：该如何配制 5% 糖牛乳进行喂养？
>
> **解题思路**：根据婴儿每日需能量 100 kcal/kg，需水 150 mL/kg；每 100 mL 牛乳产热 66 kcal，1 g 糖产热 4 kcal，先算出 5% 糖牛乳 100 mL 的供能，再根据婴儿体重计算。

（2）配方奶粉　调整牛奶中酪蛋白，添加乳清蛋白、不饱和脂肪酸、乙型乳糖、维生素 A、维生素 D、β 胡萝卜素、铁、锌等营养素，使其成分尽量接近母乳，可直接加水喂哺。不同月龄的婴儿应选择不同的配方奶粉。

（3）全脂奶粉　用鲜牛奶经灭菌、浓缩等处理制成的干粉。按**质量比 1∶8**（1 g 奶粉加 8 g 水）或按**容积比 1∶4**（1 勺奶粉加 4 勺水）配成牛奶。

（4）羊乳　营养成分与牛乳相似，但维生素 B_{12}、叶酸含量较少，婴儿长期饮用易致巨幼红细胞性贫血。

（5）其他代乳品　如豆浆、豆浆粉等。

2. 人工喂养的护理

①乳汁的浓度和量应适宜，不可过稀、过浓或过少。

②奶头软硬度应适宜，奶头孔的大小以奶瓶盛水倒置时液体呈滴状连续滴出为宜；哺喂前先将乳汁滴在成人手背上无过热感为宜；乳汁应充满奶头，以免吸入空气。

③观察食欲、睡眠、粪便性状及体重增加情况，随时调整奶量。

④无冷藏条件者，应分次配制，确保新鲜、安全。

⑤每次配乳所用的食具、用具等应洗净、消毒。

（二）辅食的添加

1. 添加辅食的目的

①补充营养素：婴儿长到 4～6 个月后，母乳将不能完全满足其生长发育的需要，而且母乳的质和量随着时间推移逐渐下降，因此**必须添加辅食**。

②改变食物的性质，训练婴儿的咀嚼功能，为断奶作准备。

2. 添加辅食的原则　**循序渐进，从少到多，从稀到稠，从细到粗，从软到硬，由一种到多种，在婴儿健康、消化功能正常时添加**，见表 8-2-1。记忆口诀"1 汁 4 泥 7 末 10 稠粥"。

表 8-2-1　辅食添加的顺序及供给的营养素

月龄	辅食种类	供给的营养素
1～3 个月	菜汤、水果汁、	维生素 A、维生素 C、矿物质
	维生素 AD 制剂	维生素 A、维生素 D
4～6 个月	米汤、米糊、稀粥	B 族维生素，供给热能
	蛋黄、鱼泥、豆腐、动物血	蛋白质、铁、维生素
	菜泥、水果泥	维生素、矿物质、纤维素
7～9 个月	粥、烂面、饼干、馒头片	B 族维生素，供给热能、训练咀嚼，利于牙齿发育
	蛋、鱼、肝泥、肉末、碎菜	蛋白质、铁、锌、维生素、纤维素
10～12 个月	稠粥、软饭、面条、面包、馒头	B 族维生素，供给热能
	碎肉、碎菜、豆制品	蛋白质、维生素、矿物质、纤维素、供给热能

注：母乳所含的维生素 C、维生素 D 不足，故从生后 2 周始即可逐步添加维生素 C 和浓缩鱼肝油，但两者均不作为辅食对待。

3.添加辅食的护理

（1）辅食添加应在婴儿身体健康时添加。

（2）添加后，要注意观察婴儿大便情况，如出现腹泻或消化不良，应暂停或少加辅食，待大便正常后慢慢添加。

（3）添加辅食应注意食品卫生，防止因污染引起疾病。

知识拓展 8-2-1

婴幼儿喂养指南

1.0～6月婴儿喂养指南　母乳喂养爱是唯一，母乳喂养用爱坚持。

产后尽早开奶，坚持新生儿第一口食物是母乳；坚持6月内纯母乳喂养；顺应喂养，建立良好的生活规律；生后数日开始补充维生素D，不需补钙；婴儿配方奶是不能母乳喂养时的无奈选择；监测体格指标，保持健康生长。

2.7～24月婴幼儿喂养指南　用爱心继续母乳喂养，用科学指导辅食添加。

继续母乳喂养，满6月龄起添加辅食；从富铁泥糊状食物开始，逐步添加达到食物多样；提倡顺应喂养，鼓励但不强迫进食；辅食不加调味品，尽量减少糖和盐的摄入；注意饮食卫生和进食安全；定期监测体格指标，追求健康生长。

护考直击 8-2-1

1.牛奶中钠的含量是母乳的（　　　）。

　　A.2倍　　　　　　B.3倍　　　　　　C.4倍　　　　　　D.5倍　　　　　　E.6倍

2.钙磷比为2∶1的乳品是（　　　）。

　　A.母乳　　　　　B.鲜牛奶　　　　C.8%糖牛奶　　　D.全脂奶粉　　　E.羊奶

3.缺乏叶酸的乳品是（　　　）。

　　A.母乳　　　　　B.鲜牛奶　　　　C.8%糖牛奶　　　D.全脂奶粉　　　E.羊奶

4.8个月婴儿食物中可以添加（　　　）。

　　A.水果汁　　　　B.米汤　　　　　C.肝泥　　　　　D.碎肉　　　　　E.软饭

5.5个月婴儿食物中可以添加（　　　）。

　　A.水果汁　　　　B.米汤　　　　　C.肝泥　　　　　D.碎肉　　　　　E.软饭

6.健康足月女婴，7个月，体重7 kg，母乳喂养，母亲来门诊询问正常适宜的断奶时间为（　　　）。

　　A.6～8个月　　　B.10～12个月　　C.18个月　　　　D.1.5～2岁　　　E.自然离乳

7.健康足月女婴，体重7 kg，母乳喂养，母亲突患急性乳腺炎，来门诊咨询。如采用人工喂养，该婴儿每日需要8%的糖牛奶的量为（　　　）。

　　A.660 mL　　　　B.320 mL　　　　C.780 mL　　　　D.880 mL　　　　E.1 200 mL

8.儿童少年的膳食安排原则<u>不包括</u>（　　　）。

　　A.满足生理需要　　　　　　　　B.合理烹调制作

　　C.适合消化功能　　　　　　　　D.保持良好食欲

　　E.仅满足儿童喜好

9.辅食添加的原则<u>不包括</u>（　　　）。

　　A.从少到多　　　　　　　　　　B.从稀到稠

　　C.从细到粗　　　　　　　　　　D.从一种到多种

E. 患病期间只能吃母乳

10. 某胎龄 35 周早产儿，出生后 32 天。冬天出生，母乳喂养。体重已由出生时的 2.0 kg 增至 3.0 kg。现在可以添加的辅食和添加的目的是（　　）。

A. 米汤，以补充热量　　　　　　B. 菜汤，以补充矿物质

C. 软面条，以保护消化道　　　　D. 蛋黄，以补充铁

E. 鱼肝油，以补充维生素 D

参考答案： 1. C　2. A　3. E　4. C　5. B　6. E　7. C　8. E　9. E　10. E

【**高频考点**】

▲产能营养素：能量是维持机体新陈代谢所必需的，主要依靠食物中蛋白质、脂肪和碳水化合物三大宏量营养素供给。1 克蛋白质产能 4 kcal，1 克脂肪产能 9 kcal，1 克碳水化合物产能 4 kcal。

▲儿童摄入的能量分配：基础代谢、食物的特殊动力作用、活动所需、生长所需、排泄所需，其中生长所需为儿童所特有。

▲全牛乳喂养：每日所需的总能量和总液量来计算奶量，婴儿每日需能量 100 kcal（460 kJ）/kg，需水 150 mL/kg；另外，每 100 mL 牛乳产热 66 kcal，1 g 糖产热 4 kcal，一般配制 5% 或 8% 糖牛乳喂养。

▲羊乳喂养：营养成分与牛乳相似，但维生素 B_{12}、叶酸含量较少，婴儿长期饮用易致巨幼红细胞性贫血。

▲辅食添加的原则：循序渐进，从少到多，从稀到稠，从细到粗，从软到硬，由一种到多种，在婴儿健康、消化功能正常时添加。

▲辅食添加顺序：见表 8-2-1。

（吉萍）

项目 9　婴幼儿生活护理

项目目标

知识目标：

1. 掌握培养幼儿良好进餐、饮水、如厕、睡眠习惯的方法。
2. 熟悉幼儿常见的进餐、饮水、如厕、睡眠方面存在的问题。
3. 了解幼儿常见的清洁、睡眠问题发生原因。

能力目标：

1. 能指导幼儿顺利完成进餐、饮水、如厕、睡眠。
2. 能为幼儿进餐、饮水、睡眠营造良好的环境。
3. 能对幼儿的进餐、饮水、如厕、睡眠问题进行纠正。

素质目标：

1. 培养具有爱心、细心、耐心和高度的责任心。
2. 具备发现问题、解决问题的能力和终身学习的能力。

思政案例 9

儿童青少年营养健康警钟长鸣：
高糖高盐饮食成慢性病隐患，社会共同关注刻不容缓

导入： 央视某热播节目中，一位少年的案例令人痛心。年仅 14 岁的他，体重高达 160 kg，因肥胖引发多重疾病，生命岌岌可危。

正文： 近年来，儿童青少年营养与健康问题逐渐浮出水面，引发社会广泛关注。《中国儿童青少年营养与健康指导指南（2022）》显示，我国 6～17 岁儿童青少年在膳食结构上存在诸多问题，如蔬菜、水果、蛋类、奶类及其制品、大豆及其制品摄入不足，而烹调油盐摄入量则高于膳食指南推荐量。

更为令人担忧的是，《中国居民膳食指南科学研究报告（2021）》显示，儿童青少年含糖饮料的摄入量相对较高。青少年含糖乳饮料和含糖饮料的消费率远高于全年龄段平均值，成为含糖饮料的最大消费群体。而高糖饮食正是导致肥胖、糖尿病等慢性病的重要因素之一。

此外，我国居民"高钠低钾"的饮食习惯也普遍存在，特别是各年龄段儿童的钠摄入状况令人担忧。《中国居民营养与慢性病状况报告（2020 年）》显示，我国儿童青少年的食盐摄入量远超推荐值，这种高盐饮食不仅不利于健康，还可能加重肥胖等问题的严重性。

综上所述，我国儿童青少年的营养与健康问题亟待关注。不合理的膳食结构和饮食习惯，特别是高糖高盐的摄入，不仅影响他们的生长发育，更增加了罹患慢性病的风险。因此，我们应加强儿童青少年的营养教育，引导他们树立科学的饮食观念，培养良好的饮食习惯，以促进他们的健康成长。这不仅是每个家庭的责任，更是全社会的共同使命。让我们携手努力，为儿童青少年的健康成长保驾护航，共同迎接一个更加美好的未来。

任务 9.1　进餐护理

工作情境与任务 9-1-1

导入情境： 在某早教机构的餐饮区，家长和孩子们都在愉快地吃午饭。甜甜（女，3岁）却一直盯着墙上电视里面播放的视频，慢慢嚼着嘴里的饭，吃两口就拿着勺子舔一下，听到视频里面有人唱歌，还会停下来跟着唱几句。眼看其他小朋友都吃完了，妈妈赶紧将碗里剩下的饭菜，往甜甜的嘴巴里塞。甜甜咽不下去，委屈得哭了起来。

工作任务：

1. 帮助甜甜妈妈理解孩子的行为，并给出正确的引导方式。

2. 提出建议，让甜甜妈妈能够更好地满足孩子的需求，同时培养孩子良好的饮食习惯。

进餐是幼儿一日生活中重要的环节之一，也是幼儿身心健康发展的基础。创造良好的进餐环境，培养幼儿良好的进餐习惯，可以为未来幼儿健康生活方式的形成打下坚实的基础。

【任务目标】

1. 能为幼儿营造良好的进餐环境。

2. 能纠正幼儿不良的进餐习惯，培养正确的进餐习惯。

【任务要点】

（一）营造良好的进餐环境

1. 营造良好的物理环境　良好的就餐环境对幼儿至关重要。它可以确保幼儿更好地摄入食物，并使他们的注意力集中。照护者需根据幼儿的饮食习惯来布置就餐环境。对于饮食正常、注意力集中的幼儿，可以使用有吸引力的布置，如色彩鲜艳、有卡通图案的餐具，以及播放轻松的音乐，以激发他们的进餐兴趣。对于心不在焉、食欲不佳的幼儿，应保持安静，减少视觉和听觉刺激，并关闭电子产品。照护者在幼儿进餐时应避免说笑、逗引或做游戏，以免分散幼儿的注意力，影响其进食。这不仅会影响食物的消化吸收，还可能导致幼儿厌食。此外，让幼儿在玩耍时进食可能导致食物误入气管，造成窒息。

2. 营造良好的心理氛围

（1）鼓励幼儿与家庭成员共同用餐　幼儿学习自主进食的最佳方式是与家人围坐一起。随着语言和社交能力的提升，幼儿的模仿性增强，照护者可以作为榜样，示范正确的进餐习惯和动作。例如，做夸张的咀嚼动作，既教幼儿如何咀嚼，又增加吃饭的乐趣。

（2）照护者要有足够的耐心，适时给予鼓励　幼儿饮食过渡需要不断学习和适应，照护者应耐心引导，避免催促、责备和批评。可以在餐室播放轻松音乐，鼓励幼儿尝试新食物或独立吃饭，创造愉快的心理氛围。整洁的物理环境和愉快的心理氛围是进餐时必不可少的。

工作任务解析 9-1-1

工作任务 1： 帮助甜甜妈妈理解孩子的行为，并给出正确的引导方式。

解题思路： 这是一个关于理解孩子行为和提供正确引导方式的任务。为了更好地帮助甜甜妈妈，我们首先需要引导妈妈观察并尝试理解她的行为。孩子的行为通常与他们的心理状态、情感需求和周围环境有关。其次，与甜甜妈妈进行深入的沟通，了解她对甜甜行为的看法和困惑，以及她目前的引导方式。再次，结合专业知识提供专业意见，比如如何与甜甜建立良好的沟通、如何处理她的情绪问题、如何帮助她建立正确的价值观等。最后，需要持续关注孩子的行为变化，并根据实际情况调整引导方式。鼓励甜甜妈妈阅读一些儿童心理学和育儿方面的书籍，以便更全面地了解孩子行为背后的原因和有效的引导方式。通过以上行为，我们可以帮助甜甜妈妈更好地理解孩子的行为，并提供有效的引导方式，从而促进甜甜的健康成长。

（二）培养良好的进餐习惯

儿童期是行为习惯养成的关键阶段，良好的进餐习惯对幼儿生长发育和性格品质都有积极影响。但进餐技能发育是一个复杂、动态的过程，存在个体差异，需要有针对性地培养和教育。

1.培养正确的进餐习惯

（1）对婴幼儿进行进食姿势的指导与训练　培养幼儿良好的进餐姿势是关键，这包括坐姿、正确使用餐具和咀嚼方式。常见的不良姿势有脱鞋、趴桌或用手抓饭。照护者需及时纠正，提供合适高度的桌椅，并指导幼儿保持端正坐姿，双脚放平，不耸肩。对于不会拿勺的幼儿，照护者可以示范或通过游戏进行抓握训练。初学时，教导幼儿细嚼慢咽，若弄脏衣服避免过度批评，耐心指导即可。

（2）控制幼儿进餐时间　幼儿进餐时间通常为30分钟，但存在速度不均、时间分配不合理等问题。幼儿在开始吃饭时注意力不集中，导致进食速度慢。当饭菜变凉或同伴完成进餐，或照护者催促时，幼儿会加快进食速度。这不利于食物消化吸收，并可能导致食物误入气管，引发窒息。因此，照护者需合理控制和分配时间，及时提醒幼儿专心吃饭。

2.纠正不良的饮食习惯　幼儿期是饮食行为问题高发阶段，约三分之一幼儿存在饮食行为问题，最常见的是挑食、偏食和厌食。这些问题可导致营养不良、贫血、生长发育迟缓等。严重者可能出现神经性厌食，甚至死亡。

（1）吃饭慢、吃饭少行为习惯纠正　①主食与辅食要明确，两餐间隔不少于3小时且避免额外食物。合理饮食搭配与适量辅食可满足幼儿营养需求，避免过度喂养。②设定固定进餐时间（每次30分钟），准时收走饭菜。照顾者需明确指令，保持平和态度，避免批评或体罚。③避免在吃饭时责骂幼儿，当孩子行为有进步时，及时给予鼓励。④保证每天至少1小时户外活动时间，增加幼儿活动量。

（2）挑食、偏食行为习惯纠正　①采取措施增进幼儿食欲，如调整食物口感、质地，符合幼儿口味，同时减少零食和偏好食物摄入。②不强迫幼儿进食，耐心鼓励尝试新食物，并及时给予表扬和鼓励。③照顾者树立榜样，保持饮食平衡，避免挑食和偏食。

📖 工作任务解析 9-1-2

工作任务2：提出建议，让甜甜妈妈能够更好地满足孩子的需求，同时培养孩子良好的饮食习惯。

解题思路：建议可以从营造良好的进餐环境，包括营造良好的物理环境和心理氛围，还可以从培养良好的进餐习惯，包括培养正确的进餐习惯和纠正不良的饮食习惯等方面给予建议。

【操作步骤】

（一）评估

1.幼儿　评估目前幼儿的年龄、性别、饮食习惯、饮食环境、心理状态。

2.环境　环境整洁、干净，光线充足，温、湿度适宜。

3.照护者自身　着装整齐，洗净双手，剪短指甲。

4. 物品　准备好记录本、签字笔、消毒剂。

（二）计划

1. 幼儿顺利完成进餐。

2. 幼儿进餐过程愉悦。

3. 幼儿不良进餐习惯纠正。

（三）实施

1. 观察　观察幼儿进餐的环境是否整洁、清新，心情是否愉悦；进餐的姿势是否正确，有无姿势倾斜，勺子使用是否正确；是否在规定的时间内完成进餐；进餐过程中有无嬉笑、打闹等注意力不集中的情况。

2. 处理　为幼儿营造良好的物理、心理环境；指导和训练婴幼儿正确的进餐姿势；控制幼儿进餐的时间；纠正不良的饮食习惯。

3. 整理用物、洗手、记录。

（四）评价

1. 幼儿是否能顺利完成进餐。

2. 幼儿的进餐过程是否愉悦。

3. 幼儿进餐姿势等不良习惯是否纠正。

【注意事项】

1. 照护者在纠正幼儿不良进餐习惯时要有细心、耐心，切忌打骂、训斥幼儿。

2. 照护者要适时地给予幼儿鼓励和表扬。

3. 家长、监护人、照护者之间要加强沟通，统一意见，及时纠正不良行为。

1+X 直击 9-1-1

一、单选题

关于幼儿进餐的心理氛围营造，以下说法错误的是（　　）。

　　A. 与家庭成员共同进餐　　　　B. 照护者要有足够的耐心

　　C. 积极、适时地给予鼓励　　　D. 增强幼儿自主性

　　E. 幼儿应单独准备好饭菜

二、判断题

1. 挑食不利于幼儿全面发展，所以当幼儿拒绝某种食物时，我们要想尽办法让幼儿吃进去，以免幼儿营养不全面。（　　）

2. 幼儿晚间加餐不宜安排甜食，以防龋齿。（　　）

参考答案： 单选题：E　判断题：1. ×　2. √

任务 9.2　饮水护理

工作情境与任务 9-2-1

　　导入情境： 欢欢，一名两岁的儿童，正在游乐场的沙地区域进行活动，展现出活泼好动的天性，不断跳跃，体力消耗极大，因此汗流浃背。其母亲手持水杯，试图让他补充水分，然而

欢欢以手势回绝了母亲的提议，坚决表示不愿意饮用白开水。母亲观察到孩子水分摄入不足，于是耐心劝说，但欢欢却坚持要求饮用果汁饮料，而非白开水。尽管母亲反复解释白开水的重要性，欢欢仍坚持己见。在此过程中，母亲的情绪逐渐激动，最终未能控制自己，对欢欢进行了体罚。

工作任务：解决欢欢补水冲突，维护母子情绪稳定。

水是生命之源，也是人体中含量最多、必不可少的营养物质。婴幼儿新陈代谢旺盛，需水量大，充足水分对生长发育至关重要。水分不足会影响婴幼儿认知和智力发展，导致情绪不稳、注意力不集中等问题。部分幼儿饮水不足，不良饮水习惯是主要问题。

【任务目标】

1. 能说出幼儿养成不良饮水习惯的原因。
2. 能纠正幼儿不良的饮水习惯，培养正确的饮水习惯。

【任务要点】

（一）幼儿不良饮水习惯的原因

1. **照护者饮水意识不足**　婴幼儿年纪小，自我饮水意识普遍不足，大多数情况需依靠照护者帮助其补充水分。但研究发现，大多数照护者对幼儿饮水不够重视，饮水观念不正确，或者不知晓幼儿脱水的表现，从而导致幼儿缺水。加上一些照护者本身也没有好的饮水习惯，例如，只有在口渴的时候才去喝水，或者用饮料来代替白开水。长此以往，幼儿的饮水习惯也会受到影响。

2. **幼儿不良的饮水习惯**　幼儿本身的饮水需求和意识并不强，他们通常只会在口渴时才想到喝水，而忽略了饮水对于身体健康的重要性。有些家长可能会过度溺爱孩子，让孩子随意喝饮料，而忽略了白开水的重要性。同时，有些幼儿偏好重口味食物，进食后会大量饮水导致腹胀而抵触喝水。

📖 工作任务解析 9-2-1

工作任务：解决欢欢补水冲突，维护母子情绪稳定。

解题思路：作为幼儿照护员需观察评估找到问题所在，再与母子双方从专业的角度进行沟通，提出解决方案，并结合幼儿特点给予母亲教育，鼓励母亲采用积极的沟通方式来处理与孩子的日常冲突。

（二）培养幼儿良好的饮水习惯

1. **创设良好的饮水环境**

（1）**提供便利的饮水条件**　为了满足幼儿随时饮水的需求，我们应在公共场所配置合适的饮水设备，并为每个幼儿准备专用水杯。同时，设置与饮水相关的视觉提示，以提醒和激发幼儿喝水的兴趣。这些措施将确保幼儿便利地获取饮水资源。

（2）**创设良好的心理氛围**　照护者需增进与幼儿的情感沟通，积极引导幼儿养成喝水的习惯，同时妥善处理幼儿的抵触和逆反情绪。在幼儿情绪低落时，应避免强行要求其饮水。如遇幼儿不愿喝水的情况，照护者应以耐心劝导为主，切忌使用强迫或批评的方式处理。

2. **指导幼儿按时、按需饮水**

（1）**定时饮水**　幼儿自主饮水意识较弱，家长需知道补水的重要性，培养幼儿按时喝水的习惯。幼儿饮水时间应依其生理特点而定，包括早晨起床后、两餐之间及晚餐至睡前。通过合理安排饮水时间，促进幼儿健康成长。

（2）按需饮水　家长不应让幼儿一次性喝太多水，也不应提供过热的水。除了定时喝水，还需根据幼儿实际需水情况调整饮水次数。在特殊情况下，如天气炎热、运动后或幼儿发热出汗后，应及时增加饮水次数。有特殊疾病的幼儿需遵医嘱调整饮水次数。

（3）注意事项　虽然鼓励幼儿按时按需喝水，但应避免在临睡前、饭前饭中饭后及剧烈运动后立即饮水，以免影响睡眠、食物消化吸收和加重心脏负担。

3.培养幼儿饮用白开水的习惯　婴幼儿饮用水的要求最重要的是干净卫生，白开水经高温煮沸后杀灭微生物，去除重金属，经济实用且易得。建议家长培养幼儿养成此习惯。具体培养方法如下。

（1）以身作则做榜样　照护者应以身作则，注重健康习惯，如多饮白开水，减少在幼儿面前饮用含糖饮料，树立榜样。

（2）减少果汁饮料的摄入　为了鼓励幼儿多喝水，有些照护者会在水中加果汁饮料。这种方法虽短期内有效，但长期这样做可能导致幼儿依赖饮料，排斥白开水，并对健康造成潜在危害。因果汁中的果糖可能影响铜的吸收，导致冠心病风险增加；而其中的枸橼酸和色素可能影响钙的吸收和干扰酶功能，引发代谢障碍，影响幼儿发育。因此，虽然可以适量加果汁提升幼儿饮水兴趣，但必须控制添加量，不可替代白开水。

（3）随时供给温度适宜的白开水　提供便利的饮水条件，白开水一般选择温水最合适，做到随时供给，照护者出门时，应随身携带白开水等。

4.教会幼儿用杯子喝水的方法　随着年龄增长，幼儿喝水的工具逐渐从奶瓶、吸管杯向杯子过渡。为确保幼儿能够获得足够的饮水，教授他们正确使用杯子喝水显得尤为重要。为此，我们应当采取以下措施：①告知幼儿用杯子喝水的正确姿势，采取坐位或者半坐位；②购买和使用幼儿喜欢的各种形状或者带有卡通图案的杯子，吸引幼儿对杯子的注意力和兴趣；③示范正确拿杯子姿势后鼓励孩子模仿，若模仿正确时，及时给予奖励或鼓励；④游戏法，让幼儿做干杯的游戏等，在游戏中熟练掌握拿杯子的方法。

【操作步骤】

（一）评估

1.幼儿　评估目前幼儿的年龄、性别、饮水习惯、饮水环境、心理状态。

2.环境　环境整洁、干净，光线充足，温、湿度适宜。

3.照护者自身　着装整齐，洗净双手，剪短指甲。

4.物品　准备好记录本、签字笔、消毒剂。

（二）计划

1.幼儿饮水过程愉悦、顺利。

2.幼儿不良饮水习惯纠正。

（三）实施

1.观察　观察是否营造了利于幼儿饮水的环境，有无便于幼儿饮水的设施，幼儿饮水时心情是否开心愉悦；饮水的习惯是否正确，有无拒绝、讨厌喝白开水的情况，杯子使用是否正确；是否按时喝水，按需喝水；喝水过程中有无烫伤等不安全行为的发生。

2.处理　根据幼儿具体情况，采取以下相应措施：①创设良好的饮水环境。包括提供便利的饮水条件和创设良好的心理氛围两个方面。配备保温水桶或饮水机，为幼儿准备专用水杯；布置一些与饮水相适应的环境，把饮水区布置成给小花浇水，提高幼儿对饮水的兴趣。②指导幼儿按时、按需饮水。让幼儿按时喝水，根据需要喝水，不能等到口渴时才喝水，或者在不恰当的时间喝水。纠正睡前饮水、饭前饭后饮水、饭中水泡饭、剧烈运动后饮水等不良习惯。③培养幼儿喝白开水的习惯。限制和控制幼儿用饮料代替水的习惯。④教会幼儿用杯子喝水的方法。

3.整理用物、洗手、记录。

（四）评价

1. 幼儿是否能顺利完成饮水。

2. 幼儿不良饮水习惯是否纠正。

【注意事项】

1. 照护者在纠正幼儿不良的饮水习惯时要有细心、耐心，切忌打骂、训斥幼儿。

2. 照护者要适时地给予幼儿鼓励和表扬。

3. 动作轻柔、操作规范，避免操作过程中给幼儿造成伤害。

1+X 直击 9-2-1

1. 不能用饮料代替水的理由不包括（　　　）。

    A. 饮料中含有大量的糖分　　　　B. 导致肥胖

    C. 使婴幼儿糖类摄入量过多　　　D. 易发生龋齿

    E. 可补充充分的维生素

2. 为培养孩子良好的饮水习惯，下列做法不正确的是（　　　）。

    A. 不喝冰水　　　　　　　　　　B. 随身携带白开水

    C. 可以用饮料代替水　　　　　　D. 从小养成清淡饮食

    E. 家长以身作则

参考答案：1. E　2. C

任务 9.3　如厕护理

工作情境与任务 9-3-1

> **导入情境：** 圆圆，一名三岁的女童，现已养成自主如厕的良好习惯，能自主走到厕所并使用马桶。然而，在如厕后，她的清洁习惯却有待加强。她通常只是用纸巾简单擦拭，然后就直接离开，既未冲洗马桶，也未进行手部清洁。
>
> **工作任务：** 培养圆圆如厕后的清洁习惯。

在幼儿的成长过程中，如厕护理是一个重要且需要细致关注的环节。对于许多新手父母和照顾者来说，面对孩子如厕的问题可能会感到不知所措。然而，通过理解幼儿身体发育的特点，掌握正确的护理方法和技巧，可以帮助幼儿顺利度过此阶段。

【任务目标】

1. 能说出幼儿常见的如厕问题。

2. 能纠正幼儿不良的如厕习惯，培养正确的如厕行为。

【任务要点】

（一）幼儿常见的如厕问题

如厕问题往往与幼儿的生活习惯和自理能力有关，需要家长和教师的耐心引导和帮助。

幼儿期是幼儿自主如厕的关键时期，但很多幼儿由于生理和心理上的原因，往往难以顺利完成如厕过程。有些幼儿会因为害怕或不适应而拒绝使用马桶，有些幼儿则会因为注意力不集中而忘记如厕，导致尿裤子，也有幼儿如厕后清洁不佳等问题。为了解决这些问题，家长和教师可以采取渐进式的方法，帮助幼儿逐步适应如厕过程，如通过游戏、奖励等方式鼓励幼儿尝试使用马桶，同时教授正确的如厕姿势、清洁方法和注意事项，确保幼儿能够顺利完成如厕过程。

（二）培养幼儿良好的如厕习惯

1. 把握幼儿如厕训练的时机　幼儿如厕训练的开始时间非常关键，过早或过晚都可能影响效果。大多数幼儿在 2 岁左右开始训练，但也有部分幼儿可能延迟至 4 岁。一般来说，幼儿具备以下表现时，可以开始训练：①心理准备：有独立意识，如常用"我"开头说话，有羞耻感，能理解家长指令，体验排泄后的舒适感，模仿如厕行为。②生理准备：生理功能成熟，如纸尿片能保持干爽，膀胱和直肠括约肌控制能力发展，能稳定站立、坐稳，会说简单语言。

2. 指导幼儿正确如厕　当照护者评估时发现幼儿有了心理和生理准备，就可以开始对幼儿进行如厕训练了。具体的方法有：

（1）便前指导　①观察幼儿需求：教师或家长要密切观察幼儿是否有如厕的需求，如频繁扭动、面部表情紧张等。一旦发现幼儿有便意，应及时引导他们去厕所。②提醒幼儿如厕：在幼儿活动过程中，定期提醒他们去厕所，避免因为忙碌或忘记而长时间憋尿或憋便。③培养幼儿自主意识：鼓励幼儿主动表达如厕需求，让他们意识到自己有责任保持身体清洁和舒适。

（2）便时指导　①教授正确坐姿：指导幼儿坐在马桶上，双脚踩稳地面，保持身体平衡。对于年龄较小的幼儿，可以提供坐便器或辅助设备帮助他们更好地适应。②保持专注和放松：引导幼儿在如厕时保持专注，不要玩耍或分心。同时，教他们学会放松，避免因为紧张或焦虑而影响排便。③注意卫生习惯：教育幼儿在上厕所前要先洗手，避免将细菌带入体内。同时，提醒他们在如厕过程中不要触摸不卫生的地方，如马桶边缘等。

（3）便后指导　①清理个人卫生：指导幼儿如厕后使用卫生纸擦拭干净，并教会他们正确的擦拭方法。对于年龄较小的幼儿，家长或教师可以协助完成这一步骤。②冲洗马桶：教育幼儿如厕后要冲洗马桶，保持厕所清洁。同时，向他们解释为什么要这样做，以培养他们的环保意识和卫生习惯。③洗手并检查：再次提醒幼儿洗手，确保将手上的细菌彻底清除。此外，家长或教师还可以检查幼儿的衣物是否干净，避免将污渍带到其他地方。

📖 工作任务解析 9-3-1

工作任务：培养圆圆如厕后的清洁习惯。

解题思路：培养幼儿的如厕后的清洁习惯，可以从个人卫生、冲洗马桶、手部卫生 3 个方面培养。通过采用照护者示范教学、做教学卡片或视频、游戏化教学、正向激励等多种方法培养如厕后的清洁习惯。

【操作步骤】

（一）评估

1. 幼儿　评估目前幼儿的年龄、性别、独立意识、如厕习惯、心理状态。

2. 环境　环境整洁、干净，光线充足，温、湿度适宜。

3. 照护者自身　着装整齐，洗净双手，剪短指甲。

4. 物品　准备好记录本、签字笔、手纸、洗手液、幼儿模型。

（二）计划

1. 幼儿能正确进行便后清洁。

2. 幼儿身心舒爽。

（三）实施

1.观察　观察幼儿如厕的环境是否良好，幼儿心情是否愉悦；如厕的姿势是否正确，是否专注和放松。

2.处理　为幼儿营造良好的物理、心理环境；指导和训练婴幼儿正确的如厕姿势；指导幼儿如厕后使用卫生纸擦拭干净，并教会他们正确的擦拭方法；教育幼儿如厕后要冲洗马桶，提醒幼儿洗手，检查幼儿的衣物是否干净，纠正不良的卫生习惯等。

3.整理用物、洗手、记录

（四）评价

1.幼儿是否能正确进行便后清洁。

2.幼儿是否身心舒爽。

【注意事项】

1.清洁过程中动作温柔，不能给幼儿造成任何伤害。

2.指导过程中耐心、温柔，不指责。

3.注意保护孩子的自尊心和隐私。

1+X 直击 9-3-1

一、单选题

幼儿擦拭肛门方法<u>不当</u>的是（　　　）。

 A.女宝宝从后往前擦   B.可以用温水蘸过的湿巾来擦

 C.卫生纸叠成几折   D.可以多擦几次

 E.应擦拭干净

二、多项选择题

指导幼儿便后清洁前应评估幼儿的（　　　）。

 A.独立意识   B.如厕习惯   C.如厕意愿   D.心理状态   E.以上都不对

参考答案： 单选题：A　多选题：ABCD

任务 9.4　睡眠护理

工作情境与任务 9-4-1

> **导入情境：** 晚上11点半，乐乐小朋友在客厅中摆弄他的小玩具，表现出极高的兴致，并未显露出任何倦意。观察到此情况后，奶奶提醒乐乐应准备就寝。初次提醒时，乐乐并未给予回应。随后，奶奶再次催促，并递给他一瓶装有牛奶的奶瓶。在奶奶的劝说下，乐乐最终不情愿地接过奶瓶，不久后便在吮吸奶瓶的过程中安然入睡。
>
> **工作任务：** 设计一个针对乐乐的睡前准备方案。

儿童期每日睡眠时间占据全天的近半，不同年龄段的儿童对睡眠的需求各不相同。新生儿每天需16～20小时的睡眠时间，2岁以内的幼儿睡眠时间约为13小时，2～5岁时，每日睡眠时间和清醒时间大致相等。睡眠对于儿童的生长发育至关重要，它不仅能消除疲劳，还有助于提高机体的免疫力、抵抗力和记忆力。若儿童的睡眠不足或质量不佳，可能会对其智力发展产生不良影响，并可能导致情绪、行为和注意力等方面的问题。

【任务目标】

1. 能说出幼儿常见睡眠问题的原因。
2. 能纠正幼儿不良的睡眠习惯，培养正确的睡眠习惯。

【任务要点】

（一）幼儿常见的睡眠问题及发生原因

1. **睡眠时间异常**　包括睡眠时间过多或少，夜间睡眠时间少等。原因可能是一些照护者不清楚幼儿成长的不同时期对睡眠的需求不同，认为"睡眠时间越长越好"，从而对幼儿睡眠作息进行了错误引导。例如，过度延长幼儿的午睡时间，导致幼儿晚上睡不着，夜间睡眠时间减少。

2. **睡眠连续性、节律异常**　包括夜间觉醒次数多，时间长，还有晚睡晚起、晚睡早起、睡眠周期颠倒等。原因可能是睡眠过程中照护者过多干预，干扰幼儿夜间睡眠的稳固性，导致频繁夜醒。例如，睡前准备不充分，夜间因为憋尿、遗尿等问题而惊醒；有的幼儿受到不良家庭环境影响，如父母经常争吵、闹矛盾或离异，导致幼儿易惊醒、睡眠不安；照护者知识缺乏，没有指导幼儿建立规律的作息，有些照护者本身作息时间不规律，经常熬夜，睡眠周期颠倒。

3. **入睡方式不良**　包括奶睡（含乳头或奶瓶入睡）、抱睡（拍抱或摇晃入睡）等入睡方式。尤其是当有些幼儿不愿意按时睡觉时，照护者就会采取这些方法来安抚幼儿入睡，久而久之，幼儿就产生了依赖，没有奶瓶或者没人抱着就不愿睡觉。

4. **睡姿不良**　幼儿在睡眠过程中会有意或无意识地采取某种睡姿，而有的睡姿会对幼儿的生长发育产生不良影响。如左侧睡、俯卧睡、蒙头睡、张口呼吸睡、枕手睡等。左侧睡和俯卧睡都会压迫心脏和胃以及其他内脏，使幼儿出现胸闷、透不过气等情况；蒙头睡会让幼儿吸入大量由其本人呼出的二氧化碳，导致幼儿缺氧，甚至出现窒息；张口呼吸睡的弊端很多，会导致幼儿口干舌燥，下颌骨发育畸形，出现龅牙或牙齿不整齐，还会导致幼儿呼吸系统传染病的流行；枕手睡时间过长则会压迫幼儿的手臂神经，造成肢体血运循环障碍，导致幼儿出现神经麻痹以及疼痛不适。

（二）培养幼儿良好的睡眠习惯

1. **做好睡前准备**　有些幼儿在睡前未做好准备，照护者也未给予足够重视。部分家长误以为睡前玩得累更易入睡，但这会影响幼儿入睡。照护者需确保幼儿在睡前进行适当准备，主要包括两个方面：

（1）**营造良好的睡眠环境**　①创造舒适环境：房间需整洁、安静，光线、温湿度适宜，床铺舒适。房间布置要符合幼儿喜好，色彩以暖色为主，避免鲜艳颜色。②保持好心情入睡：加强情感交流，消除幼儿不良情绪。可播放舒缓音乐或钢琴曲，营造友爱氛围，帮助幼儿入睡。

（2）**限制幼儿睡前行为**　①睡前避免过度进食、饮水、激烈游戏和嘈杂电视，保持情绪稳定。②提醒幼儿在睡前如厕，防止幼儿因为憋尿、遗尿等问题而惊醒。③睡前不布置耗费脑力的学习任务，减轻幼儿心理负担，确保轻松入睡。

2. **纠正不良入睡方式**　为了培养幼儿健康的睡眠习惯，应引导他们避免不良入睡方式，培养独立入睡意识。照护者不应让幼儿依赖奶嘴或乳头入睡，也不宜采用抱睡方式。睡前可进行温和抚触，设立固定睡前仪式，如洗澡和讲故事，以安抚情绪，帮助幼儿树立正确睡眠观念，逐步养成独立入睡习惯。

3. **纠正不良睡眠节律模式**　幼儿成长过程中需要建立良好的作息规律，不然很容易出现睡眠障碍，出现暴躁、易怒、注意力不集中等问题。照护者应制定睡眠规则，合理安排幼儿的作息时间，引导其在固定的时间睡觉、起床、吃饭。避免出现晚睡晚起、晚睡早起、睡眠周期颠倒等情况。

4.调整睡姿

（1）纠正不良的睡姿　包括左侧睡、张口呼吸睡、枕手睡、蒙头睡、俯卧睡等，这些不良的睡姿会严重影响幼儿的睡眠质量。其出现原因既有个体差异的主观因素，也有环境影响的客观因素，需要具体问题具体分析、对症处理。例如，张口呼吸可能是感冒引起的扁桃体肿大导致呼吸受阻，这时应及时治疗疾病，消除症状，从而纠正不良睡姿。另外，蒙头睡可能是幼儿为了遮挡光线或避免杂音，也可能是缺乏安全感的表现，因此照护者需积极调整睡眠环境，如拉上窗帘，保持房间安静等，并提供必要的安抚和陪伴，以增加幼儿睡前的安全感。

（2）培养正确睡姿　标准姿势为右侧卧，不压迫心脏且利于四肢放松。指导幼儿采用右侧卧或平躺，照护者示范并纠正错误姿势，同时展示错误睡姿以加深记忆。

📖 工作任务解析 9-4-1

工作任务：设计一个针对乐乐的睡前准备方案。

解题思路：睡前准备方案的制订主要从评估、计划、实施和评价几个方面进行。

1.评估　观察乐乐的日常作息习惯和睡前行为，了解他是否有特定的睡前仪式或喜好，了解家属对乐乐就寝时间的期望和以往的处理方式。

2.制订计划　根据观察和了解到的信息，制订一个适合乐乐的睡前准备计划。该计划应包括以下内容：一个固定的就寝时间、一个安静舒适的睡眠环境、一个简单的睡前仪式等。

3.实施与执行　将制订的计划付诸实践，并在执行过程中不断观察乐乐的反应和适应情况。根据需要进行调整，以确保计划的有效性。

4.反馈与改进　在执行一段时间后，收集乐乐和家人对睡前准备方案的反馈意见。根据反馈结果，对方案进行改进和优化，以便更好地满足乐乐的睡眠需求。

【操作步骤】

（一）评估

1.幼儿　评估目前幼儿的年龄、性别、睡眠情况、睡眠问题、心理状态。

2.环境　环境安静、整洁、干净，光线充足，温、湿度适宜。

3.照护者自身　着装整齐，洗净双手，剪短指甲。

4.物品　准备好记录本、签字笔、消毒剂、幼儿睡前读物、音乐播放器、小夜灯、室温计。

（二）计划

1.幼儿睡眠情况良好。

2.幼儿身心舒适。

（三）实施

1.观察　向照护者询问幼儿的睡眠情况：幼儿有无睡眠时间异常、睡眠连续性及节律异常等，有无不良睡姿，如张嘴睡、枕手睡、蒙头睡、趴睡等。

2.营造良好的睡眠环境　①创设舒适的物理环境。房间整洁安静，光线温和，温湿度适宜，尽量减少干扰因素；②让幼儿睡前保持良好的心情，给幼儿读准备好的睡前读物，加强与幼儿的情感交流，与幼儿聊天，消除幼儿担心、害怕、紧张的情绪。

3.限制睡前行为　①睡前不要让幼儿过多地进食、饮水，也不可过度游戏、玩耍、看嘈杂的电视；②提醒幼儿在睡前如厕，做好睡前大小便的工作；③睡前也不要给幼儿布置加减运算等耗费脑力的学习任务。尽量让幼儿睡前保持平和的情绪，不要太过激动。

4.纠正不良入睡方式、睡眠节律模式、姿势　如鼓励幼儿独立入睡，不要抱睡、奶睡；建立良好的作息规律，到时间提醒幼儿上床睡觉，不晚睡晚起、晚睡早起；告知幼儿张嘴睡、枕手睡、蒙头睡等不良睡姿的危害，提醒和指导幼儿保持正确的姿势。

5. 整理用物、洗手、记录。

（四）评价

1. 幼儿睡眠情况是否良好。

2. 幼儿不良睡眠习惯是否纠正。

【注意事项】

1. 照护者纠正幼儿不良睡眠习惯时，需细心、耐心，避免打骂、训斥。

2. 适时鼓励和表扬幼儿。

3. 动作轻柔，保护幼儿，避免伤害。

（覃辉）

项目 10　婴幼儿安全护理

📋 项目目标

知识目标：

1. 掌握误食、气道异物梗阻、惊厥、触电和心搏、呼吸骤停患儿的急救方法。

2. 熟悉气道异物梗阻的临床表现、控制惊厥的常用药物、快速脱离电源的方法、心肺复苏的有效指标。

3. 了解误食、气道异物梗阻、惊厥和心搏、呼吸骤停的病因及预防措施。

能力目标：

能正确识别误食、气道异物梗阻、惊厥、触电和心搏、呼吸骤停并能正确实施现场救护。

素质目标：

1. 树立安全意识，关爱儿童。

2. 面对意外事件能沉着冷静、争分夺秒、有条不紊地解决。

💎 思政案例 10

父母之爱：婴幼儿成长的坚实后盾

导入：世间有一种爱，如春日暖阳般温暖，如夏日清泉般甘甜，那就是父母对我们的爱。他们在我们成长的道路上，默默付出，无微不至地关怀，让我们感受到生命的温暖与力量。

正文：从呱呱坠地的那一刻起，我们就开始了一段充满爱与陪伴的人生旅程。在这段旅程中，父母始终是我们最坚实的后盾，他们用无尽的耐心和关爱，陪伴我们度过了婴幼儿阶段的每一个日夜。

每一个小小的生命，刚刚降临到这个世界时，是那么的脆弱和无助。然而，父母却用无尽的耐心和爱心，将其养育成了一个健康活泼的孩子。在吃喝拉撒睡的每一个细节中，都蕴含着父母深深的关怀和付出。

婴幼儿时期的吃喝，是父母最为关注的事情之一。他们精心挑选食材，用心烹饪，只为让孩子能够吃到健康营养的食物。无论是深夜的哭闹，还是清晨的忙碌，父母总是第一时间出现在孩子的身边，用温暖的手和轻柔的声音安抚孩子，让孩子感受到家的温暖和安全。

婴幼儿时期的拉撒，虽然看似微不足道，但对于父母来说却是一项重要的任务。他们不辞辛劳地清洗孩子的衣物和尿布，确保孩子的生活环境干净卫生。在这个过程中，父母付出了大量的时间和精力，只为让孩子能够在一个舒适的环境中成长。

睡眠是婴幼儿成长中不可或缺的一部分。为了让孩子能够拥有一个良好的睡眠环境，父母会精心布置房间，调节温度和湿度。当孩子夜里哭闹时，他们会耐心地哄睡，用自己的怀抱给孩子带来安全感。

正是这些看似微不足道的付出，铸就了孩子健康成长的基石。父母的爱如同春雨般滋润着孩子的心田，让孩子在未来的日子里能够自信、坚强地面对生活的挑战。让我们向那些默默付出的父母们致以最崇高的敬意和最深的感谢。正是他们的辛勤付出和无私奉献，才让孩子们能够拥有一个美好的未来。

　　婴幼儿安全是每个家庭都极为关注的问题，它不仅关乎孩子的生命安全，也影响着家庭的幸福与和谐。然而，由于婴幼儿好奇心强、身体协调能力不足，易发生意外如误食、气道异物、触电等。如何采取有效的预防措施，确保婴幼儿的安全，需家庭、学校、社会共同努力，采取科学措施，为儿童创造安全、和谐成长环境。

任务 10.1　误食救护

📝 工作情境与任务 10-1-1

> 　　**导入情境**：患儿，男，2 岁，闻到抽屉里放的樟脑丸香香的，像平时吃的糖果，于是拿了一颗吃掉了。食用后不久出现了恶心、呕吐、腹痛、腹泻的症状。
>
> 　　**工作任务**：如果是你来照护，你会如何处理？

微课 10-1-1
误食的救护

　　婴幼儿好奇心旺盛，各类新鲜有趣的事物皆乐于以口尝试，从而容易引发误食。由于婴幼儿各系统发育不完善，一旦误食，病情相较成人更为严重。

【相关知识】

（一）病因

　　1. 婴幼儿好奇心强，对危险事物缺乏正确的认识，且喜欢模仿家长的行为，这些性格特征增加了误食物品的风险。

　　2. 家长对药物的保管不善，药物与食物未分开放置，部分药物外观与糖果相似，导致婴幼儿可能误服成人药物或其他有毒物品。

（二）常见误食分类

　　1. 食物　　如细菌性食物、真菌性食物、化学性食物等。

　　2. 药物　　如片状或颗粒药品。

　　3. 农药　　如有机磷农药、百草枯、有机氮等。

　　4. 其他　　如各种液体、玩具零件等小物、厨房或浴室物品等。

【护理评估】

（一）健康史

　　评估患儿生命体征、意识，进食的时间，食物的种类和数量，腹痛的部位及性质，呕吐物（排泄物）的颜色、性状和量；了解患儿的行为习惯、生活环境、对危险物品的认识程度；了解家长对患儿的监护情况、教育方式等。

（二）身体状况

　　婴幼儿误食后的症状因误食物质的种类和数量而异，以恶心、呕吐、腹痛、腹泻为主，腹泻严重者还可能出现脱水、酸中毒，甚至休克、昏迷等症状。如误食的物质含有过敏原，可能导致皮肤出现红斑、瘙痒或荨麻疹。误食有毒物质可能导致喉头水肿或气管痉挛，引发呼吸困难。严重中毒的患儿可能出现昏迷或意识模糊等症状。

（三）心理 - 社会状况

　　评估家长对误食的认识以及现场救护的能力，是否因患儿误食而自责、担忧；评估患儿有无害怕、恐惧等心理反应，是否得到社会支持。

（四）辅助检查

　　1. 实验室检查

　　（1）血液检查　　当有毒物质被机体吸收，白细胞值增高、红细胞沉降增高等。血生化检查可进一步了解血液中的毒物浓度、电解质平衡、肝肾功能等，以评估中毒程度和全身状况。

（2）尿液检查　可检测尿液中的毒物代谢产物，帮助判断毒物的种类和中毒程度。

（3）其他检查　对呕吐物、粪便的检查，检查大便中是否有毒物成分。

2. 影像学检查　超声、CT、核磁共振等影像学检查，评估身体内各处脏器及骨骼的病变。

3. 内镜检查　对于消化道内的异物，可以使用胃镜、肠镜等内镜检查来直接观察异物的大小、位置和性状，同时可以进行异物取出。

（五）救护原则

停止食用，并妥善保存。当误食物品不明时，以排除体内毒物为首要措施，尽快减少毒物对机体损害，维持呼吸、循环等生命器官的功能。当症状较轻时，可采用催吐法进行治疗。若症状较严重，应立即送往医院救治处理。

【护理诊断】

1. 腹泻　与误食引起肠道功能紊乱有关。

2. 体液不足　与腹泻、呕吐致体液丢失过多有关。

3. 有皮肤完整性受损的危险　与皮肤出现红斑、瘙痒或荨麻疹有关。

4. 有气体交换受损的危险　与喉头水肿或气管痉挛有关。

5. 知识缺乏　缺乏误食预防知识，对其危害性认识不足。

【救护措施】

1. 停食封物　立即停止食用该食物，并妥善保存，避免被他人误食。

2. 畅通气道　采取平卧位头偏一侧，清理口鼻分泌物，保持呼吸道通畅。

3. 排出毒物

（1）尚未吸收的毒物　①催吐：适用于年龄较大、神志清醒和合作的婴幼儿，注意神志不清的患儿禁用此法。一般在中毒后4～6小时内进行。用手指、压舌板或汤勺柄刺激咽后壁，反复进行，直至呕出液清亮为止。②洗胃：适用于重症婴幼儿，应及时送医，由医务人员进行洗胃，清洗出尚在胃内的毒物，防止毒物吸收，并可进行毒物鉴定。③导泻：适用于误食超过2小时，精神状态较好者，排除已出现严重腹泻者。可服用泻药，常用泻药有番泻叶、硫酸钠或硫酸镁。可在活性炭应用后进行，促使受污染的食物尽快排出体外。④灌肠：适用于中毒时间较久且清楚毒物种类的情况，毒物主要存留在小肠或大肠。采用不同的灌肠溶液来减轻中毒的症状。⑤皮肤黏膜的毒物清除：大量清水冲洗毒物接触部位。⑥补液、抗炎、抗休克：如腹泻频繁脱水严重者应补充液体、电解质，进行抗休克治疗，若发生心脏骤停，立即进行心肺复苏术。

（2）促进已吸收毒物的排出　当毒物已经被身体吸收，促进其排出是降低毒物在体内浓度、减轻中毒症状的关键措施。有以下几种常用的方法：①利尿：通过使用利尿剂，如呋塞米、氢氯噻嗪等，可以增加尿液的排出量，从而加速毒物随尿液排出体外。但需要注意的是有些毒物可能与利尿剂结合，形成更难排出的物质，因此在使用利尿剂前，需要了解毒物的性质。②碱化或酸化尿液：尿液的酸碱度可以影响某些毒物的溶解度。通过调整饮食或使用药物（如碳酸氢钠、氯化铵等），可以改变尿液的酸碱度，从而影响毒物的排出。③血液净化方法：若上述方法无法有效排出毒物或中毒严重时，可以考虑使用血液净化方法。这包括血液透析、血液灌流、血浆置换等技术。这些方法可以直接从血液中清除毒物，减轻中毒症状。

（3）透析疗法　用于清除血液中分子量较小和非脂溶性的毒物（如苯巴比妥、水杨酸类、甲醇、茶碱、乙二醇和锂等）。一般中毒12小时内进行血液透析疗法效果较好。如中毒时间长，毒物与血浆蛋白结合，则不宜透出。

（4）高压氧的应用　主要用于气体中毒，机制主要是增加血液中游离氧的浓度、增加血氧分压和氧的有效弥散距离，快速解离有毒气体与血红蛋白的结合，达到快速改善脑组织以及全身组织缺血、缺氧的目的。

4. 及时就医，标本送检　在确保标本安全的前提下，尽快将标本送至具备相应检测能力的实验室进行检验。

📖 工作任务解析 10-1-1

工作任务：如果是你来照护患儿，你会如何处理？

解题思路：任务情境中描述的患儿因为食用了樟脑丸而出现了中毒症状。照护者应立即拨打120急救电话送医院抢救，并保留樟脑丸样品，以便供医护人员参考。在等待救护车的同时，要对患儿进行催吐以减少毒物吸收。

🖱️ 知识拓展 10-1-1

催吐的方法

关于催吐：1. 经口误服者可立即催吐；2. 毒性且量小的药物：口服催吐、喝水；3. 有毒性的药物，如安眠药等：及时送医，途中催吐；4. 神志不清、惊厥及误服强酸强碱等物品：禁忌催吐，尽早服用牛奶、蛋清等保护胃黏膜；5. 休克婴幼儿严禁催吐，预防误吸；6. 墨水、84 消毒液等，立即就近送医。

【预防措施】

1. 保证婴幼儿食物的清洁和新鲜，防止食物在运输、储备、制作过程中所致的食物中毒。
2. 正确使用、妥善保管家用化学品及药品，注意通风，防范有害气体，药物与食物分开放置。
3. 家长喂药前认真核对药物的质量，过期的药物及时清理，用物标签清晰，成人使用的药物需妥善保管。
4. 口服药物、日常使用的灭鼠等毒物、厨房和卫生间的化学制品应放置在婴幼儿不能触及的地方。
5. 禁止将洗洁精或者消毒液倒入饮料瓶子里使用，以防婴幼儿误饮。
6. 冬季室内使用煤炉应注意通风，定时检查管道，避免一氧化碳中毒。
7. 教育婴幼儿养成勤洗手的习惯，注意个人卫生，定期清洗玩具和用具。
8. 加强对婴幼儿的安全教育，告诉其不能乱吃东西。
9. 随时检查婴幼儿接触的地方是否有小物件。

✍️ 1+X 直击 10-1-1

1. 儿童最常见的中毒方式是（　　　）。
　　A. 摄入中毒　　　B. 接触中毒　　　C. 吸入中毒　　　D. 注入中毒　　　E. 直肠吸收
2. 在服毒后，洗胃最有效在（　　　）。
　　A. 1 小时内　　　B. 3 小时内　　　C. 6 小时内　　　D. 12 小时内　　　E. 24 小时内
3. 儿童中毒的处理原则是（　　　）。
　　A. 防止毒物吸收　B. 促进毒物排泄　C. 对症支持治疗　D. 特殊解毒剂治疗　E. 以上都是
4. 下列哪项不属于尚未吸收毒物的排出方式？（　　　）
　　A. 催吐　　　　　B. 洗胃　　　　　C. 导泻　　　　　D. 利尿　　　　　E. 灌肠
5. 患儿，10 岁。家人发现其昏睡不醒，流涎、大汗，呼吸有蒜臭味。脉搏 100 次 / 分，瞳孔针尖大小。最可能的诊断是（　　　）。

  A.有机磷中毒 B.安眠药中毒 C.酮症酸中毒 D.肝性脑病 E.一氧化碳中毒

参考答案：1.A 2.A 3.E 4.D 5.A

任务 10.2　气道异物救护

📋工作情境与任务 10-2-1

  导入情境：患儿，女，11 个月，因心搏、呼吸骤停被送往医院抢救，发现卡住其气管的是一块苹果肉。患儿家属主诉患儿平日喜欢口含食物，事发当日，患儿家属给患儿喂食块状苹果，喂食过程中，患儿突然张大嘴，无法发声，家长猜测可能被噎到，尝试用手抠出未果，于是改成喂水，孩子突然脸色发紫，呼吸困难。

  查体：T 36.5 ℃，HR 96 次 / 分，R 46 次 / 分，BP 88/62 mmHg，后发现瞳孔散大，呼吸心跳停止，抢救无效。家人号啕大哭，妈妈自责不已。

  工作任务：

1.判断患儿发生了什么？

2.事发时如果你在现场，将如何救护？

3.如何预防此类事件的发生？

  气道异物是指异物阻塞气管或支气管，产生以咳嗽和呼吸困难为主要表现的临床急症。严重性取决于异物的性质和造成气道阻塞的程度，轻者可致肺部损害，重者可窒息死亡。因右侧支气管管腔粗、短、直，异物更易落入右侧。多见于 5 岁以下儿童，3 岁以下最多。

🖱 知识拓展 10-2-1

海姆立克急救法的起源

  海姆立克急救法（HeimLich Maneuver）是美国医生海姆立克发明的。1974 年，他首先应用该法成功抢救了 1 名因食物堵塞呼吸道而发生窒息的患者，从此该法在全世界被广泛采用，拯救了无数患者，被人们称为"生命的拥抱"。

【相关知识】

（一）病因

1.内源性异物　较少见，呼吸道炎症产生的肉芽、假膜、血块、脓液、呕吐物、干痂等。

2.外源性异物　较多见，其种类繁多，可分固体性、液体性，又可分植物性、动物性、矿物性、化学制品等。临床所见如瓜子、花生米、玉米粒、黄豆、栗子、橘核、骨片、图钉、大头针、发卡、小球、塑料笔帽、果冻、药片等。

3.解剖因素　3 岁以下小儿，会厌软骨发育不成熟，功能不健全，牙齿发育不全，不能将硬物研碎，喉头保护性反射功能不健全。

（二）诱因

1. 剧烈运动、情绪激动　小儿进食或口含物品时，因说话、哭、笑、跌倒等原因不慎将异物吸入气管和支气管。

2. 疾病因素　重症或昏迷患儿，因吞咽反射减弱或消失，偶有将呕吐物、血液、食物等呛入气管，也有昏迷病儿因蛔虫上行钻入气管者。

【护理评估】

（一）健康史

评估患儿气管是否正常，气体交换是否充足；观察患儿是否有喘憋、胸闷、咳嗽等情况；评估患儿意识状态，面色是否灰白等；评估气管异物的种类、大小以及发生气道异物阻塞的时间。

（二）身体状况

1. 症状　阵发性、痉挛性咳嗽是气管、支气管异物的典型症状。异物吸入气管和支气管，患者即发生剧烈呛咳、喘憋、面色青紫和不同程度的呼吸困难，片刻后缓解或加重。极度不适时手呈 V 字状贴在颈前部。经过阵发性咳嗽后（10～30 分钟），异物如贴于气管壁或卡在支气管分支中不动，则症状暂时缓解。但活动后或体位变动后异物又活动，随气流移动，可引起阵发性咳嗽及呼吸困难，在呼气末期于气管处可听到异物冲击气管壁和声门下区的拍击声，并在甲状软骨下可触及异物撞击震动感，由于气管腔被异物所占，或声门下水肿而狭小，致呼吸困难，并可引起喘鸣。

2. 体征　三凹征、面色发绀、呼吸时胸廓运动可不对称。气管内异物因上下活动，听诊可闻异物"拍击音"，似金属声。

3. 并发症　异物进入气管，在肺内存留时间过长，可引起肺不张、肺气肿、支气管肺炎、肺萎缩、肺脓肿等严重疾病。

📖 工作任务解析 10-2-1

工作任务 1： 判断患儿发生了什么？

解题思路： 工作情境中的女婴因食用块状苹果而窒息，脸色发紫，瞳孔散大，呼吸心跳停止，是由气道异物梗阻未及时处理而导致的心搏、呼吸骤停。

（三）心理 - 社会状况

评估家长对气道异物的认识以及现场救护的能力，是否因患儿气道异物梗阻而自责、担忧；评估患儿有无害怕、恐惧等心理反应，是否得到社会支持。

（四）辅助检查

1. X 射线或超声检查　不透射线的异物可立即显现。透射线的异物可根据临床表现做出诊断，胸透可动态观察纵隔改变情况。必要时可做超声检查，帮助诊断。

2. 支气管镜检查　若有异物吸入史，或疑有异物吸入史，虽无体征，或 X 射线检查阴性者，或有不明显原因的支气管阻塞以及久治不愈的急、慢性肺炎及肺不张的病人均应考虑作支气管镜检查，进一步明确诊断。

（五）救护原则

1. 轻度气道梗阻　对于儿童（＞1 岁），鼓励其大声咳嗽，不要立刻进行背部叩击、胸腹部冲击等操作，容易造成胸腹部损伤或导致严重的并发症。对于婴儿（≤1 岁），应密切观察症状变化。

2. 严重气道梗阻，但意识清楚　先背部叩击 5 次，若不能缓解，改用腹部冲击 5 次。若梗阻仍未解除，继续交替进行。（注：若有缓解，次数可不满 5 次，但不能超过 5 次。）

3. 严重气道梗阻，且出现意识障碍　将患儿置于坚硬的平面上，立即进行心肺复苏，启动应急救护系统。

【护理诊断】

1. 有窒息的危险　与气管、支气管内异物有关。
2. 气体交换受损　与异物阻塞气管、支气管有关。
3. 有感染的危险　与异物刺激气管、支气管黏膜，影响分泌物排出有关。
4. 知识缺乏　缺乏气管、支气管异物的预防知识，对其危害性认识不足。

【救护措施】

（一）儿童现场急救法

1. 背部叩击法　适用于意识清楚、有严重气道梗阻症状者。

（1）患儿弯腰，身体前倾，头部向下。

（2）施救者半跪或站立于患儿身后稍靠外侧，左手托住患儿的头部和下颌，注意避免压迫患儿喉部软组织。

（3）施救者前臂紧贴身体，支撑在膝盖和大腿上，用右手手掌根部，在患儿两肩胛中间用力叩击5次。观察气道梗阻是否解除，若解除，可不用做满5次。

2. 腹部冲击法　适用于意识清醒，伴严重气道梗阻症状，5次背部叩击法不能解除气道梗阻的患儿。

（1）患儿取立位，弯腰，头部稍前倾。

（2）施救者半蹲于患儿身后，双臂环绕患儿腰部，伸到肚脐与剑突中间，找到患儿脐上2指的位置。

（3）施救者一手握空心拳，握拳手的拇指侧顶住患儿脐上2指的位置，另一手握紧此拳头，用力快速向内、向上冲击。最多重复5次，如果梗阻没有解除，继续交替进行5次背部叩击和5次腹部冲击，直到患儿把异物咳出。

📖 知识拓展 10-2-2

HeimLich 手法

HeimLich 手法是抢救气道异物的简便有效的操作手法，其原理是通过冲击上腹部时，使腹压升高，膈肌抬高，胸腔压力瞬间增高后，迫使肺内空气排出，造成人工咳嗽，使气道内的异物上移或驱出。

3. 胸外按压法　适用于无意识或在腹部冲击时发生意识丧失的气道梗阻患儿。操作方法同成人心肺复苏。

4. 取异物　可用小拇指将异物勾出，避免将异物推入气道更深处，勿盲目使用手指清理呼吸道，除非可以明确看见异物，避免被患儿咬伤。

【特别提醒】

1. 婴儿通常不用手指清理，除非能在气道中看见固体异物时采用小手指清除。

2. 不建议对婴儿进行腹部冲击法，因为可能伤及婴儿的肝脏（婴儿肝脏体积较大且无保护）。如果患儿失去反应，则开始心肺复苏，进行胸外按压。

（二）婴儿现场急救法

1. 背部叩击法

（1）仰卧于前臂　抱起婴儿，将婴儿仰卧于一侧前臂上，以大腿为支撑，手掌将婴儿头颈部固定，头部低于躯干。

（2）俯卧于前臂　左手固定下颌角，两前臂夹紧，翻转婴儿，使其呈俯卧位，保持头向下，利用重力帮助异物排出。

（3）一手固定下颌角，一手背部叩击　左手固定下颌角，使婴儿头部稍后仰，打开气道。右手掌根在患儿两肩胛骨中间用力叩击 5 次。观察气道梗阻是否解除，若解除，可不用做满 5 次。

2. 胸部冲击法　适用于 5 次背部叩击法不能解除气道梗阻的婴儿。

（1）仰卧于前臂　两手及前臂将患儿固定，翻转为仰卧位，顺放于大腿上，使头部低于躯干。

（2）快速定位　一手固定患儿头颈位置，一手伸出中指和无名指，快速找到冲击按压部位，胸部正中、两乳头连线下方水平。按压深度为胸廓前后径的 1/3。

（3）胸部冲击法　给予胸部冲击按压，最多重复 5 次。若梗阻仍未解除，继续交替进行 5 次背部叩击和 5 次胸部冲击。

3. 胸外按压法　适用于无意识、无呼吸、无心搏或是在背部叩击和胸部冲击实施中发生意识丧失的气道异物梗阻婴儿。按压方法同婴儿胸外按压法。

📖 工作任务解析 10-2-2

工作任务 2：事发时如果你在现场，将如何救护？

解题思路：工作情景中的女婴因食用块状苹果而出现心搏、呼吸骤停。因只有 11 个月，属于婴儿，但气道梗阻很严重，且出现意识障碍。应立即将患儿置于坚硬的平面上，采用胸部冲击法清除异物，随后立即进行心肺复苏，拨打 120 急救电话，启动应急救护系统。

【预防措施】

1. 加强监护　家长应时刻关注孩子的活动，特别是在他们进食和玩耍时。做到放手不放眼，放眼不放心。对危险情况要有预见性和敏锐性。

2. 食物的选择　注意食物的种类和大小，不给小儿吃易噎食的食物如果冻，避免进食坚果、瓜子等硬壳类食物。将食物切成细块，避免大块食物导致窒息。

3. 养成良好的进食习惯　养成细嚼慢咽的习惯，儿童进食时避免嬉闹、玩耍、跑步。勿在儿童进餐时对其责备、逗乐或惊吓等。

4. 改善家居环境　将小物件和危险品放在孩子无法触及的地方，确保孩子的安全。定期清理和检查玩具、衣物等物品，确保没有松动的部件或破损的部分。

5. 健康教育　家长应该熟悉常见的急救处理，并教导孩子关于危险物品和吞咽的危害性，以及如何安全地玩耍和进食。

📖 工作任务解析 10-2-3

工作任务 3：如何预防此类事件的发生？

解题思路：工作情景中的女婴因食用块状苹果而出现窒息，一方面要加强监护，选择细小的食物，避免大块食物导致窒息。另一方面要家长掌握常用的应急救护方法，如海姆立克急救法和心肺复苏。

✒ 1+X 直击 10-2-1

1. 以下<u>不属于</u>气道异物常见原因的是（　　　）。

A. 进食时误吸　　B. 口含物品玩耍　　C. 昏迷病人呕吐　　D. 进食时说笑　　　E. 意识障碍

2. 患儿，男，2 岁。进食时哭闹不止，突然出现剧烈呛咳、喉鸣、呼吸困难。该患儿可能是（　　　）。

  A. 高热惊厥 B. 急性脑炎 C. 气管异物 D. 肺炎 E. 支气管炎

3. 患儿，男，3 岁。进食豆粒时不慎呛咳，随即出现呼吸困难，面色发绀，神志不清。护士应采取的护理措施是（　　　）。

  A. 给予吸氧   B. 人工呼吸

  C. 用吸痰器清理呼吸道 D. 将患儿平卧，头偏向一侧

  E. 做好协助气管取异物的准备

4. 气道异物梗阻典型表现**不包括**（　　　）。

  A. 进食时突然用力咳嗽   B. 呼吸困难、无法说话

  C. 恶心、呕吐   D. 手呈 V 字状贴在颈前部，极度不适

  E. 面色青紫

5. 气道异物梗阻腹部冲击法用力的方向为（　　　）。

  A. 向内向上 B. 向内向下 C. 向外向上 D. 向外向下 E. 与腹壁垂直

参考答案：1. E 2. C 3. E 4. C 5. A

任务 10.3 惊厥救护

📝 工作情境与任务 10-3-1

> **导入情境：** 患儿，男，2 岁。8 小时前出现发热、咳嗽、体温 38.9 ℃，全身抽动，口吐白沫，双眼上翻，持续约 2 分钟，醒后神志清楚并伴有呕吐。
>
> **工作任务：**
>
> 1. 患儿出现了什么危险？
>
> 2. 如果你在现场，应该如何处理？

  惊厥（convulsions）俗称抽风，是一种暂时性神经系统功能紊乱，脑细胞突然异常放电，引起全身或局部骨骼肌群不自主收缩，常伴意识障碍。惊厥是儿科常见急症，常见于婴幼儿，其发病率为成人的 10～15 倍，反复发作可引起脑组织缺氧性损害。

  很多因素可引起惊厥，常见病因如下。

  1. 感染性疾病

  （1）颅内感染　细菌、病毒、原虫、真菌等各类病原菌引起的脑膜炎、脑炎及脑脓肿等。

  （2）颅外感染　高热惊厥、感染中毒性脑病、败血症、破伤风等。

  2. 非感染性疾病

  （1）颅内疾病　见于颅脑占位性病变（如肿瘤、囊肿、血肿等）、颅脑损伤（如产伤、外伤）、先天性发育异常（如脑积水、脑血管畸形）、各类癫痫等。

  （2）颅外疾病　①中毒。a. 药物中毒：中枢兴奋剂、氨茶碱、阿托品、异烟肼等；b. 植物中毒：曼陀罗、毒蕈、白果等；c. 农药中毒：有机磷中毒；d. 其他：一氧化碳中毒、食物中毒等）。②代谢性疾病：如低血钙、低血糖、低血镁、维生素 B_6 缺乏、脱水等。③遗传代谢疾病：如苯丙酮尿症、半乳糖血症等。④缺氧缺血性脑病：如窒息、溺水、心肺严重疾病等。⑤肾源性疾病：肾源性高血压、尿毒症等。

【护理评估】

（一）健康史

了解患儿发作前有无先兆及诱因、发作的方式、持续时间、是否有发热、低钙、中毒、外伤等情况。询问患儿既往有无抽搐史，发作频率、两次发作间隔时间、意识状态等。了解患儿出生史（出生时有无产伤、窒息、缺血缺氧性脑病）、喂养史、感染史、传染病史及家族史等。若已经诊断为癫痫的患儿，应了解其抗癫痫药物的应用情况。

（二）身体状况

1. 惊厥　典型表现为突然意识丧失，头向后仰，面部及四肢肌肉呈强直性或阵挛性抽搐，眼球固定、上翻、凝视或斜视，口吐白沫，牙关紧闭，面色青紫。严重者出现颈项强直，角弓反张，常见于癫痫大发作。部分患儿有大小便失禁。惊厥持续时间大多为数秒至数分或更长，继而转入嗜睡或昏迷状态。新生儿及小婴儿惊厥不典型，多为微小发作，如呼吸暂停、两眼凝视、反复眨眼、咀嚼、一侧肢体抽动等，一般神志清醒。

2. 惊厥持续状态（status epilepicus，SE）　指惊厥持续30分钟以上，两次或反复惊厥，两次发作间歇期意识不能完全恢复者。惊厥持续状态是惊厥危重型，常见于癫痫大发作、破伤风等。由于惊厥时间过长，可引起缺氧性脑损害、脑水肿甚至脑疝。

3. 热性惊厥（febrile convulsion，FS）　又称高热惊厥，因发热诱发的惊厥，常见于6个月～3岁小儿，多发生于上呼吸道感染的初期，当体温骤升至38.5～40 ℃或更高时，突然发生惊厥。热性惊厥根据发作特点和预后分为两种类型：①单纯型高热惊厥：多呈全身强直-阵挛性发作，持续数秒至10分钟，可伴有发作后短暂嗜睡；发作后，除原发病的表现外，一切如常。②复杂型高热惊厥：惊厥发作持续15分钟以上；在24小时以内惊厥1次以上；惊厥形式呈部分性发作，发作后有暂时性麻痹，清醒慢。单纯型热性惊厥和复杂型热性惊厥的临床特点见表10-3-1。

多数高热惊厥的患儿随年龄增长而停止发作，2%～7%转变为癫痫，其转为癫痫的危险因素有原有神经系统发育异常、有癫痫家族史、首次发作有复杂型高热惊厥的表现。

📖 工作任务解析 10-3-1

工作任务 1：患儿出现了什么危险？

解题思路：该患儿全身抽动，口吐白沫，双眼上翻，持续时间2分钟，出现了惊厥。且该患儿惊厥由发热引起，体温达到38.9 ℃，属于热性惊厥。

表 10-3-1　单纯型热性惊厥和复杂型热性惊厥的临床特点

类型	单纯型热性惊厥	复杂型热性惊厥
占 FS 的比例	70%	30%
起病年龄	6个月～5岁	任何年龄
发作形式	全身性发作	局灶性发作或全身性发作
持续时间	短，数秒至10分钟	长，15分钟以上
发作次数	一次发热性疾病中大多只发作1次，偶有2次	24小时内可反复发作多次
神经系统体征	阴性	可呈阳性
惊厥持续状态	少有	可常见

（三）心理 - 社会状况

儿童惊厥发作时多伴有意识丧失、呼吸的改变、自伤和坠床等，家长因此产生恐惧、焦虑、紧张的情绪。同龄儿童因恐惧不愿与其交往，年长的患儿还会有孤独、压抑、自卑与焦虑的心理。应评估家长及患儿对此症状的认识及心态，家长对本症护理知识的了解程度，社区医疗服务的支持程度。

（四）辅助检查

1. 常规检查　有选择性地做血、尿、粪常规检查、血生化检查（血糖、血钙、血钠、血尿素氮等）。

2. 脑脊液检查　主要鉴别有无颅内感染及出血。

3. 眼底检查　必要时可做眼底检查，视网膜下出血提示颅内出血，视乳头水肿提示颅内高压。

4. 其他　如脑电图、心电图、颅脑 B 超、颅脑 CT、MRI 等检查，以明确病因。

（五）治疗要点

1. 一般治疗　减少不必要的刺激，保持呼吸道畅通，必要时吸氧。

2. 控制惊厥　先控制惊厥发作，应用止惊药物，首选地西泮，其次是苯妥英钠、苯巴比妥、10% 水合氯醛等，以解除肌肉痉挛，防止因缺氧引发脑水肿。若缺乏急救药品时可针刺人中、合谷、涌泉、百会、十宣、内关等穴位止惊。

（1）地西泮　首选药物，对各型发作都有效，尤其适用于惊厥持续状态，每次 0.1～0.3 mg/kg 缓慢静脉注射，30 分钟后可重复一次。其优点是药效快（大多在 1～2 分钟止惊），较安全。缺点是作用短暂，过量可致呼吸抑制、血压降低，需密切观察呼吸及血压的变化。

（2）苯妥英钠　适用于癫痫持续状态（地西泮无效时），可按每次 15～20 mg/kg 静脉注射，速度为每分钟 0.5～1.0 mg/kg，维持量为每日 5 mg/kg 静脉注射，共 3 日，应在心电监护下使用。

（3）苯巴比妥钠　是新生儿惊厥首选药物（但新生儿破伤风应首选地西泮）。其负荷量为 10 mg/kg 静脉注射，每日维持量为 5 mg/kg。本药抗惊厥作用维持时间较长，也有呼吸抑制及降低血压等副作用。

（4）10% 水合氯醛　每次 0.5 mL/kg，最大剂量不超过 10 mL，由胃管给药或加等量生理盐水保留灌肠。

3. 对症治疗　高热者给予物理降温或药物降温，脑水肿者可静脉应用甘露醇、呋塞米或肾上腺皮质激素。

【护理诊断】

1. 有窒息的危险　与惊厥发作、意识障碍或者呼吸道堵塞有关。

2. 有受伤的危险　与抽搐发作时碰伤、坠床、舌咬伤等有关。

3. 体温过高　与感染或惊厥持续状态有关。

4. 潜在并发症：颅内压增高。

5. 焦虑、恐惧　与原发疾病、家长担心患儿病情有关。

【救护措施】

1. 控制惊厥，保持呼吸道畅通　①惊厥发作时就地抢救，不要搬运，立即松开患儿衣扣，去枕平卧，头偏向一侧，以防呕吐物误吸。②及时清除口、鼻腔分泌物及口腔呕吐物，保持呼吸道通畅。③保持安静，避免一切不必要的刺激，治疗、护理尽量集中进行。④立即按医嘱给予止惊药物，如地西泮、苯巴比妥等，观察患儿用药后的反应并记录。⑤备好急救用品，如开口器、吸痰器、气管插管用具等。

2. 预防外伤　①惊厥发作时，要有专人守护，拉上床栏，并在床栏杆处放置棉垫，以防坠床或碰伤。②勿强行牵拉或按压患儿的肢体，以免骨折或脱臼。③对已经出牙的患儿，用纱布包裹压舌板置于患儿的上、下磨牙之间，防止舌咬伤。牙关紧闭时，不要用力撬开，以避免损伤牙齿。④将纱布放在患儿手中和腋下，防止皮肤摩擦受损。

3.维持体温正常　热性惊厥时，可根据情况选择物理降温或者遵医嘱给予药物降温。如在患儿前额、大腿根处放置冷毛巾、冰袋等。

4.预防脑水肿　密切观察患儿生命体征、意识状态、瞳孔等变化，详细记录，发现异常及时报告医生。惊厥较重或持续时间较长者除按医嘱止惊外，还要及时吸氧。窒息时，进行人工呼吸，以防缺氧造成脑损伤。出现脑水肿时，按医嘱使用脱水剂，首选20%甘露醇。

5.心理护理　关心体贴患儿，操作熟练准确，以取得患儿及家长的信任，消除恐惧心理，使家长和患儿能主动配合治疗。

📖 工作任务解析 10-3-2

工作任务2： 如果你在现场，应该如何处理？

解题思路： 预防窒息，就地抢救，去枕平卧，将患儿头偏向一侧，及时清理呼吸道；迅速控制惊厥，遵医嘱给予抗惊厥的药物；保持安静，避免一切不必要的刺激。

【健康指导】

1.向患儿及家长讲解惊厥的相关知识，让家长明白惊厥发作后，还应继续进行病因治疗，以防止惊厥复发。

2.指导家长掌握惊厥发作时的应对措施。惊厥发作时不要惊慌失措而采取大声喊叫、摇晃患儿等错误的方式。应就地抢救，立即拨打120，待缓解后再送往医院及时救治。

3.向家长说明热性惊厥发作易于缓解也易于复发，及时控制体温是预防热性惊厥的关键，教会家长正确的物理降温方法。

4.有反复发作史的患儿，应指导家长正确对待，防止过度呵护。年长的患儿尽量安置在单人房间，避免醒来时因隐私被暴露而产生失控感及自卑心理。

✒ 1+X 直击 10-3-1

1.患儿，11个月。因发热、咳嗽、惊厥前来就诊。体检：T 39.8 ℃，咽充血，前囟平，神经系统检查无异常。该患儿惊厥的原因可能是（　　　　）。

　　A.癫痫发作　　　B.低钙惊厥　　　C.中毒性脑病　　　D.热性惊厥　　　E.化脓性脑膜炎

2.惊厥发作期患儿的首优护理问题是（　　　　）。

　　A.恐惧　　　　　　　　　　　　B.有受伤的危险

　　C.有皮肤完整性受损的危险　　　D.潜在并发症：脑水肿

　　E.有窒息的危险

3.小儿惊厥发作时首选的护理措施是（　　　　）。

　　A.立即送入抢救室　　　　　　　B.立即松解衣领，平卧位，头偏向一侧

　　C.将舌轻轻向外牵拉　　　　　　D.手心和腋下放入纱布

　　E.置牙垫于上下磨牙之间

4.患儿，男，8个月。惊厥，对其应用地西泮，最应注意的不良反应是（　　　　）。

　　A.心率减慢　　　B.皮疹　　　　C.呼吸抑制　　　D.休克　　　E.肝功能损害

5.患儿，男，3岁。因惊厥入院，护士询问病史时应着重询问（　　　　）。

　　A.发作持续的时间　　　　　　　B.既往发作史

C. 四肢肌张力情况　　　　D. 是否伴有意识丧失
E. 体温

参考答案：1. D　2. E　3. B　4. C　5. B

任务 10.4　触电救护

工作情境与任务 10-4-1

导入情境： 明明，3 岁。坐在墙边的地毯上玩玩具，不慎将手中的钥匙插入地上插线板的小孔内，突然明明小手抽搐，面色苍白，一声惊叫，家长闻声从厨房赶来，发现明明已晕倒在地。

工作任务：
1. 明明出现了什么危险？
2. 电击伤的现场救护要点有哪些？

触电（electric shock）又称电击伤，是一定量的电流通过人体而产生电击，电流能量转化为热量还可造成电烧伤，雷击及闪电是一瞬间的超高压直流电。触电可引起的机体损伤和功能障碍，严重者可导致心搏呼吸骤停而死亡。

很多因素可引起触电，常见病因如下：

1. 环境因素　室内家庭环境中的电器设备放置不当，如裸露的电线、放在低处的插座、老化的电器等，或室外的高压电线，若未加防护，均可导致儿童触电。

2. 患儿因素　幼儿出于无知或好奇，玩弄电线、电器、湿手摸开关或插头、模仿大人将物品插进插孔内，易出现触电事故。

3. 家长因素　家长安全用电知识缺乏，对幼儿看管不当，缺乏安全教育等。

【护理评估】

（一）健康史

评估触电的时间、地点、电源种类等；脱离电源后进一步做意识状态、呼吸、心率、电击伤的部位和严重程度的评估。

（二）身体状况

1. 局部症状　轻者感到局部肢体发麻。重者皮肤出现灼伤，灼伤可深达肌肉或骨骼，引起肌肉坏死、出血，皮肤炭化、骨骼断裂。偶有水疱、肿胀，触电时因强烈痉挛而导致身体弹跳。

2. 全身症状　轻者出现精神紧张、头晕、心悸、面色苍白、四肢乏力等反应。重者电流通过心脏，引起心室颤动、意识丧失、休克、心搏呼吸骤停等。

工作任务解析 10-4-1

工作任务 1： 明明出现了什么危险？
解题思路： 明明将金属物品插入到插线板的小孔，小手抽搐，面色苍白，晕倒在地，出现了触电的危险。

（三）心理 - 社会状况

由于患儿病情危急，家长可能因危及患儿生命而产生极度恐惧。

（四）辅助检查

1. **心电图检查**　是否存在心肌缺血或者是心律失常的情况，可以初步诊断电击的伤情。
2. **血常规检查**　判断身体是否存在感染和贫血的情况。
3. **X 射线检查**　判断是否出现了骨折和脱位情况。
4. **CT 检查**　评估是否出现了病变。
5. **核磁共振检查**　判断是否存在脑出血或者脑梗死、肌肉拉伤等情况，判断伤情的严重程度。

（五）救护原则

现场救护遵循"**迅速、就地、准确、坚持**"四大原则。迅速切断电源，对心搏、呼吸骤停者，在现场附近就地抢救，准确进行心肺复苏术，正确处理各种并发症，妥善处理电烧伤创面。只要有希望就要努力去抢救。

【护理诊断】

1. 皮肤完整性受损　与电流进入人体烧伤皮肤有关。
2. 潜在并发症：继发性出血、低血容量休克、感染等。
3. 恐惧　与病情重危及生命有关。
4. 知识缺乏　家长缺乏触电急救及预防的知识。

【救护措施】

1. **断开电源**　迅速切断电源。如关闭电闸或电源开关，拔掉电器插头，用干燥的木棍、竹竿、塑料或橡胶等绝缘工具将电线挑开，未切断电源之前，**切忌直接拖拉触电儿童**，可戴上手套或在手上包缠干燥的衣服等绝缘物品拖拽触电幼儿，也可站在干燥的木板上，用一只手将触电者拖拽开。

知识拓展 10-4-1

快速脱离电源的方法

1. **拉**　拔除电源插头或断开电源闸刀。
2. **切**　如在野外或远离电源时，可用干燥绝缘的木柄刀、斧、锄头等将电线切断，或用绝缘的钢丝钳或断线钳一根一根地将电线剪断，注意妥善处理残端。
3. **挑**　用绝缘物或干燥的木棍、竹竿等将电线挑开。
4. **拽**　急救者穿胶鞋，站在木凳上，戴上手套，或用干燥的绳子、围巾、干衣服等拧成条状套在触电者身上拉开触电者。
5. **垫**　急救者应站在干燥的木板、绝缘垫、橡胶垫等绝缘物品上，并设法将干木板塞到触电者身下，使其与地面隔离。

2. **评估现场，判断病情**　在触电者脱离电源后，应迅速将其移至**通风处**，仰**卧**于木板上，解衣领，松裤带，畅通气道。快速判断患儿伤情，观察其意识状态、呼吸和脉搏，根据患儿触电的情况，采取不同的急救措施。

（1）当患儿意识清醒，呼吸、脉搏均正常时　就地**平卧休息**，暂时不宜站立或走动，防止发生休克。严密观察，持续监测生命体征。安慰患儿，消除其恐惧心理。

（2）当患儿意识不清，但呼吸、脉搏正常时　将触电患儿翻转至**侧卧位**，以右侧卧位为例，抬起患儿右胳膊，放在头的一侧，将其左手放在右肩上，左腿弯曲，施救者双手分别放在患儿左肩及左膝，翻转其至右侧卧位。翻转后注意观察患儿意识、呼吸及脉搏情况，注意保暖。

（3）当患儿意识不清，且呼吸、脉搏停止，出现抽搐时　应立即为其进行心肺复苏术，并及时拨打"120"，直至专业医务人员到达现场。有条件应尽早使用AED（自动体外除颤器）进行除颤。

3.保持呼吸道通畅　若患儿呕吐或口腔有分泌物，应迅速清除口鼻异物，保持呼吸道通畅，防止窒息。

4.对症处理

（1）若患儿出血，压迫止血包扎。

（2）若患儿出现烧伤，应立即进行处理，保护好烧伤创面，防止感染。可用无菌水或干净水冲洗，或将烧伤部位泡在冷水里，直至感受不到疼痛和灼热为止，冷却时间约为15分钟，再用消毒纱布或干净布类包扎。

（3）若患儿出现骨折，应先止血、包扎，然后用木板、竹竿、木棍等物品将骨折肢体临时固定。

（4）若患儿出现面色苍白、四肢湿冷、出冷汗等早期休克症状，可适量饮用糖盐水或加少量盐的果汁水。

（5）对发生肌肉痉挛或癫痫的患儿，应保护患儿的头部，但不要强制去抑制痉挛。密切观察患儿的情况，请求帮助，等待救护车到来。

5.及时送医　及时拨打急救电话，尽快送往医院接受全面检查，以确保生命体征平稳。

📖 工作任务解析 10-4-2

> **工作任务2：电击伤的现场救护要点有哪些？**
>
> **解题思路：**
>
> 1.迅速脱离电源：根据触电现场情况，采用最安全、最迅速的办法脱离电源。
>
> 2.防止感染：保护好烧伤创面。
>
> 3.轻型触电者应就地观察及休息1~2小时，以减轻心脏负担，促进恢复。
>
> 4.对心搏骤停或呼吸停止者，应立即行心肺复苏术。

【预防措施】

为预防儿童触电事故的发生，应注意以下几个方面：

1.妥善保管电器设备　用完电器设备后应及时关闭电源并放置妥当，如高处或封闭的柜子里。同时，应确保电闸、插座、插排、电线等在儿童触摸不到的位置，并安装安全插座和漏电保护装置，勿在家乱接乱拉电线。

2.合规用电，定期排查　家中电器设备应符合国家安全标准，定期检查和维修，查看电线、电器等是否漏电，位置是否过低，有无故障或老化现象，是否存在安全隐患。选购设计安全性高的电动玩具，低龄儿童要在家长监护下活动。

3.加强安全教育　向儿童普及触电的危险性，学会看安全用电标志，提醒儿童不要湿手去触摸插座、电器开关等，不捡拾掉落到地上的电线，雷雨天不在树下或电线杆旁避雨，增强自我保护意识。

✍ 1+X 直击 10-4-1

1.触电后停止呼吸的患儿，应立即进行（　　）。

A.人工呼吸　　　　B.清洗　　　　　　C.心脏按压　　　　D.吸氧　　　　　E.除颤

2.现场急救电击伤患者的第一步是（   ）。

    A. 心肺复苏   B. 脱离电源   C. 包扎创面   D. 畅通气道   E. 检查伤情

3.高压触电死亡的最常见原因是（   ）。

    A. 呼吸中枢抑制   B. 急性肺水肿   C. 心室颤动   D. 心律失常   E. 烧伤

4.判断触电患儿是否发生心搏骤停的最客观的方法是（   ）。

    A. 大声呼叫患者   B. 摸颈动脉搏动，同时观察胸廓有无起伏

    C. 做心电图   D. 测血压

    E. 听心音

5.轻症电击伤主要表现，下列描述错误的是（   ）。

    A. 面色苍白   B. 四肢软弱   C. 神志丧失   D. 心悸   E. 头痛

参考答案：1. A   2. B   3. A   4. B   5. C

任务 10.5   心搏、呼吸骤停患儿的救护

📋 工作情境与任务 10-5-1

导入情境：俊俊，5 岁，蹲在海边找贝壳，爸爸、妈妈在沙滩上用相机拍照记录。孩子突然被海浪卷入海中，爸爸妈妈伸手想捉住孩子，但浪太大，许久才将孩子救回岸上，孩子已经全身青紫，没有呼吸和意识了。妈妈后悔自己疏忽大意没有照看好孩子，悲痛欲绝。

工作任务：

1. 请问俊俊出现了什么危险？

2. 此时最恰当的救助方法是什么？

心搏、呼吸骤停（cardiopulmonary arrest, CPA）是指呼吸及循环功能突然停止。若不及时处理，会造成脑和全身组织器官不可逆损害，甚至导致死亡。心肺复苏（cardiopulmonary resuscitation, CPR）是指在心搏、呼吸骤停的情况下所采取的一系列急救措施，包括胸外按压、开放气道、人工呼吸等，使心脏、肺脏恢复正常功能，以挽救生命。

心肺复苏全过程可分为基础生命支持、高级生命支持、延续生命支持 3 个阶段。基础生命支持（basic life support, BLS）的主要措施为胸外按压、开放气道、人工呼吸。高级生命支持（advanced life support, AIS）是指在 BLS 基础上应用辅助器械与特殊技术、药物等建立有效的通气和血液循环。延续生命支持（prolonged life support, PLS）即复苏后稳定处理，其目的是保护脑功能，防止继发性器官损害。

【相关知识】

（一）病因

1. 疾病因素

（1）呼吸系统疾病   如呼吸衰竭、休克、新生儿窒息、肺炎、肺透明膜病。

（2）心血管系统疾病   如心脏急症、心力衰竭、婴儿猝死综合征、严重心律失常等。

（3）神经系统疾病   昏迷患儿常呼吸不畅。

（4）其他   电解质紊乱、治疗操作、麻醉和手术意外等。

2. 意外伤害   气管异物、外伤、中毒、过敏、溺水、触电、烧伤或车祸等。

（二）发病机制

缺氧、心肌缺血和心律失常是心搏、呼吸骤停最常见的三种机制。

【护理评估】

（一）健康史

评估患儿是在疾病状态下还是意外伤害情况下引起的心搏、呼吸骤停。新生儿与婴幼儿出现心搏、呼吸骤停的主要原因是先天畸形、婴儿猝死症等疾病，年长儿的主要原因为意外伤害。

（二）临床表现

1. 意识丧失　突然意识丧失，面色灰暗或发绀，部分患儿有一过性抽搐。
2. 脉搏消失　大动脉（颈、股、肱动脉）搏动消失。
3. 呼吸停止　呼吸停止或无效呼吸（仅有喘息样呼吸）。
4. 瞳孔散大　对光反射消失。
5. 心音消失　听诊心音消失，血压测不出。
6. 心电图异常　可见等电位线、电机械分离或心室颤动等。

📖 **工作任务解析 10-5-1**

> **工作任务 1**：请问俊俊出现了什么危险？
>
> **解题思路**：工作情景中的俊俊因溺水，全身青紫，没有呼吸和意识，出现了心搏、呼吸骤停。

（三）心理 - 社会状况

由于患儿病情危急，家长对其存在生命危险产生恐惧。

（四）辅助检查

心电图可见等电位线、电机械分离、心室颤动等。

【护理诊断】

1. 不能维持自主呼吸　与心搏、呼吸骤停有关。
2. 恐惧　与病情危重有关。

【救护措施】

对于心搏、呼吸骤停的患儿，现场抢救非常关键，应争分夺秒，强调黄金 4 分钟，即在 4 分钟内进行基础生命支持（BLS），8 分钟内进行高级生命支持（ALS）。因为心跳、呼吸停止后，血液循环终止，大脑缺血缺氧，一般在循环停止 4 分钟开始出现脑水肿（脑功能损害），4 ～ 6 分钟后大脑发生不可逆损害（脑死亡）。因此，在 4 分钟内得到快速、有效、准确的救助非常重要。

1. 识别判断

（1）识别现场环境　迅速评估现场环境对抢救者和患儿是否安全。

（2）判断意识　抢救者快速判断患儿有无损伤和反应。

（3）判断脉搏与呼吸　如果患儿无意识，应立即检查患儿是否有呼吸。保持患儿呼吸道通畅，采用"一听、二看、三感觉"的方法判断呼吸，观察患儿胸廓起伏与检查大动脉搏动（婴儿触摸肱动脉、儿童触摸颈动脉或股动脉）同时进行（10 秒内作出判断）。

2. 紧急呼救　发现患儿无意识、无效呼吸（或叹息样呼吸）时，救护者应立即大声呼救，请旁人拨打 120 急救电话（说明发生时间、地点、伤员人数、伤员情况、已做何种处理、联系电话等，切记不要先挂电话）并取来 AED。

3. 心肺复苏　当患儿无意识、无脉搏、无呼吸（或叹息样呼吸）时，应立即将患儿置于仰卧位，注意保护颈部，解开衣扣，松解裤带。新生儿心搏骤停多为呼吸因素所致，其 CPR 按 A→B→C 顺序，婴儿和儿童的 CPR 程序为 C→A→B。其中，C（Compression）胸外按压；A（Airway）开放气道；B（Breathing）人工呼吸。

（1）胸外心脏按压（Chest compression/Circulation，C）　单人为婴儿和儿童复苏时，胸外按压与人工呼吸比例为 30:2，即在胸外按压 30 次和开放气道后，立即给予 2 次有效的人工呼吸；若双人复苏则为 15:2，呼吸频率 8～10 次 / 分，按压法见表 10-5-1。

表 10-5-1　婴儿与儿童胸外心脏按压法

年龄	婴儿（出生后 1～12 个月）	儿童（1 岁～青春期）
按压部位	胸部正中、两乳头连线下方水平	两乳头连线中点，胸骨中下 1/3 处
按压方法	双指按压法（抢救者食指和中指置于患儿两乳头连线中点下方按压胸骨）或双手环抱拇指按压法（抢救者双手环抱患儿胸廓，两手掌及四手指托住患儿背部，双手大拇指重叠垂直按压胸骨下 1/3 处）	单手按压法：抢救者一手固定患儿头部，以利通气，另一手掌根部按压患儿胸骨平乳头水平处。 双手按压法：适用于年长儿。抢救者一手重叠放于另一手背上，十指相扣，下方的手指翘起，手掌根部垂直按压患儿胸骨中下 1/3 处，注意不要按压到剑突和肋骨
按压频率	100～120 次 / 分	100～120 次 / 分
按压深度	胸廓前后径的 1/3（约 4 厘米）	胸廓前后径的 1/3（约 5 厘米）
按压与放松间隔比	1:1	1:1

（2）开放气道（airway，A）

①清除异物：首先判断有无口、鼻分泌物，若有，将头偏向一侧，清除异物或呕吐物。

②开放气道：多采取仰头抬颏法，使患儿下颌角与耳垂和地面连线呈一定的角度，儿童头后仰约呈 60°，婴儿头后仰约呈 30°。

a. 仰头抬颏法：抢救者一手掌小鱼际（手掌外侧缘）置于患儿前额，另一手的食指和中指并拢，放于患儿下颌骨处，将下颌骨向上抬起，注意手指勿用力压迫下颌部软组织，以免阻塞气道。

b. 托颌法：适用于疑有颈椎损伤者，抢救者双手置于患儿头部两侧，握住下颌角向上托下颌，使头部后仰。

（3）建立呼吸（breathing，B）

①口对口 / 口鼻人工呼吸：是一种快捷有效的通气方法，口对口人工呼吸适合于儿童现场急救。口对口鼻人工呼吸适合于婴儿现场急救。在进行人工呼吸前，要确保患儿气道通畅。抢救者准备充分后，采用"一捏、二罩、三吹气"的顺序，"一捏"指用手捏住患儿鼻子，防止漏气；"二罩"指用口将患儿口完全罩住，呈密封状；"三吹气"指缓慢匀速地吹口气，每次吹气时间 1 秒，每个循环吹 2 次。吹气的同时观察患儿胸廓是否有起伏，确定通气时可见胸廓起伏，吹完立刻松开捏鼻孔的手，避免过度通气。

②球囊 - 面罩通气（bag-mask ventilation，BMV）：若条件允许或只需短期通气，可采用球囊 - 面罩通气辅助呼吸，常用气囊通气装置为自膨胀气囊（婴儿和低龄儿童容积为 450～500 mL，年长儿容积为 1 000 mL），可输入空气或氧气。面罩应紧密盖在患儿面部，覆盖住患儿口鼻、下巴尖端，但不能遮盖眼睛，托颌保证气道通畅。采用 EC 手法，中指、无名指、小指呈 E 字形向面罩方向托颌，大拇指和食指呈 C 字形将面罩紧紧扣住患儿面部。注意观察患儿的胸廓起伏情况，以了解辅助通气的效果。

（4）除颤（defibrillation）　在复苏过程中出现心室颤动、室性心动过速和室上性心动过速时可用电击除颤复律。1～8 岁儿童使用儿科剂量衰减型自动体外除颤器（AED），婴儿首选手动型除颤仪或不带儿科剂量衰减器的 AED。初始除颤能量 2 J/kg，若需第 2 次除颤，则电击能量至少升至 4 J/kg，但不超过 10 J/kg。除颤后应立即恢复 CPR，2 分钟后重新评估心律。

4.心肺复苏有效指征　心肺复苏的有效指征：①扪及大动脉搏动；②出现自主呼吸；③扩大的瞳孔缩小及对光反射恢复；④面色、口唇及甲床色泽转红；⑤肌张力恢复。

📖 工作任务解析 10-5-2

工作任务 2：此时最恰当的救助方法是什么？

解题思路：俊俊因溺水而出现心搏、呼吸骤停，此时最恰当的救助方法就是快速识别判断，请求在场人员拨打 120 急救电话，立即将俊俊置于仰卧位，解开衣扣，松解裤带。按 A—B—C 顺序立即实施心肺复苏，等医护人员赶到。

【注意事项】

1.患儿出现无意识、无心跳、无效呼吸等"三无"表现，即可判断为心搏骤停，应立刻实施 CPR，儿童与婴儿 CPR 标准对比见表 10-5-2。

2.心搏、呼吸骤停一旦确认，应争分夺秒，立即抢救。因心跳、呼吸停止 4～6 分钟后，大脑即发生不可逆的损害，即使复苏成功，也会留有不同程度的神经系统后遗症。

3.胸外按压时部位要准确，姿势要正确，力度要适宜。力度过大，易发生骨折或心肺损伤，力度过小则无效。

4.每次按压后胸廓完全回复原状，以保障心脏血流的充盈，但放松时应确保手掌跟不离开胸壁，尽量避免按压中断（中断时间限制在 10 秒以内）。

5.在进行人工呼吸时，防止漏气，吹气应均匀，不可用力过猛，避免过度通气或肺泡破裂；吹气应缓慢，每次吹气应维持约 1 秒，确保能观察到患儿胸廓起伏。

表 10-5-2　儿童与婴儿 CPR 标准对比表

分类		婴儿（出生后 1～12 个月）	儿童（1 岁~青春期）
判断意识		拍打足底	轻拍双肩，两侧耳边呼喊
检查呼吸		"听、看、感觉"	
检查脉搏		检查肱动脉	检查颈动脉或股动脉
CPR 步骤		婴儿和儿童的 CPR 程序为 C-A-B，A-B-C 程序适用于呼吸因素所致心搏骤停，如新生儿窒息、淹溺者	
胸外按压	按压部位	胸部正中、两乳头连线下方水平	胸部正中、两乳头连线水平（胸骨下半部）
	按压方法	双指按压法或双手环抱双拇指按压法	单手掌根或双手掌根重叠
	按压深度	至少胸廓前后径的 1/3（约 4 cm）	至少胸廓前后径的 1/3（约 5 cm）
	按压频率	100～120 次/分	100～120 次/分
开放气道		婴儿头后仰约呈 30°	儿童头后仰约呈 60°
人工呼吸	吹气方式	口对口鼻	口对口或口对鼻
	吹气量	见胸廓起伏	
	吹气时间		吹气时间 >1 秒
	按压/吹气比		单人胸外按压与人工呼吸比例为 30：2，若双人复苏则为 15：2

📖 知识拓展 10-5-1

儿童心肺复苏指南新变化

2015 版《美国心脏学会 CPR 和 ECC 指南》

1. 胸外按压频率由"至少 100 次 / 分"改为"100 ~ 120 次 / 分"。因为按压频率过快（超过 140 次 / 分）可能导致按压幅度不足。

2. 首次规定按压深度的上限。按压深度为胸廓前后径的 1/3，即婴儿 4 厘米，儿童 5 厘米，青少年采用成人按压深度，为 5 ~ 6 cm。按压深度不应超过 6 厘米，超过此深度可能会出现并发症。

3. 为保证每次按压后胸廓充分回弹，施救者在按压间隙双手应离开患者胸壁。如果在两次按压之间，施救者依靠在患儿胸壁上会妨碍胸壁回弹。

2019 版美国心脏协会心肺复苏（cardiopulmonary resuscitation，CPR）与心血管急救指南

此次更新并非对 2015 版指南进行全面修订，对儿童和新生儿更新内容主要如下：

1. 儿童基础生命支持：推荐急救医疗调度中心为儿童心脏骤停提供调度员指导 CPR 操作指南。

2. 儿童高级生命支持：推荐在儿童院外心脏骤停（Out-of-hospital cardiac arrest，OHCA）时，与高级气道管理（气管内插管或声门上气道）相比，球囊 - 面罩通气更合理。

3. 新生儿复苏：推荐出生时需要呼吸支持治疗的足月儿及晚期早产儿（孕周 ≥ 35 周），起始氧浓度为 21%。

📖 知识拓展 10-5-2　儿童心肺复苏评分标准

儿科护理操作步骤及评分标准（儿童心肺复苏）

班级＿＿＿＿＿＿　　　学号＿＿＿＿＿　　　姓名＿＿＿＿＿＿　　　指导教师＿＿＿＿

项目	要　求	分值	扣分
目的	尽快建立和恢复病人的循环和呼吸功能，保护中枢神经系统	5 分	
实验准备	1. 呼吸加压皮囊；2. 面罩；3. 肾上腺素	5 分	
操作步骤	1. 评估　①呼吸：观察胸廓活动或听呼吸音；②心率：心脏听诊；③皮肤颜色、氧饱和度； 2. 请求支援　一旦确定呼吸、心跳停止，立即呼救，通知医生	15 分	
操作步骤	**C 胸外按压，恢复循环**：气管插管正压通气 30 秒后，心率 <60 次 / 分，应同时进行胸外心脏按压。可采取拇指法或双指法，胸骨按压深度为胸廓的 1/3 ~ 1/2，频率 120 次 / 分（每按压 3 次，正压通气 1 次）。按压放松过程中，手指不离开胸壁	15 分	
	A 通畅气道（要求在出生后 15 ~ 20 秒完成）：①保持体温（刚出生时擦干全身）；②摆正体位（仰卧、肩部垫高使颈部稍后仰）；③必要时清理呼吸道	15 分	
	B 建立呼吸：①触觉刺激（拍打、弹足底，快速而有力摩擦背部）：经触觉刺激后如出现正常呼吸，心率 >100 次 / 分，肤色红润可予观察；②正压通气 30 秒：触觉刺激后无自主呼吸或心率 <100 次 / 分，应立即用复苏囊加压给氧；开始用高膨胀峰压 5 ~ 8 次以扩张肺泡，继续通气 10 ~ 20 次（通气频率为 40 ~ 60 次 / 分，吸呼比 1:2） 30 秒后评估，如出现自主呼吸，心率 >100 次 / 分可观察；如无自主呼吸或心率 <100 次 / 分，进行气管插管正压通气	20 分	

续表

项目	要　求	分值	扣分
操作步骤	D 药物治疗：胸外心脏按压不能恢复正常循环时，遵医嘱给予 1∶10 000 肾上腺素 0.1～0.3 mL/kg 静脉或气管内注入；如心率仍＜100 次/分，可根据病情酌情纠酸、扩容等	15 分	
评价	1. 用物准备齐全 2. 操作过程熟练、准确、流畅	10 分	

监考教师 ＿＿＿＿＿＿＿＿＿＿＿　　　　　　　　　　　　　　考核时间 ＿＿＿＿＿＿＿＿＿＿＿

1+X 直击 10-5-1

1. 新生儿心肺复苏其按压通气比为（　　　）。
　　A. 1∶1　　　　　B. 2∶1　　　　　C. 3∶1　　　　　D. 4∶1　　　　　E. 5∶1

2. 心肺复苏时，判断及评价呼吸的时间 <u>不得超过</u>（　　　）。
　　A. 5 秒　　　　　B. 6 秒　　　　　C. 8 秒　　　　　D. 10 秒　　　　　E. 15 秒

3. 患儿，6 个月，突发心搏、呼吸骤停。为其胸外心脏按压的合适频率为（　　　）。
　　A. 至少 160 次/分　　　　　　　　　B. 至少 130 次/分
　　C. 100～120 次/分　　　　　　　　　D. 至少 90 次/分
　　E. 至少 70 次/分

4. 男，10 岁，溺水后心搏骤停，其处理措施不包括（　　　）。
　　A. 基础生命支持　　　　　　　　　　B. 进一步生命支持
　　C. 判断意识与反应　　　　　　　　　D. 复苏后处理
　　E. 置半卧位，以防舌后坠

5. 心肺复苏基础生命支持的内容包括（　　　）。
　　A. 保持呼吸道通畅、恢复循环、脑复苏　　B. 人工呼吸、恢复循环、药物治疗
　　C. 恢复循环、开放气道、人工呼吸　　　　D. 保持气道通畅、人工呼吸、电除颤
　　E. 开放气道、恢复循环、药物治疗

参考答案：1. C　2. D　3. C　4. E　5. C

【高频考点】

▲误食救护的主要措施：停食封物；畅通气道；排出毒物；及时就医，标本送检。

▲催吐适用于年龄较大、神志清醒的患儿，神志不清的患儿禁用此法。

▲对于已吸收的毒物，通常采用利尿、碱化或酸化尿液、血液净化等方法来促进毒物的排出。

▲右侧支气管管腔粗、短、直，异物更易落入右侧。

▲气道异物典型症状：阵发性、痉挛性咳嗽，以咳嗽和呼吸困难为主要临床表现。

▲儿童出现气道异物，为避免异物变位，首要的处理措施是保持安静，减少哭闹，避免发生急性喉梗阻。

▲儿童气道异物梗阻的急救方法主要有背部叩击法、腹部冲击法和胸外按压法三种。

▲腹部冲击法的位置在脐上 2 指，注意向内、向上用力快速冲击。

▲控制惊厥的首选药物为地西泮，苯巴比妥钠是新生儿惊厥首选药物。

▲惊厥发作时应就地抢救，将患儿平卧，头偏向一侧，及时清除口、鼻分泌物，保持呼吸道通畅，预防外伤，密切观察，缓解后送往医院及时救治。

▲惊厥发作时，切勿强行牵拉或按压患儿的肢体，以免骨折或脱臼。

▲脱离电源可采用拉、切、挑、拽、垫等方法，切忌直接拖拉触电的儿童。

▲心肺复苏（CPR）的主要措施包括胸外按压、开放气道、人工呼吸。

▲心搏、呼吸骤停的主要临床表现为突然意识丧失、颈动脉搏动消失、呼吸停止。

▲开放气道多采取仰头抬颏法，使患儿下颌角与耳垂和地面连线呈一定的角度，儿童头后仰约呈 60°，婴儿头后仰约呈 30°。

▲人工呼吸采用"一捏、二罩、三吹气"的顺序，吹气应均匀，吹气时间应超过 1 秒，同时避免过度通气。

▲按压部位：婴儿为胸部正中、两乳头连线下方水平。儿童为两乳头连线中点，胸骨中下 1/3 处。

▲按压手法：年长儿采用双掌法，幼儿用单掌法，婴儿可用双拇指环绕法，新生儿可用双拇指环绕法或双指法。

▲按压深度：至少胸廓前后径的 1/3（婴儿约为 4 厘米、儿童约为 5 厘米、青春期儿童最大不超过 6 厘米）。

▲按压频率：100 ～ 120 次 / 分。按压与放松间隔比为 1∶1。

▲心肺复苏的有效指征：①扪及大动脉搏动；②出现自主呼吸；③扩大的瞳孔缩小及对光反射恢复；④面色、口唇及甲床色泽转红；⑤肌张力恢复。

（梅露露）

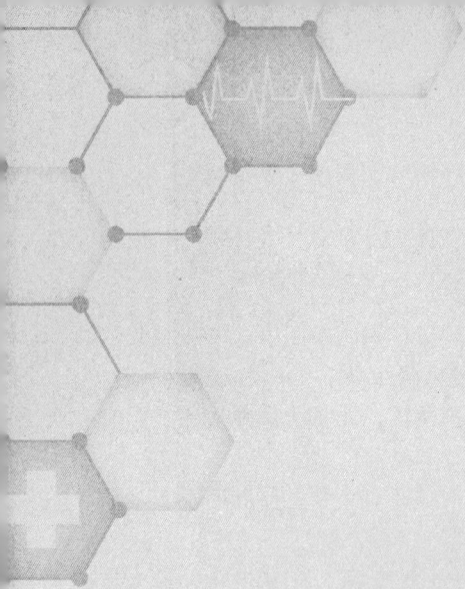

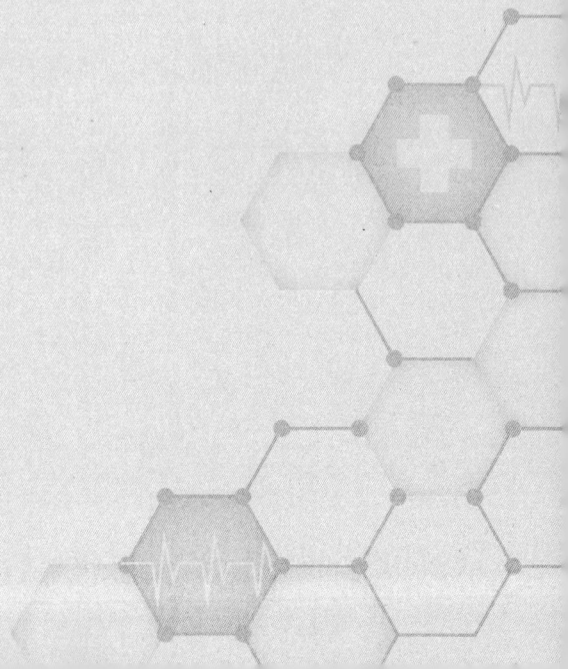

儿童健康与促进

序号	主要内容
1	项目 11　营养障碍疾病患儿的护理 　　任务 11.1　蛋白质－能量营养障碍患儿的护理 　　任务 11.2　维生素 D 营养障碍患儿的护理 　　任务 11.3　锌缺乏症患儿的护理
2	项目 12　消化系统疾病患儿的护理 　　任务 12.1　儿童消化系统解剖生理特点 　　任务 12.2　口炎患儿的护理 　　任务 12.3　腹泻患儿的护理 　　任务 12.4　儿童液体疗法 　　任务 12.5　肠套叠
3	项目 13　呼吸系统疾病患儿的护理 　　任务 13.1　儿童呼吸系统解剖生理特点 　　任务 13.2　急性上呼吸道感染患儿的护理 　　任务 13.3　急性感染性喉炎患儿的护理 　　任务 13.4　急性支气管炎患儿的护理 　　任务 13.5　肺炎患儿的护理 　　任务 13.6　支气管哮喘患儿的护理
4	项目 14　循环系统疾病患儿的护理 　　任务 14.1　儿童循环系统解剖生理特点 　　任务 14.2　先天性心脏病患儿的护理 　　任务 14.3　病毒性心肌炎患儿的护理
5	项目 15　泌尿系统疾病患儿的护理 　　任务 15.1　儿童泌尿系统解剖生理特点 　　任务 15.2　急性肾小球肾炎患儿的护理 　　任务 15.3　肾病综合征患儿的护理 　　任务 15.4　泌尿道感染患儿的护理

序号	主要内容
6	项目16　血液系统疾病患儿的护理 　任务16.1　儿童造血和血液特点 　任务16.2　贫血患儿的护理 　任务16.3　出血性疾病患儿的护理
7	项目17　神经系统疾病患儿的护理 　任务17.1　儿童神经系统解剖生理特点 　任务17.2　化脓性脑膜炎患儿的护理 　任务17.3　病毒性脑膜炎患儿的护理 　任务17.4　脑瘫性患儿的护理
8	项目18　内分泌系统疾病患儿的护理 　任务18.1　先天性甲状腺功能减退症患儿的护理 　任务18.2　糖尿病患儿的护理 　任务18.3　生长激素缺乏症患儿的护理
9	项目19　遗传与代谢性疾病患儿的护理 　任务19.1　21-三体综合征患儿的护理 　任务19.2　苯丙酮尿症患儿的护理
10	项目20　风湿性疾病患儿的护理 　任务20.1　风湿热患儿的护理 　任务20.2　过敏性紫癜患儿的护理 　任务20.3　皮肤黏膜淋巴结综合征患儿的护理
11	项目21　传染性疾病患儿的护理 　任务21.1　麻疹患儿的护理 　任务21.2　水痘患儿的护理 　任务21.3　流行性腮腺炎患儿的护理 　任务21.4　手足口病患儿的护理 　任务21.5　猩红热患儿的护理 　任务21.6　结核病患儿的护理
12	项目22　儿科常用护理技术 　任务22.1　奶瓶喂养法 　任务22.2　更换尿布法 　任务22.3　婴儿沐浴法 　任务22.4　婴儿抚触法 　任务22.5　体格测量法 　任务22.6　约束保护法 　任务22.7　温箱使用法 　任务22.8　光照疗法 　任务22.9　头皮静脉输液法 　任务22.10　股静脉穿刺法 　任务22.11　股动脉穿刺法

项目 11　营养障碍疾病患儿的护理

📋 项目目标

知识目标：

1. 掌握蛋白质-能量营养不良，单纯性肥胖，维生素 D 缺乏性佝偻病、手足搐搦症，锌缺乏症的身体状况，护理诊断及护理措施。

2. 熟悉维生素 D 缺乏性佝偻病、维生素 D 缺乏性手足搐搦症、锌缺乏症的发病机制，营养不良的病理生理特点。

3. 了解蛋白质-能量营养障碍、营养性维生素 D 缺乏、锌缺乏疾病的病因、病理机制、辅助检查。

能力目标：

能运用护理程序为营养不良、维生素 D 缺乏性佝偻病、维生素 D 缺乏性手足搐搦症、锌缺乏症患儿进行护理评估、提出护理诊断、制订护理目标、实施护理措施与评价，并进行有关健康教育。

素质目标：

1. 培养学生的职业道德、关爱儿童，具有社会责任感，强化服务患儿的意识。

2. 强化学生的"四个自信"，激发学生的爱国情怀，培养文化自信。

💎 思政案例 11

以平凡铸就伟大，守护儿童健康

导入： 意外伤害已成为 21 世纪儿童的重要健康问题。我国每年至少有约 1 000 万名儿童受到各种形式的意外伤害，约占我国儿童总数的 10%。意外伤害不仅给儿童的身体健康带来了巨大危害，还可能给他们的心理造成深远的影响。因此，我们需要从多方面入手，提高儿童安全意识，降低意外伤害的发生率。

正文： 2015 年 12 月，烟台某医院正式成立了儿童支气管镜室。当时，姜护士带着自己不满 1 岁的孩子，毅然前往大连进行支气管镜技术的进修学习。进修结束后，她迅速将所学应用于临床实践，与科室同仁紧密配合，共同推进儿童支气管镜技术的发展。

某天深夜，刚刚结束加班的姜护士刚踏入家门，便接到科室的紧急电话，一名 2 岁男孩因误吸半粒花生导致阻塞性肺炎、肺不张，呼吸困难，情况十分危急。需尽快在支气管镜下取出异物。来不及多想，她立即返回医院，与团队成员迅速投入抢救工作中。在儿科主任的带领下，仅用时五六分钟，便成功从患儿支气管内取出半粒花生，使孩子呼吸恢复正常。对于姜护士而言，这样的紧急抢救已成为她工作中的常态。

在过去的 8 年里，姜护士和团队通过支气管镜技术为孩子们取出的异物已达 200 例，挽救了无数家庭。她的卓越表现得到了医院和社会的广泛认可，先后获得"优秀带教老师""年度优秀个人"等荣誉称号。

"平凡铸就伟大，英雄来自人民。"姜护士正是这句话的最好诠释。她以自己的实际行动践行了"守护生命健康"的崇高理念，在平凡的护理岗位上书写了不平凡的人生篇章。

任务 11.1　蛋白质 - 能量营养障碍患儿的护理

工作情境与任务 11-1-1

　　情境导入：患儿，女，10 月龄，人工喂养，9 个月开始添加辅食，反复腹泻 1 个多月。患儿目前精神萎靡、食欲减退、消瘦。体格检查：T 38.3 ℃，P 132 次 / 分，R 40 次 / 分，Bp 80/50 mmHg，体重 8 kg，身长 72 cm。皮肤弹性差，腹壁皮下脂肪厚度 0.5 cm，可见枕秃，心律齐，心音低钝。Hb 110 g/L，WBC 8.5×10^9 g/L。

　　入院诊断：蛋白质 - 能量营养不良（中度）、佝偻病初期。

　　工作任务：

　　1. 患儿目前存在的护理问题有哪些？

　　2. 患儿应如何进行饮食护理？

　　3. 患儿出院时，如何对患儿及家属进行出院指导？

一、蛋白质 · 能量营养不良

　　蛋白质 - 能量营养不良是由于能量和（或）蛋白质缺乏所致的一种营养缺乏病，多见于 3 岁以下婴幼儿。常分为消瘦型、水肿型、混合型（介于消瘦型和水肿型之间），我国儿童以消瘦型多见。

【相关知识】

（一）病因

　　1. 膳食供给不足　喂养不当是导致婴儿营养不良的主要病因。

　　2. 疾病因素　消化系统解剖或功能上的异常，如唇裂、腭裂、幽门梗阻、迁延性腹泻、过敏性肠炎、短肠综合征等均可影响食物的消化和吸收。

　　3. 先天不足　早产、双胎及多胎、低体重出生儿，常因先天营养不足，后天生长发育速度较快，营养需要量增加而引起营养不良。

（二）病理生理

　　1. 新陈代谢异常　蛋白质摄入不足或消耗相对多时，体内代谢将处于负平衡，严重可导致低蛋白性水肿；脂肪大量消耗，血清胆固醇下降，当体内脂肪消耗过多，超过肝脏的代谢能力时，可造成肝脏脂肪浸润及变性；糖原不足或消耗过多可致血糖降低；细胞外液常呈低渗状态，易出现低渗性脱水、低钠、低钾、低钙和低镁血症；体温调节能力下降，体温偏低。

　　2. 各系统功能低下　消化功能降低，易发生腹泻；心肌收缩力减弱，心搏出量减少，血压偏低，脉搏细弱；肾小管重吸收功能低下，尿比重下降；精神抑郁或烦躁不安、反应迟钝、条件反射不易建立；免疫功能明显降低，易并发各种感染。

【护理评估】

（一）健康史

　　根据本病常见病因，评估患儿出生史、喂养史，详细询问婴儿喂养食物、喂养方式及饮食习惯，了解患儿是否早产、多胎等，有无喂养不当、母乳不足的情况，有无消化系统解剖或功能上的异常以及其他患病史；是否为早产、双胎等。

（二）身体状况

　　1. 临床表现

　　（1）体重不增　最早出现的症状，随后皮下脂肪逐渐减少或消失，体重下降，身高也低于正常

（图 11-1-1）。

（2）皮下脂肪减少或消失　首先出现的部位是腹部，顺序是：腹部→躯干→臀部→四肢→面部。腹部皮下脂肪层厚度是判断营养不良程度的重要指标之一（测量儿童皮下脂肪的厚度常用的部位是腹部）。

（3）其他表现　肌肉萎缩、肌张力低下。体温低于正常、脉搏减慢、心音低钝、血压偏低。初期烦躁，后变得冷漠。有血清蛋白降低时可出现营养不良性水肿。婴儿常有饥饿性便秘或腹泻。

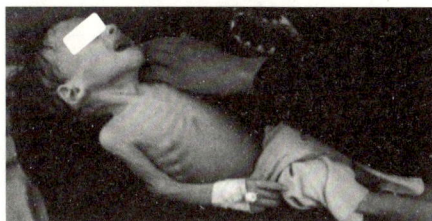

图 11-1-1　营养不良患儿

根据婴幼儿营养不良的程度，临床上分为三度，见表 11-1-1。

表 11-1-1　婴幼儿营养不良程度

项目	Ⅰ度（轻）	Ⅱ度（中）	Ⅲ度（重）
实际体重为理想体重的百分比	80%～89%	70%～79%	＜70%
腹部皮下脂肪厚度 /cm	0.4～0.8	＜0.4	消失
身高（长）	正常	低于正常	明显低于正常
消瘦	不明显	明显	皮包骨样
水肿	无	无	有
肌张力	正常	降低肌肉松弛	肌肉萎缩
精神状态	无明显变化	烦躁	低下，萎靡、抑制与烦躁交替

注：腹部皮下脂肪厚度的测量方法：脐旁乳头线上形成交点，左右旁开 3 cm 与皮肤垂直，将其捏起量其上缘。正常值为 0.8 cm。

2. 并发症

（1）营养性贫血　缺铁性贫血最为常见。常因缺乏蛋白质、铁、维生素 B_{12}、叶酸等造血物质而并发。

（2）维生素缺乏　维生素 A 缺乏最为常见。常因缺乏维生素 A、B、C 而并发干眼症、口腔炎、脚气病、末梢神经炎、皮肤黏膜出血（如鼻出血）。

（3）其他　上呼吸道感染、肺炎、鹅口疮、中耳炎、腹泻、尿路感染、皮肤感染、败血症等感染性疾病；重度营养不良儿可在夜间或凌晨并发自发性低血糖，表现为面色灰白、神志不清、脉搏减慢、呼吸暂停、体温偏低，但无抽搐。若不及时诊治，可因呼吸麻痹而死亡。

（三）心理 - 社会支持状况

此病好发于经济落后的偏远山区、卫生条件差的地区及缺乏喂养知识的家庭，如留守儿童。因此，要评估照护者对本病的认识程度、家庭经济状况及父母角色是否称职。

（四）辅助检查

1. 血清白蛋白　血清白蛋白浓度降低最突出，但不够灵敏。

2. 胰岛素生长因子Ⅰ　反应灵敏，早期诊断的可靠指标。

（五）治疗原则

处理并发症、去除病因、调整饮食及促进消化功能等。

【护理诊断】

1. 营养失调：低于机体需要　与能量和（或）蛋白质摄入不足和（或）需要、消耗过多有关。

2. 有感染的危险　与机体抵抗力低下有关。

3. 潜在并发症：低血糖。

4. 知识缺乏　与患儿家长缺乏营养知识及育儿知识有关。

📖 工作任务解析 11-1-1

工作任务 1：患儿目前存在的护理问题有哪些？

解题思路：根据患儿的临床表现和体格检查，确定其存在的护理问题。结合案例由于长期腹泻和人工喂养，该患儿生长发育落后，体重和身长均低于正常同龄儿，说明营养失调；由于该患儿长期腹泻，机体抵抗力下降，容易发生感染；该患儿9个月方开始添加辅食，说明患儿家长缺乏营养知识及育儿知识。

【护理目标】

1. 患儿营养素的摄入充足，比例适宜，体重逐渐恢复正常。
2. 患儿避免或减少并发症发生，一旦发生能及时发现，患儿及家属能配合治疗。
3. 患儿体重、身高、皮下脂肪等发育指标逐渐达到同年龄、同性别儿童体格发育正常水平。
4. 家长能说出儿童营养和喂养的知识要点，能正确运用喂养方法。

【护理措施】

1. **饮食管理**　根据患儿病情轻重和消化功能来调整饮食的量及种类，原则为由少到多、由稀到稠、循序渐进，逐渐增加。

（1）鼓励母乳喂养，补给营养素需求　无母乳或母乳不足，可给予稀释牛奶，少量多次喂哺，渐增至全乳。重度营养不良患儿必要时行鼻饲喂养。及时添加含优质蛋白、维生素和铁等营养素的辅食，以满足生长发育需要。

（2）能量的供给　Ⅰ度（轻度）营养不良患儿，在基本维持原膳食的基础上，较早添加含蛋白质和热量较高的食物。开始每日可供给热量 $60 \sim 80$ kcal（$250 \sim 330$ kJ）/kg，逐渐增加到每日 140 kcal（585 kJ）/kg。Ⅱ、Ⅲ度（中、重度）营养不良患儿　可每日供给能量 $45 \sim 55$ kcal（$165 \sim 230$ kJ）/kg，再结合患儿食欲及大便情况，逐渐增加至每日供给能量 $120 \sim 170$ kcal（$500 \sim 727$ kJ）/kg。待体重接近正常后，再恢复至正常能量需要。为中度和重度营养不良患儿补液时速度宜慢，补液量不宜过多。

（3）蛋白质的供给　蛋白质摄入量从每日 $1.5 \sim 2.0$ g/kg 开始，逐步增加到 $3.0 \sim 4.5$ g/kg，过早给予高蛋白食物，可引起腹胀、肝大。

（4）维生素及微量元素的补充　食物中应富含维生素和微量元素，一般采用每日给予新鲜蔬菜和水果的方式，应从少量逐渐增多，以免引起腹泻。

（5）选择合适的补充途径　对重度营养不良或不能进食患儿，遵医嘱静脉滴注葡萄糖、氨基酸、脂肪乳剂等，水肿者可采用输血或血浆等支持疗法。速度应缓慢，以防心力衰竭及肺水肿发生。

（6）形成良好饮食习惯　纠正不良饮食习惯，避免挑食、偏食、吃零食等不良习惯，早餐要吃好，中餐要补给足量的蛋白质和能量。

📖 工作任务解析 11-1-2

工作任务 2：患儿应如何进行饮食护理？

解题思路：对于营养不良的患儿，要判断营养不良的分度，再结合分度来补给患儿热量，提供高热量、高蛋白、低脂肪的食物。

2. **促进消化、改善食欲**　按医嘱给予助消化、增进食欲等药物，如消化酶（胃蛋白酶、胰酶）、B族维生素和铁剂等、苯丙酸诺龙（促进蛋白质合成，增加食欲）、普通胰岛素（降低血糖，增加饥饿感，提高食欲）、锌剂（提高味觉敏感度，增加食欲）。

3. 预防感染　保持皮肤清洁、干燥，防止皮肤破损；做好口腔护理，保持生活环境舒适卫生，注意做好保护性隔离，防止交叉感染。

4. 病情观察　重度营养不良患儿在夜间或凌晨易发生自发性低血糖，一旦发现应立即配合医生抢救，给予 20%～50% 的葡萄糖 2 mL/kg 静脉注射；维生素 A 缺乏引起的角膜干燥者，用生理盐水湿润角膜及涂抗生素眼膏，同时遵医嘱口服或注射维生素 A 制剂；若发现腹泻、呕吐所引起的脱水、酸中毒等情况，及时报告并处理。

5. 健康指导

（1）知识宣传　向患儿家长讲解营养不良的原因，介绍科学育儿知识。指导母乳喂养、人工喂养、混合喂养的具体执行方法，辅食添加的原则、顺序，纠正儿童偏食、挑食等不良饮食习惯。

（2）生活指导　按时预防接种；合理安排患儿的生活制度，保证儿童三餐营养搭配合理，保证充足的睡眠，保持心情舒畅；做好生长发育监测，每周称体重 1 次，每月测身高 1 次，定期测量皮下脂肪厚度。

（3）定期复查　了解病情进展情况，注意有无并发症，及时调整治疗。每周称体重 1 次，每月测身高（长）及腹部皮下脂肪厚度 1 次，便于医生判断治疗效果，及时调整饮食。指导唇裂、腭裂及幽门狭窄等先天畸形患儿的手术时间。

📖 工作任务解析 11-1-3

> **工作任务 3**：患儿出院时，如何对患儿及家属进行出院指导？
>
> **解题思路**：营养不良的患儿在出院时，出院指导应从出院后营养、用药、复查、注意事项等方面指导。

【护理评价】

1. 营养素的摄入充足，比例适宜，体重逐渐恢复正常。
2. 患儿应避免或减少并发症发生。
3. 患儿体重、身高、皮下脂肪等发育指标逐渐达到同年龄、同性别儿童体格发育正常水平。
4. 家长能说出儿童营养和喂养的知识要点，能正确运用喂养方法。

二、儿童单纯性肥胖

肥胖症（obesity）是指长期能量摄入超过消耗，引起体内脂肪积聚过多，体重超过一定范围的营养障碍性疾病。近十几年以来，我国的儿童肥胖问题呈现出快速增长的趋势。根据《中国居民营养与慢性病状况报告（2020 年）》，我国 6 岁以下儿童超重肥胖率约为 10%，6～17 岁儿童青少年的超重肥胖率已经从 2002 年的 4.5% 上升到 2020 年的 19%，这一增长幅度已经超过了发达国家。儿童肥胖症已成为威胁我国儿童和青少年身心健康的重要公共卫生问题。肥胖不仅影响儿童的健康，还容易引起糖尿病、脂肪肝、性早熟、多囊卵巢综合征、阻塞性睡眠呼吸暂停综合征等疾病，应引起家庭和社会的重视。

微课 11-1-2
儿童单纯性肥胖
的护理

课件 11-1-2
儿童单纯性肥胖
的护理

【相关知识】

（一）病因

单纯性肥胖症是指不伴有明显的内分泌和代谢性疾病，占肥胖症的 95%～97%。

1. 摄入过多　高热量食物如快餐、膨化食品、煎炸类食品、烧烤类食品、含糖饮料等摄入增多，饮食不均衡，脂肪摄入过多，多余的能量转化为脂肪贮存在体内，摄入的营养素超过机体代谢需要，导致儿童肥胖，为本病主要原因。

2.活动过少　电子产品的流行、久坐（玩电脑游戏机以及看电视等）活动过少和缺乏适当的体育锻炼是引发肥胖症的重要因素，能量消耗少，相对剩余的能量转化为脂肪积聚体内。肥胖儿童大多不喜爱运动，形成恶性循环。

3.遗传因素　肥胖的家族性与多基因遗传有关。肥胖双亲的后代发生肥胖者高达 70% ～ 80%，双亲之一肥胖的后代发生肥胖者为 40% ～ 50%，双亲正常的后代发生肥胖者仅为 10% ～ 14%。

4.其他　如进食过快，或饱食中枢和饥饿中枢调节失衡以致多食；精神创伤（如亲人病故、学习成绩低下）以及心理异常等因素也可致儿童过量进食而出现肥胖。

（二）病理生理

肥胖的主要病理改变是脂肪细胞的体积增大和（或）数目增多。

（三）肥胖分度

儿童体重以同性别、同身高（长）儿童正常均值为标准，超过正常标准的 10% ～ 19% 为超重，超过 20% 者为肥胖症，其中 20% ～ 29% 者为轻度肥胖，30% ～ 49% 者为中度肥胖，超过 50% 者为重度肥胖。

【护理评估】

（一）健康史

评估患儿的饮食习惯、运动情况；有无家族肥胖史；了解患儿有无精神创伤以及心理障碍等疾病。

（二）身体状况

1.症状　肥胖症可发生于任何年龄，最常见于婴儿期、5 ～ 6 岁儿童和青春期。患儿食欲旺盛，食量大，喜食肥肉、甜食、油炸（煎）食物。因行动不便而不喜欢运动，而且动作笨拙。明显肥胖儿童常有疲劳感，用力时气短或腿痛。严重肥胖者因脂肪的过度堆积限制了胸廓和膈肌运动，使肺通气量不足，引起低氧血症，表现为气急、紫绀、红细胞增多，严重时心脏扩大、心力衰竭甚至死亡，称肥胖 - 换气不良综合征（或 Pickwickian syndrome）。

2.体征　皮下脂肪丰满且分布均匀，以面颊、肩部、腹部为甚，严重肥胖者腹部、臀部及大腿皮肤可见白色或紫红色条纹。因走路时下肢负荷过度，可致膝外翻和扁平足。男性患儿因大腿内侧和会阴部脂肪堆积，阴茎可隐匿在阴阜脂肪垫中而被误诊为阴茎发育不良。性发育常较早，最终身高常略低于正常儿童。

（三）心理 - 社会状况

患儿因自身形象，怕别人讥笑而不愿与其他儿童交往，表现为性情孤僻、不合群、自卑等心理障碍。

（四）辅助检查

血清甘油三酯、胆固醇、血胰岛素水平增高，雌激素增高，血生长激素减低，尿 17- 羟类固醇、17- 酮类固醇及皮质醇均可增高。超声检查常有脂肪肝。

（五）治疗要点

控制饮食，加强运动，消除心理障碍。前两项是治疗肥胖症的主要措施，其目的是减少热能性食物的摄入和增加机体对热能的消耗，使体内过剩的脂肪不断减少，从而使体重逐步下降。一般不需药物治疗。

【护理诊断】

1.营养失调：高于机体需要量　与摄入高能量食物过多和（或）运动过少有关。

2.体像紊乱　与肥胖引起自身形体改变有关。

3.社交障碍　与肥胖造成心理障碍有关。

4.潜在并发症：高脂血症、糖尿病、冠心病等。

5.知识缺乏　患儿及家长缺乏合理营养知识。

【护理目标】

1.患儿能控制热量摄入，增加运动量，体重逐渐恢复正常。

2.患儿能实现身体正常发育，机能协调发展，形体匀称。

3.患儿能与其他儿童正常交往。

4.患儿能预防和控制慢性疾病，定期体检，控制饮食，一旦发生能及时发现，患儿及家属能配合治疗。

5.家长能知晓儿童合理营养的知识，维持营养均衡，培养良好的生活习惯，儿童进餐能有时有节。

【护理措施】

1.饮食疗法　限制饮食，患儿每日摄入的能量需低于机体消耗的总能量，同时满足儿童生长发育的需要。

（1）给予高蛋白、低脂肪、低碳水化合物、富含维生素和矿物质的食物，其中产能最好比例为蛋白质（30%～35%）、脂肪（20%～25%）、碳水化合物（40%～45%）。青春期生长发育迅速，蛋白质供能可提高至50%～60%。

（2）鼓励多吃体积大、饱腹感明显、富含纤维素的蔬菜和水果（萝卜、青菜、黄瓜、番茄、莴苣、苹果、柑橘、竹笋等）。

（3）培养良好的饮食习惯，如避免晚餐过饱，不吃夜宵，不吃零食，少吃或不吃油炸（煎）食品，细嚼慢咽等。

2.运动疗法　选择患儿喜欢、有效而又容易坚持的运动项目，如散步、慢跑、做操、游泳等，鼓励循序渐进，以运动后轻松愉快、不感到疲劳为原则，保证每周运动150分钟以上，每周运动3～5天。

3.心理护理　避免引起患儿精神紧张的因素，如家长对患儿的肥胖过分忧虑、指责患儿进食习惯；鼓励患儿多参加社会活动，消除自卑心理；帮助患儿对自身形象建立信心，达到身心健康发展。

4.健康指导

（1）向患儿及家长解释过度肥胖是一种病态，与成人后的冠心病、高血压、糖尿病等疾病有关，应高度重视；改变家长"越胖越健康"的陈旧观念。

（2）指导家长科学喂养，合理搭配饮食，培养患儿良好的饮食习惯。

（3）鼓励患儿及家长树立信心，坚持配合饮食治疗，创造条件增加患儿活动量，消除因肥胖带来的自卑心理，保持心情舒畅。

（4）对患儿实施生长发育监测，定期门诊观察。

【护理评价】

1.患儿是否能控制热量摄入，增加运动量，体重恢复正常。

2.患儿身体是否能正常发育，机能协调发展，形体匀称。

3.患儿是否能与其他儿童正常交往。

4.患儿是否能预防和控制慢性疾病，定期体检，控制饮食，配合治疗。

5.家长是否能知晓儿童合理营养的知识，维持营养均衡，培养良好的生活习惯，儿童进餐有时有节。

护考直击 11-1-1

1.蛋白质-能量营养不良皮下脂肪最先消失的部位是（　　　　）。

A.面颊部　　　　B.躯干　　　　C.臀部　　　　D.腹部　　　　E.四肢

2. 以下符合中度营养不良患儿的指征是（　　　　）。
   A. 腹部皮脂厚度 <0.8 cm
   B. 体重下降 25% ～ 40%
   C. 身高低于正常
   D. 皮肤干燥
   E. 肌张力松弛

3. 诊断营养不良最重要的依据是（　　　　）。
   A. 体重低于正常 10% 以上
   B. 食欲减退
   C. 毛发干枯
   D. 肌肉松弛
   E. 血清白蛋白降低

4. 导致儿童营养不良的最主要病因为（　　　　）。
   A. 喂养不当
   B. 疾病
   C. 过度疲劳或劳累
   D. 精神不好
   E. 早产、双胎或多胎等

5. 重度营养不良患儿腹部皮脂厚度为（　　　　）。
   A. 0.7 ～ 0.8 cm　　B. 0.5 ～ 0.6 cm　　C. 0.3 ～ 0.4 cm　　D. 0.1 ～ 0.2 cm　　E. 基本消失

参考答案：1. D　2. B　3. E　4. A　5. E

（何琼）

任务 11.2　维生素 D 营养障碍患儿的护理

📝 工作情境与任务 11-2-1

导入情境： 患儿，男，8 个月，因哭闹、多汗、夜惊一月有余来诊。患儿父母为工人家庭，居住于北方某城市，高楼，平素户外活动少，混合喂养，暂时未添加辅食。查体：体重 6.8 kg，身长 65 cm，前囟 2.5 cm×2 cm，有枕秃，乳牙未出，方颅，手镯征、脚镯征、心肺听诊无异常，腹软。X 线摄片显示，长骨干骺端呈毛刷样及杯口状改变。

入院诊断： 维生素 D 缺乏性佝偻病。

工作任务：

1. 该患儿为维生素 D 缺乏性佝偻病哪一期？判断依据是什么？
2. 根据临床资料，请分析患儿最主要的护理问题是什么？
3. 患儿出院时，如何对患儿家长进行健康教育？

一、维生素 D 缺乏性佝偻病

维生素 D 缺乏性佝偻病是由于体内维生素 D 缺乏，导致钙、磷代谢失常的一种营养性疾病，多见于 2 岁以下的婴幼儿。主要表现为骨骼改变、肌肉松弛和神经精神症状。

【相关知识】

（一）病因

1. 储存不足　母亲妊娠期，特别是妊娠后期维生素 D 摄入不足，如母亲严重营养不良、肝肾疾病、慢性腹泻，以及早产、双胎均可使婴儿体内储存不足。

2. 日光照射不足　最主要病因。体内维生素 D 的主要来源为皮肤内 7- 脱氢胆固醇经紫外线照射生成。在北方，冬季较长，日照时间短，户外活动又少，紫外线量明显不足，且不能透过玻璃窗，故发病率北方高于南方，城市高于农村。

3.摄入不足　天然食物含维生素 D 的量很少；不及时补充鱼肝油及蛋、肝等富含维生素 D 的辅食，易发生佝偻病。

4.生长过快　早产儿、双胎体内储存维生素 D 不足，生后生长速度较快，若未及时补充，极易发生佝偻病。

5.疾病因素　胃肠道或肝、胆疾病影响维生素 D 及钙磷的吸收与利用，如慢性腹泻、肠结核、婴儿肝炎综合征、先天性胆道闭锁等；或肝、肾疾病影响维生素 D 的羟化作用，导致生成量不足而引起佝偻病。

6.药物影响　长期服用抗惊厥药物（如苯妥英钠、苯巴比妥）可使维生素 D 加速分解为无活性的代谢产物；服用糖皮质激素可对抗维生素 D 对钙转运的调节，也可致佝偻病。

（二）发病机制

维生素 D 缺乏性佝偻病发病机制，如图 11-2-1 所示。

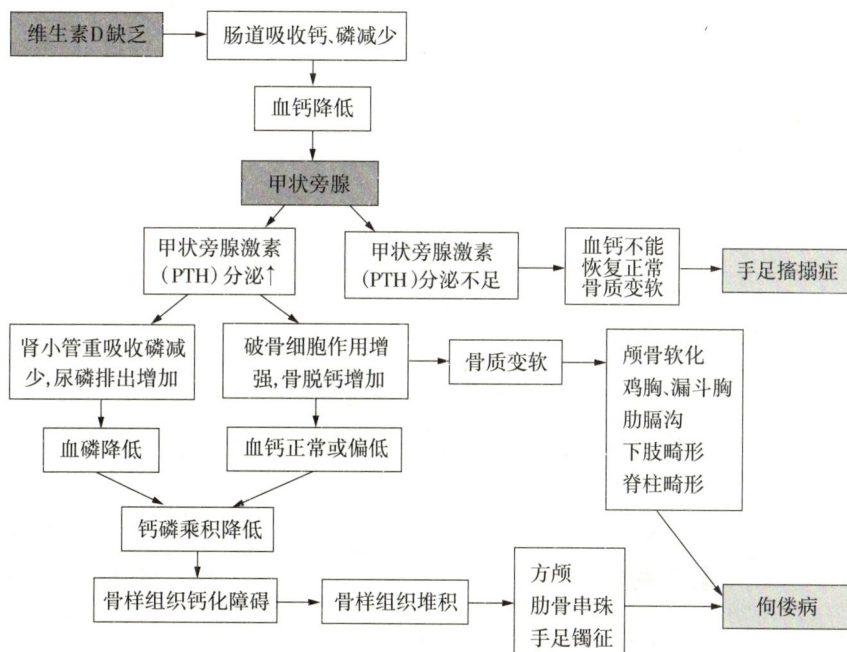

图 11-2-1　维生素 D 缺乏性佝偻病发病机制

⌨ **知识拓展 11-2-1**

维生素 D，你了解多少？

维生素 D 是一种脂溶性维生素，属于类固醇衍生物，能促进钙、磷吸收，调节血钙、血磷浓度，维持骨骼和神经肌肉的正常功能。维生素 D 主要包括维生素 D_2 与维生素 D_3，它们的来源如下图所示：

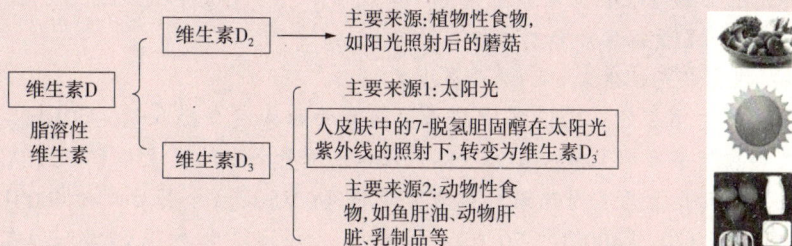

1.维生素 D 的前世　维生素 D 的前身是胆固醇，具抗佝偻病的作用，因此又称抗佝偻病维生素。它是经紫外线照射后，由皮肤里含有的一种被称为 7- 脱氢胆固醇的物质转化而成的。

维生素 D 家族成员中最重要的成员是维生素 D_2（麦角钙化醇）和维生素 D_3（胆钙化醇）。维生素 D_2 和维生素 D_3 均无活性，不可相互转化；两者被人体摄入后，均能转化为具有活性的 1,25-二羟基维生素 D_3（骨化三醇），从而发挥作用。与外源性补充维生素 D_2 和维生素 D_3 相比，人体自身合成的内源性维生素 D_3 在血液中的半衰期更长。因此，晒太阳是获取维生素 D_3 比较经济有效的方式。

维生素 D 本身不具有生物活性，需要先在肝脏转换为 25-羟基维生素 D_3，进一步在肾脏转化为具有钙调节活性的 1,25-二羟基维生素 D_3，如下图所示：

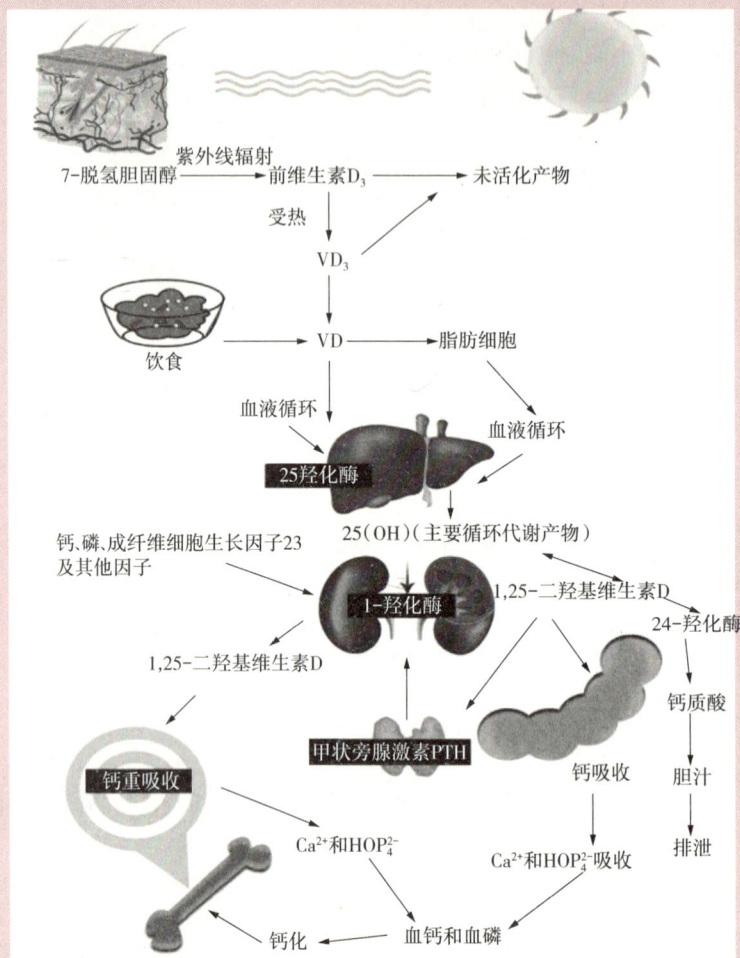

另外，维生素 D 还有一个来源途径，就是一些食物。例如，海鱼（如三文鱼）、蛋黄、动物肝脏、瘦肉小虾。还有脱脂牛奶、鱼肝油、乳酪、坚果等都是维生素 D 含量较高的食物。

2. 维生素 D 的今生 补充维生素 D 的方法有内源性和外源性两种。

内源性补充：就是应多晒太阳，每周选择在阳光较好的 10：00—14：00 走出户外，让手脚、胳膊和腿（约占全部皮肤的 25%）晒 2～3 次太阳。

外源性补充：主要通过食物或维生素 D 制剂补充，很少曝露阳光的个体，更应该从食物和维生素制剂中获得足量维生素 D。

那各个年龄段需补充维生素 D 的量是多少呢？

据中国营养学会编著的《2023 版中国居民膳食营养素参考摄入量》（DRIs）一书，各年龄人群对维生素 D 的每日参考摄入量如下：妊娠后期适量补充维生素 D（800 IU/d），早产儿、低出生体重儿、双胎儿生后 1 周开始补充维生素 D 800 IU/d，3 个月后改为 400 IU/d，婴幼儿 400 IU，成年人 50～70 岁 400 IU，70 岁以上 600 IU，每日维生素 D_3 的摄入量在 2 000 IU 以内都是非常安全的。

3. 维生素 D 的后世 无论是哪种来源的维生素 D，在体内都会被运送进肝脏。在肝脏里经 25- 羟化酶被催化为具有一定生物活性的 25-（OH）- 维生素 D_3，在肾脏里羟化酶代谢维生素 D_3 的活性很低，它的主要作用是促进小肠上皮细胞对钙的吸收，使血钙升高，它既可动员骨钙入血，又可促进骨钙沉着，是骨组织更新重建的重要因素。维生素 D_3 可促进钙、磷在肠道内的吸收，使血钙、血磷浓度增加，有利于钙、磷在骨中沉着，促进骨代谢，有利于骨的钙化。此外，维生素 D_3 还可增强甲状旁腺激素（PTH）对骨的作用。

当肝功能不好或肾功能衰竭时，对所有的维生素中影响最大的就是维生素 D，此时能使被人体直接利用的活性维生素 D_3 被阻断，其他维生素都是摄入和消耗的问题，只有维生素 D 需要人体内的转化。此时只能请外援维生素 D_3 来帮忙。口服维生素 D_3 后，小肠能迅速将其吸收，不需代谢活化，部分由肾脏吸收降解。

那么在日常生活中，仅补充维生素 D_3 就可以了吗？实验研究显示：仅补充维生素 D_3，可促使骨骼加速钙化，但血钙大量沉淀于骨骼，会使经肠道吸收的钙质量相对不足，造成血钙下降，神经肌肉兴奋性增高。此时如果食物中摄入的钙质不足，或不能及时补充钙质，极易导致低钙性惊厥症、出现双眼上翻、面肌颤动、肢体抽搐，甚至大小便失禁等症状。因此，决不能仅补充维生素 D，一定要在补充维生素 D 时进行钙剂的补充。

【护理评估】

（一）健康史

评估患儿母亲妊娠后期有无严重营养不良、肝肾疾病、慢性腹泻等；评估患儿是否早产、多胎，出生季节，居住环境及户外活动情况，有无维生素 D 缺乏的病史，是否及时补充维生素 D 或鱼肝油，有无生长发育过快和既往有无胃肠道、肝肾疾病等，现病史有无发热、感染、饥饿等。

（二）身体状况

本病好发于 3 个月至 2 岁的婴幼儿，主要表现为生长最快部位的骨骼改变，肌肉松弛和非特异性神经精神症状。临床分为四期：

1. 初期（活动早期）　多见于 6 个月以内的婴儿，主要表现为非特异性神经精神症状，如易激惹、烦躁、睡眠不安、夜惊、多汗、枕秃（图 11-2-2）。佝偻病患儿因烦躁及多汗的刺激，常摇头擦枕，致使后枕部秃发形成枕秃，并非骨骼改变。

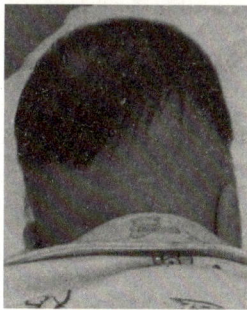 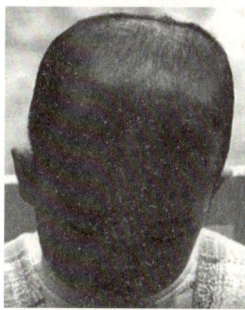

　　图 11-2-2　枕秃　　　　　　　　图 11-2-3　方颅

2. 激期（活动期）　多见于 3 个月至 2 岁的婴幼儿，主要表现为骨骼改变，运动功能和神经、精神发育迟缓。

（1）骨骼改变

①头部：3～6 个月患儿可见颅骨软化，检查者用手固定患儿头部，指尖轻压枕骨或顶骨的后部，可有乒乓球样的感觉；7～8 个月患儿可有方颅或鞍形颅（图 11-2-3），即额骨和顶骨双侧骨样组织增生呈对称性隆起，严重者呈鞍状或十字状颅形；前囟闭合延迟；出牙延迟，牙釉质缺乏并易患龋齿。

②胸部：胸廓畸形多见于 1 岁左右患儿。肋骨与肋软骨交界处呈钝圆形隆起，上下排列如串珠状，以第 7～10 肋最明显，称为肋骨串珠（图 11-2-4）；膈肌附着部位的肋骨长期受膈肌牵拉而内

陷，形成一条沿肋骨走向的横沟，称为肋膈沟或赫氏沟；第7、8、9肋骨与胸骨相连处软化内陷，致胸骨柄前突，形成鸡胸；如胸骨剑突部位向内凹陷，可形成漏斗胸。这些病变均会影响呼吸功能。

③四肢：6个月以上患儿腕、踝部肥厚的骨骺形成钝圆形环状隆起，称手镯征、脚镯征；1岁左右开始行走后，由于骨质软化，因负重可出现下肢弯曲，形成膝内翻（O形腿）（图11-2-5）或膝外翻（X形腿）。正常1岁内婴儿可有生理性弯曲和正常的姿势变化，如足尖向内或外，3～4岁后自然矫正。

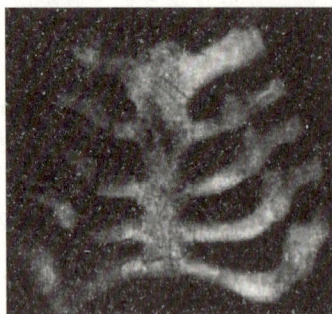

图 11-2-4　肋骨串珠

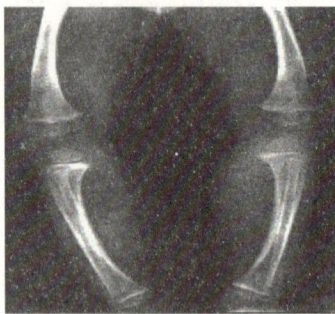

图 11-2-5　O 形腿

④脊柱和骨盆：可出现脊柱侧弯或后突，扁平骨盆等。

（2）运动功能发育迟缓　患儿肌肉发育不良，肌张力低下，韧带松弛，表现为头颈软弱无力，坐、立、行等运动功能落后于正常儿童；腹部膨隆，如蛙形腹。

（3）神经、精神发育迟缓　重症患儿脑发育受累，条件反射形成缓慢，患儿表情淡漠，语言发育迟缓，免疫功能低下，常伴发感染。

佝偻病活动期骨骼畸形与好发年龄见表11-2-1。

表 11-2-1　佝偻病活动期骨骼畸形与好发年龄

部位	名称	好发年龄
头部	颅骨软化	3～6个月
	方颅	7～8个月
	前囟增大及闭合延迟	
	出牙迟	1岁出牙，3岁才出齐
胸部	肋骨串珠	
	肋膈沟	1岁左右
	鸡胸、漏斗胸	
四肢	手镯征、脚镯征	>6个月
	O形腿或X形腿	>1岁
脊柱	后突侧突	学坐后
骨盆	扁平	

📖 **工作任务解析 11-2-1**

工作任务 1：该患儿为维生素 D 缺乏性佝偻病哪一期？判断依据是什么？
解题思路：结合案例出现的临床表现和实验室检查 X 线摄片考虑。

3. 恢复期　经适当治疗后，临床症状和体征、血生化及 X 线检查逐渐减轻或接近正常。

4. 后遗症期　多见于2岁以上儿童。此期其他表现均正常，仅遗留不同程度的骨骼畸形。佝偻病临床四期特点比较见表11-2-2。

表 11-2-2 佝偻病临床四期特点比较

项目	初期	激期	恢复期	后遗症期
发病年龄	3个月左右	>3个月	—	多 >2岁
症状	非特异性神经精神症状	骨骼改变和运动机能发育迟缓	症状减轻或接近消失	症状消失
体征	枕秃	生长发育最快部位骨骼改变，肌肉松弛	一般无	一般无
血钙	正常或稍低	稍降低	数天内恢复正常	正常
血磷	浓度降低	明显降低	同上	正常
AKP	升高或正常	明显升高	4～6周后改善渐正常	正常
X线	多正常	骨骼端钙化带消失，呈杯口状、毛刷状改变，骨骼软骨带增宽（＞2 mm），骨质疏松、骨皮质变等	长骨干骺端临时钙化带重现、增宽、密度增加、骨骼软骨盘增宽（＜2 mm）	干骺端病变消失

（三）心理 - 社会状况

评估患儿家长对佝偻病的认知程度和对患儿骨骼改变的心理反应，是否产生焦虑、自责；评估患儿对自身形象和运动能力的认识以及与同龄儿产生的差异，是否出现自卑等不良心理活动。

（四）辅助检查

血生化与骨骼 X 线的检查为诊断的"金标准"。

1. 初期 常无明显骨骼改变，X 线检查可正常或钙化带稍模糊；血清 25-（OH）D_3 下降，血钙正常或稍低，血磷降低，钙磷乘积稍低（30～40），碱性磷酸酶正常或增高。

2. 激期 患儿血钙稍降低，血磷明显降低，碱性磷酸酶增高。X 线检查长骨钙化带消失，干骺端呈毛刷样、杯口状改变，骨骺软骨带增宽，骨密度减低，可有骨干弯曲畸形或青枝骨折。

3. 恢复期 血清钙、磷渐恢复正常。碱性磷酸酶开始下降，1～2个月恢复正常。

4. 后遗症期 血生化正常，X 线检查骨骺干骺端病变消失。

（五）治疗要点

1. 一般疗法 加强护理，给予佝偻病患儿合理饮食，坚持经常晒太阳，增加户外活动时间（6个月以下避免直晒）。

2. 药物治疗 维生素 D 2 000 IU/d（50 μg）为最小治疗剂量，强调同时补钙，疗程至少 3 个月，根据年龄不同，剂量有差异，具体见表 11-2-3。维生素 D 在剂量上，可与每日疗法或大剂量冲击疗法；在剂型上，可选用口服法或肌内注射法。每日口服法为首选治疗方法，可采用每日疗法或大剂量冲击疗法，肌内注射法采用大剂量冲击疗法，优先选择使用维生素 D_3。维生素 D 疗程至少 12 周或更长，之后再以维生素 D 400～600 IU/d 剂量维持。补钙方式可从膳食摄取或额外口服补充钙剂，钙元素推荐量为 500 mg/d。营养性佝偻病的维生素 D 治疗量见表 11-2-3。

表 11-2-3 营养性佝偻病的维生素 D 治疗量

年龄	每日剂量持续90天/（IU·d⁻¹）	单次剂量/IU	每日维持剂量/（IU·d⁻¹）
<3个月	2 000	不宜采用	400
3～12个月	2 000	50 000	400
12～144个月	3 000～6 000	150 000	600
>144个月	6 000	300 000	600

注：治疗 3 个月后，评估治疗反应，以决定是否需要进一步治疗；确保钙最低摄入量为 500 mg/d。

3. 其他治疗

（1）微量营养素补充：维生素 D 缺乏性佝偻病多伴有锌、铁等微量元素的降低，及时适量地补充微量元素，既有利于儿童骨骼健康成长，也是防治佝偻病的重要措施之一。

（2）外科手术：严重的骨骼畸形可采取外科手术矫正畸形。

【护理问题】

1. 营养失调：低于机体需要量　与日光照射不足、维生素 D 摄入不足、疾病等有关。
2. 有感染的危险：与免疫功能低下有关。
3. 潜在并发症：骨骼畸形、低血糖、手足搐搦症、维生素 D 中毒等。
4. 知识缺乏　与家长缺乏佝偻病的预防及护理知识有关。

📖 工作任务解析 11-2-2

> **工作任务**：根据临床资料，请分析患儿最主要的护理问题是什么？
> **解题思路**：结合前一任务进一步分析，患儿为维生素 D 缺乏性佝偻病，处于激期（活动期）。8 个月患儿，为北方城市儿童，由于平素户外活动少，日光照射少，加上尚未添加辅食，包括维生素 D 也未及时添加，体格发育落后于同龄儿。

【护理目标】

1. 患儿能获得充足的维生素 D 以满足机体需要。
2. 患儿佝偻病的临床表现减轻或消失。
3. 患儿在治疗期间不发生维生素 D 中毒。
4. 患儿不发生感染或发生感染能得到及时处理。
5. 患儿的生长发育达到正常指标。
6. 患儿家长能说出佝偻病的预防和护理要点。

【护理措施】

1. 增加户外活动　指导家长每日带患儿进行一定时间的户外活动，直接接受阳光照射，出生后 2 ~ 3 周即可带婴儿户外活动，冬季也要保证每日 1 ~ 2 小时户外活动时间。夏季气温太高，应避免太阳直射，可在阴凉处活动，尽量多暴露皮肤。冬季室内活动时开窗，让紫外线能够透过。

2. 补充维生素 D，防止维生素中毒　严格遵医嘱给药；加强用药管理，将维生素 AD 制剂放置远离儿童可取之处，以防误服。

3. 预防骨骼畸形和骨折　衣着柔软、宽松，床铺松软，避免早坐、站、行；避免久坐、久站，以防发生骨骼畸形。严重佝偻病患儿肋骨、长骨易发生骨折，护理操作时应避免重压和强力牵拉。

4. 加强体格锻炼　对已有骨骼畸形可采取主动和被动运动的方法矫正。如遗留胸廓畸形，可做俯卧位抬头展胸运动；下肢畸形可施行肌肉按摩，O 形腿按摩外侧肌，X 形腿按摩内侧肌，以增加肌张力，矫正畸形。对于行外科手术矫治者，指导家长正确使用矫形器具。

5. 预防感染　保持空气清新，温、湿度适宜，阳光充足，避免交叉感染。

6. 健康指导

（1）向孕妇或患儿家长宣传预防佝偻病的常识

①多到户外活动：活动时尽量暴露皮肤，增加日光照射面积。活动时间每次可从 10 分钟开始渐延长至 1 小时以上。

②补充富含维生素 D 的辅食和维生素 D 制剂：多食富含维生素 D、钙、磷及其他营养素的食物，为预防佝偻病，无论何种喂养方式的婴儿均需补充维生素 D 400 IU/d；12 月龄以上儿童至少需要补充维生素 D 600 IU/d。含钙丰富的辅食添加不晚于 26 周。

③补充钙剂：母乳喂养儿一般不另补钙剂，对人工喂养、食欲低下、生长过快的婴儿或有急慢性疾病者可适量补充钙剂，但不宜与乳类同服，应在两餐之间服用，以免形成凝块影响吸收。

④预防骨骼畸形和骨折：活动期佝偻病患儿衣服应松软，胸部不宜束缚过紧；不要久坐、久立、久行，以免加重畸形；护理动作要轻柔，以防骨折。

⑤后遗症的护理：向患儿家长示范矫正方法，如胸部畸形，可让患儿作俯卧位抬头展胸运动，下肢畸形可作肌肉按摩，即 O 形腿按摩外侧肌，X 形腿按摩内侧肌，增强肌张力，促进畸形矫正。严重者可指导进行外科矫治。

（2）预防维生素 D 中毒　严格遵守维生素 D 的用量；密切观察有无中毒的表现，如出现食欲减退、倦怠，烦躁，或继之呕吐、腹泻、顽固性便秘和体重下降等，应立即停用，及时就诊。

📖 工作任务解析 11-2-3

工作任务 3：患儿出院时，如何对患儿家长进行健康教育？

解题思路：需要告知家长预防佝偻病的重要性，出院指导从预防佝偻病常识、预防骨骼畸形骨折、后遗症的康复训练、用药护理等方面指导。

【护理评价】

1. 患儿佝偻病的临床表现是否减轻或消失，实验室检查是否恢复正常。
2. 患儿生长发育评估指标是否达到或接近正常标准。
3. 患儿是否发生感染、维生素 D 中毒、骨骼畸形骨折等并发症以及发生后是否得到及时救治。
4. 患儿家长能否说出佝偻病的预防和护理要点。

二、维生素 D 缺乏性手足搐搦症

维生素 D 缺乏性手足搐搦症（tetany of vitamin D deficiency）又称佝偻病性低钙抽搐，主要由于维生素 D 缺乏，血钙降低导致神经肌肉兴奋性增高，出现惊厥、手足搐搦、喉痉挛等症状。多见于婴幼儿。近年来，由于预防维生素 D 缺乏工作的普遍开展，本病已较少发生。

【相关知识】

（一）病因

病因与佝偻病基本相同，血钙下降是本病的直接病因。

（二）发病机制

维生素 D 缺乏时，甲状旁腺急剧代偿分泌增加，维持血钙正常水平；当维生素 D 继续缺乏，甲状旁腺功能反应过度而疲惫，不能代偿性分泌增加（反应迟钝），不能促进旧骨脱钙，血钙浓度下降。当血钙低于 $1.75 \sim 1.88$ mmol/L（$7.0 \sim 7.5$ mg/dL）或游离钙 <1.0 mmol/L（4 mg/dL）时，即会出现手足搐搦症。

【护理评估】

（一）健康史

评估患儿有无维生素 D 缺乏的病史（参见佝偻病）。

（二）身体状况

主要表现为惊厥、手足搐搦、喉痉挛，并伴有不同程度的佝偻病表现。本病具有三个典型症状和三个隐性体征。

1. 典型症状

（1）惊厥　多见于婴儿，为本病最常见的症状。表现为突发性、阵发性的四肢抽动，两眼上翻，神志不清，大小便失禁。持续发作数秒至数分钟。发作停止后意识恢复，精神萎靡而入睡，醒后活泼如常。可数日 1 次或 1 日数次。不伴发热。发作轻者仅有短暂的面部肌肉抽搐或眼球上窜，神志仍清楚。

（2）手足搐搦　多见于较大婴幼儿，为本病的特殊症状。表现为手足肌肉痉挛，手腕部弯曲，手指僵直，拇指内收贴近掌心；踝关节僵直，足趾强直弯曲成弓状。

（3）喉痉挛　多见于婴儿，最危险的发作形式。表现为声门和喉部肌肉痉挛，出现吸气性呼吸困难、喉鸣，严重者可发生窒息而死亡，应提高警惕。

知识拓展 11-2-2

常见无热惊厥疾病

1. 低血糖症　可能由于机体内血糖指标出现异常，造成肌肉、神经异常兴奋，就会出现惊厥，通常不伴有发热，但会伴有多汗、心慌、肢体麻木感、蚁走感等症状，常发生于清晨空腹时，血糖 <2.2 mmol/L，口服或静脉注射葡萄糖后立恢复。

2. 低镁血症　常见于新生儿或年幼婴儿，可有惊厥、手足搐搦，血镁 <0.58 mmol/L。

3. 婴儿痉挛症　为癫痫的一种表现。多见于 1 岁以内，发作数秒至数十秒自停，伴智力异常，脑电图有异常节律波。

4. 原发性甲状旁腺功能减退　表现为间歇性惊厥或手足搐搦，间隔几日或数周发生一次，血钙 <1.75 mmol/L，碱性磷酸酶正常或稍低，颅骨 X 线可见基底核钙化灶。

2. 隐性体征　血钙浓度为 1.75 ～ 1.88 mmol/L（7.0 ～ 7.5 mg/dL）、无典型症状（隐匿型），体格检查可引出神经兴奋性增高的体征。

（1）面神经征（chvostek sign）　用指尖或叩诊锤轻叩耳前面部，引起口角与眼睑迅速抽搐为阳性。正常新生儿可出现假阳性。

（2）陶瑟征（trousseau sign）　用血压计的袖带包裹上臂，打气使血压维持在收缩压与舒张压之间，5 分钟之内该手出现痉挛状为阳性。

（3）腓反射　用叩诊锤叩击膝下外侧腓骨小头处的腓神经，引起足部向外侧收缩为阳性。

（三）心理 - 社会支持状况

评估家长对本病知识的了解程度，是否因患儿喉痉挛、窒息而焦虑、恐惧，是否缺乏对惊厥的急救处理方面的知识。

（四）辅助检查

血钙降低，血钙低于 1.75 ～ 1.88 mmol/L（7.0 ～ 7.5 mg/dL），离子钙低于 1.0 mmol/L（4 mg/dL）。

（五）治疗要点

首先急救处理，控制惊厥及喉痉挛；其次补充钙剂；最后补充维生素 D 制剂。

【护理诊断】

1. 有窒息的危险　与惊厥、喉痉挛发作有关。
2. 有受伤的危险　与惊厥、手足搐搦有关。
3. 营养失调：低于机体需要量　与维生素 D 缺乏有关。
4. 知识缺乏　与家长缺乏手足搐搦症的病因、护理及预后等知识有关。

【护理目标】

1. 患儿在治疗期间不发生窒息。
2. 患儿在治疗期间安全受到保障，无受伤发生。
3. 患儿摄入足够的维生素 D 和钙剂，临床症状、体征消失。
4. 家长能说出本病的病因、预后及护理要点。

【护理措施】

1. 防止窒息

（1）密切观察惊厥、喉痉挛的发生情况；备好氧气、吸痰器、急救药品、气管插管等。

（2）一旦发现惊厥、喉痉挛，应立即就地抢救：松开衣领，将患儿头偏向一侧，清除口鼻分泌物，立即吸氧，喉痉挛者将舌头拉出口外，进行口对口呼吸或加压给氧，必要时作气管插管以保证呼吸道通畅。保持室内安静，减少刺激。

（3）通知医生，遵医嘱使用镇静剂和钙剂，迅速控制惊厥或喉痉挛。a. 镇静剂：地西泮每次 0.1 ～ 0.3 mg/kg 肌内注射或静脉注射（> 10 分钟或 ≤ 1 mg/分），或苯巴比妥每次 5 ～ 8 mg/kg 肌内注射，或 10% 水合氯醛每次 40 ～ 50 mg/kg 保留灌肠。静脉注射地西泮时须密切观察呼吸，若剂量过大或速度过快可抑制呼吸导致呼吸骤停。b. 钙剂：用 10% 葡萄糖酸钙 5 ～ 10 mL 加 10% 葡萄糖液 5 ～ 20 mL 缓慢静脉注射（> 10 分钟）或静脉注射，用药过程中注意监测心率，若注射过快，可引起血钙骤升，发生呕吐甚至心脏骤停；必要时每日重复 2 ～ 3 次，惊厥停止后改口服钙剂，如 10% 氯化钙，每次 5 ～ 10 mL，用糖水稀释 3 ～ 5 倍，一日 3 次，连用 3 ～ 5 日改服葡萄糖酸钙或乳酸钙，避免高氯性酸中毒。不可皮下或肌内注射钙剂，以免药液外渗引起组织坏死。

2. 避免受伤　及时拉上床栏杆，周围用棉制护围保护，以防惊厥或手足搐搦发生时造成外伤；选用软质材料制作的玩具，创造安全的环境；及时执行医嘱，使用镇静剂及钙剂。

3. 户外活动，补充维生素 D　鼓励家长坚持带孩子进行户外活动，补充维生素 D。

4. 健康教育

（1）向家长讲解预防维生素 D 缺乏的相关知识（见佝偻病），解释本病的预后和护理要点，消除家长恐惧及顾虑。

（2）教会家长当患儿惊厥或喉痉挛发作时的处理方法，如就地抢救，使患儿平卧，松开衣领，头偏向一侧，清除口鼻分泌物，保持呼吸道通畅；保持安静，减少刺激，同时通知医生或急送医院。

知识拓展 11-2-3

常用急救十要穴

1. 百会　百会穴别称巅上，一名"三阳五会"，为督脉要穴。百会穴具有疏散风寒、温经通阳、升阳固脱、镇惊息风、清热开窍等作用，为回阳救逆之要穴。针刺、艾灸百会穴有改善脑组织血液供应及脑血管弹性，调整人体的血压变化，激活、调节机体免疫机制，增强机体防卫功能等作用。

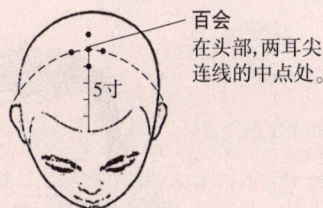

百会
在头部，两耳尖连线的中点处。

5寸

2. 人中　人中穴隶属督脉，为督脉与手足阳明经交会穴，任、冲二脉与督脉共同环络口唇而经过人中沟中线，因此人中穴为阴阳交会、气血旺盛之处。针刺人中穴可达到"一针多经"的效果，能够调和阴阳气血、清热开窍、回阳救逆、通达脏腑经络，对治疗厥证、心胸脘腹及腰脊急性损伤等多种急症有很好的疗效。

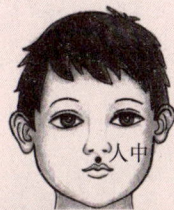

人中

3. 大椎　大椎为督脉要穴之一，是手足三阳经与督脉交会之处。针灸大椎穴除能调节本经经气外，还可调节六阳经经气，临床常用于治疗高热、感冒、哮喘、脑供血不足等。

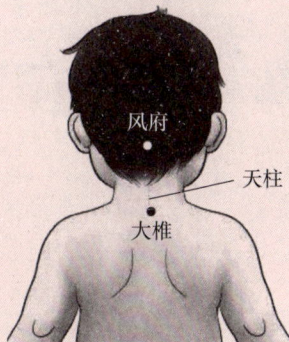

风府
天柱
大椎

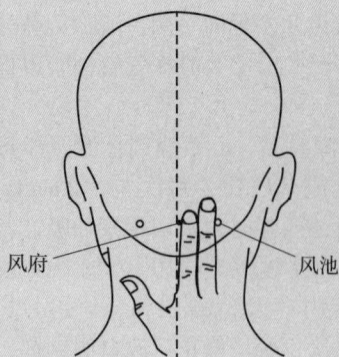

风府　　　风池

膻中穴

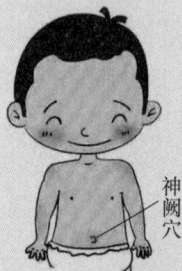

神阙穴

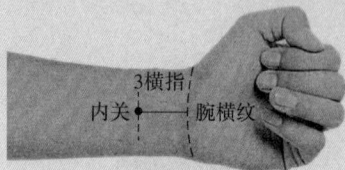

用宝宝的手测量，在犊鼻穴下3寸，约宝宝的四指宽下方。

足三里

3横指
内关　　腕横纹

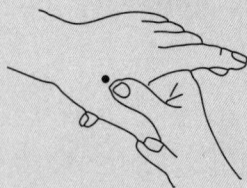

4.风池　风池穴属胆经要穴，为手足三阳与阳维之会穴、阳维与督脉之会穴。阳维起于手足六阳之会，上循于脑室，督脉为阳脉之海。针刺风池具有疏调肝胆经气的作用，又能调理诸阳，使肝气疏泄、脾气健运、气血调和、肝阳潜降。

5.膻中　膻中为任脉穴，为心包募穴、八会穴之一，且为任脉、足太阳、足少阴、手太阳、手少阳经的交会穴。膻中积聚宗气，针之能助肺司呼吸，助心以行血，故具有宽胸理气、活血通络、止咳平喘之效，主治呼吸、循环、消化系统疾病。

6.神阙　神阙穴居人体中央，属任脉要穴，为真气所系之处。任脉为阴脉之海，与督脉相表里，脐又为冲脉循行之所，督、任、冲三脉经气相通，内联十二经脉、五脏六腑，故神阙穴为经络之总枢。灸法或药物敷脐有疏通经络、回阳固脱、调达脏腑、调整阴阳的作用。

7.足三里　足三里为足阳明胃经之会穴，具有补中气、健脾胃、调和气血的作用，临床多选之以治疗消化系统疾病等。

8.内关　内关为八脉交会穴之一，手厥阴心包经之络穴，是治疗心腹疼痛的重要穴位，针之可调和阴阳、理气通脉、养心清脑、回阳救逆。

9.合谷　合谷为手阳明大肠经原穴，为"四关穴"之一，具有调和气血、通经活络、行气开窍、疏风清热、通降肠胃、镇静安神、益气升阳的作用，以治头面五官病见长，同时又可广泛应用于内、外、妇、儿各科。

10.涌泉 涌泉穴为足少阴肾经井穴，为经气涌出、阴阳经气交会之处，与百会穴合用有调整升降之功。涌泉位于足底，主降，有收敛浮阳、引气归元、交通阴阳气血、开窍醒神的作用。

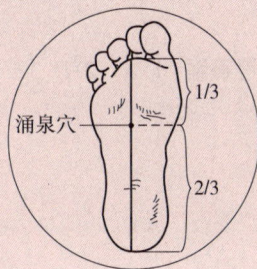

【护理评价】

1.患儿在治疗期间是否发生窒息、受伤。

2.患儿维生素 D 和钙剂缺乏状态是否到纠正，临床症状、体征消失。

3.家长是否能说出本病的病因、预后及护理要点。

护考直击 11-2-1

1.3～4 个月的佝偻病患儿可见的体征有（　　　）。

　　A.颅骨软化　　　B.方颅　　　　　C.郝氏沟　　　　D.肋骨串珠　　　E.O 形腿

2.患儿，男，3 个月。因多汗、烦躁易激惹、睡眠不安半月余，诊断为佝偻病初期。护士指导患儿正确的日光照射方法是（　　　）。

　　A.每天在室内关窗晒太阳 1 小时　　　B.每天在室内关窗晒太阳 2 小时

　　C.每天要保证 30 分钟的户外活动　　　D.每天要保证 1～2 小时的户外活动

　　E.每天要保证 8 小时的户外活动

3.足月新生儿，生后 2 周。为预防维生素 D 缺乏性佝偻病的发生，应建议每日口服维生素 D 的剂量是（　　　）。

　　A.200 IU　　　　B.400 IU　　　　C.1 000 IU　　　　D.1 500 IU　　　E.2 000 IU

4.患儿，男，4 个月。冬季出生，母亲怀孕期间及哺乳期均坚持口服钙剂及维生素 D，母乳喂养，未添加辅食，现出现枕秃、夜惊等症状，最可能的原因是（　　　）。

　　A.母乳量不足　　　　　　　　　B.日光照射不足

　　C.患儿补钙量不足　　　　　　　D.母亲补钙量不足

　　E.未及时添加辅食

5.最具有生物活性的维生素 D 是（　　　）。

　　A.25-(OH)$_2$D$_3$　　B.1,25-(OH)$_2$D$_3$　　C.(OH)$_2$D$_3$　　　D.2,25(OH)$_2$D$_3$　　E.5(OH)$_2$D$_3$

6.佝偻病骨样组织积累的表现是（　　　）。

　　A.颅骨软化　　　B.前囟宽大　　　C.枕秃　　　　D.出牙延迟　　　E.肋骨串珠

7.佝偻病患儿出现方颅的时间为（　　　）。

　　A.1～2 个月　　B.3～6 个月　　C.7～8 个月　　　D.1 岁左右　　E.3 岁以后

8.患儿，10 个月，易激惹，夜间哭闹、睡眠不安。查体：方颅、肋骨串珠，手镯征（＋），诊断为佝偻病，以下护理措施**不妥**的是（　　　）。

　　A.指导母乳喂养　　　　　　　B.操作轻柔

　　C.多抱患儿到户外晒太阳　　　D.添加含维生素 D 的食物

　　E.积极进行站立行走锻炼

9.**不属于**佝偻病激期骨骼改变的是（　　　）。

A. 颅骨软化　　　B. 鸡胸　　　　　C. 前囟迟闭　　　　D. 枕秃　　　　　E. 肋骨串珠

参考答案：1. A　2. D　3. B　4. B　5. B　6. E　7. C　8. E　9. D

（何琼）

任务 11.3　锌缺乏症患儿的护理

📝 **工作情境与任务 11-3-1**

导入情境：患儿，男，3 岁，体重 10 kg，身高 85 cm。自出生以来，患儿食欲一直不佳，偏食严重，喜欢吃零食，以蔬菜、鸡蛋为主，尤其不喜欢吃肉类食物。近半年来，家长发现生长发育迟缓，身高、体重均低于同龄儿童，且经常感冒、发烧，易患口腔溃疡。查体：空腹血浆（清）锌 30 μmol/L。

入院诊断：锌缺乏症。

工作任务：

1. 该患儿的护理问题有哪些？

2. 该患儿如何护理？

锌缺乏症（zinc deficiency）是指锌摄入不足或代谢障碍所导致的微量元素缺乏性疾病。锌缺乏症会导致一系列的症状，包括生长迟缓、食欲减退、异食癖和皮炎等。

【相关知识】

（一）病因

1. 摄入不足　动物性食物（肉、蛋、奶等）以及坚果类食物（核桃、花生等）中锌含量丰富且易于吸收，谷物、蔬菜类等植物性食物中锌含量较少，故长期食素者易缺锌。

2. 吸收障碍　慢性肠道性疾病导致锌的吸收减少；膳食纤维、钙铁摄入过多、铅镉中毒都会抑制锌的吸收。

3. 需要量增加　婴幼儿生长发育、营养不良恢复期、感染性疾病、高热等状态下，机体对锌需要量增加，可发生锌缺乏症。

4. 丢失过多　反复出血、溶血、大面积烧伤、慢性肾脏疾病、长期透析等致锌随体液丢失过多而缺乏。

5. 遗传因素　肠病性肢端皮炎可引起小肠吸收锌功能的严重缺陷而引起锌缺乏。此外，唐氏综合征、先天性胸腺发育异常也可伴有锌缺乏，但原因不明。

（二）生理功能

锌为人体内的一种微量元素，具有重要的生理功能，主要包括促进生长发育、促进组织修复再生、维持食欲和味觉、增强免疫功能及其他功能。

🖱 **知识拓展 11-3-1**

锌的生理功能你了解多少？

1. 促进生长发育：含锌的酶能够促进体内各种细胞的繁殖分化，并调节其代谢与功能，使机体各组织不断发育成熟。

2. 促进组织修复再生：机体缺锌可影响蛋白质等物质的合成，从而导致组织再生受阻，伤口组织中胶原减少，肉芽组织生长缓慢，不易愈合。若锌含量充足，一般较有利于组织修复再生。

3. 维持食欲和味觉：缺锌影响味觉素合成，使味觉变得迟钝，以及食欲减退。还可能出现异食癖，伴有腹泻、腹痛等症状。若机体锌含量充足，可较好维持食欲和味觉。

4. 增强免疫功能：促进免疫器官（如胸腺、脾脏及淋巴组织）的生长发育，增强淋巴细胞和免疫因子的免疫功能。

5. 其他：锌参与肝脏和视网膜中维生素 A 还原酶的活化，还参与视黄醛结合蛋白的合成，影响维生素 A 从肠道转运到肝脏、眼部和全身。

【护理评估】

（一）健康史
详细询问患儿出生史、喂养史，既往有无慢性肠道性疾病、营养性疾病、感染性疾病等。

（二）身体状况
1. 生长发育落后　体格矮小，认知能力低下，精神萎靡、注意力不集中以及性发育延迟和性腺功能减退。

2. 厌食和异食癖　味觉减退、食欲降低；喜食常规无法食用的物质，如泥巴、头发。

3. 免疫功能降低　易患感冒、腹泻、肺炎等疾病。

4. 其他　缺锌可使蛋白质合成障碍导致伤口不愈合、毛发干枯易脱落、皮炎等。锌严重缺乏时可出现口腔溃疡、夜盲、贫血等。

（三）心理 - 社会状况
评估患儿及家属有无焦虑心理，评估家长对疾病的认识程度和治疗信心，是否得到社会支持。

（四）辅助检查
1. 空腹血浆（清）锌　诊断锌缺乏的常用指标。敏感性较低，只有中重度缺乏时才会下降明显，轻度缺锌时往往无变化。

2. 餐后血浆（清）锌浓度反应试验　餐后肝脏会增加锌的摄取，合成含锌的消化酶也要消耗一定量的锌，对于锌缺乏者，可测到血中锌的降幅较大。

3. 诊断性治疗　锌缺乏的最终确诊依赖于诊断性治疗。若补充锌后，症状得以改善，即可确诊锌缺乏。

知识拓展 11-3-2

血清锌的正常值

0 ～ 1 岁为 58 ～ 110 μmol/L；1 ～ 2 岁为 65 ～ 110 μmol/L；2 ～ 3 岁为 66 ～ 130 μmol/L；正常成年人体内锌含量一般为 2 ～ 3 g。

（五）治疗要点
去除病因，改善饮食，必要时补充锌剂以及进行专科治疗。

【护理诊断】

1. 营养失调：低于机体需要量　与锌摄入不足、需要量增加、吸收障碍、丢失过多、遗传因素有关。

2. 有感染的危险　与缺锌导致免疫功能低下有关。

3. 知识缺乏　家长缺乏营养知识及儿童喂养知识。

📖 工作任务解析 11-3-1

工作任务 1：患儿的护理问题有哪些？

解题思路：护理诊断的陈述包括三个要素（PSE 公式）：问题（Problem，P）、相关因素（Etiology，E）、症状与体征（Signs and Symptoms，S）。结合案例患儿的症状和体征，如食欲一直不佳，偏食严重，尤其不喜欢吃肉类食物，3 岁，体重 10 kg，身高 85 cm，明显生长发育落后，加上血清锌含量低于正常，为锌摄入不足导致营养失调；且经常感冒、发烧，易患口腔溃疡，与锌缺乏的患儿机体免疫力下降对应；患儿发育落后，精神稍差，家长缺乏儿童喂养知识。

【护理目标】

1. 患儿缺锌症状得到纠正，生长发育逐渐达正常标准。

2. 患儿不发生感染或发生感染后能及时处理。

3. 患儿家长能正确说出锌缺乏的护理要点。

【护理措施】

（一）营养失调的护理

1. 饮食护理　供给富含锌的食物，如肝脏、鱼、肉类、花生等，改善营养，促进生长发育。

2. 补充锌剂　遵医嘱服用锌剂，常用药物为葡萄糖酸锌，每日剂量为锌元素 0.5 ～ 1.0 mg/kg（相当于葡萄糖酸锌 3.5 ～ 7 mg/kg），连服 2 ～ 3 个月，勿长期过量使用。若出现恶心、呕吐等不良反应，及时就诊。

（二）健康指导

1. 避免感染　保持室内空气清新，注意口腔护理，防止交叉感染。

2. 喂养知识　介绍缺锌原因和营养知识，取得家长理解以配合治疗和护理。提倡母乳喂养，初乳中含锌丰富。鼓励家长培养儿童良好饮食习惯，提供平衡饮食。

📖 工作任务解析 11-3-2

工作任务 2：该患儿如何护理？

解题思路：围绕营养失调进行护理，主要从饮食护理和健康指导两个方面考虑。患儿食欲一直不佳，偏食严重，喜欢吃零食，以蔬菜、鸡蛋为主，尤其不喜欢吃肉类食物，营养来源单一，导致患儿微量元素摄入不够，生长发育迟缓。同时体现了家长缺乏儿童喂养知识。

【护理评价】

1. 患儿经治疗或护理后，缺锌症状是否缓解，生长发育是否接近或达到正常标准。

2. 患儿是否发生感染或发生感染后是否得到及时处理。

3. 患儿家长能否正确说出锌缺乏的护理要点。

🚩 护考直击 11-3-1

1. 缺乏可影响性成熟的营养素为（　　）。

　　A. 维生素 C　　　　B. 锌　　　　　　C. 维生素 D　　　　D. 铁　　　　　E. 钙

2. 缺锌会导致婴幼儿（　　）。

　　A. 食欲减退　　　　B. 夜盲症　　　　C. 佝偻病　　　　　D. 肌无力　　　　E. 骨质疏松

3. 锌缺乏症患儿的护理措施是（　　）。

　　A. 进食含锌量较多的食物如绿叶蔬菜　　B. 纠正暴饮暴食的习惯

　　C. 尽早添加辅食　　　　　　　　　　　D. 保持室内空气清新，阳光充足

　　E. 纠正偏食习惯

参考答案：1. B　2. A　3. E

【高频考点】

▲营养不良的主要病因是喂养不当。

▲营养不良早期的临床表现是体重不增或减轻，特异性表现为皮下脂肪的减少和（或）消失。皮下脂肪减少或消失的顺序，首先消失的部位是腹部。顺序是从腹部→躯干→臀部→四肢→面部。

▲营养不良实验室检查，血清白蛋白浓度降低最突出。早期诊断的可靠指标胰岛素生长因子 I。

▲营养不良的患儿清晨易发生头晕、冷汗、面色灰白、神志不清、脉搏减慢、呼吸暂停等低血糖表现，一旦发现立即静脉输入 25% ～ 50% 葡萄糖溶液抢救。

▲维生素 D 主要的来源是日光照射，患儿每日宜户外活动 1 ～ 2 小时。

▲具有生物活性的维生素 D 是 $1,25-(OH)D_3$。

▲维生素 D 缺乏性佝偻病最主要的病因是日光照射不足。

▲佝偻病初期的表现为非特异性的神经精神症状，如易激惹、烦躁、睡眠不安、夜惊、多汗、枕秃。激期主要有骨骼的改变，肌肉松弛。

▲佝偻病的治疗重点是：主要是控制活动期，多晒太阳，多食含维生素 D 及钙、磷丰富的食物。给予维生素 D 制剂及钙剂。加强锻炼，矫正畸形。

▲为预防佝偻病，使用量一般为 400 ～ 600 IU/d。12 月龄以上儿童至少需要维生素 D 600 IU/d。

▲维生素 D 缺乏性手足搐搦症的典型症状有惊厥、手足搐搦、喉痉挛，最常见的发作形式是惊厥，最危险的发作形式是喉痉挛。

▲钙剂治疗手足搐搦症时，需要先稀释再缓慢注射或静脉注射，注射时长 >10 分钟，用药过程中注意监测心率，避免血钙骤升，引发心脏骤停。

▲缺锌导致患儿生长发育落后，认知能力低下，精神萎靡、注意力不集中以及性发育延迟和性腺功能减退。厌食和异食癖，易患感冒、腹泻、肺炎等疾病。

▲缺锌可使蛋白质合成障碍导致伤口不愈合、毛发干枯易脱落、皮炎等。锌严重缺乏时可出现口腔溃疡、夜盲、贫血等。

（向鑫鑫）

项目 12　消化系统疾病患儿的护理

项目目标

知识目标：

1. 掌握口炎、腹泻的病因，临床表现、护理措施与健康教育；液体疗法的原则、方法及护理措施；补钾的原则。

2. 熟悉健康儿童的粪便特点，儿童腹泻中不同类型肠炎的特征及治疗原则；各种常用溶液的组成张力及配制方法，代谢性酸中毒症、低钙低镁血症的纠正方法。

3. 了解儿童消化系统解剖生理特点；儿童腹泻的发病机制；儿童体液平衡的特点。

能力目标：

1. 能根据口炎、腹泻的表现进行准确分析、制订合理的护理方案并实施。

2. 能对家长开展口炎、腹泻的预防保健宣传。

3. 能辨别轻型腹泻与重型腹泻的临床特点。

素质目标：

具备对消化系统疾病患儿的初步评估能力和评判性思维能力，具有良好的人文关怀理念。

思政案例 12

儿科鼻祖　留"方"济世

导入： 儿科从古到今都是一个非常具有挑战性的学科，古代医家更是称儿科为哑科。在我国古代，小儿成活率比较低。比如宋神宗 14 个儿子夭折 6 个，10 个女儿夭折 7 个。但是在中医发展的历史中，却出现了不少儿科圣手，宋朝名医钱乙便是其中之一。

正文： 说到钱乙，很多人都会觉得陌生。可说到他创立的中药方剂"六味地黄丸"，大家就都耳熟能详了。六味地黄丸本是为小儿生长迟缓、发育不良所设，后来发展成为滋阴补肾、养生保健的千年良药，直到今天，仍广泛运用于临床。

钱乙出身坎坷，生活艰难，后被姑姑和姑父收养，姑父是郎中，发现钱乙有仁爱之心，决定传授医术。经过勤奋学习，成了当地小有名气的儿科大夫。而后他声名鹊起，医术被誉为儿科圣手，曾被任命为太医院院丞。

钱乙在事业巅峰时选择辞官回乡，希望悬壶济世。回乡后，他不计其数地诊治患者，深受百姓爱戴。一位受他救治的年轻医生董及之也成为儿科医生，并将经验写成小册子请教钱乙。钱乙赞赏并为其写下后序，传承中医医道。

钱乙，在他童年的时光里，并没有享受到父母给他的爱，但是，他把这种缺失化成了大爱，并把这种大爱给予了天下无数的孩子。钱乙以精湛医术救人无数，82 岁时安详离世。他的医术和精神影响了无数人，中医的医道在他的传承下得以延续。他一生救人无数，并写出了现存最早的中医儿科专著《小儿药证直诀》，奠定了中医儿科的专科地位，为后世儿科治疗打开了法门。他所论述的部分理论，可能随着时间的推移有些失去了原有的价值，但是他心中的信念却永远流传了下来，流传在后代中医的职业操守和孩子们健康快乐的笑脸中。

任务 12.1　儿童消化系统解剖生理特点

工作情境与任务 12-1-1

> **导入情境**：新生儿，女，足月顺产，G1P1，生后 12 天，母亲因母乳分泌不足，采取牛乳混合喂养，近两天多次出现喂奶后溢乳，遂入院就诊，母亲担心因自己照顾不周导致宝宝着凉或自己进食产气食物引起宝宝吐奶，自责不已。经查，新生儿无感染迹象，腹部有胀气。
>
> **工作任务**：该新生儿目前溢乳的原因是什么？

微课 12-1-1
儿童消化系统解剖生理特点

课件 12-1-1
儿童消化系统解剖生理特点

一、口腔

足月新生儿出生时已具有较好的吸吮和吞咽功能，两颊脂肪垫发育良好，有助于吸吮，而早产儿则较差。新生儿出生时唾液腺发育不够完善，唾液及唾液中淀粉酶分泌不足，易导致口腔黏膜干燥受损患口炎。由于唾液淀粉酶分泌不足，3 个月以内婴儿不宜喂淀粉类食物。3～4 个月后唾液分泌开始增多；5～6 个月后唾液腺完全发育，唾液量明显增多，但婴儿口腔浅，不会及时吞咽分泌的全部唾液，易发生生理性流涎。

二、食管和胃

婴儿食管呈漏斗状，黏膜娇嫩，腺体缺乏、弹力组织和肌层不发达，食管下端贲门括约肌发育不成熟，控制能力差，易发生反流。

婴儿的胃呈水平位，1 岁后逐渐转为斜位；胃平滑肌发育尚不完善，易发生胃扩张；贲门括约肌发育不成熟、幽门括约肌发育良好，自主神经调节能力差，婴儿吸奶时常同时吸入空气，易导致幽门痉挛出现呕吐、溢乳，一般在 8～10 个月时症状逐渐消失。新生儿的胃容量为 30～60 mL，1～3 个月为 90～150 mL，6 个月为 150～210 mL，1 岁时为 250～300 mL，5 岁时为 700～850 mL，成人约为 2 000 mL。胃排空时间：水为 1.5～2 小时，母乳为 2～3 小时，牛乳为 3～4 小时。早产儿胃排空速度慢，易发生胃潴留。婴儿期胃液的 pH 值为 4～5，胃消化酶的分泌较少，活性低，喂养不当易出现消化不良。

工作任务解析 12-1-1

> **工作任务**：该新生儿目前溢乳的原因是什么？
> **解题思路**：结合新生儿消化系统中食管和胃解剖生理特点来分析。

三、肠

婴儿肠道相对较成人长，一般为身长的 5～7 倍（成人为 4 倍）。婴儿肠黏膜血管丰富，小肠绒毛发育较好，分泌面积及吸收面积较大，有利于消化吸收，但肠壁薄，通透性高，屏障功能差，肠内毒素、消化不全的产物和变应原等可经肠黏膜吸收进入体内，发生全身感染和变态反应性疾病。肠系膜柔软而长，固定作用差，易发生肠套叠或肠扭转。

四、肝

年龄越小，肝脏相对越大，但肝细胞和肝功能不成熟，解毒能力差。正常婴幼儿肝脏在右肋缘和剑突下可触及，6～7 岁以后则不易触及。婴儿肝结缔组织发育较差，但肝细胞再生能力强，不易发生肝硬化，但肝细胞发育尚未完善，肝功能也不成熟，解毒能力差，在缺氧、感染、中毒等情况下可发生肝充血肿大、变性、坏死，影响其功能。婴儿期胆汁分泌较少，影响脂肪的消化和吸收。

五、胰腺

出生时胰液分泌量少，3～4个月时增多。胰淀粉酶活性较低，1岁后才接近成人，故不宜过早（出生后3个月以内）喂淀粉类食物。新生儿及婴儿胰脂肪酶和胰蛋白酶的活性都较低，对脂肪和蛋白质的消化和吸收不够完善，故易出现消化不良。

六、肠道细菌

胎儿消化道内无细菌，出生后细菌很快从口、鼻、肛门侵入肠道，大多集中在结肠和直肠内。肠道菌群受食物成分影响，母乳喂养者以双歧杆菌为主，人工喂养和混合喂养者肠内的大肠杆菌、嗜酸杆菌、双歧杆菌及肠球菌所占比例几乎相等。正常肠道菌群对侵入肠道的致病菌有一定的拮抗作用，但婴幼儿肠道正常菌群脆弱，易受许多因素影响而发生菌群失调，导致消化道功能紊乱。

七、健康儿童粪便

（一）胎粪

最初排出的大便为深墨绿色、黏稠、无臭味，称胎粪。胎粪是由胎儿肠道脱落的上皮细胞、消化液及吞下的羊水组成的，多数在出生后12小时内开始排便，总量为100～200 g，2～3日逐渐过渡为黄糊状粪便。如24小时内无胎粪排出，应注意检查有无肛门闭锁等先天性消化道畸形。

（二）母乳喂养儿粪便

呈金黄色，糊状，不臭，呈酸性反应，每日2～4次。

（三）人工喂养儿粪便

呈淡黄色，较干厚，多成形，含乳凝块较多，有臭味，呈中性或碱性反应，每日1～2次，易发生便秘。

（四）混合喂养儿粪便

喂母乳加牛乳者与单纯牛乳喂养儿相似，但质地较软、颜色较黄，添加辅食后，粪便性状逐渐接近成人，每日1～2次。

任务 12.2　口炎患儿的护理

📝 工作情境与任务 12-2-1

导入情境：患儿，男，1个月。发现牙龈附着物半天。现病史：患儿母亲喂奶时发现患儿牙龈处有白色乳凝块样附着物，不容易轻易擦拭掉，患儿目前无发热、拒奶、腹泻等症状。该患儿足月顺产，因母乳不足，混合喂养，吃奶情况良好，大小便正常，黄疸已消退，生长发育良好。体格检查：T 36.5 ℃，精神尚可，生命体征平稳，牙龈、颊黏膜可见大片白色乳凝块样附着物，周围无红肿，无溃疡。

入院诊断：鹅口疮。

工作任务：

1. 患儿目前存在的护理问题有哪些？

2. 患儿出院时，如何指导家属给患儿涂药？

口腔黏膜的炎症（stomatitis），简称口炎，多见于婴幼儿，可单独发生或继发于急性感染、腹泻、营养不良、维生素缺乏等全身性疾病。临床以口腔黏膜破损、疼痛、流涎及发热为特点。

【相关知识】

（一）病因

婴幼儿因唾液腺发育不够完善，唾液分泌少，口腔黏膜干燥，同时口腔黏膜柔嫩、血管丰富，有利于微生物繁殖。儿童常见口炎分类见表 12-2-1。

表 12-2-1　儿童常见口炎分类

项目	鹅口疮	疱疹性口炎	溃疡性口炎
致病菌	白色念珠菌	单纯疱疹病毒、传染性强	链球菌、金黄色葡萄球菌等
易感者	新生儿、营养不良、腹泻、长期使用广谱抗生素或激素者	1～3岁幼儿多见，可引起小流行	婴幼儿多见
病因	乳头不洁、乳具污染或产道感染	机体抵抗力低下，口腔不洁	口腔不洁、急性感染、长期腹泻等机体抵抗力降低

（二）诱因

当食具消毒不严、口腔不卫生、营养不良或机体抵抗力下降时，寄生在儿童口腔、皮肤等处的正常菌群即可致病。

【护理评估】

（一）健康史

评估患儿家长有无消毒乳具的习惯；患儿有无急性感染、营养不良等疾病史，有无长期应用广谱抗生素或糖皮质激素史；有无口腔卫生不洁、机体抵抗力下降等情况。

（二）身体状况

1. 鹅口疮（真菌性口炎）　又名雪口病。口腔黏膜上出现白色或灰白色乳凝块样附着物，初起呈点状或小片状，逐渐融合成片，形似乳凝块，周围无红肿，不易擦去，若强行擦拭剥离后局部黏膜潮红、粗糙，可有渗血。患处一般不红、不痛、不流涎，不影响进食，一般无全身症状，重症时整个口腔均被白色斑膜覆盖（图 12-2-1），甚至蔓延累积至咽喉，出现拒食、吞咽困难，危及生命。

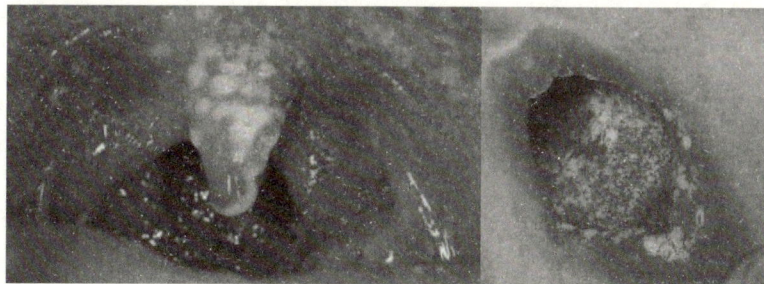

图 12-2-1　鹅口疮

2. 疱疹性口炎　在牙龈、舌、唇内和颊黏膜等处可见单个或成簇的黄白色小疱疹，周围有红晕，疱疹破裂后形成浅表溃疡，有黄白色纤维素性分泌物渗出，多个小溃疡可融合成大溃疡，黏膜充血，有时累及软腭、舌及咽部。口唇可红肿裂开，近口角及唇周皮肤可有疱疹，局部疼痛剧烈，出现流涎、拒食、烦躁、颌下淋巴结肿大。有低热或高热，体温达 38～40 ℃。

3. 溃疡性口炎　口腔黏膜充血水肿，常见于舌、唇内及颊黏膜处，可蔓延到唇及咽喉部。形成大小不等的糜烂或溃疡，溃疡表面有灰白色纤维素性炎性渗出物形成的假膜，边界清楚，易拭去，遗留出血的创面，但不久又被假膜覆盖。可有局部疼痛、流涎、拒食、烦躁等表现，常有发热，可达 39～40 ℃，局部淋巴结肿大。

儿童常见的三种口炎共同点是口腔黏膜上都有假膜覆盖，不同点在于疱疹性口炎和溃疡性口炎都有局部的疼痛，颌下淋巴结肿大；患儿多有哭闹拒食流涎；鹅口疮一般患处不痛、不流涎、不发热。

（三）心理 - 社会支持状况

评估家长是否因缺乏疾病病因和相关护理知识而焦虑。因疱疹性口炎传染性强，可在托幼机构引起小流行，需评估托幼机构有无相应预防措施。

（四）辅助检查

1. 血常规   溃疡性口炎患儿白细胞总数和中性粒细胞增多，而疱疹性口炎、鹅口疮患儿白细胞总数和中性粒细胞正常或降低。

2. 病原菌检查   鹅口疮患儿，可取白膜少许，加 10% 氢氧化钠 1 滴，在显微镜下可检出真菌菌丝及孢子。溃疡性口炎患儿取少许假膜涂片染色可见大量细菌。

（五）治疗原则

治疗以保持口腔清洁、局部涂药、对症处理为主，注意水分和营养的补充，严重者可以全身用药。

【护理诊断】

1. 口腔黏膜改变   与口腔不洁、抵抗力低下及病原体感染有关。
2. 疼痛   与口腔黏膜炎症有关。
3. 体温过高   与感染有关。
4. 营养失调：低于机体需要量。
5. 知识缺乏   与家长缺乏口炎预防及护理知识有关。

📖 **工作任务解析 12-2-1**

> **工作任务 1**：患儿目前存在的护理问题有哪些？
> **解题思路**：根据患儿的临床表现和体格检查，确定其存在的护理问题。结合案例中患儿牙龈处有白色乳凝块样附着物，不易擦拭掉，周围无红肿，无溃疡，说明该患儿存在口腔黏膜改变的问题；家长尝试擦拭发现不容易擦拭掉，来院就诊，说明缺乏口炎预防和护理知识。

【护理目标】

1. 患儿口腔黏膜逐渐恢复正常。
2. 患儿疼痛减轻，逐渐消失。
3. 患儿体温逐渐恢复正常。
4. 患儿食欲恢复正常，营养满足机体需要。
5. 患儿家属能说出口炎的预防与护理知识。

【护理措施】

1. 保持口腔清洁   用 3% 过氧化氢溶液或 0.1% 依沙吖啶溶液清洗溃疡面。鹅口疮患儿宜用 2% 碳酸氢钠溶液清洁口腔，每日 2 ～ 4 次，以餐后 1 小时左右为宜。鼓励患儿多饮水，进食后漱口，保持口腔黏膜湿润和清洁。较大儿童可用含漱剂，清洗口腔以餐后 1 小时为宜，动作应轻快，避免呕吐。对流涎者，应及时清理口腔分泌物，保持皮肤干燥、清洁，避免引起皮肤湿疹及糜烂。

2. 按医嘱正确涂药   鹅口疮患儿局部涂抹 10 万～ 20 万 U/mL 制霉菌素鱼肝油混悬溶液，每日 2 ～ 3 次；疱疹性口炎患儿局部可涂碘苷（疱疹净）抑制病毒，也可喷西瓜霜、锡类散等中药。为预防继发感染，可涂 2.5% ～ 5% 金霉素鱼肝油。溃疡性口炎患儿溃疡面可涂 5% 金霉素鱼肝油、锡类散等。

3.减轻疼痛　避免进食过热、过冷、刺激性的食物，疼痛明显者在进食前局部滚动式涂 2% 利多卡因。

4.防止继发感染及交叉感染　护士为患儿进行护理前后要洗手，患儿的食具、玩具、毛巾等要及时消毒。疱疹性腔炎具有较强的传染性，应注意与健康儿隔离，以防传染。

5.健康教育

（1）指导涂药的方法　涂药前应先清洁口腔，将无菌纱布或干棉球放在颊黏膜腮腺管口处或舌系带两侧，以隔断唾液，然后用干棉球将病变部黏膜表面吸干净后方能涂药。滚动式涂药，嘱患儿闭口 10 分钟，然后取出棉球或纱布，叮嘱不可马上漱口、饮水或进食。

（2）指导食具消毒，培养饮食习惯　向家长讲解口炎相关知识；指导家长食具专用，做好清洁消毒工作，鹅口疮的患儿食具应用 5% 碳酸氢钠溶液浸泡半小时后再煮沸消毒；告知均衡营养对提高机体抵抗力的重要性，避免偏食、挑食，培养良好的饮食习惯。

📖 工作任务解析 12-2-2

> **工作任务 2**：患儿出院时，如何指导家属给患儿涂药？
>
> **解题思路**：考虑不同口炎局部用药不同，首先确定用药，再结合治疗部位的特殊性涂药。

【护理评价】

1.经治疗，护理后，患儿口腔黏膜破损是否愈合，疼痛减轻、体温恢复正常。

2.患儿食欲恢复正常，营养满足机体需要。

3.患儿家属能说出口炎的预防与护理知识。

【疾病鉴别】

疱疹性口炎和疱疹性咽峡炎鉴别要点见表 12-2-2。

表 12-2-2　疱疹性口炎和疱疹性咽峡炎鉴别要点

项目	疱疹性口炎	疱疹性咽峡炎
致病菌	单纯疱疹病毒	柯萨奇 A 组病毒
好发季节	一年四季均发生，冬季高峰	夏秋季
部位	牙龈和颊黏膜	咽部、腭垂、软腭、舌面
颌下淋巴结	肿大	不肿大
病程	2 周左右	1 周左右

🖱 资源库微课链接 12-2-1

口炎患儿的护理

1.三种口炎有哪些共同点和不同点？如何区别？

2.鹅口疮的患儿治疗首选为什么是 2% 碳酸氢钠？

3.当患儿因疼痛拒绝进食时，如何缓解家属的焦虑？如何指导正确的喂养？

🔺 **护考直击 12-2-1**

1. 关于溃疡性口腔炎的护理措施中错误的是（　　　）。
　　A. 口腔护理用 2% 的碳酸氢钠溶液　　　B. 清洗后涂 5% 的金霉素鱼肝油
　　C. 进餐前可局部涂 2% 利多卡因　　　　D. 患儿的奶具、玩具等应消毒
　　E. 患儿宜进食温凉的流质饮食

2. 小儿，2岁。体温升高达 39℃，口唇及颊黏膜出现成簇的小疱疹。经医生检查确诊为疱疹性口炎。疱疹性口腔炎黏膜损伤特点为（　　　）。
　　A. 有黄白色纤维素性渗出物　　　　　　B. 潮红、可有渗血
　　C. 有灰白色假膜　　　　　　　　　　　D. 白色片状物
　　E. 充血、红绒状

3. 小儿，10个月。因反复腹泻而致轻度营养不良。近日其母喂小儿喝水时发现口腔黏膜表面有不易擦去的白色点状乳凝块样物，经医生检查诊为鹅口疮。鹅口疮的病原体是（　　　）。
　　A. 金黄色葡萄球菌　　　　　　　　　　B. 柯萨奇病毒
　　C. 埃可病毒　　　　　　　　　　　　　D. 单纯疱疹病毒
　　E. 白色念珠菌

4. 鹅口疮的临床表现，错误的是（　　　）。
　　A. 无全身症状　　　　　　　　　　　　B. 齿龈颊部等处均有乳凝块附着
　　C. 病变可影响消化道呼吸道等　　　　　D. 均有发热
　　E. 口腔黏膜无红肿不影响喂奶

5. 不符合疱疹性口炎特点的是（　　　）。
　　A. 病初可有上呼吸道感染症状　　　　　B. 起病时高热达 38～40℃
　　C. 无传染性　　　　　　　　　　　　　D. 口腔疼痛较剧烈影响进食
　　E. 常有颌下淋巴结肿大

6. 小儿，5个月。因口腔黏膜表面有白色点状乳凝块样物就诊。经医生检查诊为鹅口疮，嘱保持口腔清洁。给鹅口疮患儿清洁口腔，最适合的溶液为（　　　）。
　　A. 0.1% 利凡诺溶液　　　　　　　　　B. 3% 过氧化氢溶液
　　C. 生理盐水　　　　　　　　　　　　　D. 温开水
　　E. 2% 碳酸氢钠溶液

7. 鹅口疮初期的患儿，其首要的护理诊断是（　　　）。
　　A. 营养不良：与拒食有关　　　　　　　B. 体温升高：与感染有关
　　C. 口腔黏膜改变：与感染有关　　　　　D. 疼痛：与口腔黏膜炎症有关
　　E. 知识缺乏：缺乏口炎的预防及护理知识

8. 小儿，9月。因哭闹、拒食就诊。体格检查：体温 38.0℃，见口腔内溃疡，覆以黄白色膜状物，周围绕以红晕。可能诊断为（　　　）。
　　A. 单纯性口腔炎　　B. 疱疹性口炎　　C. 溃疡性口腔炎　　D. 齿龈炎　　　　E. 鹅口疮

9. 小儿，1.5岁。患肺炎初愈。近2天口腔黏膜充血、水肿，逐渐形成大小不等的糜烂面和浅溃疡，经医生诊断为溃疡性口腔炎。溃疡性口腔炎可应用的药物是（　　　）。
　　A. 金霉素鱼肝油　　B. 疱疹净　　　　C. 碘苷　　　　　D. 制霉菌素　　　E. 西瓜霜

10. 小兰，女，10个月。因食欲下降就诊，体检发现口腔颊黏膜多处有白色乳凝块样物，不易擦掉，强行擦去下面有红色创面。清洁该患儿口腔应选择的清洁液是（　　　）。
　　A. 3% 过氧化氢　　B. 0.1% 依沙吖啶　　C. 制霉菌素溶液　　D. 2% 碳酸氢钠　　E. 1% 高锰酸钾

11. 新生儿，15天。其母喂奶时发现口腔黏膜表面有白色点状乳凝块样物，不易擦去。经护士家庭访视时确诊为鹅口疮。治疗鹅口疮的药物是（　　　）。

A. 碳酸氢钠　　　B. 制霉菌素　　　C. 红霉素　　　D. 庆大霉素　　　E. 青霉素

12. 1 岁肺炎小儿治疗 3 周后，口腔黏膜上出现点状灰白色乳凝块样物质，无全身不适，无局部疼痛。应考虑为（　　）。

A. 维生素 C 缺乏　B. 鹅口疮　　　C. 疱疹性口炎　　D. 疱疹性咽峡炎　　E. 溃疡性口腔炎

13. 患儿，男，20 天。口腔黏膜有白色乳凝状物附着，呈小片状。经检查诊断为"鹅口疮"，为患儿清洁口腔宜使用的溶液是（　　）。

A. 白开水　　　　　　　　　　B. 生理盐水

C. 0.1% 利凡诺溶液　　　　　　D. 2% 碳酸氢钠溶液

E. 3% 过氧化氢溶液

14. 患者以发热待查入院，体温 39 ℃左右，有时高低不一，日差在 2 ℃左右，持续 5 日不退，脉搏 96 次 / 分，呼吸 23 次 / 分，查体口腔黏膜干燥，左颊黏膜可见 0.2 cm×0.2 cm 溃疡面，基底潮红。口腔护理时涂于溃疡面上的药物应选用（　　）。

A. 锡类散　　　B. 制菌霉素　　　C. 液体石蜡　　　D. 疱疹净　　　E. 碳酸氢钠散

15. 患儿，男，6 个月。因间歇发热，咳嗽半个月，拟诊"支气管炎"，给予口服"头孢拉定"治疗，近 2 天发现口腔有白色点片状乳凝乳块样物，不易拭去。护士在为患儿进行口腔护理时，宜选择的溶液是（　　）。

A. 来苏水　　　B. 生理盐水　　　C. 0.1% 利凡诺　　D. 2% 碳酸氢钠　　E. 3% 过氧化氢

16. 为鹅口疮患儿进行涂药时，以下行为错误的是（　　）。

A. 涂药前应将纱布或干棉球放在颊黏膜腮腺管口处或舌系带两侧

B. 可用湿棉球清洁病变部位黏膜

C. 涂药要轻、快、准

D. 滚动式涂药

E. 涂药后不可立即进食

参考答案：1—5：AAEDC　　6—10：ECBAD　　11—15：BBDAD　　16. B

任务 12.3　腹泻患儿的护理

工作情境与任务 12-3-1

导入情境：患儿，女，7 个月，10 月中旬入院。患儿 3 天前突发发热、咳嗽，随后腹泻、呕吐，呕吐物为胃内容物，大便量多，呈蛋花汤样，每日 10 余次，无腥臭味。1 天来出现尿少、烦躁不安、腹胀、口唇樱桃红色，皮肤弹性减弱，前囟及眼窝明显凹陷，口腔黏膜干燥。心音低钝，肠鸣音减弱。自诉一周前体重 8 kg，现体重 7.4 kg，查体：T 38.2 ℃，P 100 次 / 分，R 40 次 / 分；粪常规：白细胞（＋）；血生化：Na^+ 136 mmol/L，K^+ 3 mmol/L，CO_2CP 16 mmol/L。

入院诊断：病毒性肠炎。

工作任务：

1. 引起患儿腹泻的病原体最可能是？

2. 患儿脱水程度及性质是？

3. 患儿腹泻时如何进行饮食护理？

4. 患儿出院时，如何对患儿及家属进行出院指导？

微课 12-3-1
腹泻患儿的护理

课件 12-3-1
腹泻患儿的护理

儿童腹泻（infantile diarrhea），又称腹泻病，是由多病原、多因素引起的以大便次数增多、性状改变为特征的一组临床综合征。本病是我国儿童重点防治的"四病"之一，多见于2岁以下婴幼儿。一年四季均可发病，夏秋季发病率最高。

【相关知识】

（一）病因

1. 内因

（1）生长发育特点　生长发育快，所需营养物质多，消化系统负担重，易发生消化功能紊乱，特别是新生儿正常肠道菌群尚未建立或因使用抗生素等引起肠道菌群失调，易患肠道感染。

（2）消化系统特点　消化系统发育不成熟，胃酸和消化酶分泌少，消化酶活性低，对食物的耐受力差。

（3）机体防御特点　胃酸低，胃排空较快，对进入胃内的细菌杀灭能力弱；血清免疫球蛋白和胃肠道分泌型IgA（SIgA）均较低，对感染的防御能力差。

（4）人工喂养　缺乏母乳中的SIgA等成分，且人工喂养的食物和食具易受污染，故人工喂养儿肠道感染发病率明显高于母乳喂养儿。

2. 外因

（1）感染性因素　主要由病毒、细菌引起，秋冬季腹泻主要由病毒感染所致，以轮状病毒最常见；夏季腹泻主要由细菌感染引起，以大肠杆菌最常见。其他还有痢疾志贺菌、空肠弯曲菌、沙门菌（非伤寒）、隐孢子虫等。对一些迁延性腹泻，需要对病原体进行鉴别和给予针对性治疗。

（2）非感染性因素　饮食不当、气候、精神因素、过敏等。

另外，营养不良、免疫功能低下、长期应用肾上腺皮质激素的患儿更易发病。

📖 工作任务解析 12-3-1

> **工作任务1：** 引起患儿腹泻的病原体最可能是？
>
> **解题思路：** 结合案例中患儿发病的季节判断。

（二）发病机制

引起腹泻的机制：①分泌性腹泻：肠腔内存在大量不能被吸收的具有渗透活性的物质；②渗出性腹泻：肠腔内电解质分泌过多；③渗透性腹泻：炎症所致的液体大量渗出；④肠道功能异常性腹泻：肠道运动功能异常等。临床上的腹泻常是在多种机制共同作用下发生的。

1. 感染性腹泻　病原微生物随污染的食物、水等进入消化道，当机体防御功能下降时，大量病原微生物侵入肠道并产生毒素，引起感染性腹泻。如轮状病毒肠炎可引起渗透性腹泻，病毒侵入小肠绒毛的上皮细胞，使之变性、坏死，绒毛变短脱落，引起水、电解质吸收减少，肠液在肠腔内大量积聚而导致腹泻；再如肠毒素性肠炎可引起分泌性腹泻，细菌在肠腔中释放不耐热肠毒素和耐热肠毒素，两者都促进肠道氯化物分泌增多，并抑制钠和水的再吸收，导致分泌性腹泻。同时，继发双糖酶分泌不足，使食物中糖类消化不全而滞留在肠腔内，并被细菌分解成小分子的短链有机酸，使肠液的渗透压增高，进一步造成水和电解质的丢失。

2. 非感染性腹泻　主要由饮食不当引起，以人工喂养儿多见。当喂养不当时，消化过程发生障碍，食物被积滞于小肠上部，使肠内的酸度减低，肠道下部细菌上移繁殖，使未消化的食物发生腐败和发酵造成消化功能紊乱、肠蠕动增加，引起腹泻、脱水、电解质紊乱及中毒症状。

【护理评估】

（一）健康史

评估患儿的喂养史，包括喂养方式、种类及配制方法，喂哺次数、量以及添加辅食、断乳的情况，有无不洁饮食史和过敏史；了解腹泻开始的时间，大便次数、性状、颜色、气味、量等。

（二）身体状况

腹泻根据病因分为感染性腹泻和非感染性腹泻；根据病程分为急性腹泻（病程 <2 周）、迁延性腹泻（病程为 2 周～ 2 个月）和慢性腹泻（病程 >2 个月）；根据病情分为轻型腹泻和重型腹泻。

1.轻型腹泻　多为饮食因素或肠道外感染引起。起病可急可缓，以胃肠道症状为主，主要表现为食欲不振，偶有溢乳或呕吐，大便次数增多，多在 10 次以内，呈黄绿色稀糊状或蛋花样便，有酸臭味，量较少，可有未消化的奶瓣。无脱水及全身中毒症状，多在数日内痊愈。

2.重型腹泻　多由肠道内感染引起。多急性起病，也可由轻型逐渐加重转变而来，除胃肠道症状进一步加重外，还有明显的脱水、电解质紊乱和全身感染中毒症状。

（1）胃肠道症状　食欲低下，常有呕吐，腹泻频繁，每日大便 10 次以上，多者可达数十次，大便呈水样或蛋花样，量多，有黏液。

（2）全身中毒症状　高热（体温可达 40 ℃）或体温不升，精神烦躁或萎靡、嗜睡、面色苍白、意识模糊甚至昏迷、惊厥、休克。

（3）水、电解质和酸碱平衡紊乱表现　脱水、代谢性酸中毒、低钾血症等。

①脱水。

a.脱水程度：由于腹泻、呕吐丢失体液和摄入量不足使体液总量尤其是细胞外液量减少，而导致不同程度的脱水。婴幼儿脱水时的特征性表现为眼窝、前囟凹陷，尿少、泪少，皮肤黏膜干燥、弹性下降，甚至血容量不足引起的末梢循环改变，如图 12-3-1 所示。脱水程度即累积的体液损失，可根据病史和临床表现综合估计。一般将脱水分为轻度、中度、重度脱水，三种不同程度脱水的临床表现见表 12-3-1。

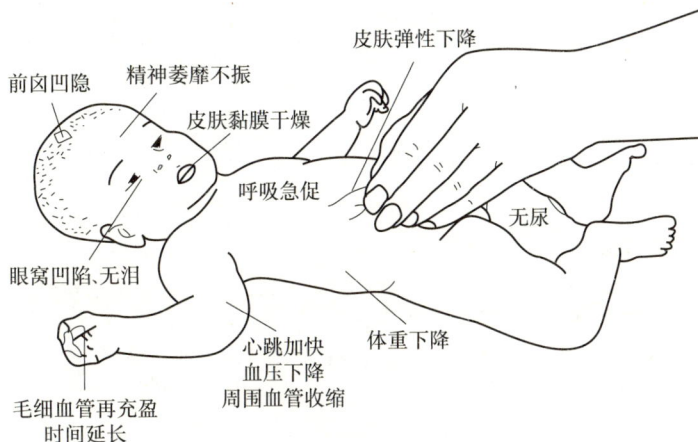

图 12-3-1　婴幼儿脱水时的特征性表现

表 12-3-1　三种不同程度脱水的临床表现

程度	轻度	中度	重度
失水量占体重百分比	3%～5%（30～50 mL/kg）	5%～10%（50～100 mL/kg）	>10%（100～120 mL/kg）
精神状态	稍差，略烦躁	萎靡或烦躁	呈重病容，昏睡或昏迷
皮肤弹性	稍干燥，弹性稍差	苍白干燥，弹性差	发灰干燥，弹性极差
口腔黏膜	稍干燥	明显干燥	极度干燥
前囟及眼窝	稍凹陷	明显凹陷	极度凹陷
眼泪	有	少	无

续表

	轻度	中度	重度
尿量	稍减少	明显减少	极少或无尿
代谢性酸中毒	无	有，较轻	有，较重
周围循环衰竭（休克症状）	无	无	有

注：营养不良患儿因皮下脂肪少，皮肤弹性较差，脱水程度常易被估计过高；而肥胖儿童皮下脂肪多，脱水程度常易被估计过低，临床上应予以注意，不能单凭皮肤弹性来判断，应综合考虑。

b. 脱水性质：脱水的同时常伴有电解质的丢失，由于腹泻时水与电解质丢失比例不同，导致不同性质脱水，临床上根据血钠浓度、体液渗透压可将脱水分为等渗、低渗、高渗性脱水。其中以等渗性脱水最常见，其次为低渗性脱水，高渗性脱水少见。三种不同性质脱水的临床表现见表12-3-2。

表12-3-2　三种不同性质脱水的临床表现

脱水	低渗性脱水	等渗性脱水	高渗性脱水
原因及诱因	失盐＞失水，补充非电解质过多，常见于病程较长，营养不良和重脱水者	失水＝失盐，常见于病程较短，营养状况较好者	失水＞失盐，补充电解质过多，常见高热，大量出汗等
血钠浓度	<130 mmol/L	130～150 mmol/L	>150 mmol/L
口渴	不明显	明显	极明显
皮肤弹性	极差	稍差	尚可
血压	极低	低	正常或稍低
神志	嗜睡或昏迷	精神萎靡	烦躁易激惹

📖 工作任务解析 12-3-2

工作任务2：患儿脱水程度及性质是什么？
解题思路：脱水的程度取决于失水占体重比及出现特征性表现的程度，脱水的性质取决于血钠的浓度。

②代谢性酸中毒。主要原因：a. 腹泻时丢失大量碱性物质；b. 进食少和吸收不良，热量摄入不足，体内脂肪氧化增加，酮体生成增多；c. 血容量减少，血液浓缩，血流缓慢，组织缺氧致乳酸堆积；d. 肾血流量减少，尿量减少，酸性代谢产物在体内堆积等。临床上主要根据血浆二氧化碳结合力值（CO_2CP，正常值为18～27 mmol/L）将酸中毒分为轻、中、重三度，见表12-3-3。

表12-3-3　不同程度代谢性酸中毒的临床表现

酸中毒	轻度	中度	重度
CO_2CP	13～18 mmol/L	9～13 mmol/L	<9 mmol/L
精神状态	正常	精神萎靡或烦躁不安	昏睡或昏迷
呼吸改变	呼吸稍快	呼吸深大	呼吸深快、节律不齐，有烂苹果味
口唇颜色	正常	樱桃红	发绀

注：新生儿及小婴儿因呼吸代偿功能较差，呼吸改变不典型，常表现为精神萎靡、拒乳、面色苍白等。

③低钾血症。当血清钾低于 3.5 mmol/L 时为低钾血症。主要临床表现为：a. 神经肌肉症状：神经肌肉兴奋性减低，如精神萎靡、反应低下、躯干和四肢无力、严重者发生弛缓性瘫痪，**腹胀、肠鸣音减弱或消失、腱反射减弱或消失**；b. 心脏损害：心音低钝、心律失常，心电图出现 U 波。

④低钙血症和低镁血症。多见于营养不良和佝偻病激期的患儿。出现低钙症状，表现为**持续性抽搐或惊厥**。极少数长期腹泻和营养不良患儿，经补钙后症状不能缓解，应考虑低镁血症可能，常表现为易激惹、烦躁不安、手足震颤、惊厥等。

3. 迁延性腹泻和慢性腹泻　迁延性腹泻指病程在 2 周～ 2 个月，慢性腹泻指病程在 2 个月以上。迁延性腹泻和慢性腹泻常见于：①感染性腹泻未及时控制或长期喂养不当；②长期应用广谱抗生素导致肠道菌群失调；③营养不良对食物消化功能差；④体内缺乏双糖酶，对富含双糖的饮食不耐受；⑤对食物过敏，如牛奶过敏。

主要表现为腹泻迁延不愈，病情反复，大便次数和性状不稳定，严重者可出现水、电解质紊乱。

4. 生理性腹泻　多见于 6 个月以内的婴儿，外观虚胖，大便次数增多，精神、食欲及体重增长良好，不影响生长发育。添加辅食后，大便逐渐转为正常。生理性腹泻发生可能与婴儿小肠乳糖酶相对不足及母乳中前列腺素 E2 含量较高有关。

5. 几种不同类型肠炎的临床特征

（1）轮状病毒肠炎　又称秋季腹泻，多发生在秋季。常见于 6 个月至 2 岁婴幼儿。起病急，常伴发热和上呼吸道感染等症状。腹泻前先有呕吐，大便次数多、量多，呈水样或蛋花汤样，黄色或黄绿色，无腥臭味，易出现水、电解质紊乱。本病为自限性疾病，病程多为 3 ～ 8 天，大便镜检偶见少量白细胞。

（2）大肠杆菌肠炎　多发生在 5—8 月气温较高季节。主要表现为发热、呕吐、腹泻，大便为稀便，伴较多黏液，有腥臭味，重者可有脱水、酸中毒及电解质紊乱。产毒性大肠杆菌肠炎多无发热和全身症状，侵袭性大肠杆菌肠炎的表现与细菌性痢疾相似。

（3）真菌性肠炎　主要由白色念珠菌感染所致，2 岁以下婴儿多见。病程迁延，常伴鹅口疮，与患儿免疫力低下或长期使用广谱抗生素有关。主要症状为大便稀黄，泡沫较多，带黏液，有时可见豆腐渣样细块，偶见血便；大便镜检可见真菌孢子和假菌丝，真菌培养呈阳性。

（4）诺如病毒肠炎：全年散发，暴发高峰多见于寒冷季节（11 月至次年 2 月）。该病毒是集体性暴发性胃肠炎的首要致病原，常呈暴发性，从而造成突发公共卫生问题。感染后潜伏期多为 12 ～ 36 小时，急性起病。首发症状多为阵发性腹痛、恶心呕吐和腹泻。全身症状有畏寒、发热、头痛、乏力和肌痛等。本病为自限性疾病，症状持续 12 ～ 72 小时。粪便及周围重复检查一般无特殊发现。

（三）心理 - 社会支持状况

评估患儿家庭经济状况、居住环境及卫生习惯。家长是否缺乏喂养及护理知识，对疾病的心理反应和认识程度。

（四）辅助检查

1. 血常规　白细胞总数及中性粒细胞计数升高提示受细菌感染，反之则提示病毒感染。嗜酸性粒细胞增多常见于寄生虫或过敏性病变。

2. 大便常规及病原学检查　大便常规检查可见红细胞、白细胞或脓细胞、霉菌菌丝和孢子。细菌感染，大便可培养出致病菌；疑为病毒感染者可做病毒学检查。

3. 测定血清电解质、尿素氮、二氧化碳结合力　血钠可判断脱水性质。血气分析及测定二氧化碳结合力（CO_2CP）可反映体内酸碱平衡紊乱程度及性质。重症加测尿素氮，必要时查血钙及血镁。

知识拓展 12-3-1

腹泻的诊断要点知多少

　　腹泻诊断可根据临床表现和大便性状作出临床诊断，必须判定有无脱水、电解质紊乱和酸碱失衡。从临床诊断和治疗需要考虑，可先根据大便常规有无白细胞将腹泻分为两组：大便无或偶见少量白细胞和较多白细胞。

　　1. 大便无或偶见少量白细胞　为侵袭性细菌以外的病因（如病毒、非侵袭性细菌、喂养不当）引起的腹泻，多为水泻，有时伴脱水症状，除感染因素外还可见于"生理性腹泻"、导致儿童消化吸收功能障碍的各种疾病（如双糖酶缺乏、原发性胆酸吸收不良、食物过敏性腹泻等）。

　　2. 大便有较多白细胞　多为各种侵袭性细菌感染所致，结肠和回肠末端有侵袭性炎症病变，根据临床表现难以区别，必要时行大便细菌培养、细菌血清型和毒性检测与细菌性痢疾和坏死性肠炎相鉴别。

（五）治疗原则

　　调整饮食，预防和纠正水电解质紊乱，合理用药，控制感染，加强护理，预防并发症。急性腹泻侧重于维持水、电解质平衡及抗感染，而迁延性腹泻及慢性腹泻则应注意肠道菌群失调及饮食疗法。

【护理诊断】

1. 腹泻　与喂养不当、感染等因素有关。
2. 体液不足　与丢失体液过多和摄入量不足有关。
3. 体温过高　与肠道感染有关。
4. 营养失调：低于机体需要量　与呕吐、腹泻丢失营养过多及摄入减少有关。
5. 潜在并发症：脱水、酸中毒、低钾血症等。
6. 有皮肤完整性受损的危险　与腹泻、大便刺激及尿布使用不当有关。
7. 知识缺乏　与家长喂养知识、卫生知识及对腹泻患儿的护理知识缺乏有关。

【护理目标】

1. 患儿腹泻症状减轻，大便性状恢复正常。
2. 患儿脱水、电解质紊乱得以纠正，尿量恢复正常。
3. 患儿体温恢复正常。
4. 患儿能获得足够的营养，体重维持在正常水平。
5. 患儿避免或减少并发症发生，一旦发生能及时发现，家属能配合治疗。
6. 患儿臀部皮肤保持完整，无破损。
7. 患儿家长能掌握儿童喂养知识及腹泻病的预防和护理知识。

【护理措施】

　　1. 合理喂养，调整饮食，减轻腹泻　腹泻患儿消化功能紊乱，应根据患儿病情适当调整饮食，以减轻胃肠道负担，逐步恢复消化功能。继续喂养是必要的护理措施，以避免发生营养障碍。严重呕吐者可暂禁食 4～6 小时。对糖类不能耐受者，应限制糖的摄入量，改喂豆浆或酸奶。对牛乳和大豆过敏者应改用其他饮食。不要给患儿饮用碳酸饮料，以免加重腹泻。对少数严重病例口服营养物质不能耐受者，应加强支持疗法，必要时给予全静脉营养。

📖 **工作任务解析 12-3-3**

> **工作任务 3：**患儿腹泻时如何进行饮食护理?
> **解题思路：**考虑患儿的月龄，营养的需求，喂养方式，结合患儿目前的症状来指导饮食。

2. 维持水电解质酸碱平衡

（1）口服补液　用于预防腹泻时脱水和纠正轻、中度脱水。

（2）静脉补液

①输液前的准备工作：a. 输液前全面了解患儿的病情，熟悉所输液体的组成、张力、配制方法。b. 做好家长工作，取得配合，对患儿做好鼓励与解释，消除其恐惧心理。

②输液中的注意事项：a. 按医嘱要求全面安排 24 小时液体量，按照先快后慢、先浓后淡、先盐后糖、见尿补钾、防惊补钙的原则分批输入液体。b. 严格掌握输液速度，最好使用输液泵控制速度。c. 严密观察病情，监测生命体征，观察并记录大便次数、性状及量，正确收集粪便送检；观察全身中毒症状，如发热、烦躁、精神萎靡或嗜睡等；观察水电解质紊乱和酸碱平衡紊乱症状。

③准确记录 24 小时出入量，为医生调整液量及输液速度提供依据；婴幼儿大小便不易收集，可用称尿布法计算排出量。

3. 对症处理，控制感染，维持正常体温　高热者给予物理降温或退热剂等。对侵袭性细菌性肠炎、病原菌确定的迁延性腹泻及新生儿、婴幼儿、免疫功能低下者宜早期选用敏感的抗生素。病毒性肠炎一般不需用抗生素，以饮食管理和支持疗法为主。对感染性腹泻的患儿应进行消化道隔离。护理患儿前后要认真洗手，防止交叉感染。对患儿的食具、玩具、衣物、被服、尿布等要进行消毒处理。

🖱 **知识拓展 12-3-2**

> **腹泻患儿用药治疗**
>
> 1. 肠道微生态疗法　有助于恢复肠道正常菌群的生态平衡，抑制病原菌定植和侵袭，控制腹泻。常用双歧杆菌、嗜酸乳杆菌等制剂。微生态制剂，如果是活菌制剂，服用时与口服抗生素间隔至少 1 小时以上。
>
> 2. 肠黏膜保护剂的应用　具有吸附病原体和毒素、保护肠黏膜的作用：如蒙脱石散（思密达）。

4. 维持皮肤完整性　腹泻患儿的臀部皮肤受大便的刺激易发生尿布皮炎。因此，每次便后均要用温水清洗并吸干，然后局部涂上护臀膏等，预防臀红的发生。选用消毒软棉尿布并及时更换，避免使用不透气塑料布或橡皮布，保持会阴部及肛周皮肤干燥、清洁；必要时可用红外线灯照射局部 15～20 分钟；注意女婴会阴部的清洁，预防逆行性尿路感染。

5. 健康宣教

（1）积极向家长宣传预防腹泻的措施，指导婴幼儿的合理喂养、个人卫生（饭前便后洗手）、食物新鲜、食具清洁、粪便的处理和预防接种。气候变化时避免腹部着凉，增强体质，适当进行户外活动，防止受凉或过热。及时治疗营养不良、贫血、佝偻病等疾病，避免长期使用广谱抗生素。

（2）介绍臀部护理的方法，ORS 口服补盐溶液的配制、喂服方法和注意事项。指导家长学会病情观察的内容和方法，一旦病情加重应及时到医院就诊。

（3）腹泻已有口服疫苗，可选用。

📖 **工作任务解析 12-3-4**

工作任务 4：患儿出院时，如何对患儿及家属进行出院指导？

解题思路：腹泻患儿的出院从预防措施、饮食、用药、日常生活护理、预防接种、病情观察等方面指导。

【护理评价】

1. 经治疗、护理后，患儿腹泻症状是否减轻至恢复正常。
2. 患儿脱水、电解质紊乱是否得以纠正，尿量恢复正常。
3. 患儿体温是否恢复正常。
4. 患儿是否获得足够的营养，体重维持在正常水平。
5. 患儿臀部皮肤是否保持完整，无破损。
6. 患儿家长是否掌握儿童喂养知识及腹泻病的预防和护理知识。

【疾病鉴别】

不同病因所致腹泻的临床特点见表 12-3-4。

表 12-3-4　不同病因所致腹泻的临床特点

分型	发病特点	全身症状	大便特点	大便检查
轮状病毒肠炎（秋季腹泻）	秋冬季节好发，6～24 个月婴幼儿多见	伴上呼吸道感染症状，感染中毒症状不明显，常伴脱水、酸中毒	黄色水样或蛋花汤样便，含少量黏液，无腥臭，每日几次到数十次，量多	少量白细胞，血清抗体多在感染后 3 周上升
致病性和产毒性大肠埃希菌肠炎	多见于气温较高季节	伴发热、脱水、电解质紊乱和酸中毒	腹泻频繁，蛋花汤样或水样，含有黏液	可见少量白细胞
侵袭性大肠埃希菌肠炎	同上	恶心、呕吐、里急后重及全身中毒症状，休克	大便呈黏液、脓血便，有腥臭味	见大量脓细胞、白细胞、红细胞
出血性大肠埃希菌	同上	伴腹痛，体温多正常	开始为黄色水样便，后转为血水便，有特殊臭味	有大量红细胞，常无白细胞
空肠弯曲菌肠炎	夏季	剧烈腹痛，并发症较多	脓血便	见大量白细胞、红细胞
金黄色葡萄球菌肠炎	多继发于使用大量抗生素后	不同程度的全身中毒症状、脱水和电解质紊乱，甚至发生休克	典型大便为暗绿色，量多含黏液，少数为血便	有大量脓细胞和成簇的革兰氏阳性球菌，培养有葡萄球菌生长，凝固酶试验阳性
真菌性肠炎	白色念珠菌感染，2 岁以下婴幼儿多见	病程迁延，常伴鹅口疮	稀黄，泡沫较多带黏液，有时可见豆腐渣样细块	可见真菌孢子和假菌丝
生理性腹泻	6 个月以下婴儿多见，无须治疗，不影响生长发育	外观虚胖，湿疹，精神、食欲好	除了大便次数增多无其他症状，辅食添加后大便逐渐正常	

护考直击 12-3-1

1. 引起儿童腹泻最常见的病原微生物是（　　）。

　　A. 葡萄球菌　　　　　　　　　　　B. 侵袭性大肠埃希菌

　　C. 轮状病毒　　　　　　　　　　　D. 白色念珠菌

　　E. 埃可病毒

2. 慢性腹泻指病程至少超过（　　）。

　　A. 2 周　　　　　　B. 1 个月　　　　　　C. 2 个月　　　　　　D. 6 个月　　　　　　E. 1 年

（3～4 题共用题干）患儿，女，8 个月，因进食饺子过量发生腹泻，大便 6～10 次 / 天，体温 37.9 ℃，精神稍差，前囟平坦，尿量正常，大便镜检见少量脂肪球，血清钠 140 mmol/L。

3. 该患儿的脱水程度及性质是（　　）。

　　A. 轻度等渗脱水　　B. 轻度低渗脱水　　C. 轻度高渗脱水　　D. 中度低渗脱水　　E. 中度等渗脱水

4. 患儿最主要的护理问题是（　　）。

　　A. 体温过高　　　　　　　　　　　B. 腹泻

　　C. 有多尿的危险　　　　　　　　　D. 有皮肤完整性受损的危险

　　E. 营养不足

5. 10 个月，男，发热 2 天，大便稀，7～8 次 / 日，小便量稍减少。查体：皮肤稍干，弹性可，眼窝前囟稍凹陷，可诊断为（　　）。

　　A. 轻型腹泻　　　　　　　　　　　B. 重型腹泻，轻度脱水

　　C. 重型腹泻，重度脱水，代谢性酸中毒　　D. 重型腹泻，中度脱水，代谢性酸中毒

　　E. 重型腹泻，中度脱水，低血钾

6. 小儿，8 个月。近 3 天来腹泻稀水样大便，每天 10 多次且伴呕吐就诊。医生检查该患儿精神萎靡，皮肤弹性差，前囟明显凹陷。诊断为腹泻，中度脱水，进一步化验脱水性质结果为等渗性。等渗性脱水的血清钠浓度是（　　）。

　　A. 70～100 mmol/L　　　　　　　　B. 100～130 mmol/L

　　C. 130～150 mmol/L　　　　　　　　D. 150～180 mmol/L

　　E. 180～210 mmol/L

7. 小儿，8 个月。近 2 天来腹泻黄色稀水样大便，每天 10 多次就诊。医生通过体格检查与化验，诊断为腹泻，轻度等渗性脱水，予口服补液盐治疗。符合轻度等渗性脱水的是（　　）。

　　A. 失水量占体重 4%，血清钠 140 mmol/L

　　B. 失水量占体重 6%，血清钠 137 mmol/L

　　C. 失水量占体重 8%，血清钠 128 mmol/L

　　D. 失水量占体重 10%，血清钠 152 mmol/L

　　E. 失水量占体重 12%，血清钠 145 mmol/L

8. 小儿，10 个月。因重型腹泻、脱水及代谢性酸中毒住院治疗。护士检查患儿臀部发红，制订护理计划时提出加强臀部护理的具体措施。腹泻患儿"有皮肤完整性受损的危险"的护理措施<u>不妥</u>的是（　　）。

　　A. 避免使用塑料布包裹

　　B. 更换尿布时动作要轻柔

　　C. 注意清洁臀部，但皱褶处不能经常擦洗

　　D. 选用更软、清洁的尿布

　　E. 便后用温水清洗臀部并拭干

9. 小儿，男，日龄 20 天。生后即有腹泻，为黄绿色稀便，3～4 次 / 日，无黏液，无臭味。患

儿身长及体重增长正常。该患儿最可能的诊断是（　　　）。

  A. 生理性腹泻   B. 金黄色葡萄球菌肠炎

  C. 致病性大肠杆菌   D. 病毒性肠炎

  E. 鼠伤寒性肠炎

  10. 小儿，9 个月。因近 2 天每日排出多次黄色稀水样便而就诊。经医生检查诊断为轻型腹泻。区别轻、重型患儿腹泻的主要指标是（　　　）。

  A. 病程长短   B. 热度高低

  C. 大便次数   D. 呕吐次数

  E. 有无水、电解质紊乱

  11. 小儿，8 个月。因稀水样大便 3 天，每天 10 余次且伴呕吐、食欲差以腹泻、重度脱水收入院治疗。小儿腹泻的护理措施中错误的是（　　　）。

  A. 严格消毒、隔离   B. 暂停辅食

  C. 继续母乳喂养   D. 禁食 24 小时

  E. 详细记录大便的量及性状

  12. 小儿，8 个月。因稀水样大便 3 天，每天接近 20 次且伴频繁呕吐而收入院治疗。医嘱为静脉补液及暂禁食。重型腹泻患儿呕吐频繁时，禁食的时间一般为（　　　）。

  A. 2～4 小时 B. 4～6 小时 C. 6～8 小时 D. 12 小时 E. 14 小时

  13. 患儿，1 岁。呕吐、腹泻 3 日，经补液，脱水基本纠正，现查体发现心音低钝，腹胀，膝腱反射减弱。可能发生了（　　　）。

  A. 低钠血症 B. 低镁血症 C. 低钾血症 D. 低钙血症 E. 低血糖症

  14. 患儿，3 岁，因腹泻 1 天入院。经 6 小时补液后出现明显眼睑浮肿，可能的原因是（　　　）。

  A. 酸中毒未纠正   B. 碱中毒未纠正

  C. 补液量不足   D. 输入葡萄糖溶液过多

  E. 输入电解质溶液过多

  参考答案：1—5：CCABB 6—10：CACAE 11—14：DBCE

任务 12.4　儿童液体疗法

📄 工作情境与任务 12-4-1

  导入情境：患儿，女，14 个月，体重 10 kg，因腹泻伴呕吐 2 天入院。患儿 3 天前突发发热、咳嗽症状，随后腹泻、呕吐，呕吐物为胃内容物，5～6 次／天，呈蛋花汤样，有黏液。伴有非喷射性呕吐，1～2 次／天，量不多，今腹泻次数增加至 10 余次，呕吐加重，尿量明显减少，入院前 8 小时未解小便。烦躁不安、腹胀，口唇樱桃红色，皮肤弹性减弱，前囟及眼窝明显凹陷，口腔黏膜干燥。心音低钝，肠鸣音减弱。

  查体：T 38.2 ℃，P 128 次／分，R 50 次／分，呈急性病容，呼吸深快，有烂苹果味，肢端冰凉，皮肤弹性极差，眼窝深凹陷，口唇黏膜干燥，樱桃红色，双肺清，心律齐，心音稍低钝，无杂音，腹软，肝右肋下 1 cm，质软，粪常规：白细胞（＋），血生化：Na^+ 136 mmol/L，K^+ 3 mmol/L，CO_2CP 16 mmol/L。

  工作任务：制订第一个 24 小时的液体疗法方案。

体液是人体的重要组成部分，保持体液平衡是维持生命的重要条件。在体液的动态平衡有赖于神经、内分泌、肺及肾脏等器官功能的正常调节。儿童时期各器官系统处于发育阶段，功能尚未成熟，易发生水、电解质和酸碱平衡紊乱。

一、儿童体液平衡的特点

（一）体液的总量和分布特点

体液由细胞内液和细胞外液组成，细胞外液包括血浆和间质液。在体液总量构成比中，细胞内液和血浆液量相对固定，间质液量变化较大。年龄越小，体液总量占体重百分比越高，间质液量的所占比例也越大（表 12-4-1）。因此，儿童发生急性脱水时，先丢失细胞外液中的间质液，脱水症状可在短期内立即出现。

表 12-4-1　不同年龄儿童的体液分布（占体重的百分比）

体液分布	足月新生儿	1 岁	2 ~ 14 岁	成人
体液总量	78	70	65	55 ~ 60
细胞内液	35	40	40	40 ~ 45
细胞外液	43	30	25	15 ~ 20
血浆液	6	5	5	5
间质液	37	25	20	10 ~ 15

（二）体液的电解质组成

除新生儿在生后数日内血钾、氯、磷、乳酸偏高，血钠、钙、碳酸盐偏低外，儿童体液电解质的组成与成人相似。细胞外液中主要阳离子是 Na^+，主要阴离子为 Cl^-、HCO_3^-。细胞内液中主要的阳离子是 K^+，主要阴离子为 HPO_4^{2-} 和蛋白质。它们对维持细胞内、外液的渗透压起着重要的作用。临床上常可通过测定血钠来估算血浆渗透压，即血浆渗透压（mmol/L）=（血钠 +10）×2。

（三）水的代谢特点

由于儿童生长发育快，新陈代谢旺盛，年龄越小，需水量越多（表 12-4-2）。婴儿每日体内外水的交换量为细胞外液量的 1/2，而成人仅为 1/7，故婴儿体内水的交换率比成人快 3 ~ 4 倍。此外，儿童体表面积相对较大、呼吸频率较快，不显性失水量相对较多，因此，对缺水的耐受力较差，在病理情况下，如呕吐、腹泻等，儿童比成人更容易发生脱水。

表 12-4-2　不同年龄儿童每日水的需要量

年龄	水需要量/（mL·kg⁻¹）
0 ~ 1 岁	120 ~ 160
1 ~ 3 岁	100 ~ 140
4 ~ 9 岁	70 ~ 110
10 ~ 14 岁	50 ~ 90
成人	50

（四）体液调节特点

体液调节主要靠肾、肺、血浆中的缓冲系统及神经和内分泌的功能调节。儿童时期肾功能发育尚不成熟，肾小球滤过率低，肾小管浓缩、稀释功能明显不足，处理水、钠的功能不完善，加上呼吸较快，不显性失水较多，故容易发生水、电解质和酸碱平衡紊乱。

二、液体疗法常用溶液及配制

液体疗法的目的是纠正水、电解质和酸碱平衡紊乱，以恢复机体的正常生理功能。液体中电解质所具有的渗透压为张力，与血浆渗透压相等时定为1个张力，即等张或等渗，低于血浆渗透压时为低张或低渗，高于血浆渗透压时为高张或高渗，所以液体分为等渗液、低渗液、高渗液三种。

（一）非电解质溶液

非电解质溶液常用5%葡萄糖溶液和10%葡萄糖溶液。前者为等渗液，后者为高渗液。因葡萄糖输入体内被迅速氧化分解为二氧化碳和水，同时能供给能量或转变成糖原储存在体内，失去维持血浆渗透压作用。因此在液体疗法时，视各种浓度的葡萄糖溶液为无张力液体（即张力为0），主要用于补充水分和部分能量。

（二）电解质溶液

电解质溶液主要用于补充体液及所需的电解质，纠正体液的酸碱平衡失调。

1. 氯化钠溶液　主要用于补充水分和电解质，具有补充血容量、维持渗透压、纠正酸中毒、维持酸碱平衡等作用。

0.9%氯化钠溶液（即生理盐水，NS）0.9%氯化钠溶液含Na^+和Cl^-浓度均为154 mmol/L，为等张液，其中Na^+浓度接近于血浆中浓度（142 mmol/L），而Cl^-浓度较血浆中浓度（103 mmol/L）高，若长期大量应用，可致高氯性酸中毒，故临床常以2份生理盐水和1份1.4%碳酸氢钠溶液混合，使其钠氯之比与血浆中相近（为3∶2），更能适应机体的需要。

2. 碱性溶液　主要用于纠正酸中毒，临床常用的有以下几种。

（1）碳酸氢钠溶液　是纠正酸中毒的首选药物。5%碳酸氢钠为高渗溶液，一般可用5%或10%葡萄糖溶液稀释3.5倍即为1.4%碳酸氢钠（为等张液）。在紧急抢救严重酸中毒时，可直接静脉推注5%碳酸氢钠，但不宜多用。

（2）乳酸钠溶液　11.2%乳酸钠为高渗溶液，用5%或10%葡萄糖溶液稀释6倍即为1.87%乳酸钠（为等张液）。乳酸钠需在有氧条件下，经肝脏代谢产生HCO_3^-而起作用，产生效果较缓慢。因此，在肝功能不全、缺氧、休克、新生儿期及乳酸潴留性酸中毒时不宜使用。

3. 氯化钾溶液　主要用于纠正低钾血症。临床常用10%氯化钾溶液。氯化钾静脉注射时应稀释成0.2%～0.3%浓度，注意观察肾功能和排尿情况。禁止静脉直接推注，以免因心肌抑制、心脏骤停而死亡。

（三）混合溶液

将各种不同渗透压的溶液按不同比例配成混合溶液，可减少或避免单一溶液的缺点，以适应不同情况液体疗法的需要。常用混合溶液的组成及临床运用见表12-4-3。

表12-4-3　常用混合溶液的组成及临床运用

混合溶液	生理盐水/份	5%或10%葡萄糖/份	1.4%碳酸氢钠或1.87%乳酸钠/份	张力	临床运用
1∶1液	1	1		1/2张	轻、中度等渗性脱水
1∶（2～4）液	1	2～4		1/3～1/5张	高渗性脱水
2∶1含钠液	2		1	等张	重度或低渗性脱水伴休克
2∶3∶1液	2	3	1	1/2张	轻、中度等渗性脱水
4∶3∶2液	4	3	2	2/3张	中度或低渗性脱水

注：表中生理盐水可用林格氏液或5%GNS代替。

📎 知识拓展 12-4-1

张力的计算法

张力 = 等张溶液份数 / 总份数。等张溶液是不含葡萄糖的份数（葡萄糖 0 张力），即（盐 + 碱）/（盐 + 碱 + 糖）。

例如，1:1 溶液，是 1 份生理盐水和 1 份葡萄糖，总份数为 1+1=2，等张溶液只有盐为 1，所以 1:1 溶液张力为 1/2。再看 2:3:1 溶液，总份数为 2+3+1=6，分子为 2+1=3，张力为 1/2，主要用于等渗性脱水。另外，比较特殊的有 2:1 等张含钠液，是 2 份生理盐水，1 份碳酸氢钠组成，是不含葡萄糖的溶液，分子和分母都是 3，张力为 1，是休克扩容首选。

（四）口服补液盐溶液

口服补液盐溶液（简称 ORS 溶液）是由世界卫生组织（WHO）推荐使用的一种溶液，用以治疗急性腹泻合并轻、中度脱水，且无严重呕吐者。新生儿和有明显呕吐、腹胀、心肾功能不全等患儿不宜采用。2006 年 WHO 推荐使用的配制方法：氯化钠 2.6 g，枸橼酸钠 2.9 g（或碳酸氢钠 2.5 g），氯化钾 1.5 g，无水葡萄糖 13.5 g，加温开水 1 000 mL 溶解配成，张力为 1/2 张。在实际应用时可因地制宜，可用米汤代替温开水。含钾浓度为 0.15%。

📎 知识拓展 12-4-2

口服补液盐居家配制法

我国腹泻科研组研制了米汤或患儿易于接受味道的米粉补液盐，其配制方法有 2 种。

1. 米粉口服补液盐 大米粉 50 g 加水到 1 200 mL，煮烧 15 分钟，冷却后加入氯化钠 3.5 g、氯化钾 1.5 g、碳酸氢钠 2.5 g，混合成 1 000 mL 溶液。

2. 米汤口服补液盐 米汤 500 mL（约 5% 浓度）、食盐 1.75 g（相当于半啤酒瓶盖）。

配置好的口服补盐液，超过 24 小时未饮用完应弃去。口服补盐液配置要按使用说明，一次性配到规定容量；均匀使用，以免张力过高。如果患儿出现眼睑水肿，应停止服用，及时就医。另外，在口服补液的过程中，如呕吐频繁或腹泻、脱水加重、出现腹胀者，应改为静脉补液。

三、液体疗法

（一）儿童液体疗法的基本方法

液体疗法的目的是通过补充不同种类的液体，来纠正水、电解质和酸碱平衡紊乱，以恢复机体的正常生理功能。包括口服补液和静脉补液两种方法。

1. 口服补液（ORS 溶液） ORS 溶液适用于轻、中度脱水无严重呕吐、周围循环障碍的患儿。

（1）补液量 轻度脱水 50～80 mL/kg，中度脱水 80～100 mL/kg，应在 8～12 小时补足累积损失量。对无脱水者，可将 ORS 溶液加等量水稀释，每天 50～100 mL/kg，少量多次喂服，以防脱水。

（2）补液方法 年长儿可用杯子少量多次直接饮用，2 岁以下患儿每 1～2 分钟喂 5 mL（约 1 小勺），若有呕吐，可停 10 分钟后再慢慢喂服，每 2～3 分钟喂 5 mL。

2. 静脉补液 适用于中度以上脱水、呕吐或腹胀明显的患儿。补液分为三个阶段，如图 12-4-1 所示。

第一阶段:改善循环(扩容)
0.5~1小时

```
┌─────────────────┐
│ 20 mL/kg 2:1等张 │
│ 含钠液或生理盐水  │
└─────────────────┘
        │
┌─────────────┐
│   情况改善   │
└─────────────┘
```

第二阶段:继续纠正累计损失
8~12小时

```
┌──────────┐   ┌──────────┐   ┌──────────┐
│ 低渗性脱水 │   │ 等渗性脱水 │   │ 高渗性脱水 │
└──────────┘   └──────────┘   └──────────┘
     │              │              │
┌──────────┐   ┌──────────┐   ┌──────────┐
│ 2/3张含钠液│   │ 1/2~2/3  │   │ 1/3张含钠液│
│          │   │ 张含钠液  │   │          │
└──────────┘   └──────────┘   └──────────┘
```

第三阶段:继续补液阶段

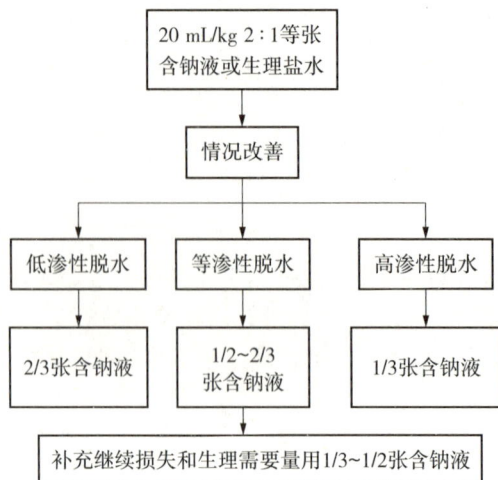

```
┌──────────────────────────────────┐
│ 补充继续损失和生理需要量用1/3~1/2张含钠液 │
└──────────────────────────────────┘
```

图 12-4-1 三阶段补液方案

在实施过程中正确掌握"三定""三先""三见"补液原则,即"定量、定性、定速""先快后慢、先浓后淡、先盐后糖""见尿补钾、防惊补钙(或镁)、见酸补碱"。

(1)定量 根据脱水程度决定补液总量。补液总量包括累积损失量(发病后至入院治疗前所丢失的水和电解质的总液量,约为总量的1/2)、继续损失量(患儿补液开始后因呕吐、腹泻等继续丢失的液量)和生理需要量(维持机体基础代谢所需液量)。以上三个部分合计,第1天补液总量:轻度脱水 90～120 mL/kg,中度脱水 120～150 mL/kg,重度脱水 150～180 mL/kg。第2天及以后的补液:主要补充继续损失量和生理需要量。继续损失量丢多少补多少,一般按每日 10～40 mL/kg补充,生理需要量按每日 60～80 mL/kg补充。

(2)定性 根据血清钠浓度来判断脱水性质,决定补液种类。等渗脱水用 1/2 张含钠液,低渗脱水用等张或 2/3 张含钠液,高渗脱水用 1/5～1/3 张含钠液。等渗性脱水在临床最为常见,故临床上判断脱水性质有困难时,可先按等渗性脱水处理。继续损失量常用 1/3～1/2 张含钠液,生理需要量常用 1/5～1/3 张含钠。

(3)定速 取决于脱水程度,按先快后慢原则进行。重度脱水伴休克患儿应先迅速扩容,改善肾功能,用 2:1 等张含钠液 20 mL/kg(总量不超过 300 mL)于 0.5～1 小时快速静脉输入。累积损失量一般于前 8～12 小时补足,每小时 8～10 mL/kg。继续损失量和生理需要量在后 12～16 小时输入,一般为每小时 5 mL/kg。在补液过程中要随时根据患儿病情变化而调整输液速度,相对而言,低渗性脱水时速度宜快些,高渗性脱水时速度宜慢些,否则易引起脑细胞水肿而发生惊厥。

(4)纠正低钾血症 监测血钾浓度,观察低钾血症表现,及时补钾,但必须严格掌握补钾"五不宜"原则:不宜过早、见尿补钾;不宜过浓,浓度 ≤ 0.3%(即 100 mL 溶液中加 10% 氯化钾不超过 3 mL 或 15% 氯化钾不超过 2 mL);不宜静推(禁止直接静脉推注,以免发生高血钾引起心脏骤停而死亡);不宜过量,每日补钾总量为 200～300 mg/kg;不宜过快,静脉滴注时间不少于 8 小时。在治疗过程中如病情好转,可由静脉滴注改为口服,当饮食恢复到正常的一半时,可停止补钾;细胞内钾浓度恢复正常要有一个过程,故治疗低血钾需持续 4～6 天,严重者时间要更长。

(5)纠正低血钙和低血镁 在输入大量液体,酸中毒被纠正后离子钙降低,应及时补充钙剂,尤其营养不良、佝偻病及腹泻较重的患儿。常用 10% 葡萄糖酸钙 5～10 mL 加 5% 或 10% 葡萄糖稀释 1～2 倍后缓慢静脉注射,时间不少于 10 分钟,注意药液切勿漏出血管外,以免引起剧痛和局部组织坏死。当患儿发生震颤、抽搐或惊厥,钙剂治疗无效者,应考虑低血镁,常用 25% 硫酸镁 0.2 mL 深部肌内注射,每天 1～2 次,连用 3～5 天。

(6)纠正酸中毒 轻度的酸中毒在补液后可自行纠正,严重者应补充碱性液体,临床首选碳酸氢钠。临床上一般先补给总量的 1/2，稀释为等张液，以后随病情变化、治疗反应等调整剂量，重度酸中毒急需治疗时可减少稀释倍数或不稀释直接静脉输入。

📖 工作任务解析 12-4-1

> **工作任务：** 制订第一个 24 小时的液体疗法方案。
>
> **解题思路：** 制订方案首先要考虑患儿体重、脱水程度和性质，以及患儿目前存在的问题。案例中，患儿表现的重病容：神萎，皮肤弹性差，前囟凹陷，口唇黏膜干燥，休克症状如心音低钝，脉搏细速，肢端冰凉，尿少，我们得知这是一个重度脱水伴有循环衰竭的患儿，结合 Na^+ 136 mmol/L，判断为等渗性脱水。再结合"三定""三先""三见"补液原则，确定补液总量、补液类型、补液速度，纠正酸中毒、低血钾、低血钙等。

🖊 知识拓展 12-4-3

几种特殊情况的静脉液体疗法

1. 新生儿液体疗法　新生儿心、肺功能差，肾脏调节水、电解质、酸碱平衡功能不完善，因此应控制补液总量及速度，减少电解质含量（补液种类以 1/5 张含钠液为宜）。除急需扩充血容量者外，全日液体总量应在 24 小时内匀速滴注。由于生理性溶血，生后数天内红细胞破坏较多，血钾偏高，可不必补钾。肝功能尚不成熟，若有酸中毒时应选用碳酸氢钠。

2. 婴幼儿肺炎液体疗法　重症肺炎患儿，因其肺循环阻力加大，心脏负担较重，故在一般情况下，应尽量口服补液供给足够的热量。必须静脉补液时，输液总量和钠量要相应减少约 1/3，补液总量应控制在每日生理需要量的最低值，为 60 ~ 80 mL/kg，输液速度宜缓慢，一般控制在每小时 5 mL/kg，以免发生肺水肿或合并心力衰竭。对伴有酸中毒者，应以改善肺的通气为主，一般不用碱性溶液。

3. 营养不良伴腹泻液体疗法　婴幼儿营养不良时，因长期摄入不足或摄入后不能被充分吸收利用或其他疾病等长期消耗过多，故营养不良伴腹泻时多为低渗性脱水，应补 2/3 张含钠液；因患儿皮下脂肪少、皮肤弹性差，易将脱水程度估计过高，补液总量应减少 1/3；补液速度应慢，一般为每小时 3 ~ 5 mL/kg，以免加重心、肺负担；患儿大多有低钾、低钙，腹泻后症状更明显，故应尽早补充。

（二）液体疗法的注意事项

1. 输液前全面了解患儿的病情，熟悉所输液体的组成、张力、配制方法。输液中按先快后慢、先浓后淡、先盐后糖、见尿补钾、防惊补钙的原则分批输入液体。

2. 严格掌握输液速度，注意输液管是否通畅，局部有无渗液和红肿，有无输液反应。应警惕输液量过多或输液速度过快而发生心力衰竭、肺水肿，过慢脱水不能纠正，有条件者最好应用输液泵，以便准确地控制速度。若补液合理，3 ~ 4 小时应排尿，表明血容量恢复；若 24 小时患儿皮肤弹性及前囟、眼窝凹陷恢复，说明脱水已纠正；若仅是尿量多而脱水未纠正，可能是输入的液体中葡萄糖比例过高；若补液后患儿出现眼睑水肿，可能是钠盐过多。静脉补液者以上均是"定性"出现错误，应及时调整液体的种类。

3. 静脉输液后，准确记录 24 小时出入量。入量包括口服液体和胃肠外补液量，出量包括尿、大便和不显性失水。婴儿大小便不易收集，可用"称尿布法"计算液体排出量。

护考直击 12-4-1

1. WHO 推荐使用的口服补盐的张力是（　　）。
   A. 1/5 张　　　　B. 2/3 张　　　　C. 3/5 张　　　　D. 1/2 张　　　　E. 1/3 张

2. WHO 推荐的口服补液盐的氯化钾浓度为（　　）。
   A. 0.2%　　　　B. 0.1%　　　　C. 0.25%　　　　D. 0.15%　　　　E. 0.3%

3. 婴儿体内较年长儿水相对较多，较多部分为（　　）。
   A. 细胞外液、细胞内液　　　　　　B. 细胞外液、血浆
   C. 细胞外液、间质液　　　　　　　D. 细胞内液、间质液
   E. 细胞内液、血浆

4. 儿童脱水性质不明时，第 1 日静脉补液可选（　　）。
   A. 1/4 张含钠液　B. 1/3 张含钠液　C. 2/3 张含钠液　D. 1/2 张含钠液　E. 4∶3∶2 溶液

5. 3 岁腹泻患儿，补液中出现低血钾，现剩余液体 500 mL，最多可加入 10% 氯化钾（　　）。
   A. 0.3 mL　　　　B. 0.6 mL　　　　C. 1.5 mL　　　　D. 3 mL　　　　E. 15 mL

6. 患儿，男，1 岁。腹泻、呕吐 4～5 日，12 小时无尿。体检：神志模糊，面色苍白，口唇樱桃红，呼吸深快，前囟、眼窝深陷，无泪，皮肤弹性差，四肢冷，脉搏细弱。护士应协助医生给予的紧急治疗是（　　）。
   A. 1∶1 含钠液 20 mL/kg，静脉推注　　B. 3∶2∶1 含钠液 180 mL/kg，静脉滴注
   C. 3∶1 含钠液 150 mL/kg，静脉滴注　　D. 2∶1 等张含钠液 20 mL/kg，静脉推注
   E. 4%NaHCO 350 mL/kg，静脉推注

7. 1 岁，小儿，因腹泻引起脱水需静脉补液，每 250 mL 葡萄糖溶液中加 10% 氯化钾溶液最多不得超过的量是（　　）。
   A. 6 mL　　　　B. 6.5 mL　　　　C. 7 mL　　　　D. 7.5 mL　　　　E. 8 mL

8. 9 个月，小儿，腹泻 2 日，每日 3～4 次，大便呈黄绿色、稀糊状，内有奶瓣及泡沫，闻之有腐臭味。为防止患儿发生脱水应采取的方法是（　　）。
   A. 少量多次喂温开水　　　　　　B. 少量多次喂米汤水
   C. 少量多次喂服 ORS 液　　　　　D. 静脉补充 5% 葡萄糖溶液
   E. 静脉补充 0.9% 氯化钠溶液

（9～11 题共用题干）小儿，男，10 个月。因腹泻伴呕吐 2 天入院。大便每日 8～10 次，蛋花汤样便，闻之有腥臭味，1 天来口唇干燥、尿量减少。该患儿以人工喂养为主，家长卫生习惯差，奶具很少消毒。无既往腹泻史。查体：体温 37.8 ℃，精神欠佳，前囟、眼窝明显凹陷，口唇干，哭时泪少。大便常规：色黄，有黏液，白细胞数 0～5 个 /HP。

9. 该患儿最初 24 小时补液总量及液体种类应为（　　）。
   A. 100～120 mL/kg，2∶3∶1 液　　B. 120～150 mL/kg，2∶3∶1 液
   C. 150～180 mL/kg，2∶3∶1 液　　D. 100～120 mL/kg，4∶3∶2 液
   E. 150～180 mL/kg，4∶3∶2 液

10. 导致该患儿腹泻的原因及其脱水程度是（　　）。
    A. 饮食因素，中度脱水　　　　　B. 致病性大肠杆菌，中度脱水
    C. 致病性大肠杆菌，重度脱水　　D. 轮状病毒，中度脱水
    E. 轮状病毒，重度脱水

11. 导致该患儿腹泻的可能因素应除（　　）外。
    A. 婴儿胃肠道功能较差　　　　　B. 过热导致胃酸及消化酶分泌减少
    C. 缺乏乳糖酶，不能耐受乳类食品　D. 血中免疫球蛋白及胃肠道 SIgA 较少

E. 卫生习惯差，奶具很少消毒

（12～16 题共用题干）患儿，男，9 个月。2003 年 11 月就诊，腹泻、呕吐 2 日，大便每天 10 余次，为水样便。便常规：少量脂肪滴。

12. 最可能的诊断是（　　　）。

A. 生理性腹泻　　　　　　　　　　B. 金黄色葡萄球菌性肠炎

C. 真菌性肠炎　　　　　　　　　　D. 轮状病毒肠炎

E. 致病性大肠埃希菌性肠炎

13. 查体示该患儿前囟、眼窝凹陷，皮肤弹性差，四肢少凉。血电解质示血清钠 125 mmol/L。判断其脱水为（　　　）。

A. 轻度低渗性脱水　　　　　　　　B. 轻度等渗性脱水

C. 中度等渗性脱水　　　　　　　　D. 中度高渗性脱水

E. 中度低渗性脱水

14. 补充累积损失应用（　　　）。

A. 4∶3∶2 液　　　B. 2∶3∶1 液　　　C. 1∶3 盐糖液　　　D. 1∶4 盐糖液　　　E. 1∶2 盐糖液

15. 脱水纠正后，患儿突然出现抽搐，应首先考虑（　　　）。

A. 低血糖　　　B. 低血钾　　　C. 低血镁　　　D. 低血钙　　　E. 低血钠

16. 测得该患儿体重为 10 kg，24 小时补液总量为（　　　）。

A. 900～1 200 mL　　　　　　　　B. 1 200～1 500 mL

C. 1 500～1 800 mL　　　　　　　D. 1 800～2 100 mL

E. 2 100～2 500 mL

参考答案：1—5：DDCDE　6—10：DDCBB　11—15：CDEAD　16. B

任务 12.5　肠套叠

📝 工作情境与任务 12-5-1

导入情境： 小儿，男，2 岁，腹泻 3 日，腹胀 3 小时伴哭闹不安入院就诊。

查体： T 37.6 ℃，腹胀，肠鸣音减弱，腹部拒按。腹部 B 超：左侧腹部肠管扩张，蠕动减少；右侧腹部胀气，少量腹腔积液。部分肠管疑似"同心圆"改变。

工作任务：

1. 说出该患儿初步诊断。

2. 针对该病对家属进行健康宣教。

肠套叠是指部分肠管及其肠系膜套入邻近肠腔所致的一种绞窄性肠梗阻，是婴幼儿时期常见的急腹症之一。多发生在 2 岁以内，但新生儿罕见；男孩发病率高于女孩，为 3∶1～2∶1，健康肥胖儿多见。

【相关知识】

（一）病因

分原发和继发两种。约 95% 为原发性，多见于婴幼儿。病因至今尚不清楚，可能与婴幼儿回盲部系膜尚未完全固定、活动度较大有关。5% 为继发性，多为年长儿，与肠息肉、肿瘤等牵拉有关；饮食改变、腹泻及病毒感染等导致肠蠕动紊乱，从而诱发肠套叠。

（二）发病机制

肠套叠一般为顺行的，与肠蠕动方向一致，多为近端肠管套入远端肠腔内。套入部随肠蠕动逐渐向远端推进，套入肠管不断增长。按套入部分的不同分为：回盲型（最常见），回结型，回回结型，小肠型，结肠型和多发型。发生肠套叠时，由于鞘层肠管持续痉挛，致使套入部肠管发生循环障碍；黏膜细胞分泌大量黏液，与血液及粪便混合成果酱样胶冻状排出；肠壁水肿、静脉回流障碍加重及动脉供血不足，导致肠壁坏死，出现全身中毒症状。

【护理评估】

（一）健康史

评估患儿的喂养史及添加辅食情况，有无腹泻、肠肿瘤等，有无腹痛、呕吐、便血等。

（二）身体状况

分急性和慢性肠套叠，多为平素健康的婴儿突然发病。2 岁以下婴幼儿多为急性发病。

1. 急性肠套叠

（1）腹痛　患儿突然发生剧烈的阵发性肠绞痛，哭闹不安，屈膝缩腹，面色苍白、拒食、出汗，持续数分钟或更长时间后腹痛缓解，安静或入睡，间歇 10 ～ 20 分钟又反复发作。

（2）呕吐　在腹痛后数小时发生。初为反射性呕吐，呕吐物为胃内容物，初为乳汁、乳块和食物残渣，后可含胆汁，晚期为梗阻性呕吐，可吐粪便样液体。

（3）血便　为重要症状。约 85% 患儿在发病后 6 ～ 12 小时排出果酱样黏液血便，或做直肠指检时发现血便。

（4）腹部包块　多数患儿在右上腹可触及腊肠样包块，表面光滑，略有弹性，稍可移动。晚期发生肠坏死或腹膜炎时，可出现腹胀、腹肌紧张和压痛等，不易扪及包块。

（5）全身情况　早期一般情况尚好，随病程延长，病情加重，并发肠坏死或腹膜炎时，全身情况恶化，常有严重脱水、高热、昏迷及休克等中毒症状。

2. 慢性肠套叠　主要表现为阵发性腹痛，腹痛时上腹或脐周可触及肿块，缓解期腹部平坦无包块，病程有时长达十余日。年长儿肠腔较宽阔可无梗阻现象，肠管不易坏死。呕吐少见，血便发生也较晚。

📖 工作任务解析 12-5-1

工作任务 1：该患儿初步诊断。

解题思路：根据患儿的临床表现和体格检查，确定其存在的护理问题。结合案例中，患儿表现腹胀，肠鸣音减弱，腹部拒按。体格检查中腹部 B 超提示：左侧腹部肠管扩张，蠕动减少；右侧腹部胀气，少量腹腔积液。部分肠管疑似"同心圆"改变。

（三）心理 - 社会状况

患儿因疾病不适常有哭闹、不安及恐惧，家长因担心病情而焦虑。

（四）辅助检查

1. 腹部 B 超　在肠套叠部位横断扫描可见同心圆或靶环状肿块图像，纵断扫描可见套筒征。

2. B 超监视下水压灌肠　可见靶环状肿块影退至回盲部，半岛征由大到小，最后消失，诊断治疗同时完成。

3. 空气灌肠　由肛门注入气体，X 线透视下可见杯口状影，能清楚看见套叠头的块影，并可同时进行复位治疗。

4. 钡剂灌肠　可见套叠部位充盈缺损和钡剂前端的杯口状影，以及钡剂进入鞘部与套入部之间呈现的线条状或弹簧状阴影。只用于慢性肠套叠的疑难杂症。

（五）治疗要点

急性肠套叠是危及生命的急症，复位是紧急的治疗措施，一旦确诊需立即进行。

1. 非手术疗法　灌肠疗法适用于病程在 48 小时以内，全身情况良好，无腹胀，无明显脱水及电解质紊乱者。包括 B 超监视下水压灌肠、空气灌肠、钡剂灌肠复位 3 种方法。首选空气灌肠。

2. 手术治疗　对于灌肠不能复位的病例，肠套叠超过 48 ～ 72 小时、疑有肠坏死或穿孔者以及小肠型套叠需手术治疗。根据患儿全身情况及套叠肠管的病变程度选择进行单纯手法复位、肠切除吻合术或肠造瘘术等。

【护理问题】

1. 疼痛　与肠系膜受牵拉和肠管强烈收缩有关。
2. 潜在并发症：肠穿孔，腹膜炎，败血症，水、电解质紊乱。
3. 知识缺乏　患儿家长缺乏有关疾病治疗及护理知识。

【护理目标】

1. 患儿疼痛减轻或消失。
2. 患儿及家长了解肠套叠相关知识。

【护理措施】

1. 密切观察病情　监测患儿生命体征、精神及意识状态，评估腹痛的部位、持续时间及伴随症状，观察记录呕吐的次数、量及性质，进行胃肠减压的患儿需记录胃液的量及性质，观察有无水、电解质紊乱的征象。

2. 减轻疼痛　患儿腹痛发作时，可让家长抱起患儿以减轻疼痛和恐惧，患儿可吮吸安抚奶嘴。

3. 非手术治疗效果观察　多数患儿通过空气灌肠复位后症状缓解，常表现为：①患儿很快入睡，不再哭闹和呕吐；②腹部肿块消失；③肛门排气及排出黄色大便，或先有少许血便，继而变为黄色；④口服活性炭 0.5 ～ 1 g，6 ～ 8 小时后大便内可见炭末排出。如患儿仍烦躁不安，阵发性哭闹，腹部包块仍存在，应怀疑是否套叠还未复位或又重新发生套叠，应立即通知医生做进一步处理。

4. 手术护理　做好手术准备，手术前及需要灌肠复位的患儿均需禁食。开放静脉通路，遵医嘱给予正确的补液。对于手术后患儿，注意维持胃肠减压，保持胃管通畅，患儿排气、排便后可拔除胃肠引流管，逐渐恢复经口进食。

5. 健康指导　预防急性肠套叠发生，一定要积极预防消化道和呼吸道感染；婴幼儿要科学喂养，避免突然改变儿童饮食习惯；餐后不宜剧烈活动。要注意气候的变化，随时增减衣服，避免各种容易诱发肠蠕动紊乱的不良因素；观察孩子的情况，如出现哭闹不安、屈膝缩腹、面色苍白、出汗、拒食及便中带血等，应及时就诊。

📖 工作任务解析 12-5-2

工作任务 2： 针对该病对家属进行健康宣教。

解题思路： 针对 2 岁幼儿发生肠套叠健康宣教可以从解释病因、症状识别、治疗方式、护理指导、预防措施几个方面进行。

【护理评价】

1. 经治疗、护理后，患儿疼痛是否减轻或消失。
2. 患儿家长是否了解肠套叠的相关知识。

🔥 护考直击 12-5-1

1. 患儿，男，1 岁。肠套叠 20 小时，主要的处理措施是（　　）。
　　A. 禁食　　　　　B. 胃肠减压　　　C. 空气灌肠复位　　D. 手法复位　　　　E. 手术复位

2. 患儿，男，6 个月。阵发性哭闹，进乳后呕吐，排果酱样粪便，右中上腹扪及 6 cm×5 cm×4 cm 腊肠样肿决，首先考虑（　　）。
　　A. 肠扭转　　　　B. 肠道畸形　　　C. 蛔虫性肠梗阻　　D. 肠套叠　　　　　E. 盲肠肿瘤

3. 患儿，6 个月。阵发性哭闹伴呕吐。右侧腹部可触及腊肠样肿块。行钡灌肠检查可出现（　　）。
　　A. 杯口状阴影　　　　　　　　　B. 鸟嘴状阴影
　　C. 立位腹平片见多个气液平面　　D. 不对称腹胀
　　E. 龛影

4. 患儿，6 个月。阵发性哭闹伴呕吐。右侧腹部可触及腊肠样肿块。下列最能确定诊断的检查是（　　）。
　　A. 腹部立位平片　　　　　　　　B. 腹部扪及肿块
　　C. 肛检可见果酱样大便　　　　　D. 右下腹空虚感
　　E. 空气或钡剂灌肠

5. 患儿，9 个月，因阵发性哭闹伴呕吐 12 小时来院急诊。体格检查：右侧腹部可触及一腊肠样肿块，直肠指诊未发现异常。应首先考虑（　　）。
　　A. 蛔虫性肠梗阻　　B. 急性肠套叠　　　C. 急性阑尾炎　　　D. 阑尾炎周围脓肿　E. 肠痉挛

参考答案：1. C　2. D　3. A　4. E　5. B

【高频考点】

▲鹅口疮多见于长期广谱应用抗生素或激素类药物引起的白色念珠真菌感染。患处不痛、不流涎，一般无全身症状。

▲疱疹性口炎为单纯性疱疹病毒感染所致。

▲鹅口疮的治疗主要用 2% 碳酸氢钠，局部涂抹制霉菌素鱼肝油混悬溶液。

▲口炎疼痛较重影响进食，可于进食前局部涂 2% 利多卡因，涂药动作轻、快、准，滚动式涂药。涂药后应闭口 10 分钟，然后取出棉球或纱布，叮嘱不可马上漱口、饮水或进食。

▲儿童腹泻根据病程分为急性、迁延性和慢性，病程小于 2 周为急性，2 周至 2 个月为迁延性，超过 2 个月为慢性。

▲儿童腹泻根据病情分为轻型和重型，两者的主要鉴别要点在于是否发生了水电解质酸碱平衡紊乱和全身感染中毒症状。

▲儿童秋冬季腹泻主要由病毒感染所致，以轮状病毒最常见；夏季腹泻主要由细菌感染引起，以大肠杆菌最常见。

▲儿童体液丢失，首先丢失的是细胞外液中的间质液。

▲口服补液盐溶液（ORS），适用于急性腹泻合并脱水；世界卫生组织推荐低渗透压配方：氯化钠 2.6 g，枸橼酸钠 2.9 g，氯化钾 1.5 g，葡萄糖 13.5 g，加温开水 1 000 mL 溶解配成（如不计算葡萄糖渗透压为 1/2 张）。

▲肠套叠的首选治疗方法为空气灌肠。

（何琼）

项目 13　呼吸系统疾病患儿的护理

项目目标

知识目标：

1. 掌握呼吸系统疾病患儿的身体状况、护理诊断和护理措施。
2. 熟悉儿童呼吸系统解剖、免疫特点，呼吸系统疾病的辅助检查、治疗要点。
3. 了解呼吸系统疾病的病因与发病机制。

能力目标：

1. 解释儿童易患呼吸系统感染性疾病的原因。
2. 能正确评估、运用护理程序为呼吸系统疾病患儿实施整体护理。

素质目标：

具备良好的人文关怀精神和儿科护士职业素养，具备对呼吸系统疾病患儿的整体评估和初步的评判性思维能力。

思政案例 13

小儿腹泻病领域领军人方鹤松：全心全意为人民服务的医者典范

导入： 方鹤松，中国小儿腹泻病领域的知名专家，以其卓越的科研成就和无私奉献的精神，成为广大医务工作者的楷模。他的一生，都在为小儿腹泻病的防治工作默默付出，他用实际行动诠释了"为医者，就要全心全意为人民服务"的崇高理念。

正文： 1981 年，方鹤松率先揭示"中国小儿秋季腹泻"的主要病原为轮状病毒，此发现为后续研究奠定了坚实基础。他随后领导团队在全国范围内展开大规模的小儿腹泻病防治研究，通过广泛流行病学调查，明确了我国小儿腹泻病的发病状况，为制定有效预防策略提供了科学依据。

在他的引领下，科研团队不仅明确了引发小儿腹泻的危险因素，还据此制定了相应预防措施，并通过临床试验验证了其有效性，使小儿腹泻病发病率大幅降低。同时，他们对小儿腹泻病原进行了深入研究，为临床医生提供了关键用药依据。

除在科研领域的突出贡献外，方鹤松还积极参与学术交流和推广工作。他主持多届全国腹泻病学术大会，并参与起草了《中国腹泻病诊断治疗方案》，该治疗方案为全国腹泻病防治工作提供了指导。

此外，方鹤松致力于微生态疗法研究。他发现肠道微生态紊乱与小儿腹泻病发生密切相关，因此提出了采用双歧杆菌等微生态制剂治疗腹泻病的方法。这一研究既为腹泻病预防和治疗提供了新思路，也为我国小儿腹泻病治疗开创了新篇章。

方鹤松的卓越成就和无私奉献得到了广泛认可。他的研究成果达到了国际先进水平，对全球小儿腹泻病控制产生了深远影响。他的事迹被各大媒体广泛报道，成为社会关注的焦点。

作为一名杰出的医学专家和学者，方鹤松以实际行动诠释了医者仁心。他的一生都在为人民的健康事业默默奉献，成为广大医务工作者的榜样。他的故事将永远激励着后来的医学工作者，为人类健康事业奋斗不息。

任务 13.1　儿童呼吸系统解剖生理特点

工作情境与任务 13-1-1

导入情境： 患儿，男，2 岁半，感冒咳嗽持续半个月，咳嗽痊愈后，突发左耳痛 1 天，查体一般情况尚可，神清，左鼓膜充血，外凸，无耳溢，右耳鼓膜尚可；鼻腔内大量黏脓涕，双侧鼻甲肿胀明显，口咽红。

入院诊断： 急性中耳炎；感染；急性鼻炎。

工作任务： 入院时患儿家长提出"为什么我的孩子会得中耳炎？"你如何解释？

　　呼吸系统疾病是儿科的常见病、多发病，其中以急性呼吸道感染最为常见。由于各年龄阶段儿童呼吸系统具有不同的解剖生理特点，而这些特点与呼吸道疾病的发生、预后及防治有着密切的关系。

一、解剖特点

　　呼吸系统以环状软骨下缘为界，分为上、下呼吸道。上呼吸道包括鼻、鼻窦、咽、咽鼓管、会厌及喉，下呼吸道包括气管、支气管、毛细支气管、呼吸性支气管、肺泡管、肺泡、胸廓。

（一）上呼吸道

　　1. 鼻与鼻窦、鼻泪管　婴幼儿时期，由于头面部颅骨发育不成熟，鼻和鼻腔相对短小狭窄，缺少鼻毛，鼻黏膜柔嫩，富于血管组织，故易受感染。感染时鼻黏膜充血肿胀使鼻腔更加狭窄，甚至堵塞，引起呼吸困难及吸吮困难。新生儿上颌窦和筛窦极小，2 岁以后迅速增大，至 12 岁才充分发育。额窦 2 ~ 3 岁开始出现，12 ~ 13 岁时才发育。蝶窦 3 岁时才与鼻腔相通，6 岁时很快增大。由于鼻窦黏膜与鼻腔黏膜相连续，鼻窦口相对较大，故急性鼻炎常累及鼻窦，易发生鼻窦炎。婴幼儿鼻泪管短，开口接近于内眦部，且瓣膜发育不全，故鼻腔感染常易侵入结膜引起炎症。

　　2. 咽与咽鼓管　儿童咽部相对狭窄且垂直，鼻咽部富于集结的淋巴组织，其中包括鼻咽扁桃体和腭扁桃体，咽扁桃体又称腺样体，6 个月已发育，位于鼻咽顶部与后壁交界处，严重的腺样体肥大是儿童阻塞性睡眠呼吸暂停综合征的重要原因。腭扁桃体 1 岁末才逐渐增大，4 ~ 10 岁发育达高峰，14 ~ 15 岁则逐渐退化，因此，扁桃体炎多发生在年长儿，婴幼儿则较少见。婴幼儿咽鼓管较宽，短而直，呈水平位，故上呼吸道感染后容易并发中耳炎。

工作任务解析 13-1-1

工作任务： 入院时患儿家长提出"为什么我的孩子会得中耳炎？"你如何解释？

解题思路： 从中耳炎的常见原因、儿童咽鼓管的解剖特点、预防的重要性等几个方面来解释。

　　3. 喉　以环状软骨下缘为标志。喉部呈漏斗形，喉腔较窄，声门狭小，软骨柔软，黏膜柔嫩而富有血管及淋巴组织，故轻微炎症即可引起声音嘶哑和呼吸困难。

（二）下呼吸道

　　1. 气管与支气管　婴幼儿的气管、支气管较成人短且较狭窄，黏膜柔嫩，血管丰富，软骨柔软，因缺乏弹力组织而支撑作用差，因黏液腺分泌不足而气道较干燥，因纤毛运动较差而清除能力差。故婴幼儿容易发生呼吸道感染，并且一旦感染易于发生充血、水肿导致呼吸道阻塞。左支气管细长，由气管向侧方伸出，而右支气管短而粗，为气管直接延伸，故异物较易进入右支气管，引起右侧肺段不张或肺气肿。

2.肺　儿童肺组织发育尚未完善，肺泡数量少，气体交换面积不足，但间质发育良好，血管组织丰富，造成含气量少而含血量多，故易于感染。感染时易致黏液阻塞，引起间质炎症、肺气肿和肺不张等。

3.胸廓　婴幼儿胸廓较短，前后径相对较长，呈桶状；肋骨呈水平位，膈肌位置较高，胸腔小而肺脏相对较大；呼吸肌发育差。因此，呼吸时，肺不能充分地扩张、通气和换气，易致缺氧和二氧化碳潴留而出现发绀。儿童纵隔体积相对较大，周围组织松软，在胸腔积液或气胸时易致纵隔移位。

二、生理特点

（一）呼吸频率和节律

儿童呼吸频率快，年龄越小，呼吸频率越快。婴幼儿因呼吸中枢发育不完善，呼吸运动调节功能较差，迷走神经兴奋占优势，易出现呼吸节律不齐、间歇呼吸及呼吸暂停等，尤以新生儿明显。各年龄儿童呼吸和脉搏频率见表13-1-1。

表 13-1-1　各年龄儿童呼吸和脉搏频率

年龄	呼吸/（次·分⁻¹）	脉搏/（次·分⁻¹）	呼吸：脉搏
新生儿	40～45	120～140	1∶3
1岁以下	30～40	110～130	1∶（3～4）
2～3岁	25～30	100～120	1∶（3～4）
4～7岁	20～25	80～100	1∶4
8～14岁	18～20	70～90	1∶4

（二）呼吸类型

婴幼儿呼吸肌发育不全，胸廓活动范围小，呼吸时肺主要向膈方向扩张而呈腹膈式呼吸。随着年龄的增长，膈肌和腹腔脏器下降，肋骨水平位逐渐变为斜位，胸廓体积增大，呼吸肌发育渐趋完善，逐渐转化为胸腹式呼吸。7岁后逐渐接近成人以混合式呼吸为主。

（三）呼吸功能

1.肺活量　儿童肺活量通常为50～70 mL/kg，为成人肺活量的1/3。安静状态下，年长儿仅用肺活量的12.5%来呼吸，而婴幼儿则需用30%左右，说明婴幼儿呼吸储备量小，发生呼吸障碍时其代偿呼吸量不超过正常的2.5倍，而成人则可达10倍。

2.潮气量　儿童潮气量为6～10 mL/kg，年龄越小，潮气量越小。

3.每分钟通气量　按体表面积计算，与成人相近。

4.气体弥散量　按单位肺容积计算，与成人相近。

5.气道阻力　儿童气道管径细小，气道阻力大于成人，因此儿童发生喘息的机会较多。随着年龄增长气道管径渐大，从而阻力递减。

（四）血气分析

反映气体交换和血液酸碱平衡状态，各年龄儿童动脉血气分析正常值见表13-1-2。

表 13-1-2　各年龄儿童动脉血气分析正常值

年龄	pH 值	动脉血氧分压（PaO$_2$）/kPa	动脉血二氧化碳分压（PaCO$_2$）/kPa	碳酸氢根（HCO$_3^-$）/（mmol·L^{-1}）	碱剩余（BE）/（mmol·L^{-1}）	动脉血氧饱和度（SaO$_2$）/%
新生儿	7.35～7.45	8～12	4～4.67	20～22	−6～+2	90～97
～2 岁	7.35～7.45	10.6～13.3	4～4.67	20～22	−6～+2	95～97
>2 岁	7.35～7.45	10.6～13.3	4.67～6.0	22～24	−4～+2	96～98

三、免疫特点

儿童呼吸道的非特异和特异免疫功能均发育较差。新生儿、婴幼儿咳嗽反射弱，呼吸道纤毛运动功能差，难以有效清除吸入的尘埃和异物颗粒，肺泡巨噬细胞功能欠佳。婴幼儿 SIgA 含量低，同时，其他免疫球蛋白如 IgG、IgM 含量也较低，乳铁蛋白、溶菌酶、干扰素、补体等的数量及活性不足，故婴幼儿期容易患呼吸道感染。

（何琼）

任务 13.2　急性上呼吸道感染患儿的护理

工作情境与任务 13-2-1

> **导入情境**：患儿，女，2 周岁，2 天前因晚上踢被子受凉后出现鼻塞、流涕、轻微咳嗽、恶心、呕吐 1 次，非喷射状，食欲减退，未见明显气喘，晚上咳嗽较白天频繁，痰少。查体：T 38.1 ℃，P 96 次/分，R 17 次/分，神志清楚，精神尚可。
>
> **入院诊断**：急性上呼吸道感染。
>
> **工作任务**：
> 1. 目前该患儿存在的护理问题有哪些？
> 2. 如何对患儿及家属进行出院指导？

微课 13-2-1
急性上呼吸道感染患儿的护理

课件 13-2-1
急性上呼吸道感染患儿的护理

急性上呼吸道感染（acute upper respiratory infection，AURI）是指因各种病原体引起上呼吸道的急性感染，俗称"感冒"，简称"上感"。本病是儿童时期最常见的疾病之一，主要侵犯鼻、鼻咽和咽部。又根据感染部位不同，常诊断为急性鼻咽炎、急性咽炎、急性扁桃体炎等。该病四季均可发生，以冬春季和气候骤变时多见。主要是空气飞沫传播。因一次患病后产生的免疫力不足，故可反复患病。

【相关知识】

（一）病因

急性上呼吸道感染 90% 以上由病毒引起，主要有流感病毒、副流感病毒、腺病毒、鼻病毒、柯萨奇病毒等。可继发细菌感染，以溶血性链球菌最为多见，其次为流感嗜血杆菌、肺炎链球菌和葡萄球菌等。

（二）诱因

儿童因上呼吸道的解剖生理特点和免疫特点，容易患呼吸道感染。此外，淋雨、受凉、贫血、体弱等各种导致全身或呼吸道局部防御功能降低的因素均会引发上呼吸道感染。

【护理评估】

（一）健康史

详细询问发病情况，近期有无"受凉"病史，了解有无呼吸道感染史；评估患儿是否有营养障碍性疾病、免疫缺陷病、先天性心脏病、贫血等；有无发热、鼻塞、流涕、咳嗽及咳痰情况，以及体温增高的程度、咳嗽的性质。

（二）身体状况

1. 一般类型上感

（1）**全身症状**　大多数患儿有发热，体温可高可低，持续 1 ～ 2 天或 10 余天不等。重症患儿可出现畏寒、头痛、食欲不振、乏力。婴幼儿多有高热，常伴有呕吐、腹泻、腹痛、烦躁不安甚至高热惊厥。

（2）**局部症状**　主要是鼻咽部症状，如出现鼻塞、流涕、喷嚏、流泪、咽部不适发痒、咽痛等，也可伴有轻咳及声音嘶哑。

2. 两种特殊类型上感

（1）疱疹性咽峡炎（herpangina）　病原体为**柯萨奇病毒 A 组，好发于夏秋季**。起病急骤，常有**高热、咽痛、流涎**等临床症状。体检可见咽部充血，咽腭弓、悬雍垂、软腭处有**疱疹**，周围有红晕，疱疹破溃后形成**小溃疡**。**病程 1 周左右**。

（2）咽 - 结合膜热（Pharyngo-conjunctival fever）　病原体为**腺病毒 3、7 型，好发于春夏季**。以**发热、咽炎、结膜炎**为特征。临床表现多呈高热、咽痛，眼部刺痛，一侧或双侧眼结膜炎及颈部或耳后淋巴结肿大。**病程 1 ～ 2 周**。

3. 并发症　婴幼儿急性上呼吸道感染可并发中耳炎、鼻窦炎、咽后壁脓肿、颈淋巴结炎、喉炎、肺炎等，其中**肺炎是最严重**的并发症。年长儿若患链球菌性上感可引起急性肾炎、风湿热等疾病。

（三）心理 - 社会状况

了解患儿父母文化程度和对本病的认识程度等。评估患儿是否因发热、缺氧等不适及环境陌生产生焦虑和恐惧，是否有哭闹、易激惹等表现。评估家长的心理状态，是否因住院时间长、知识缺乏产生负面情绪。

（四）辅助检查

1. 实验室检查　病毒感染时，血常规白细胞计数正常或偏低；细菌性感染时，白细胞和中性粒细胞增多，出现核左移。咽拭子培养可发现致病菌。

2. 影像学检查　根据病情选择性安排 X 线胸部检查或胸部 CT。

（五）治疗要点

1. 一般治疗　病毒性上呼吸道感染为自限性疾病，无须特殊治疗。注意休息、多饮水、居室通风，做好呼吸道隔离，预防交叉感染和并发症的发生。

2. 抗感染治疗修

（1）抗病毒药物：普通感冒目前尚无特异性抗病毒药物。若为流行性感冒病毒感染，可在病初（症状出现 48 小时内）应用磷酸奥司他韦（oseltamivir）口服，对甲、乙型流感病毒均有效，每次 2 mg/kg，每日两次，口服，疗程 5 天。病毒性结合膜炎可用 0.1%阿昔洛韦滴眼，每 1 ～ 2 小时一次。

（2）抗菌药物：常用青霉素类、头孢菌素类及大环内酯类抗生素，疗程 3 ～ 5 天。如为链球菌感染或既往有肾炎或风湿热病史者，青霉素疗程应为 10 ～ 14 天。

3. 对症治疗　高热者给予物理降温或药物降温，高热惊厥者给予镇静、止惊处理；咽痛者可含服咽喉片。

【护理诊断】

1. 体温过高　与上呼吸道感染有关。
2. 舒适度减弱　与咽痛、鼻塞、咳嗽有关。
3. 潜在并发症：热性惊厥、中耳炎、急性肾炎。

📖 工作任务解析 13-2-1

> **工作任务1**：目前该患儿存在的护理问题有哪些？
> **解题思路**：护理诊断的陈述包括三个要素（PSE 公式）：问题（problem，P）、相关因素（etiology，E）、症状与体征（signs and symptoms，S）。结合案例患儿体温 38.1 ℃，存在体温升高的问题；患儿的症状和体征，如出现鼻塞、流涕、轻微咳嗽，导致患儿舒适度减弱；同时，应密切观察患儿症状和体征，采取措施，避免体温持续升高，并发热性惊厥、中耳炎等。

【护理目标】

1. 患儿体温恢复正常。
2. 患儿咽痛、鼻塞减轻或消失，无明显不适。
3. 患儿住院期间不发生高热惊厥、中耳炎、急性肾炎等并发症。

【护理措施】

（一）维持正常体温

1. 环境适宜　保持温湿度适宜，空气新鲜，每日至少通风 2 次，避免对流风。衣被的厚薄应适度，以利于散热。出汗后需及时更换衣服，以防受凉。

2. 监测体温　发热患儿每 4 小时测体温 1 次并准确记录。对于超高热或有热性惊厥史的患儿，每 1～2 小时测体温 1 次。当体温超过 38.5 ℃时，采取药物或物理降温，以防热性惊厥的发生。退热处理 1 小时后复测体温，密切观察有无新症状或体征出现，以防惊厥或体温骤降。

3. 营养和水分　提供富含营养、易消化的清淡饮食，并鼓励患者少食多餐。尤其在大量出汗后，应及时补充水分。对于入量不足的患者，应考虑静脉补液。

4. 用药　遵医嘱使用抗病毒或抗菌药物。

（二）促进舒适

1. 休息　患儿应合理安排休息，减少不必要的活动，避免过度劳累，保持环境安静，减少外界刺激。所有治疗及护理操作应尽可能集中进行，以减少打扰。高热患者应卧床休息，并定期更换体位以防止不适。

2. 保持呼吸道通畅　保持室内温湿度适宜，减少空气对呼吸道黏膜的刺激。及时清除鼻腔和咽喉部分泌物，保持鼻孔周围清洁，涂抹凡士林或液状石蜡至鼻翼部黏膜及鼻下皮肤以减轻刺激。避免用力擤鼻，防止鼻窦炎或中耳炎。鼻塞重者可使用 0.5% 麻黄碱溶液滴鼻，婴儿鼻塞影响吸吮或睡眠时，可在哺乳或临睡前 10～15 分钟滴鼻，确保鼻腔畅通。

3. 保持口腔清洁　婴幼儿应在饭后喂少量温开水清洁口腔，年长儿童则应在饭后漱口。此外，为预防口唇干燥，应涂抹适量油类。

4. 减轻咽痛不适　给予润喉片或雾化吸入治疗。

（三）密切观察病情，防治并发症

密切监测体温，当体温超过 38.5 ℃时给予药物或者物理降温，既往有热性惊厥史的患儿更应及时降温，必要时可按医嘱预防性应用镇静剂，加强巡视，高热患儿若出现惊厥先兆，立即通知医生，采取降温措施并遵医嘱给予镇静剂；一旦发生惊厥，立就地抢救，保持安静，按惊厥护理；注意患儿有无耳痛、听力下降、耳闷、耳鸣、外耳道流脓的症状，以便及早发现中耳炎；注意观察咽部充血、化脓情况，疑有咽后壁脓肿时及时报告医生，防止脓肿破溃后脓液流入气管导致窒息。

（四）健康教育

儿童居室应宽敞整洁采光好，经常开窗通气，保持室内的空气新鲜。多进行户外活动，多晒太阳，预防佝偻病的发生。加强体格锻炼，增强体质，加强呼吸肌的肌力与耐力，提高呼吸系统的抵抗力与适应环境的能力。在气候骤变时，应及时增减衣服，注意保暖。在上呼吸道感染的高发季节，家长应避免带儿童去人多拥挤空气不流通的公共场所。体弱儿童建议注射流感疫苗。

📖 工作任务解析 13-2-2

> **工作任务 2**：如何对患儿及家属进行出院指导？
>
> **解题思路**：从出院后环境安置、体格锻炼、预防保健等方面指导。

【护理评价】

1. 经治疗、护理后，患儿体温是否恢复正常，咽痛、鼻塞症状是否减轻或消失。
2. 患儿住院期间是否发生高热惊厥、中耳炎、急性肾炎等并发症。

✒ 护考直击 13-2-1

1. 急性上呼吸道感染最常见的病原体是（　　　）。
   A. 细菌　　　　　B. 病毒　　　　　C. 支原体　　　　　D. 衣原体　　　　　E. 幽门螺杆菌
2. 婴幼儿上感早期高热最易发生（　　　）。
   A. 中耳炎　　　　B. 鼻窦炎　　　　C. 结膜炎　　　　　D. 支气管炎　　　　E. 惊厥
3. 患儿，女，8 个月，发热、流涎 2 天，进食时哭闹，查体：体温 39 ℃，咽部充血，咽峡部可见三个黄豆大小的黄白色疱疹，引起该病的病原体可能是（　　　）。
   A. 流感病毒　　　　　　　　　B. 腺病毒
   C. 柯萨奇 A 组病毒　　　　　D. 呼吸道合胞病毒
   E. 溶血性链球菌
4. 引起疱疹性咽峡炎常见的病原体是（　　　）。
   A. 流感病毒　　　　　　　　　B. 腺病毒
   C. 柯萨奇 A 组病毒　　　　　D. 呼吸道合胞病毒
   E. 溶血性链球菌
5. 引起咽 - 结合膜热常见的病原体是（　　　）。
   A. 流感病毒　　　　　　　　　B. 腺病毒
   C. 柯萨奇 A 组病毒　　　　　D. 呼吸道合胞病毒
   E. 溶血性链球菌
6. 3 个月婴儿，因上呼吸道感染入院，目前出现高热、声音嘶哑、犬吠样咳嗽、吸气性喉鸣。为迅速缓解症状，首选的处理方法是（　　　）。
   A. 地塞米松雾化吸入　　　　B. 静滴抗生素
   C. 静滴泼尼松　　　　　　　D. 口服化痰药
   E. 行呼吸机机械通气

参考答案：1. B　2. A　3. C　4. C　5. B　6. A

任务 13.3 急性感染性喉炎患儿的护理

📝 工作情境与任务 13-3-1

导入情境： 患儿，男，2岁，因发热、咳嗽3天入院。3天前患儿因受凉出现发热、咳嗽、声音嘶哑，体温最高达39.6 ℃，咳嗽为阵发性犬吠样，夜间症状加重。在家服用抗感冒药效果不佳，症状加重，安静状态下出现吸气性呼吸困难。查体：T 39 ℃，P 124次/分，双侧扁桃体Ⅰ度肿大，咽部充血肿胀，肺部听诊可闻及喉传导音。

工作任务：

1. 患儿喉梗阻程度为几度？

2. 如何缓解患儿喉头水肿，保持呼吸道通畅？

急性感染性喉炎（acute infectious laryngitis）为喉部黏膜急性弥漫性炎症，以犬吠样咳嗽、声音嘶哑、喉鸣和吸气性呼吸困难为临床特征。冬春季节发病较多，常见于婴幼儿。

【相关知识】

（一）病因

1. 病原微生物　病毒或细菌感染引起，常见的病毒为副流感病毒、流感病毒和腺病毒，常见的细菌为金黄色葡萄球菌、链球菌和肺炎链球菌。

2. 解剖因素　儿童喉腔狭小，软骨柔软，黏膜血管丰富，炎症时易充血、水肿而出现不同程度的喉梗阻。

（二）诱因

麻疹、百日咳和流感等急性传染病，机体抵抗力低下时容易并发。

【护理评估】

（一）健康史

评估患儿近期有无上呼吸道感染、传染病接触史、过敏史；有无过度用声、异物及外伤；有无受凉、过度劳累、机体抵抗力下降等诱因。

（二）身体状况

1. 症状　起病急、症状重，可有不同程度的发热、犬吠样咳嗽，声音嘶哑、吸气性喉鸣和三凹征。一般白天症状轻，夜间入睡后加重。

2. 体征　体格检查可见咽部充血，间接喉镜检查可见喉部、声带有不同程度的充血、水肿。严重时可出现发绀、烦躁不安、面色苍白、心率加快、三凹征等缺氧表现。喉梗阻者若抢救不及时，可窒息死亡。

临床上按吸气性呼吸困难的轻重，将喉梗阻分为4度（表14-3-1）。

表13-3-1 喉梗阻分度

分度	临床表现	体征
Ⅰ度	活动后出现吸气性喉鸣和呼吸困难	呼吸音及心率无改变
Ⅱ度	安静时有喉鸣和吸气性呼吸困难	可闻喉传导音或管状呼吸音、心率加快
Ⅲ度	喉鸣和吸气性呼吸困难，烦躁不安、口唇及指趾发绀，双眼圆睁，惊恐万状，头面部出汗	肺部呼吸音明显降低，心率快，心音低钝

续表

分度	临床表现	体征
Ⅳ度	渐显衰竭，昏睡状态，由于无力呼吸，三凹征可不明显，面色苍白发灰	呼吸音几乎消失，仅有气管传导音，心律不齐，心音低钝

📖 工作任务解析 13-3-1

工作任务 1：该患儿喉梗阻程度为几度？

解题思路：喉梗阻的程度判定需要结合临床表现和体征。

（三）心理 - 社会支持状况

评估在患儿发生喉梗阻时，患儿及家长是否因担心呼吸困难危及生命而产生紧张、恐惧、焦虑等情绪；评估家长对该病病因、预防及护理知识的了解程度；评估家庭支持系统及经济状况等。

（四）辅助检查

1. 间接喉镜检查　喉黏膜弥漫性充血，肿胀，颜色鲜红。声带黏膜下出血，声带边缘因肿胀而增大，闭合不严，有时可见声带表面有分泌物黏附。

2. 影像学检查　喉气道正侧位片检查有助诊断。

（五）治疗原则　**主要为防止喉阻塞，解除呼吸困难**

1. 保持呼吸道通畅　1% ～ 3% 麻黄素和糖皮质激素超声雾化吸入，消除黏膜水肿。

2. 控制感染　选择敏感抗生素，常用青霉素、大环内酯类或头孢菌素类等，严重者予以两种以上抗生素。

3. 糖皮质激素　有抗炎和抑制变态反应等作用，可减轻喉头水肿，缓解喉梗阻，可口服泼尼松，静点地塞米松或氢化可的松。

4. 对症治疗　缺氧者予以吸氧，烦躁不安者可用异丙嗪，除镇静外还有减轻喉头水肿的作用，痰多者可选用祛痰剂。必要时直接喉镜吸痰。避免使用氯丙嗪等呼吸中枢抑制性药物。

5. 气管切开　经上述处理仍有严重缺氧症或有Ⅲ度以上喉梗阻者，应立即行气管切开术。

【护理诊断】

1. 低效性呼吸形态　与喉头水肿有关。

2. 有窒息的危险　与喉梗阻有关。

3. 体温过高　与感染有关。

4. 焦虑　与病情进展急、症状重，出现并发症有关。

【护理目标】

1. 患儿呼吸功能改善，呼吸道保持通畅。

2. 患儿体温恢复正常。

3. 患儿及家长情绪稳定，能积极配合治疗、护理。

【护理措施】

1. 维持体温正常　保持室内空气清新，每天通风 2 次，每次 30 分钟，维持室内湿度在 60% 左右。对发热患儿要注意维持体温稳定，体温超过 38.5 ℃时可采用物理、化学药物的方法进行降温，但新生儿体温调节中枢发育不完善，不能用药物、乙醇拭浴、冷盐水灌肠等刺激性强的方法，可以调整环境温度，解开包被，使其多饮水。

2.改善呼吸功能，保持呼吸道通畅　注意休息，减少活动，避免哭闹，集中护理。抬高床头以保持体位舒适，持续低流量吸氧，必要时超声雾化吸入，缓解喉部肌肉痉挛，湿化气道、稀释呼吸道分泌物，以减轻呼吸困难。

3.严密观察病情　观察患儿生命体征、精神状态、缺氧的程度，及时抢救喉梗阻，随时做好气管切开的准备，以免因吸气性呼吸困难而窒息致死。

4.保证营养和水分　急性感染性喉炎的患儿因喉梗阻影响进食，更需要耐心细致地喂养，避免患儿进食时发生呛咳，必要时行静脉补液。

5.健康宣教　向家长解释病情的发展和可能采取的治疗方案。指导家长正确护理患儿，如加强体格锻炼，适当进行户外活动，定期预防接种。

📖 **工作任务解析 13-3-2**

> **工作任务 2：** 如何缓解患儿喉头水肿，保持呼吸道通畅？
>
> **解题思路：** 喉头水肿时气道变狭窄，为了保持呼吸道通畅，可以从增加室内空气流通、调整湿度、改变体位、吸氧、饮食等方面进行护理。

【护理评价】

1.经治疗、护理后，患儿呼吸功能是否改善，能保持呼吸道通畅。

2.患儿及家长是否情绪稳定，能积极配合治疗、护理。

✍ **护考直击 13-3-1**

1.患儿，女，10个月。1天前出现发热、T 38.8 ℃，犬吠样咳嗽、声音嘶哑、烦躁不安，安静时有吸气性喉鸣，听诊双肺可闻及喉传导音或管状呼吸音，心率加快。此患儿被诊断为急性感染性喉炎，其喉梗阻程度为（　　　）。

　　A. Ⅰ度　　　　　　B. Ⅱ度　　　　　　C. Ⅲ度　　　　　　D. Ⅳ度　　　　　　E. Ⅴ度

2.患儿，1岁，有发热、声嘶、犬吠样咳嗽、吸气性喉喘鸣和吸气性呼吸困难等症状。首先应考虑的诊断为（　　　）。

　　A.急性会厌炎　　B.急性喉炎　　　C.气管支气管异物　　D.喉白喉　　　　E.喉痉挛

3.一般小儿急性喉炎好发于（　　　）。

　　A.新生儿　　　　　　　　　　　B.1岁以下儿童

　　C.6个月～3岁儿童　　　　　　 D.3～6岁儿童

　　E.6～12岁儿童

4.治疗急性喉炎，错误的是（　　　）。

　　A.禁大声讲话，尽量用耳语说话　　B.超声雾化吸入抗生素和糖皮质激素

　　C.可全身应用抗生素及糖皮质激素　D.可选用中药治疗

　　E.如有重度呼吸困难，可行气管切开术

5.急性喉炎患儿突然呼吸明显困难，喉喘鸣声较响，三凹征显著，脉搏加快，烦躁不安。正确的处理是（　　　）。

　　A.密切观察下积极使用足量有效的抗生素和糖皮质激素

　　B.立即行气管切开术

　　C.全身情况较差时，不宜行气管切开术，可行环甲膜切开术

　　D.若病情许可，可先行气管插管，再行气管切开术

　　E.以上都不对

6.下列<u>不符合</u>急性喉炎临床表现的选项是（　　）。

　　A.声音嘶哑　　　　　　　　B.咳嗽、咳痰

　　C.喉痛　　　　　　　　　　D.常有鼻塞、流涕、咽痛等

　　E.吞咽困难

参考答案：1.B　2.B　3.C　4.A　5.A　6.E

（何琼）

任务 13.4　急性支气管炎患儿的护理

工作情境与任务 13-4-1

导入情境：患儿，女，1岁，咳嗽3天，加重伴发热1天就诊。查体：T 37.8℃，P 128次/分，两肺呼吸音粗，可闻及散在、不固定的湿啰音。胸部X线显示，肺纹理增粗。

入院诊断：急性支气管炎。

工作任务：

1.患儿存在哪些护理问题？

2.针对该患儿应采取哪些护理措施？

急性支气管炎（acute bronchitis）是指各种致病原引起的支气管黏膜的急性炎症，以咳嗽、啰音为主要症状。常继发于上呼吸道感染，或为一些急性呼吸道传染病的临床表现。

【相关知识】

（一）病因

病原体为各种病毒、细菌，肺炎支原体或混合感染。凡能引起上呼吸道感染的病原体皆可引起支气管炎。免疫功能低下、营养不良、佝偻病、鼻窦炎、空气污染、化学因素也可为发病因素。

（二）发病机制

病原体可直接感染气管和支气管，引发炎症；除此以外，物理和化学刺激，如吸入冷空气、烟雾、刺激性气体等，都可能引起气管和支气管黏膜的急性炎症。还有某些过敏原，如花粉、有机粉尘等，可能引起气管和支气管的变态反应，导致炎症。

【护理评估】

（一）健康史

详细询问发病情况，了解有无呼吸道感染史；评估患儿是否有营养不良、佝偻病、鼻窦炎等病史；有无反复发作史；评估患儿有无发热、咳嗽、疲乏无力、全身不适等症状。

（二）身体状况

多先有上呼吸道感染症状，之后以咳嗽为主要症状，初为干咳，以后有痰。婴幼儿症状较重，常有发热、精神不振、食欲不佳或呕吐、腹泻等症状。肺部呼吸音粗糙，或有散在干、湿啰音。啰音的特点不固定，常在体位改变或咳嗽后随分泌物的排出而暂减少或消失，这是与肺炎听诊的鉴别要点。

婴幼儿可发生一种特殊类型的支气管炎，称为喘息性支气管炎（asthmatic bronchitis）。有反复发作倾向，随年龄增长，发病次数逐渐减少，程度减轻，多数于学龄期痊愈，少数反复发作多次后

可发展为支气管哮喘。

（三）心理 - 社会状况

了解患儿父母文化程度和对本病的认识程度等。评估患儿是否因发热、咳嗽等不适及环境陌生产生焦虑和恐惧，是否有哭闹、易激惹等表现。评估家长的心理状态，是否因住院时间长、知识缺乏产生焦急、抱怨的心理反应。

（四）辅助检查

1. 外周血检查　病毒引起的急支气管炎，血白细胞总数正常或稍高；细菌引起或合并细菌感染时，白细胞数及中性粒细胞数均见增高。

2. 胸部 X 线检查　多无异常改变，或有肺纹理增粗，肺门阴影增浓。

3. 支原体抗体检测　支原体感染者血清特异性 IgM 或 IgG 抗体呈阳性。

（五）治疗要点

主要是控制感染和对症治疗，如止咳、化痰、平喘等。一般不用镇咳药物，以免抑制咳嗽反射，影响痰液咳出。

【护理诊断】

1. 体温过高　与病毒或细菌感染有关。

2. 清理呼吸道无效　与痰液黏稠不易咳出有关。

3. 舒适度减弱：咳嗽、胸痛　与支气管炎症有关。

📖 工作任务解析 13-4-1

工作任务 1：患儿存在哪些护理问题？

解题思路：护理诊断的陈述包括三个要素（PSE 公式）：问题（problem，P）、相关因素（etiology，E）、症状与体征（signs and symptoms，S）。结合案例患儿的症状和体征，咳嗽 3 d，加重伴发热 1 d，P 128 次 / 分，两肺呼吸音粗，可闻及散在、不固定的湿啰音。目前患儿最主要的护理问题是体温过高和支气管炎症导致的咳嗽，影响患儿舒适度。

【护理目标】

1. 患儿体温降至正常。

2. 患儿保持呼吸道通畅。

3. 患儿咳嗽、胸痛减轻或消失。

【护理措施】

1. 一般护理　保持室内空气新鲜，温湿度适宜（温度 20 ℃左右，湿度 60% 左右）。患儿应注意休息避免剧烈运动，以防咳嗽加重。鼓励患儿多饮水，有助于痰液稀释易于咳出。鼓励患儿进食营养丰富、易消化的饮食，少量多餐，以免因咳嗽引起呕吐。注意观察呼吸变化，如有呼吸困难、发绀，应及时吸氧并配合医生处理。注意观察药物疗效及不良反应。口服止咳糖浆后不要立即大量喝水。

2. 保持呼吸道通畅　观察咳嗽、咳痰的性质，指导并鼓励患儿有效咳嗽。对咳嗽无力的患儿，应经常更换体位，拍背，促使呼吸道分泌物的排出及炎症消散。痰液黏稠不易咳出的患儿，可采用雾化吸入稀释痰液。当分泌物过多对呼吸产生不良影响时，为确保呼吸道畅通，可进行吸痰。

3. 健康教育　积极开展户外活动，进行体格锻炼，增强机体对气温变化的适应能力。积极预防营养不良，按时预防接种，增强机体免疫力。

📖 工作任务解析 13-4-2

工作任务2：针对该患儿应采取哪些护理措施？

解题思路：结合案例分析患儿出现了体温升高、舒适度减弱的护理问题。针对体温过高和提高患儿舒适度采取护理措施。

【护理评价】

1. 经治疗、护理后，患儿体温是否恢复正常。
2. 患儿呼吸道是否通畅，无痰液黏稠或堵塞。
3. 患儿咳嗽、胸痛是否减轻或消失。

✍️ 护考直击 13-4-1

1. 急性支气管炎患儿的护理<u>错误的</u>是（　　　）。
   - A. 多饮水
   - B. 尽快使用镇咳剂
   - C. 及时控制感染
   - D. 必要时行雾化吸入
   - E. 经常变换患儿体位并叩背

2. 患儿，女，2岁。1天前出现发热、声音嘶哑、喉鸣和吸气性呼吸困难，双肺可闻及喉传导音或管状呼吸音，心率加快，护士考虑该患儿最可能的诊断是（　　　）。
   - A. 喘憋性肺炎
   - B. 支气管哮喘
   - C. 急性感染性喉炎
   - D. 支气管肺炎合并心衰
   - E. 腺病毒性肺炎合并心衰

参考答案：1. B　2. C

（向鑫鑫）

任务 13.5　肺炎患儿的护理

📝 工作情境与任务 13-5-1

情境导入：患儿，4个月，发热、咳喘7天，加重2天入院。

查体：T 39 ℃，P 148 次/分，R 36 次/分，精神较差，面色苍白，口周发绀，鼻翼扇动，咽充血，呼吸急促。双肺有痰鸣音及密集的中、细湿啰音，心音有力，律齐，肝右肋下1 cm，无压痛，腹稍胀。查血：WBC $18 \times 10^9/L$，N 74%，M 2%，L 24%。X线：双肺纹理增粗，有斑片状阴影。

初步诊断：支气管肺炎。

工作任务：

1. 患儿目前存在的首优护理问题是什么？
2. 如何改善患儿呼吸功能？
3. 患儿出院时，如何对患儿及家属进行出院指导？

微课 13-5-1
肺炎患儿的护理

课件 13-5-1
肺炎患儿的护理

肺炎（pneumonia）是由感染或其他因素（吸入或过敏）所致的肺组织充血水肿和渗出性炎症。以细菌性肺炎最常见，临床以<u>发热、咳嗽、气促、呼吸困难和肺部固定细湿啰音为主要表现</u>。肺炎是小儿时期需要重点防治的"四病"之一，也是发展中国家5岁以内儿童疾病死因之首。一年四季均可发病，以冬春季节多见。

迄今肺炎尚无一种理想的分类方法，目前所采用的分类方法有如下5种。

1. 按病理分类　大叶性肺炎、支气管肺炎、间质性肺炎和毛细支气管肺炎。

2. 按病因分类　病毒性肺炎、细菌性肺炎、真菌性肺炎、支原体肺炎、吸入性肺炎和过敏性肺炎等。

3. 按病程分类　急性肺炎（<1个月）；迁延性肺炎（1～3个月）；慢性肺炎（>3个月）。

4. 按病情分类　轻症肺炎、重症肺炎。

（1）轻症肺炎　除呼吸系统外，其他系统仅有轻微受累，全身症状轻。

（2）重症肺炎　病情重，除呼吸系统症状外，<u>全身中毒症状明显</u>，并可累及其他系统，可出现心力衰竭、呼吸衰竭、中毒性脑病、中毒性肠麻痹等。

5. 按临床表现典型与否分类

（1）典型性肺炎　由肺炎链球菌、金黄色葡萄球菌、流感嗜血杆菌等引起。

（2）非典型性肺炎　由肺炎支原体、衣原体、军团菌、病毒等引起。

临床上若病因明确，则以病因分类较实用，可指导治疗，病因不明则按病理分类，若两者均不能提供明确资料，则按病程、病情分类。支气管肺炎是儿童最常见肺炎，故本节重点介绍。

支气管肺炎（acute bronchitis）是累及支气管壁和肺泡的炎症，2岁以内儿童多发，是儿童时期最常见的肺炎。

【相关知识】

（一）病因

1. 病原体　常见为病毒和细菌。<u>病毒以呼吸道合包病毒最多见</u>，其次是腺病毒、流感病毒、副流感病毒等；<u>细菌以肺炎链球菌多见</u>。

2. 内在因素　儿童呼吸系统发育不成熟，肺的弹力纤维发育差，肺泡数量少，免疫功能不健全，缺乏SIgA等因素导致肺部易感染。

3. 疾病因素　低出生体重、营养障碍疾病、先心病、免疫功能低下等患儿易发本病，且一般病情严重，容易迁延不愈。

4. 诱发因素　冷暖失调、居住环境不良、维生素D缺乏性佝偻病、营养不良、先天畸形以及免疫功能低下。

（二）发病机制

由于支气管、肺泡炎症引起通气和换气障碍，导致缺氧、二氧化碳潴留，从而产生一系列改变。

1. 呼吸功能不全　病原体入侵，引起支气管黏膜水肿，管腔狭窄甚至闭塞，肺泡腔内充满炎症渗出物，肺泡壁充血水肿增厚，引起气体交换功能障碍，出现低氧血症及二氧化碳潴留，导致代偿性的呼吸与心率增快、鼻翼扇动和三凹征，重症可产生呼吸衰竭。

2. 循环系统　常见心肌炎、心力衰竭及微循环障碍。缺氧使肺小动脉收缩，肺循环压力增高，形成肺动脉高压，导致右心负荷加重。病原体和毒素作用心肌，引起心肌炎。肺动脉高压和中毒性心肌炎是诱发心力衰竭的重要因素。重症患儿可出现微循环障碍、休克及弥散性血管内凝血。

3. 神经系统　缺氧和二氧化碳潴留不仅影响脑细胞的能量代谢，使ATP生成减少，乳酸堆积，引起脑细胞内水钠潴留，同时也使脑血管扩张、血流减慢、血管通透性增加；二者均可引起脑水肿和颅内高压。病原体毒素作用也可致中毒性脑病。

4. 消化系统　缺氧和毒血症使胃肠黏膜受损，发生黏膜糜烂、出血、上皮细胞坏死、脱落等应激反应。严重者发生中毒性肠麻痹和消化道出血。也可出现胃肠功能紊乱，如呕吐、腹泻等症状。

5.水、电解质和酸碱平衡紊乱　重症肺炎患儿常出现混合性酸中毒。这是由于缺氧使体内有氧代谢发生障碍,酸性代谢产物增加,加上高热、进食少等因素而发生代谢性酸中毒;二氧化碳潴留,碳酸增加导致呼吸性酸中毒。缺氧和二氧化碳潴留致肾小动脉痉挛而引起水钠潴留;严重抗利尿激素分泌增加,使水钠重吸收增加,造成稀释性低钠血症。

【护理评估】

（一）健康史

新生儿应询问出生史,有无缺氧、羊水或胎粪吸入史。婴幼儿应评估近期有无上呼吸道感染或百日咳、麻疹等呼吸道传染病接触史。评估发病时间、起病急缓、病情轻重及病程长短等。了解有无营养缺乏或障碍疾病,先天性心脏病、免疫功能低下等病史。

（二）身体状况

1.主要症状

（1）发热　大多急性起病,发热多不规则,程度不一。小婴儿及重度营养不良儿可不发热,甚至体温不升。

（2）咳嗽　较频繁,初为刺激性干咳,后为湿咳。

（3）气促　多发生在发热、咳嗽之后。呼吸 40～80 次/分。

（4）全身症状　精神不振、食欲减退、烦躁不安,轻度腹泻或呕吐。

2.重症肺炎的表现　由于严重的缺氧及毒血症,除呼吸衰竭外,多系统功能受累,引起严重功能障碍。

（1）循环系统受累　轻者心率稍增快,重症者可出现不同程度的心功能不全或心肌炎。肺炎合并心衰的评估依据可参考以下诊断标准:①心率突然超过 180 次/分;②呼吸突然加快,超过 60 次/分;③突然极度烦躁不安,明显发绀,面色苍白,指（趾）甲微循环再充盈时间延长;④肝脏短期内迅速增大;⑤心音低钝或有奔马律,颈静脉怒张;⑥尿少或无尿,颜面、眼睑或下肢水肿。

若并发心肌炎者,则表现为面色苍白,心动过速、心音低钝、心律不齐,心电图表现为 ST 段下移和 T 波低平、双向和倒置。重症患儿可发生 DIC,表现为血压下降,四肢凉,皮肤、黏膜出血等。

（2）神经系统受累　常出现嗜睡、烦躁不安,或两者交替出现。重症者可出现抽搐、昏迷或反复惊厥等中毒性脑病的表现。

（3）消化系统症状　可出现食欲不振、呕吐、腹泻、腹胀等。重症肺炎常发生中毒性肠麻痹,出现明显腹胀,膈肌升高加重呼吸困难。胃肠道出血可吐出咖啡渣样物、便血或柏油样便。

3.水、电解质和酸碱平衡紊乱

4.体征　呼吸加快,频率每分钟可达 40～80 次。严重者可有鼻翼扇动及三凹征,唇周发绀。肺部可听到较固定的中、细湿啰音,以背部两侧下方及脊柱两旁较多。新生儿、小婴儿症状体征可不典型。

5.并发症　若延误诊断或病原体致病力强者,可引起脓胸、脓气胸及肺大疱并发症。在肺炎治疗过程中,体温持续不退或退而复升,呼吸困难或中毒症状加重要考虑并发症的可能。

（三）心理-社会支持状况

评估患儿是否因病情造成不适和陌生环境、与父母分离等因素产生焦虑、恐惧的心理。评估家长是否因患儿住院时间长、知识缺乏等产生焦虑、自责的情绪,以及家长对该病病因、预防及护理知识的了解程度;评估家庭支持系统及经济状况等。

（四）辅助检查

1.血常规　病毒性肺炎白细胞总数大多正常或降低;细菌性肺炎白细胞总数及中性粒细胞增高,并有核左移。

2.病原学　细菌学检查,可做细菌培养和涂片,病毒学检查和其他支原体、衣原体病原学检查。

3.胸部 X 线　支气管肺炎早期肺纹理增粗。以后出现大小不等的斑片状阴影，可融合成片。以双肺下野、中内侧带居多。当胸部 X 线未能显示肺炎征象而临床又高度怀疑肺炎、难以明确炎症部位、需同时了解有无纵隔内病变等，可行胸部 CT 检查。

诊断要点：主要症状：发热、咳嗽、呼吸急促，肺部听诊闻及中、细湿啰音和（或）胸部影像学有肺炎的改变均可诊断为支气管肺炎。

（五）治疗原则

以控制感染、改善肺的通气功能、对症和防治并发症为主。

1.积极控制感染　根据不同病原体选用敏感抗生素，使用原则为：①有效和安全是选择抗菌药物的首要原则；②早期治疗；③联合用药；④足量、足疗程、静脉给药；⑤重症患儿宜静脉给药，用药时间应持续至体温正常后 5 ～ 7 天、临床症状、体征消失后 3 天停药。支原体肺炎至少使用抗生素 2 ～ 3 周；葡萄球菌肺炎在体温正常后 2 ～ 3 周停药，一般总疗程≥ 6 周。

抗病毒可选用磷酸奥司他韦林口服。金黄色葡萄球菌肺炎首选甲氧西林或万古霉素。支原体肺炎首选大环内酯类（红霉素），也可选择阿奇霉素（阿奇霉素宜餐前服用，避免食物影响吸收）。肺炎链球菌肺炎，青霉素敏感者首选青霉素或阿莫西林。铜绿假单胞菌首选替卡西林 / 克拉维酸。

用药时间：一般用至热退且平稳、全身症状明显改善、呼吸道症状改善后 3 ～ 5 天。一般肺炎链球菌肺炎疗程 7 ～ 10 天，支原体肺炎、衣原体肺炎疗程平均为 10 ～ 14 天，个别严重者可适当延长。葡萄球菌肺炎在体温正常后 2 ～ 3 周可停药，一般总疗程≥ 6 周。

2.对症治疗　止咳、平喘，纠正水、电解质与酸碱平衡紊乱，改善低氧血症。

3.其他　中毒症状明显或严重喘憋、脑水肿、感染性休克、呼吸衰竭等，可应用糖皮质激素如地塞米松，疗程 3 ～ 5 天。发生感染性休克、心力衰竭、中毒性肠麻痹、脑水肿等，应及时处理，脓胸和脓气胸者应及时进行穿刺引流。

【护理诊断】

1.气体交换受损　与肺部炎症有关。

2.清理呼吸道无效　与呼吸道分泌物过多、痰液黏稠有关。

3.体温过高　与肺部炎症有关。

4.营养失调：低于机体需要量　与摄入不足、消耗增加有关。

5.潜在并发症

（1）心力衰竭　与肺动脉高压及中毒性心肌炎有关。

（2）中毒性脑病　与缺氧和二氧化碳潴留有关。

（3）中毒性肠麻痹　与毒血症及缺氧有关。

（4）脓胸、脓气胸　与肺部炎症有关。

📖 工作任务解析 13-5-1

工作任务 1：患儿目前存在的首优护理问题是什么？

解题思路：首优护理是指直接威胁患者的生命、需要立即采取行动去解决的问题，这些问题通常病情比较严重，可能威胁到患者的生命健康。

🖱 知识拓展 13-5-1

气体交换受损与清理呼吸道无效的区别

清理呼吸道无效和气体交换受损的区别是性质不同、常见人群不同、处理方法不同等。

1. 性质不同　气体交换受损是指肺泡、肺毛细血管之间的氧气、二氧化碳交换障碍。清理呼吸道无效是指患者不能有效排出呼吸道内的分泌物。两者之间是存在明显性质不同的，需要提前了解明确，这样才可以更正确地进行后续处理。

2. 常见人群不同　气体交换受损在肺出血、肺气肿的患者身上多见。清理呼吸道无效的情况，一般在咳血、咳嗽的人群身上多见。

3. 处理方法不同　气体交换受损和清理呼吸道无效的处理方法也是存在区别的。气体交换受损的患者在治疗时，需要给予支气管扩张剂，可结合医生指导使用色甘酸盐片、尼多克洛米片等。而清理呼吸道无效，在处理时通常会给予抗生素类药物，建议遵医嘱使用阿奇霉素片、盐酸多西环素片等。

【护理目标】

1. 患儿呼吸道保持通畅，呼吸功能改善，呼吸平稳。
2. 患儿体温逐渐恢复正常。
3. 患儿住院期间不发生并发症，或发生时能及时被发现并及时处理。
4. 患儿及家长情绪稳定，能积极配合治疗、护理。

【护理措施】

1. 环境与休息　病室定时开窗通风，避免直吹或对流风。室温维持在 18 ～ 20 ℃，湿度 60% 左右。嘱患儿卧床休息，减少活动。各种处置应集中进行，尽量使患儿保持安静，减少机体耗氧量。

2. 保持呼吸道通畅、促进痰液引流　及时清除呼吸道分泌物，协助患儿取舒适体位（头、胸部稍抬高）并经常更换，指导患儿进行有效的咳嗽，定时翻身拍背，帮助痰液排出，防止坠积性肺炎。方法是五指并拢，稍向内呈空勺状，由下向上、由外向内地轻拍背部。如果分泌物黏稠可用雾化吸入，每次雾化吸入时间不超过 20 分钟，以免引起肺泡内水肿。必要时可用吸痰器，及时清除痰液，保持呼吸道通畅。

📖 工作任务解析 13-5-2

工作任务 2：如何改善患儿呼吸功能？

解题思路：改善肺炎患儿的呼吸功能需要综合多种方法，包括保持呼吸道通畅、吸氧、药物治疗、饮食调理、运动康复和心理支持等。

3. 氧疗　凡有呼吸困难、喘憋、口周发绀应立即吸氧。一般采用鼻导管给氧，氧流量 0.5 ～ 1 L/min，缺氧明显者可用面罩给氧法，氧流量 2 ～ 4 L/min，氧浓度均不超过 40%，以免损伤呼吸道黏膜。

4. 药物应用　遵医嘱使用支气管解痉剂、祛痰剂，如氨茶碱、氯化铵合剂等。

5. 饮食护理　补充水分及营养，鼓励患儿多饮水，必要时由静脉补充。给予易消化、营养丰富的饮食，发热期间进食以流质或半流质为宜。既有利湿化痰液也有利营养的消化、摄入。重症患儿不能进食时，可静脉输液，注意控制输液量和滴速，最好使用输液泵，以免加重心脏负担，诱发心衰。

6. 发热护理　发热者应严密监测体温变化，警惕高热惊厥。可酌情给予物理降温或药物降温，衣被不宜过多、过紧，以免影响散热。

7. 密切观察病情　若患儿出现烦躁不安、面色苍白、呼吸加快（＞60 次 / 分），心率加快（＞180 次 / 分），心音低钝奔马律、肝脏短期内迅速增大，考虑肺炎合并心力衰竭，应及时报告医生，立即给予吸氧并减慢输液速度（每小时滴速＜5 mL/kg）。若患儿突然咳粉红色泡沫样痰，考虑为急性肺水肿，立即嘱患儿取端坐位，双腿下垂，经20%～30%乙醇湿化氧气吸入，每次吸入不超过20分钟。

①若患儿出现烦躁、嗜睡、惊厥、呼吸不规则等，考虑为脑水肿、中毒性脑病的可能。

②观察患儿有无腹胀、肠鸣音减弱或消失、呕吐、便血情况，及时发现中毒性肠麻痹和胃肠道出血。

③若患儿病情突然加重，体温持续不降或退而复升，剧烈咳嗽、呼吸困难，面色青紫，烦躁不安，提示并发了脓胸或脓气胸，必须紧急胸腔穿刺抽液和抽气。

8. 健康宣教

（1）增强体质 指导患儿加强营养、增强体质。进食高蛋白、高维生素饮食，开展户外活动，提高对气温变化的适应能力。进行体格锻炼，尤其加强呼吸运动锻炼，改善呼吸功能。积极预防、治疗容易引起呼吸系统急性炎症的疾病，如营养不良、佝偻病等。

（2）培养良好的卫生习惯 教育患儿勤洗手，咳嗽时用手帕或纸捂嘴，尽量勿使痰飞沫向周围喷射。不随地吐痰，防止病菌污染空气而传染他人。

（3）预防疾病宣传 在肺炎高发季节，对易患肺炎的高危儿加强卫生管理，劝嘱他们不去公共场所，以防交叉感染。

📖 工作任务解析 13-5-3

工作任务3：患儿出院时，如何对患儿及家属进行出院指导？

解题思路：出院指导主要包括出院后的用药、饮食、活动、复查、健康宣教、心理支持等方面。

【护理评价】

1. 患儿能否顺利有效地咳出痰液，是否呼吸道通畅，呼吸功能是否改善，呼吸平稳。
2. 患儿体温是否逐渐恢复正常。
3. 患儿住院期间并发症是否得到有效预防；已发生的并发症是否得到及时发现并处理。
4. 患儿及家长是否情绪稳定，能积极配合治疗、护理。

【疾病鉴别】

几种不同病原体所致肺炎的特点见表13-5-1。

表 13-5-1 几种不同病原体所致肺炎的特点

项　目	呼吸道合胞病毒肺炎	腺病毒肺炎	金黄色葡萄球菌肺炎	肺炎支原体肺炎
病原体	呼吸道合胞病毒	腺病毒3、7型	金黄色葡萄球菌	肺炎支原体
好发年龄	＜2岁，2～6个月多见	6个月～2岁多见	婴幼儿多见	学龄儿多见
主要表现	急，干咳、发热、喘憋突出。双肺满布哮鸣音，肺底湿啰音	急，中毒症状明显，稽留热，频咳、喘憋、呼吸困难。体征晚	急、快、重，弛张热、皮肤猩红热样皮疹，易并发脓胸、脓气胸。体征早，中、细湿啰音	慢、持续发热1～3周，刺激性咳嗽突出。体征少

续表

项　目	呼吸道合胞病毒肺炎	腺病毒肺炎	金黄色葡萄球菌肺炎	肺炎支原体肺炎
胸片	小点片状薄阴影，梗阻性肺气肿及支气管周围炎	大小不等片状阴影或融合成大病灶，多伴肺气肿	小片浸润阴影、可很快出现肺脓肿、肺大疱等	支气管肺炎、间质性肺炎改变，均匀实变影
血象	正常	多正常	高	正常或白细胞升高
治疗	抗病毒	抗病毒	首选新青霉素Ⅱ	首选红霉素或阿奇霉素等

✒️ **护考直击 13-5-1**

1.患儿，女，8个月，因"发热、咳嗽伴气促"就诊，以"肺炎"入院。为防止患儿发生并发症，护士应重点观察（　　　）。

　　A.睡眠状况　　　　　　　　　　B.进食量

　　C.大小便次数　　　　　　　　　D.心率、呼吸的变化

　　E.咳嗽频率及轻重

2.患儿，男，8个月。因肺炎入院，现突然烦躁不安、发绀，进行性加重。体检：呼吸60次/分，脉搏170次/分，心音低钝，两肺布满细湿啰音，诊断为肺炎合并心力衰竭。对该患儿首先应采取的护理措施是（　　　）。

　　A.镇静、给氧　　　　　　　　　B.清理患儿呼吸道

　　C.观察病情变化　　　　　　　　D.取右侧卧位

　　E.限制钠水入量

3.护士指导肺炎患儿家长体位引流的方法，其拍背的顺序应是（　　　）。

　　A.由下向上、由外向内　　　　　B.由上向下、由外向内

　　C.由下向上、由内向外　　　　　D.由下向上、由左向右

　　E.由上向下、由右向左

4.支原体肺炎患儿治疗首选的抗生素是（　　　）。

　　A.青霉素　　　　B.氨苄青霉素　　　C.头孢噻肟　　　　D.庆大霉素　　　　E.红霉素

5.支气管肺炎患儿停用抗生素的时间是抗生素用至体温正常后（　　　）。

　　A.1～2天　　　　B.3～4天　　　　C.5～7天　　　　D.8～10天　　　　E.10～15天

（6～9题共用题干）患儿，男，8个月。因肺炎入院，现突然烦躁不安、发绀，进行性加重。体检：呼吸60次/分，脉搏170次/分，心音低钝，两肺布满细湿啰音，诊断为肺炎合并心力衰竭。

6.对该患儿首先应采取的护理措施是（　　　）。

　　A.镇静、给氧　　　B.清理患儿呼吸道　C.观察病情变化　D.取右侧卧位　　　E.限制钠水入量

7.心力衰竭缓解的主要指标是（　　　）。

　　A.烦躁不安是否缓解　　　　　　B.呼吸困难是否缓解

　　C.心率是否减慢　　　　　　　　D.呼吸频率是否减慢

　　E.肺部湿啰音是否消失

8.若给患儿用强心苷，预防中毒的重要措施是（　　　）。

　　A.注射前先测心率　　　　　　　B.心率小于90次/分时报告医生

　　C.注射速度宜快　　　　　　　　D.可与其他药物混合注射

　　E.及时补充含钙食品

9. 对该患儿的护理操作**不妥**的是（　　　）。

A. 监测患儿生命体征　　　　　　B. 减慢输液速度

C. 及时给氧气吸入　　　　　　　D. 给患儿作体位引流以帮助排痰

E. 按医嘱给强心苷药物

10. 患儿，男，10岁。以大叶性肺炎收入院。入院当晚，护士正在巡视病房。此时患儿对护士说："你们都是坏人，把我的爸爸妈妈赶走了，平时都是他们陪我入睡的。"护士正确的回答是（　　　）。

A. "根据医院的管理规定，在住院期间，你的父母都不能在这里陪你。"

B. "如果你能乖乖睡觉，我就找人给你买好吃的。"

C. "你再闹的话，我就给你扎针了。"

D. "你想爸爸妈妈了吧？我陪你说说话吧。"

E. "爸爸妈妈一会就来，你先睡吧。"

11. 患儿，女，8个月，因"发热、咳嗽伴气促"就诊，以"肺炎"入院。为防止患儿发生并发症，护士应重点观察（　　　）。

A. 睡眠状况　　　　　　　　　　B. 进食量

C. 大小便次数　　　　　　　　　D. 心率、呼吸的变化

E. 咳嗽频率及轻重

12. 患儿，女，4个月。肺炎入院。医嘱给予心电监护，安静状态下患儿生命体征如图所示。护士对监测结果判断正确的是（　　　）。

A. 心率呼吸均正常

B. 心率增快，呼吸增快

C. 心率正常，呼吸增快

D. 心率减慢，呼吸正常

E. 心率减慢，呼吸减慢

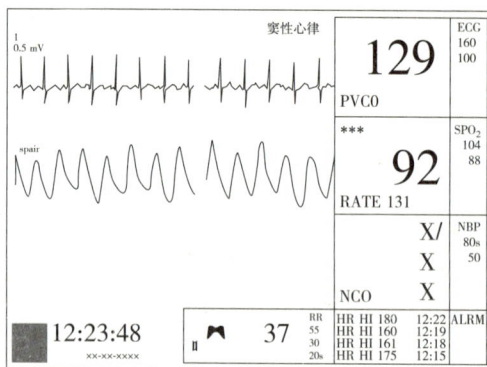

参考答案：1—5：DAAEC　6—10：ACBDD　11. D
12. A

（何琼）

任务 13.6　支气管哮喘患儿的护理

工作情境与任务 13-6-1

导入情境： 患儿，男，6岁，因咳嗽喘息1天，气促半天，既往有10余次喘息史，有湿疹史，母亲有"支气管哮喘"，既往未正规检查及治疗。查体：R 40次/分，可见"三凹征"，无紫绀，双肺可以闻及哮鸣音，P 120次/分，节律齐，无杂音，查体无异常。肺功能：FEV_1 62% 预计值，雾化吸入沙丁胺醇15分钟后测 FEV_1 98% 预计值，SaO_2 91%。

入院诊断： 支气管哮喘急性发作中度。

工作任务：

1. 该患儿哪些症状、体征和辅助检查提示支气管哮喘的可能？

2. 如何对患儿及家属进行出院指导？

支气管哮喘（bronchial asthma）是一种以慢性气道炎症为特征的疾病，临床表现为反复发作性喘息、伴有哮鸣音的呼气性呼吸困难、胸闷、咳嗽等症状。常在夜间和/或清晨发作加剧，多数患儿可经治疗缓解或自行缓解。儿童哮喘如诊治不及时，随病程延长可产生气道不可逆性狭窄和气道重塑，因此早期防治至关重要。

【相关知识】

（一）病因

哮喘的病因至今尚未完全清楚，与遗传、环境、免疫、精神、神经和内分泌因素有关。可诱发哮喘的常见危险因素包括吸入过敏原（尘螨、动物毛屑及真菌等）和食入过敏原（鱼、虾、蛋、奶等）。呼吸道病毒感染是诱发儿童急性哮喘发作的最常见病因。肺炎支原体和肺炎衣原体感染也与哮喘发作密切相关。此外，运动可引起哮喘儿童气流受限而有哮喘症状的短暂发作，是哮喘最常见的触发因素之一。此外，情绪过度激动，如大哭、大笑或惊恐等，也可引发哮喘发作。

（二）发病机制

目前，认为变态反应、气道炎症、气道反应性增高和神经等因素及其相互作用与哮喘发作关系密切，其中气道炎症是哮喘发病的本质，而气道高反应性是哮喘的重要特征。

【护理评估】

（一）健康史

询问患儿既往有无哮喘反复发作、发作情况及严重程度。询问患儿是否有湿疹、过敏史、家族史。询问此次发作的有关资料，如近期有无呼吸道感染史，有无紫绀、痰液及痰液黏稠度等。

（二）身体状况

1. 症状　发作前常有刺激性干咳、流涕，喷嚏等；典型发作为发作性伴有哮鸣音的呼气性呼吸困难或发作性胸闷和咳嗽咳痰，夜间或清晨发作和加重是哮喘的重要临床特征。哮喘发作时患儿常被迫坐起，重症患儿呈端坐呼吸，烦躁不安，大汗淋漓，面色青灰。

2. 体征　可见胸廓饱满呈桶状胸、三凹征，叩诊如呈鼓音，并有膈肌下移，心浊音界缩小，提示已发生肺气肿；听诊呼吸音减弱，双肺布满哮鸣音及干啰音。重症患儿呼吸音明显减弱，无哮鸣音成为寂静胸，同时颈静脉显著怒张。呈"闭锁肺"，是哮喘最危险的体征之一。

（三）心理 - 社会状况

了解患儿父母文化程度和对本病的认识程度等。评估患儿是否因反复哮喘而产生焦虑、抑郁或恐惧。评估家长的心理状态，是否因住院时间长、知识缺乏产生负性情绪。

（四）辅助检查

1. 血液检查　哮喘发作时，嗜酸性粒细胞增高在6%以上，直接计数在（0.40～0.60）×10^9/L。

2. 肺功能测定　适用于5岁以上患儿，第一秒用力呼气量（FEV_1）及呼气峰流速（PEF）值均降低。FEV_1<70%～75%提示气流受限，比值越低受限程度越重。若FEV_1测定有气流受限，吸入支气管扩张剂15～20分钟后FEV_1增加12%或更多，表明可逆性气流受限，是诊断支气管哮喘的有利依据。呼气峰流速（PEF）的日间变异率是诊断哮喘及判断严重程度的重要指标，如PEF日间变异率≥13%有助于确诊为哮喘。

3. 胸部X线　无合并症的患儿X线大多无特殊表现。重症哮喘或婴幼儿哮喘急性发作时，可见两肺透亮度增加或肺气肿表现。

4. 特异性过敏原的检测　用变应原做皮肤试验有助于明确过敏原，是诊断变态反应的首要手段。血清特异性IgE测定可了解患儿过敏状态。痰或鼻分泌物查找嗜酸细胞可作为哮喘气道炎症指标。

📖 **工作任务解析 13-6-1**

> **工作任务 1**：该患儿哪些症状、体征和辅助检查提示支气管哮喘的可能？
>
> **解题思路**：支气管哮喘症状可见反复喘息、气促、胸闷或咳嗽，呈阵发性反复发作，尤以夜间和清晨更为严重。发作前常有刺激性干咳、流涕、喷嚏，发作时呼气性呼吸困难呼气相延长伴哮鸣音声。重症患儿呈端坐呼吸，烦躁不安，大汗淋漓，面色青灰。体检可见桶状胸，叩诊过清音，听诊呼吸音减弱，双肺布满哮鸣音但重症患儿哮鸣音可消失。辅助检查嗜酸性粒细胞可增高在 6% 以上，直接计数在（0.40～0.60）×10⁹/L，肺功能测定第一秒用力呼气量（FEV_1）及呼气峰流速（PEF）值均降低。FEV_1<70%～75% 提示气流受限，比值越低受限程度越重。若 FEV_1 测定有气流受限，吸入支气管扩张剂 15～20 分钟后 FEV_1 增加 12% 或更多，表明可逆性气流受限，是诊断支气管哮喘的有利依据。PEF 的日间变异率是诊断哮喘及判断严重程度的重要指标，如 PEF 日间变异率≥13% 有助于确诊为哮喘。

（五）治疗要点

以祛除病因、控制发作和预防复发为原则，坚持长期、持续、规范和个体化治疗。

1. 急性发作期　快速缓解症状，如平喘、抗炎治疗。

2. 慢性持续期和临床缓解期　防止症状加重和预防复发，如避免触发因素、抗炎、降低气道高反应性，并注重药物治疗和非药物治疗相结合。

【护理诊断】

1. 低效性呼吸形态　与支气管痉挛、气道阻力增加有关。

2. 清理呼吸道无效　与呼吸道分泌物黏稠、体弱无力排痰有关。

3. 潜在并发症：感染、自发性气胸、呼吸衰竭、心力衰竭。

4. 焦虑　与哮喘反复发作有关。

5. 知识缺乏　缺乏有关哮喘的防护知识。

【护理目标】

1. 患儿无气促、发绀，呼吸平稳。

2. 患儿呼吸道通畅，无痰液黏稠或堵塞。

3. 患儿无并发症发生或发生时能得到及时发现与处理。

4. 家长能正确说出支气管哮喘的护理要点。

【护理措施】

（一）一般护理

1. 休息与活动　环境安静、舒适，保持空气流通，避免花草、地毯、皮毛、尘埃等诱因。治疗与护理应尽量集中完成。尽量避免患儿情绪激动及紧张的活动。患儿活动前后，监测其呼吸和心率情况，活动时如有气促心率加快可给予持续吸氧并休息。

2. 饮食　给予营养丰富、高维生素、清淡流质或半流质饮食，避免食用鱼、虾、蛋等可能诱发哮喘的食物。

（二）保持呼吸道通畅，缓解呼吸困难

1. 体位　给患儿取舒适坐位或半坐位，也可以采用体位引流以协助患儿排痰。

2. 吸氧　给予氧气吸入，根据情况给予鼻导管或面罩吸氧。定时进行血气分析，及时调整氧流量，保持 PaO_2 在 70～90 mmHg（9.3～12.0 kPa）。

3. 呼吸锻炼　指导和鼓励患儿做深而慢的呼吸运动。

4. 促进排痰　给予雾化吸入、背部叩击或体位引流等，以促进排痰。鼓励患儿饮水，以补充丢

失的水分、稀释痰液，防止呼吸道分泌物黏稠形成痰栓；对痰液多而无力咳出者及时排痰。

　　5. 监测呼吸　注意有无呼吸困难及呼吸衰竭的表现，必要时立即给予机械呼吸，以及做好气管插管的准备。

　　6. 用药护理　按医嘱给予支气管扩张剂和肾上腺糖皮质激素，并注意观察疗效和副作用。使用吸入治疗时应嘱患儿在按压喷药于咽部的同时深吸气，然后闭口屏气 10 秒。吸药后清水漱口可减轻局部不良反应。糖皮质激素是目前治疗哮喘最有效的药物，长期使用可产生较多的副作用，如二重感染、肥胖等，当患儿出现身体形象改变时要做好心理护理。

知识拓展 13-6-1

定量雾化吸入器

　　定量雾化吸入器（MDI）是一种常用的药物输送设备，用于将药物以雾状形式直接输送到患者的呼吸道中。使用定量雾化吸入器的方法为：开盖、摇匀→深呼气→双唇包住咬口→口吸气，尽量深吸呼，同时按压喷药→屏气 10 秒→缓慢呼气。3 分钟后可重复。

（三）密切观察病情

　　当患儿出现烦躁不安、发绀、大汗淋漓、气喘加剧、心率加快、血压下降、呼吸音减弱等情况，应立即报告医生并积极配合抢救。同时还应警惕发生哮喘持续状态，若发生哮喘持续状态，立即吸氧并给予半坐卧位，协助医生共同处理。

（四）心理护理

　　哮喘发作时应安抚并鼓励患儿，不要紧张、害怕。指导家长以积极的态度去应对疾病发作，充分调动患儿和家长自我护理、预防复发的主观能动性，并鼓励其战胜疾病的信心。采取措施缓解恐惧心理，确保安全，促使患儿放松。

（五）健康指导

　　协助患儿及家长确认哮喘发作的因素，避免接触致敏原，去除各种诱发因素；使患儿及家长能辨认哮喘发作的早期征象、症状及适当的处理方法；提供出院后使用药物资料（如药名、剂量用法、疗效及副作用等）；指导患儿和家长选用长期预防及快速缓解的药物，并做到正确安全地用药；及时就医，以控制哮喘严重发作；增强患儿体质，预防呼吸道感染。

工作任务解析 13-6-2

　　工作任务 2：如何对患儿及家属进行出院指导？
　　解题思路：出院指导从出院后注意事项、用药等方面指导。

【护理评价】

　　1. 经治疗、护理后，患儿是否无气促、发绀，呼吸平稳。
　　2. 患儿是否呼吸道通畅，无痰液黏稠或堵塞。
　　3. 住院治疗期间，患儿是否无并发症发生或发生时能得到及时发现与处理。
　　4. 患儿家长能否正确说出支气管哮喘的护理要点。

护考直击 13-6-1

　　患儿，女，2 岁，因咳嗽、咳痰 2 天，喘息半天入院，体检：37.1 ℃，P 96 次 / 分，R 45 次 / 分，呈呼气性呼吸困难，听诊两肺满布哮鸣音及湿啰音，患儿咳嗽无力，诊断为哮喘性支气管炎，家长非常焦急，担心转为支气管哮喘。该患儿现存的首优护理诊断是（　　　）。

A.低效性呼吸形态　　　　　　B.体温升高

C.焦虑　　　　　　　　　　　D.清理呼吸道低效

E.气体交换受损

参考答案：A

（向鑫鑫）

【高频考点】

▲婴幼儿上感可并发中耳炎、鼻窦炎、咽后壁脓肿，颈淋巴结炎等，年长儿可因链球菌感染而并发急性肾炎及风湿热。

▲疱疹性咽峡炎与咽-结合膜热鉴别。

疾病	病原体	好发季节	症状	体征	病程
疱疹性咽峡炎	柯萨奇A组病毒	夏秋季	起病急骤，常有高热、咽痛、流涎等临床症状	咽部充血，咽腭弓、悬雍垂、软腭处有疱疹，周围有红晕，疱疹破溃后形成小溃疡	1周左右
咽-结合膜热	腺病毒3、7型	春夏季	以发热、咽炎、结膜炎为特征。临床表现多呈高热、咽痛、眼部刺痛，畏光、流泪等	咽充血，一侧或双侧滤泡性眼结合膜炎，可有球结膜充血，颈部及耳后淋巴结肿大	1～2周

▲急性感染性喉炎由病毒或细菌感染引起，以犬吠样咳嗽，声音嘶哑，喉鸣和吸气性呼吸困难为特征，也可出现三凹征。

▲急性感染性喉炎喉头水肿首选1%～3%麻黄碱和肾上腺皮质激素雾化吸入，消除黏膜水肿。

▲急性感染性喉炎的治疗原则有吸氧，雾化吸入，消除黏膜水肿，控制感染，烦躁不安者给予异丙嗪镇静，有严重缺氧者及时给予气管切开。

▲急性感染性喉炎喉梗阻分度的临床表现和体征。

▲肺炎肺部啰音重点的听诊部位。

▲肺炎患儿治疗原则为：有效、安全、早期、联合、足量、足疗程、静脉给药。重症患儿宜静脉给药，用药时间应持续至体温正常后5～7天，临床症状、体征消失后3天停药。支原体肺炎患儿首选的抗生素是红霉素。

▲肺炎患儿高热时的饮食为：易消化、营养丰富流质或半流质。

▲重症肺炎合并心衰应用洋地黄的注意事项。

▲呼吸道病毒感染是诱发儿童急性哮喘发作的最常见病因；典型发作为发作性伴有哮鸣音的呼气性呼吸困难或发作性胸闷和咳嗽咳痰，夜间或清晨发作和加重是哮喘的重要临床特征。

▲重症患儿呼吸音明显减弱，无哮鸣音成为寂静胸，呈"闭锁肺"，是哮喘最危险的体征。

▲患儿取舒适坐位或半坐位，另外还可以采用体位引流以协助患儿排痰。给予氧气吸入，根据情况给予鼻导管或面罩吸氧。定时进行血气分析，及时调整氧流量，保持PaO_2在70～90 mmHg。

▲使用吸入治疗时应嘱患儿在按压喷药于咽部的同时深吸气，然后闭口屏气10秒。吸药后清水漱口可减轻局部不良反应。糖皮质激素是目前治疗哮喘最有效的。

项目 14 循环系统疾病患儿的护理

📝 项目目标

知识目标：

1. 掌握先天性心脏病和病毒性心肌炎患儿的身体状况、护理诊断及护理措施。

2. 熟悉胎儿血液循环及出生后的改变、先天性心脏病的分类。

3. 了解各年龄儿童正常心率及血压特点、先天性心脏病的病因及辅助检查。

能力目标：

1. 能根据先天性心脏病的表现进行准确分析、制定合理的护理方案。

2. 能指导家长做好先天性心脏病患儿的日常护理，能对家长开展先天性心脏病的预防保健宣传。

素质目标：

1. 树立敬佑生命、救死扶伤的医者精神和救治危重患儿的人文关怀意识。

2. 具有从事护理工作的健康体质、高度的责任心、健全人格，良好的心理素质和社会适应能力。

💎 思政案例 14

现代儿科学先驱周华康：名满协医四十年 杏树成荫覆万千

导入：周华康教授，我国儿科医学领域的璀璨星辰，以卓越的医术、崇高的医德和无尽的奉献，温暖了无数患儿的心灵。他不仅是医学界的泰斗，更是无数学子心中的楷模。让我们一起走进周华康的世界，感受他一生的传奇故事，汲取他精神的力量，共同为构建更加美好的社会而努力。

正文：周华康在长达 66 年的从医生涯中，始终坚守在儿科临床一线。他精湛的医术和丰富的经验，使得无数濒临死亡线的患儿得以重生。他一生致力于儿科医学研究，不断创新、勇于探索，为我国儿科医学的发展做出了卓越的贡献。

周华康不仅在医术上精湛，更在医德上堪称楷模。他心系病患，对待每一位患儿都如同对待自己的孩子一般，无微不至地关心与照顾。他的这种爱岗敬业、无私奉献的精神，为我们树立了医者仁心的典范。

此外，周华康还非常重视医学人才的培养。他一生致力于儿科学的教学工作，为协和乃至全国培养输送了多名医学人才。他的诲人不倦、桃李天下的精神，为我们展现了教育者的责任与担当。

周华康在生前做出了一个重要的决定：将自己的遗体捐献给母校北京协和医学院。这一举动不仅体现了他对医学事业的深深眷恋，更展现了他淡泊名利、大医精诚的高尚品质。

周华康的一生，是对医者仁心、教育者责任、无私奉献精神的最好诠释。他的事迹和精神，不仅是医学界宝贵的财富，更是全社会应当学习的楷模。让我们以周华康教授为榜样，将他的精神传承下去，为构建和谐社会贡献自己的力量。

任务 14.1　儿童循环系统解剖生理特点

工作情境与任务 14-1-1

> **导入情境：** 新生儿，女，于 2020 年 8 月 20 日足月顺产，现 3 岁，近期因入幼儿园体检发现心脏杂音入院。查体：HR106 次 / 分，BP 88/60 mmHg。
>
> **工作任务：**
> 1. 新生儿出生后血液循环有哪些改变？
> 2. 该新生儿目前的心率、血压是否正常？

一、心脏胚胎发育

心脏从胚胎第 2 周就开始发育，最初的心脏是一个纵直的原始心管，由外表的收缩环自下而上把它分成心房、心室和心球三个部分。在胚胎第 4 周形成共腔的房室，有循环作用，第 4 周后开始形成间隔，至第 8 周房室中隔完全长成，形成具有四腔的心脏。因此，胚胎期第 2 ~ 8 周是心脏发育的关键时期，也是预防先天性心脏病畸形的重要时期。

二、胎儿血液循环与出生后的改变

（一）正常胎儿血液循环

胎儿时期营养物质代谢与气体交换是通过脐血管与母体之间以弥散的方式进行（图 14-1-1）。胎盘的动脉血经脐静脉进入胎儿体内，在肝下缘分成两支，一支入肝与门静脉吻合，再经肝静脉进入下腔静脉；另一支经静脉导管入下腔静脉，与来自下半身的静脉血混合，共同流入右心房。来自下腔静脉的血液（以动脉血为主）进入右心房后，约三分之一经卵圆孔入左心房，再经左心室流入升主动脉，主要供应心脏、脑及上肢；其余的流入右心室。从上腔静脉回流的来自上半身的静脉血，入右心房后绝大部分流入右心室，与来自下腔静脉的血液一起进入肺动脉。由于胎儿肺脏处于压缩状态，肺血管阻力高，故肺动脉的血只有少量流入肺，而大部分经动脉导管入降主动脉，供应腹腔器官及下肢，最后经脐动脉回至胎盘，获取营养及氧气。故胎儿期供应肝、心、脑及上肢的血氧量远远较下肢高。

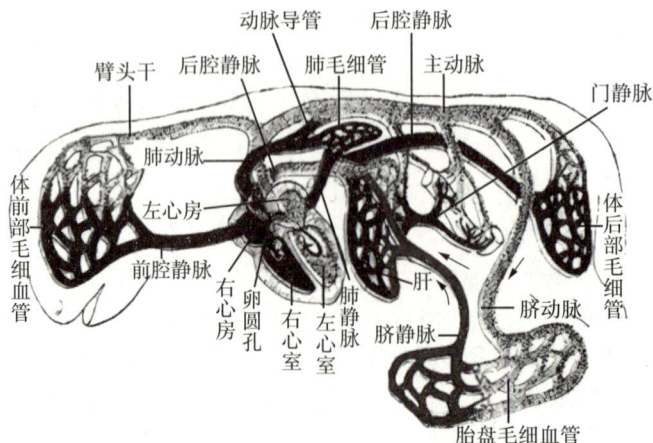

图 14-1-1　胎儿血液循环示意图

（二）出生后血液循环的改变

1. 肺血管阻力下降　出生后随着脐带结扎，脐血管被阻断，自主呼吸建立，肺泡扩张，肺小动脉管壁肌层逐渐退化，管壁变薄并扩张，肺循环阻力下降。出生后 24 小时肺血管阻力约为体循环阻力的一半，出生后 6 周达成人水平。

2. 卵圆孔关闭　随着肺循环阻力下降，从右心室经肺动脉流入肺的血液增多，经肺静脉回流至左心房的血液增多，左心房压力增高。当左心房压力超过右心房时，卵圆孔发生功能性关闭，生后 5～7 个月形成解剖上的关闭，留下卵圆窝。

3. 动脉导管关闭　生后肺循环的建立，使体循环血氧分压增高，促使动脉导管壁平滑肌收缩；同时，由于脐带结扎，体循环阻力增高，流经动脉导管的血流逐渐减少；加之，出生后维持动脉导管开放的前列腺素水平下降，致使 80% 足月儿的动脉导管在生后 24 小时内发生功能性关闭。之后动脉导管腔内血栓形成、内皮增生、纤维化，成为动脉韧带，约 80% 婴儿于生后 3 个月、95% 的婴儿于生后 1 年内形成解剖上的关闭。

4. 脐动脉、脐静脉、静脉导管闭合　由于脐带切断，胎盘循环终止。脐动脉与脐静脉肌系的痉挛性收缩足以使其闭合，脐动脉（脐至膀胱顶一段）闭合形成膀胱圆韧带，脐静脉闭合形成肝圆韧带，静脉导管 6～8 周后闭合成为静脉韧带。

📖 工作任务解析 14-1-1

工作任务 1：新生儿出生前后血液循环有哪些改变？

解题思路：新生儿在宫内时营养物质的交换完全依赖母体，无自主呼吸，故无有效肺循环，血液循环是依赖三个特殊通道完成的，出生后脐带结扎，脐血管血流停止，自主呼吸建立，肺循环阻力降低，三个特殊通道先功能性关闭，后形成解剖上的关闭。具体改变总结如下：

胎儿期	出生后
由母体循环完成气体交换	由肺循环完成气体交换
多为混合血，心、脑、上半身血氧含量高于下半身	静脉血和动脉血分开
卵圆孔、动脉导管、静脉导管开放	卵圆孔、动脉导管、静脉导管闭合
肺动脉压与主动脉相似，肺循环阻力高	肺动脉压下降，肺循环阻力低
右心室高负荷	左心室高负荷

🖱 知识拓展 14-1-1

胎儿血液循环的三个特殊通道

1. 静脉导管　为脐静脉在肝内的一个小分支，连接脐静脉与后腔静脉。脐静脉血约有 1/9 经此旁道绕过肝。

2. 卵圆孔　为房间隔上的自然裂孔，沟通左、右心房，孔的左侧有瓣膜，保证血液只能从右心房流向左心房。

3. 动脉导管　位于肺干与主动脉之间。由右心室入肺干的血液大部分经动脉导管流入主动脉。

三、正常儿童心脏、心率、血压的特点

（一）心脏大小与位置

新生儿心脏相对比成人大，其质量约为 20～25 g，占体重的 0.8%。1 岁时达 60 g，相当于新

生儿的 2 倍，青春后期增至 12 ～ 14 倍，达到成人水平。初生时心腔容积为 20 ～ 22 mL，1 岁时为出生时的 2 倍，7 岁时为 5 倍，为 100 ～ 120 mL，青春期为 140 mL，18 ～ 20 岁达 240 ～ 250 mL，为初生时的 12 倍。儿童心脏的位置随年龄增长而变化。2 岁以下幼儿心脏多呈横位，心尖搏动在左侧第 4 肋间隙锁骨中线外。2 岁以后心脏由横位逐渐转为斜位，3 ～ 7 岁时心尖搏动在第 5 肋间隙锁骨中线上，7 岁以后心尖搏动移到第 5 肋间隙锁骨中线内 0.5 ～ 1.0 cm。

（二）心率

年龄越小，心率越快。儿童新陈代谢旺盛、交感神经兴奋性高，故心率较快，随年龄增长而逐渐减慢。各年龄段儿童心率见表 13-1-1。

儿童心率易受各种因素影响，如哭闹、体力活动、进食、发热或精神紧张时心率可明显加速。一般体温每增高 1 ℃，心率每分钟增快 10 ～ 15 次。睡眠时心率减少 10 ～ 12 次 / 分。因此，应在儿童安静时或睡眠状态下测量心率和脉搏。

（三）动脉血压

其高低主要取决于心搏出量和外周血管阻力。新生儿心搏输出量较少、血管口径相对较粗、动脉管壁柔软弹性好，外周血管阻力小，故血压较低，随着年龄增长，心搏输出量增多，心率减慢，血管外周阻力加大，血压逐渐升高。新生儿血压较低，不易测定，采用触诊法或皮肤转红法也只测到收缩压的近似值。新生儿平均收缩压为 60 ～ 70 mmHg（8.0 ～ 9.3 kPa），1 岁时收缩压为 70 ～ 80 mmHg（9.3 ～ 10.7 kPa）。

2 岁以上儿童上肢血压正常值可按下列公式计算：

收缩压 =（年龄 ×2＋80）mmHg 或（年龄 ×0.26＋10.7）kPa

舒张压约 =（收缩压 ×2/3）mmHg

收缩压高于此标准 20 mmHg 为高血压，低于此标准 20 mmHg 为低血压。正常情况下，下肢的血压比上肢约高 20 mmHg，婴儿期下肢血压较上肢低。

儿童血压受诸多外界因素的影响，如哭叫，体位变动，情绪紧张皆可使血压暂时升高。测血压时，血压计袖袋宽度应为儿童上臂长度的 1/2 ～ 2/3。袖袋过宽测得血压偏低，袖袋过窄测得血压偏高。（附 1 mmHg = 0.13 kPa，1 kPa = 7.5 mmHg）

📖 工作任务解析 14-1-2

工作任务 2：该儿童目前的心率、血压是否正常？

解题思路：结合各年龄阶段儿童心率、血压的特点，该儿童目前 3 岁，心率正常范围为：100 ～ 120 次 / 分，血压正常参考值按照公式计算为 86/57 mmHg，结合案例中的数据，心率 106 次 / 分，血压 88/60 mmHg，都属于正常范围。

任务 14.2 先天性心脏病患儿的护理

📝 工作情境与任务 14-2-1

导入情境：患儿，女，3 岁 4 个月，因入幼儿园体检发现心脏杂音入院，心脏彩超提示"法洛四联症"。家长主诉患儿喂养困难，平素进食不多，活动后喜蹲踞，运动量较同龄儿少，生长发育略低于正常同龄儿。拟以"法洛四联症"收入院治疗。查体：T 37.1 ℃，HR 96 次 / 分，R 46 次 / 分，BP 88/62 mmHg，神志清楚，精神尚可；口唇、手指甲床、球结膜青紫，情绪激动或活动后加剧。听诊：胸骨左缘第 2 ～ 4 肋间听到 Ⅱ ～ Ⅲ 级粗糙喷射性收缩期杂音，无震颤，肺动脉瓣区第二音减弱。

微课 14-2-1
三种左向右分流型先心病

课件 14-2-1
先天性心脏病的分类及临床表现

　　入院诊断：先天性心脏病，法洛四联症。

工作任务：

　　1. 入院时患儿家长提出"为什么我的孩子会得先天性心脏病？是遗传的吗？"你如何解释？

　　2. 该患儿存在的护理问题有哪些？

　　3. 患儿如出现发热多汗，应如何护理？

　　4. 如何对患儿及家属进行出院指导？

微课 14-2-2
先天性心脏病患
儿的护理

课件 14-2-2
先天性心脏病患
儿的护理

　　先天性心脏病（congenital heart disease，CHD）是指胎儿时期心脏、血管发育异常而致的心血管畸形。常见先天性心脏病的类型有室间隔缺损（ventricular septal defect，VSD）、房间隔缺损（atrial septal defect，ASD）、动脉导管未闭（patent ductus arteriosus，PDA）和法洛四联症（tetralogy of Fallot，TOF）。

【相关知识】

（一）病因

先天性心脏病的病因目前还不完全明了，多数学者认为主要由遗传和环境因素相互作用引起。

1. 遗传因素　染色体易位、畸变，基因突变等。

2. 环境因素

（1）宫内感染　风疹、流感、流行性腮腺炎、柯萨奇病毒。

（2）辐射　孕母接触大量放射线。

（3）孕母代谢性疾病　如糖尿病。

（4）药物　如抗肿瘤药物、甲苯磺丁脲。

（5）妊娠早期　酗酒或吸食毒品等。

工作任务解析 14-2-1

　　工作任务1：入院时患儿家长提出"为什么我的孩子会得先天性心脏病？是遗传的吗？"你如何解释？

　　解题思路：结合先天性心脏病是胎儿心脏在发育的过程中，如有任何因素影响了心脏胚胎发育，使心脏某一部分发育停顿或异常，即可造成先天性心脏病。心脏胚胎发育的关键期是胚胎第 2～8 周，此期如受到某些物理、化学和生物因素的影响，易出现心血管畸形。目前病因尚不清楚，与遗传、环境因素都有关。

（二）分类

先天性心脏病分类，见表 14-2-1。

表 14-2-1　先天性心脏病分类

分类	病理改变	青紫	常见疾病
左向右分流型（潜伏青紫型）	左、右心之间或主动脉与肺动脉之间具有异常通路，平时不出现青紫	▲当剧烈哭闹、屏气或任何病理情况下使肺动脉或右心室压力增高并超过左心室时，血液自右向左分流，出现暂时性青紫 ▲当分流量大或病程较长，出现持续性肺动脉高压，产生右向左分流而呈持久性青紫，即称艾森门格综合征	室间隔缺损、房间隔缺损、动脉导管未闭

续表

分类	病理改变	青紫	常见疾病
右向左分流型（青紫型）	因心脏结构异常，静脉血流入右心后不能全部流入肺循环参与氧合，部分直接进入体循环	持续性青紫	法洛四联症、大血管错位
无分流型（无青紫型）	心脏的左、右两侧或动、静脉之间无异常通道或分流	无青紫	肺动脉狭窄、主动脉缩窄

资源库微课链接 14-2-1

先天性心脏病的分类及临床表现

1. 如何预防先天性心脏病的发生？
2. 动脉导管未闭属于何种类型的先天性心脏病？

【护理评估】

（一）健康史

评估家族中有无先天性心脏病遗传史；患儿母亲妊娠 2～8 周有无病毒感染、吸烟、酗酒、吸毒、接触放射线等情况，是否服用过影响胎儿发育的药物，是否患有代谢疾病及引起宫内缺氧的慢性疾病等；患儿出生时、出生后各阶段的发育情况及有无一过性青紫或持续性青紫，有无喂养困难、蹲踞现象及突发性晕厥，有无反复呼吸道感染或心力衰竭等。

（二）身体状况

1. 左向右分流型先天性心脏病

（1）房间隔缺损（ASD） 心脏在胚胎时期发育异常而形成的左、右心房之间的异常通道（图14-2-1）。根据缺损位置不同，可分为原发孔型、继发孔型、静脉窦型和冠状静脉窦型房间隔缺损，其中继发孔型房间隔缺损最常见，约占75%，其血流动力学如图14-2-2所示。

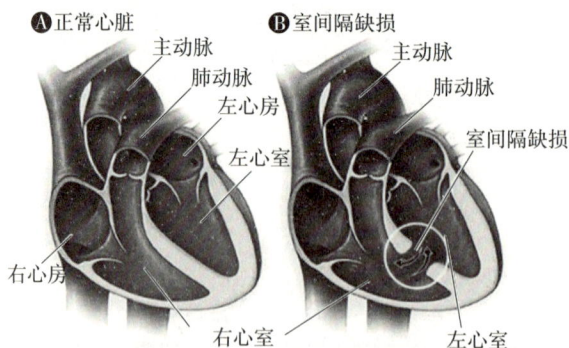

图 14-2-1　房间隔缺损（ASD）

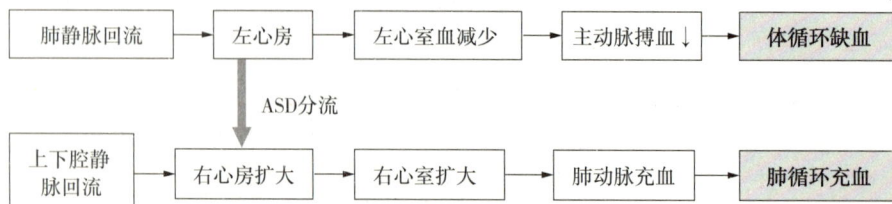

图 14-2-2　房间隔缺损血流动力学示意图

①房间隔缺损的症状：根据缺损大小而异，缺损小可无症状，缺损大时可出现乏力、活动后气急、心悸、生长发育落后，并易感染呼吸道疾病。

②房间隔缺损的体征：心前区隆起，心尖搏动弥散，心浊音界扩大。胸骨左缘第 2～3 肋间闻及 Ⅱ～Ⅲ级喷射性收缩期杂音（肺动脉瓣相对狭窄），肺动脉瓣区第二音（P_2）增强或亢进，呈不受呼吸影响的固定分裂（肺动脉瓣延迟关闭）。分流量大时，胸骨左缘下方可闻及舒张期隆隆样杂音（三尖瓣相对狭窄）。

（2）室间隔缺损（VSD）　心脏在胚胎时期发育异常而形成的左、右心室之间的异常通道（图 14-2-3），是先天性心脏病中最常见的类型。根据缺损位置不同，分为膜周部缺损、漏斗部缺损和肌部缺损 3 大类，其血流动力学如图 14-2-4 所示。

正常心脏　　　　房间隔缺损

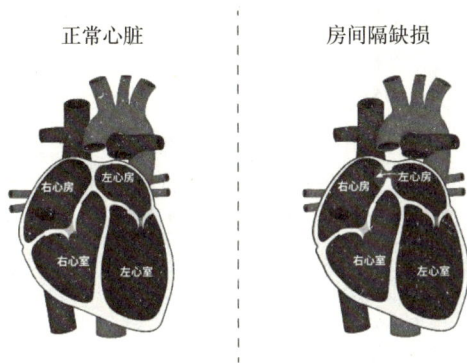

图 14-2-3　室间隔缺损（VSD）

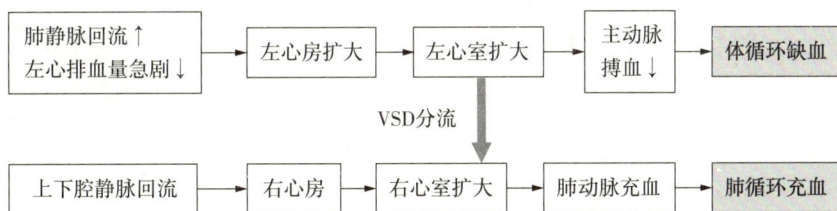

图 14-2-4　室间隔缺损血流动力学示意图

①室间隔缺损的症状：小型缺损（缺损 <0.5 cm）无明显症状，多于体检时发现杂音；中型缺损（0.5～1.0 cm），大型缺损（>1.0 cm），分流量超过体循环 2 倍以上时，肺循环充血，体循环供血不足，影响生长发育。患儿多有消瘦、乏力、多汗、生长发育缓慢，易患肺部感染及充血性心力衰竭。肺动脉的扩张压迫喉返神经，可引起声音嘶哑。晚期出现艾森门格综合征，肺动脉高压，表现为持续性青紫。艾森门格综合征发生的机制是不可逆的肺动脉高压，右室收缩压超过左室收缩压，出现双向分流或右向左分流。

②室间隔缺损的体征：小型缺损常无明显症状，生长发育不受影响。中、大型缺损者，体检心前区隆起，心尖搏动弥散，心浊音界扩大。胸骨左缘 3～4 肋间有响亮粗糙的 Ⅲ～Ⅴ/Ⅵ级以上全收缩期反流性杂音，杂音最响处可触及收缩期震颤。肺动脉第二心音（P_2）增强或亢进，于心尖部听到舒张期隆隆样杂音。

（3）动脉导管未闭（PDA）　动脉导管是胎儿时期肺动脉和主动脉之间的特殊通道，若出生后动脉导管持续开放，血流从主动脉经导管分流至肺动脉，进入左心房，并产生病理生理改变（图 14-2-5）。新生儿出生后随着呼吸的开始，肺循环压力降低，血氧分压提高，促使动脉导管收缩，动脉导管于生后数小时至数天在功能上关闭。多数婴儿于生后 3 个月左右解剖上关闭，95% 在 1 年内关闭。根据未闭的动脉导管大小、长短、形态的不同分为管型、漏斗型及窗型 3 种类型，其血流动力学如图 14-2-6 所示。

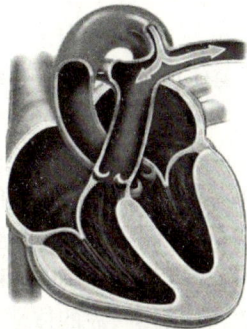

图 14-2-5　动脉导管未闭（PDA）

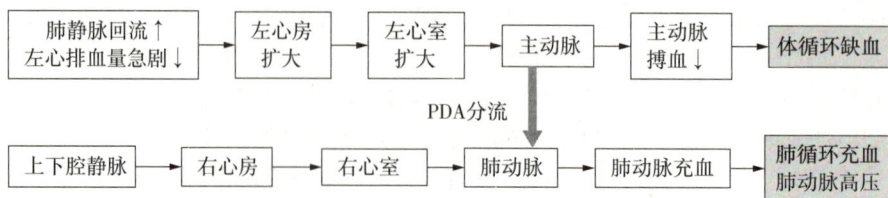

图 14-2-6　动脉导管未闭血流动力学示意图

①动脉导管未闭的症状：临床症状轻重，取决于动脉导管的粗细和分流量的大小。分流量小可无症状，分流量大者有体循环供血不足的表现，如消瘦、乏力、多汗、心悸、生长发育落后等。有时扩张的肺动脉可压迫喉返神经引起声音嘶哑。

②动脉导管未闭的体征：心前区隆起，心尖搏动弥散，心界扩大。胸骨左缘第 2 肋间闻及粗糙响亮的连续性机器样杂音，以收缩期末最响，向左锁骨下、颈部和腋下传导；杂音最响处可触及收缩期或收缩、舒张两期震颤。肺动脉第二心音（P_2）增强。婴幼儿期、肺动脉高压、心力衰竭或哭闹时，主动脉与肺动脉舒张期压力差很小，可仅听到收缩期杂音。此外动脉舒张压降低，脉压差大于 5.3 kPa（40 mmHg），可有水冲脉、毛细血管搏动和股动脉枪击音等周围血管征。显著肺动脉高压时，产生右向左分流，出现下半身青紫和杵状指，称为差异性青紫。

资源库动画链接 14-2-1

差异性青紫

【请思考】动脉导管未闭的患儿，为什么会出现差异性青紫？

2. 右向左分流型先天性心脏病　法洛四联症（TOF）是最常见的青紫型先天性心脏病。由四种畸形组成：①肺动脉狭窄：以漏斗部狭窄多见；②室间隔缺损；③主动脉骑跨：主动脉骑跨于室间隔；④右心室肥厚：为肺动脉狭窄后右心室负荷增加的结果。四种畸形中以肺动脉狭窄最重要（图 14-2-7），其血流动力学如图 14-2-8 所示。

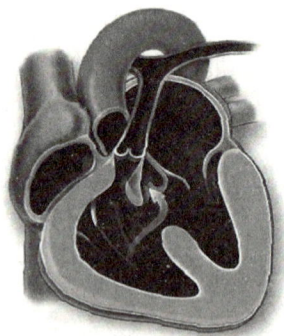

图 14-2-7　法洛四联症（TOF）

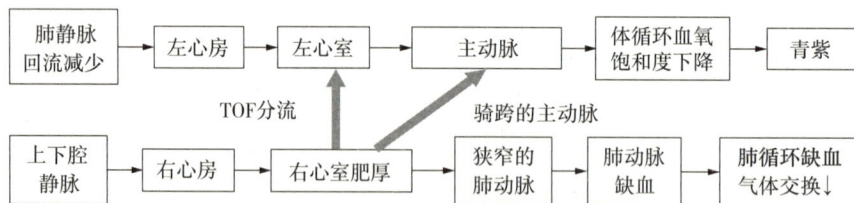

图 14-2-8　法洛四联症血流动力学示意图

（1）法洛四联症的症状　①青紫：为主要表现，青紫的程度和出现的早晚与肺动脉狭窄程度有关，多于生后 3～6 个月逐渐出现青紫，见于毛细血管丰富的部位，如唇、指（趾）甲、球结膜、耳垂等处。②缺氧发作：有时吃奶、哭闹或用力时可突发性呼吸困难，青紫加重，重症可晕厥，抽搐，甚至死亡。这是由于肺动脉漏斗部肌肉痉挛，肺动脉一过性梗阻，脑缺氧加重所致。③蹲踞现象：患儿在行走、活动中自行下蹲片刻后再行走。蹲踞现象是机体的一种自我保护动作，蹲踞时下肢动脉屈曲受压，使下腔静脉回心血量减少，减轻右心室容量负荷，同时，体循环阻力增加，使右向左分流减少，从而可以暂时缓解缺氧症状。④其他表现：由于长期缺氧，指、趾端毛细血管扩张增生，局部软组织和骨组织也增生肥大，随后指、趾末端膨大如鼓槌状，称杵状指。长期缺氧还使红细胞代偿性增多，血液黏稠度增高，容易引起脑栓塞，若为细菌性血栓，易形成脑脓肿。

（2）法洛四联症的体征　查体可见患儿生长发育落后，有青紫，舌色发暗，杵状指（趾）。心前区略隆起，胸骨左缘 2～4 肋间可闻及 Ⅱ～Ⅲ 级收缩期喷射性杂音，一般以第 3 肋最响亮，杂音响度取决于肺动脉狭窄程度，严重的狭窄使流经肺动脉的血液减少，杂音则轻而短。肺动脉瓣区第二音（P$_2$）减弱或消失。

（三）心理-社会状况

评估家长对疾病的认识程度和对治疗的信心，是否因患儿心脏畸形而自责、担忧，生活中因喂养困难、生长发育落后、活动受限、知识缺乏等焦虑、恐惧；评估患儿有无抑郁、自卑及恐惧心理反应，是否得到社会支持。

（四）辅助检查

1. X线检查　三种左向右分流的先心病均有肺动脉段突出，肺血管影增粗，搏动强烈，肺门舞蹈征，主动脉弓影缩小。右向左分流的法洛四联症肺血管影缩小，肺动脉段凹陷，肺纹理减小，肺野清晰，无肺门舞蹈征，呈靴形心影。

2. 心电图　房间隔缺损可有右心房和右心室肥大；室间隔缺损有左心室轻、中度肥厚；动脉导管未闭有左心室肥大，肺动脉高压时，左右心室肥厚；法洛四联症电轴右偏，右心室肥大。

3. 超声心动图　可观测分流的位置、方向，且能估测分流量的大小，作为确诊首选的无创检查。

4. 血液检查　法洛四联症的红细胞计数和血红蛋白量明显增多。

（五）治疗要点

缺损部位和面积不同，采取的治疗方案具有差异性。一般来说，缺损小者可能自然愈合，不一定需要治疗，但应定期随访。缺损较大影响生长发育者应尽早介入治疗或手术。

1. 手术修补　房间隔缺损较大争取在 3～5 岁时做介入治疗或手术，如症状明显或并发心力衰竭者可提前治疗。室间隔缺损有症状者宜于学龄前期手术治疗，但如果缺损大，反复患肺炎、难以控制的充血性心力衰竭者，可提前手术。动脉导管未闭的患儿首选的治疗方案是介入性心导管术。外科手术结扎时间以 1～6 岁较适宜。如心脏明显扩大，有心力衰竭或肺动脉压力增高者，可以提早手术。法洛四联症以根治手术治疗为主，轻症患儿手术年龄以 5～9 岁为宜，临床症状重者在生后 6 个月行根治术。重症患儿待一般状况改善后再行根治术。

🔬 知识拓展 14-2-1

先天性心脏病介入疗法

先天性心脏病介入治疗通常是指在 X 线、超声波的指引下，将穿刺针及导管沿血管插入要到达的心脏部位，对病灶进行治疗的手段，从而避免开胸、麻醉、输血等风险。先天性心脏病介入治疗已成为治疗先天性心脏病的重要手段之一。手术方式主要为以下两种：

1. 球囊扩张术　主要用于先天性心脏瓣膜和血管狭窄的先天性心脏病的治疗，一般采用局部麻醉，经股静脉为手术入路，将心导管送至狭窄的心脏瓣膜或者是血管处，然后送入球囊，使球囊扩张，然后达到扩张瓣膜的作用。

2. 经导管封堵术　采用局部麻醉，经股静脉为手术入路，将心导管送入先心病畸形的部位，将导管更换导丝，然后选用合适的封堵器，沿导管导丝至心脏畸形的部位，释放封堵器即可封堵住这种缺损的部位。

---

2. 配合用药　立即建立 2 条静脉通路，遵医嘱用药，输液速度宜慢。出现症状时及时给予强心、利尿、镇静、抗感染、抗氧化等对症治疗，预防呼吸道感染。

（1）洋地黄类药物　主要作用机理是增强心肌的收缩力，儿童最常用的为地高辛。药物治疗护理：①应用洋地黄药物前：数脉搏 1 分钟，若年长儿心率小于 60 次/分，婴儿小于 100 次/分，幼儿小于 80 次/分，或患儿出现恶心、呕吐、心律失常等症状，应暂停用药并通知医生。②口服洋地黄药物时：需按时按量服用，如患儿服药后呕吐，应及时联系医生，决定是否需要补服，用药剂量要准确。③洋地黄避免与钙剂同服：钙剂与洋地黄具有协同作用。④用洋地黄后：观察药物的作用，如：患儿安静、精神、食欲好转、心率、呼吸减慢、脉压增大、肝脏缩小、边缘变锐利、尿量增多，浮肿消退或体重减轻。⑤警惕洋地黄中毒：洋地黄治疗量约为中毒量的60%，最常见的洋地黄中毒是心脏反应，如各种心律失常（房室传导阻滞、室性早搏、阵发性心动过速等），胃肠道反应次之（食欲不振、恶心、呕吐、腹痛、腹泻等）。神经反应较少见，如头痛、头晕、视力模糊、黄视等。

（2）吲哚美辛（消炎痛）　吲哚美辛（消炎痛）可促使导管平滑肌收缩而关闭。动脉导管未闭的新生儿、早产儿可生后1周内试用促使动脉导管关闭。

（3）其他药物治疗　法洛四联症的患儿缺氧发作时，立即给膝胸卧位，严重者可皮下注射吗啡0.1～0.2 mg/kg，并及时吸氧和纠正酸中毒等处理，首选口服普萘洛尔（心得安），可减轻右室流出道梗阻，减慢心率，预防发作。

【护理诊断】

1. 活动无耐力　与体循环血量减少或血氧饱和度下降，组织缺氧有关。
2. 营养失调　与心脏畸形导致组织、细胞长期缺氧、缺血及喂养困难有关。
3. 有感染的危险　与机体免疫力下降、长期肺充血和心内膜损伤有关。
4. 潜在并发症：心力衰竭、亚急性细菌性心内膜炎、血栓形成。
5. 焦虑　与发病时间长、经济负担加重、预后难以预测有关。

📖 工作任务解析 14-2-2

> **工作任务2：** 该患儿存在的护理问题有哪些？
>
> **解题思路：** 护理诊断的陈述包括三个要素（PSE公式）：问题（problem，P）、相关因素（etiology，E）、症状与体征（signs and symptoms，S）。结合案例患儿的症状和体征，如患儿活动中喜蹲踞，运动量较同龄儿少，加上患儿口唇、手指甲床、球结膜青紫，情绪激动或活动后加剧，是法洛四联症患儿缺氧导致的活动无耐力；喂养困难，平素进食不多，生长发育略低于正常同龄儿，是营养失调；法洛四联症的患儿机体免疫力下降，有感染的危险；法洛四联症的患儿长期缺氧血液黏稠度高，容易并发脑栓塞、脑脓肿、感染性心内膜炎；加上发病时间长、经济负担加重、预后难以预测有关，患儿及家长多存在焦虑。

【护理目标】

1. 患儿活动量安排合适，适当限制，能满足日常生活所需。
2. 患儿能获得充足营养，以满足生长发育所需。
3. 患儿不发生感染、并发症或发生时能及时发现并给予适当处理。
4. 家长能了解本病相关知识，患儿和家长得到心理支持，能积极配合检查和治疗。

【护理措施】

1. 休息　是恢复心脏功能的重要条件，休息可减少组织对氧的需要，减少心脏的负担，缓解症状。根据病情适当安排活动量，以免加重心脏负荷。轻症无症状者可与正常儿童一样活动；重症患儿应限制活动量，给予吸氧，集中护理，可采取半坐位，并减少不必要的刺激，避免引起情绪激动和剧烈哭闹，加重心脏负担。有心功能不全的患儿应绝对卧床休息，恢复期限制活动3～6个月。

2. 饮食护理　给予适合各年龄生长发育的饮食，供给充足热量、蛋白质和维生素。对喂养困难的婴儿要耐心喂养，可少量多餐。心功能不全时有水肿者，适当限制水和钠盐的摄入。多食蔬菜、水果等粗纤维食品，有利于大便通畅。

📖 工作任务解析 14-2-3

> **工作任务3**：患儿如出现发热多汗，应当如何护理？
>
> **解题思路**：围绕发热多汗进行护理，主要从发热的护理及出汗的护理两个方面考虑。结合法洛四联症患儿的血液特点来分析，发热多汗会引起体液丢失，因法洛四联症的患儿缺氧血液黏稠度比较高，要尽量避免发热多汗、腹泻等导致脱水的情况，需要保证足够的液体入量；结合多汗衣服浸湿，需考虑促进舒适避免着凉；另外患儿有发热，需监测体温，及时采取降温措施等。

3. 预防感染　环境要空气新鲜，穿衣服冷暖适中，避免受凉引起呼吸道感染。可采取保护性隔离，避免交叉感染。对青紫型先心病，注意预防血栓性静脉炎。除严重心力衰竭者外，应按时预防接种。在各种手术前后都需应用足量、有效抗生素，预防感染性心内膜炎。

4. 注意观察病情，防止并发症发生　监测患儿体温、呼吸、脉搏、血压、心率、心律及心脏杂音的变化，测心率、脉搏时要测足1分钟，出现心率增快、呼吸困难、端坐呼吸、吐泡沫样痰、浮肿、肝大等心力衰竭表现时，立即置患儿于半坐卧位，给予吸氧，及时报告医生，并按心衰护理。法洛四联症一旦出现缺氧发作，应立即给予胸膝卧位，吸氧，按医嘱注射吗啡及普萘洛尔等。青紫型先天性心脏病因代偿性红细胞增多，血液黏稠度增高，当发热、多汗、吐泻脱水时，加重血液浓缩易形成血栓，因此，应注意增加液体摄入量，必要时可静脉输液。感染性心内膜炎，心内畸形易因菌血症引发感染性心内膜炎，在治牙前后及其他手术易发生菌血症，术前术后应使用抗生素预防。

5. 心理护理　鼓励患儿与正常儿童交往，建立正常的社会行为方式。向家长及年长儿介绍治疗原则、并发症的预防措施、预后和手术问题，使家长及患儿减少焦虑、恐惧，树立信心，主动配合检查及治疗。

6. 健康指导　根据病情，帮助家长和患儿制定饮食、生活制度和活动量，加强预防接种，合理用药，预防感染和其他并发症。定期复诊，调整心功能到最佳状态，使患儿安全达到适合手术的年龄。

📖 工作任务解析 14-2-4

> **工作任务4**：如何对患儿及家属进行出院指导？
>
> **解题思路**：出院指导从出院后注意事项、休息、营养、用药、康复训练指导、复查等方面指导。

【护理评价】

1. 经治疗、护理后，患儿活动耐力增加，能满足基本日常生活需要。
2. 患儿获得充足营养，能满足生长发育所需。
3. 患儿未发生感染、并发症或出现时得到及时有效的处理。
4. 患儿家长了解本病相关知识，能积极配合检查和治疗。

【疾病鉴别】

四种常见先天性心脏病鉴别见表14-2-2。

表 14-2-2　四种常见先天性心脏病鉴别

分类	左向右分流型			右向左分流型（法洛四联症）
	房间隔缺损	室间隔缺损	动脉导管未闭	
主要症状	体循环供血不足；肺循环充血；剧烈哭闹、屏气时暂时青紫	同房间隔缺损	差异性青紫，周围血管征阳性（水冲脉、毛细血管搏动征等）	持续青紫、缺氧发作、蹲踞现象、杵状指
杂音部位	左 2～3 肋间	左 3～4 肋间	左第 2 肋间	左第 2～4 肋间
性质	Ⅱ～Ⅲ级收缩吹风样，传导小	Ⅲ～Ⅳ级全收缩传导广	Ⅱ～Ⅳ级连续性机器样向颈传导	Ⅱ～Ⅲ级喷射杂音心尖、锁骨下传导
震颤	无	有	有	可有
X 线	右房、室增大"梨形心"	左房室，右室大	左房、室大	右室增大"靴形心"
肺动脉	凸	凸	凸	凹
主动脉弓	↓	↓	↓	↑
P₂	↑伴固定分裂	↑	↑	↓或消失
肺门舞蹈	最常见	有	有	无
并发症	肺炎、心衰、亚急性细菌性心内膜炎	同房间隔缺损	同房间隔缺损	脑血栓、脑脓肿

资源库微课链接 14-2-2

法洛四联症及先天性心脏病患儿护理

【请思考】

1. 先天性心脏病的患儿为什么要进食高蛋白、高热量、高维生素饮食？这类患儿食盐应当如何控制？

2. 先天性心脏病的患儿为何在小手术前需要应用抗生素？

护考直击 14-2-1

1. 法洛四联症胸部 X 线检查最具特征性的表现是（　　）。

　　A. 梨形心　　　　　　　　　　B. 靴形心

　　C. 烧瓶心　　　　　　　　　　D. 肺门阴影增大

　　E. 肺血管纹理增多

2. 小儿，6 个月，健康查体时在胸骨左缘 2～3 肋间闻及Ⅱ～Ⅲ级收缩期喷射性杂音，诊为房间隔缺损。行胸部 X 线检查可发现（　　）。

　　A. 左房明显增大　　　　　　　B. 主动脉弓抬高

　　C. 左室增大　　　　　　　　　D. 肺门舞蹈征

　　E. 心脏外形无改变

3. 某新生儿，出生后医生告知家属该小儿患有先天性心脏病：法洛四联症。该疾病合适的手术年龄为（　　）。

　　A. 1～2 岁　　　B. 3～5 岁　　　C. 5～9 岁　　　D. 9～12 岁　　　E. 12 岁以后

4. 某动脉导管未闭患儿，2 岁。其母询问该小儿说话声音嘶哑是否与先心病有关。医生解释动脉导管未闭患儿出现声音嘶哑的原因是（   ）。

    A. 扩大的左心房压迫喉返神经　　　　　B. 扩大的右心房压迫喉返神经

    C. 扩张的主动脉压迫喉返神经　　　　　D. 扩张的肺动脉压迫喉上神经

    E. 扩张的肺动脉压迫喉返神经

5. 2～3 岁小儿的正常心率为每分钟（   ）。

    A. 120～140 次　　B. 110～130 次　　C. 100～120 次　　D. 80～100 次　　E. 70～90 次

6. 小儿，5 岁。患有法洛四联症。其母带其健康体检时顺便咨询，该小儿行走过程中常有下蹲动作是否为病态，护士解释法洛四联症患儿喜蹲踞主要是由于蹲踞（   ）。

    A. 缓解漏斗部肌肉痉挛　　　　　　　　B. 减少心脑等重要脏器的氧耗

    C. 使劳累及气促缓解　　　　　　　　　D. 增大体循环阻力，减少右向左分流及回心血量

    E. 增加静脉回心血量

（7～9 题共用题干）患儿，男，5 岁，因患室间隔缺损，平时需用地高辛维持心功能。现患儿因上呼吸道感染诱发心力衰竭，遵医嘱应用毛花苷 C，患儿出现恶心、呕吐、视力模糊。

7. 出现上述临床表现的原因是（   ）。

    A. 上呼吸道感染加重　　　　　　　　　B. 急性心力衰竭加重

    C. 室间隔缺损的表现　　　　　　　　　D. 强心苷中毒反应

    E. 胃肠道感染

8. 要确定上述判断还需做的检查是（   ）。

    A. 粪便　　　　　　B. 心导管　　　　　C. 心脏 B 超　　　　D. 心电图　　　　E. X 线

9. 此时应采取的措施是（   ）。

    A. 调慢输液速度　　　　　　　　　　　B. 禁食

    C. 给患儿吸入乙醇湿化的氧气　　　　　D. 密切观察心率变化

    E. 暂停使用强心苷并通知医生

10. 小儿，1 岁，患先天性心脏病。平时常有气急、咳嗽、乏力等表现，随年龄增长下肢青紫明显，出现杵状趾。先天性心脏病仅在下半身出现青紫，并有杵状指（趾）时，首先应考虑的疾病是（   ）。

    A. 室间隔缺损　　　B. 房间隔缺损　　　C. 动脉导管未闭　　D. 法洛四联症　　E. 大血管错位

11. 患儿，女，2 岁，曾于出生时诊断为"法洛四联症"，近 2 日出现呕吐、腹泻，首选的护理措施是（   ）。

    A. 吸氧　　　　　　　　　　　　　　　B. 卧床休息

    C. 暂时禁食　　　　　　　　　　　　　D. 补充液体

    E. 按医嘱给予抗生素控制感染

12. 患儿，6 岁，已确诊为室间隔缺损，近 1 周发热，体温为 39 ℃，咳嗽、呼吸困难、口唇发绀，白细胞显著增高。应考虑可能发生的并发症是（   ）。

    A. 急性上呼吸道感染　　　　　　　　　B. 脑血栓

    C. 感染性心内膜炎　　　　　　　　　　D. 支气管肺炎

    E. 脑脓肿

13. 小儿，1 岁，因肺炎心衰住院。医生查体其患有先心病动脉导管未闭，待心衰控制、肺炎治愈再行介入治疗。动脉导管未闭的特征性体征是（   ）。

    A. 左心房增大、左心室增大

    B. 肺动脉瓣区第二音亢进、分裂

    C. 胸骨左缘第二肋间连续性机器样杂音

    D. 水冲脉

E. 股动脉枪击声

14. 对法洛四联症病情轻重起决定作用的病变是（　　）。

　　A. 肺动脉狭窄　　B. 房间隔缺损　　C. 主动脉骑跨　　D. 室间隔缺损　　E. 右心室肥大

15. 法洛四联症患儿青紫轻重取决于（　　）。

　　A. 主动脉骑跨程度　　　　　　　　B. 卵圆孔是否关闭

　　C. 室间隔缺损大小　　　　　　　　D. 右心室肥厚程度

　　E. 肺动脉狭窄程度

16. 小儿，2 岁，因先天性心脏病、肺炎收入院接受治疗。实习医生听诊有心音亢进及固定分裂，主治医生查房指出，肺动脉瓣区第二心音亢进及固定分裂多见于（　　）。

　　A. 法洛四联症　　B. 室间隔缺损　　C. 动脉导管未闭　　D. 房间隔缺损　　E. 肺动脉狭窄

17. 患儿，女，4 岁，为动脉导管未闭患儿，准备行扁桃体切除术，术前最重要的准备是（　　）。

　　A. 避免劳累　　　　　　　　　　　B. 防止受凉

　　C. 注射青霉素　　　　　　　　　　D. 使用镇静剂

　　E. 用强心苷类药物

18. 小儿，1 岁，患有先天性心脏病室间隔缺损。因肺炎心衰住院，予强心、利尿、抗感染治疗。在使用洋地黄药物中，下列错误的一项是（　　）。

　　A. 准确计算洋地黄制剂剂量　　　　B. 用药前测心率，婴儿心率 <80 次 / 分停药

　　C. 观察有无恶心、呕吐及心律不齐　D. 可同时服用氯化钙

　　E. 可同时服用氯化钾

19. 某新生儿，出生后即被诊断为右向左分流型先心病。护士向其家人解释该病特点，告知先天性心脏病右向左分流型最明显的外观特征为（　　）。

　　A. 心脏杂音　　　　　　　　　　　B. 发育迟缓

　　C. 持续发绀（青紫）　　　　　　　D. 心前区隆起

　　E. 活动耐力下降

20. 先天性心脏病最常见的是（　　）。

　　A. 房间隔缺损　　B. 室间隔缺损　　C. 动脉导管未闭　　D. 法洛四联症　　E. 肺动脉狭窄

21. 患儿，男，2 岁，已确诊为法洛四联症，在剧烈哭闹后突然出现阵发性呼吸困难，此时首要的处理是（　　）。

　　A. 立即镇静　　　　　　　　　　　B. 立即用强心剂

　　C. 立即将患儿置于胸膝卧位，并吸氧　D. 立即用呼吸兴奋剂

　　E. 立即用人工呼吸机

22. 患儿，男，2 岁，因室间隔缺损入院，突然出现烦躁不安、青紫。体检：神清，两肺底有少许湿啰音，心率 180 次 / 分，肝肋下 3.5 cm，该患儿可能出现的合并症是（　　）。

　　A. 肺炎　　　　　B. 心力衰竭　　　C. 循环衰竭　　　D. 肾功能不全　　E. 脑病

23. 小儿，6 个月，患有先天性心脏病。近日因发热、咳嗽就诊，胸部 X 线检查结果除符合肺炎影像外，显示有肺门"舞蹈"。胸部透视有肺门"舞蹈"的先天性心脏病是（　　）。

　　A. 室间隔缺损　　B. 房间隔缺损　　C. 法洛四联症　　D. 动脉导管未闭　　E. 肺动脉狭窄

24. 新生儿，足月顺产，出生后即被确诊患有右向左分流型先心病。以下哪种先天性心脏病属右向左分流型（　　）。

　　A. 房间隔缺损　　B. 室间隔缺损　　C. 动脉导管未闭　　D. 法洛四联症　　E. 肺动脉狭窄

25. 小儿，8 个月，患先天性心脏病。自出生后全身即青紫色，并逐渐加重。婴儿期持续青紫最可能是患（　　）。

　　A. 室间隔缺损　　B. 房间隔缺损　　C. 法洛四联症　　D. 肺动脉狭窄　　E. 脉导管未闭

（26～29 题共用题干）患儿，男，2 岁。出生后即有青紫，发育落后，有杵状指，喜欢蹲踞，

临床诊断为法洛四联症，15 分钟前突然发生昏厥来院就诊。

26. 首先考虑该患儿发生的情况是（　　）。

　　A. 脑血栓　　　　B. 癫痫　　　　C. 急性脑缺氧发作　D. 心力衰竭　　　　E. 低钙惊厥

27. 对该患儿的正确处理是（　　）。

　　A. 限制活动　　　　　　　　　　B. 口服普萘洛尔（心得安）

　　C. 口服吲哚美辛（消炎痛）　　　D. 口服强心苷类药物

　　E. 每日供氧 2 小时

28. 该患儿最容易出现的并发症是（　　）。

　　A. 上呼吸道感染　　　　　　　　B. 心力衰竭

　　C. 支气管肺炎　　　　　　　　　D. 脑血栓、脑脓肿

　　E. 感染性心内膜炎

29. 对该患儿的健康指导重要的是（　　）。

　　A. 合理喂养　　　　　　　　　　B. 预防呼吸道感染

　　C. 介绍本病的最佳手术年龄　　　D. 预防心力衰竭

　　E. 按时预防接种

30. 周围血管征的临床表现没有（　　）。

　　A. 点头征　　　　　　　　　　　B. 颈动脉和桡动脉可扪及水冲脉

　　C. 股动脉枪击音　　　　　　　　D. 颈动脉枪击音

　　E. 毛细血管搏动征

31. 患儿，5 岁。1 岁时出现活动后气促、乏力，口唇及指（趾）端发绀，喜欢下蹲位，可见杵状指。首先应考虑的疾病是（　　）。

　　A. 室间隔缺损　　　　　　　　　B. 房间隔缺损

　　C. 动脉导管未闭　　　　　　　　D. 法洛四联症

　　E. 风湿性心脏病

32. 患儿，4 岁，自 2 岁起哭后面部青紫明显，平时易感冒，身体发育较同龄孩子差。体检：瘦小，面色发黄，胸骨左缘第 2～3 肋间听到级Ⅲ收缩期喷射样的杂音，传导广泛；X 线胸片可见肺门舞蹈症。对该患儿的印象是（　　）。

　　A. 肺动脉瓣狭窄　　B. 动脉导管未闭　　C. 房间隔缺损　　　D. 室间隔缺损　　　E. 法洛四联症

33. 患儿，2 岁，生后青紫逐渐加重，杵状指，胸骨左缘第 3 肋间可闻Ⅲ级收缩期杂音。诊断为法洛四联症，X 线胸片显示的心脏影像可能是（　　）。

　　A. 右心房、右心室肥厚　　　　　B. 左心房、左心室肥厚

　　C. 右心室肥厚呈靴形心　　　　　D. 左心室、右心室肥厚

　　E. 左心房、右心房肥厚

34. 患儿，女，10 个月，生后 6 个月诊断为法洛四联症，哭闹后出现面色青紫，抽搐，考虑为缺氧发作。正确的体位是（　　）。

　　A. 平卧位　　　　B. 半坐位　　　　C. 膝胸卧位　　　　D. 头低足高位　　　E. 头高足低位

35. 患儿，男，9 个月，生长发育落后，青紫明显，有杵状指，缺氧发作频繁，诊断为法洛四联症。处理缺氧发作应选用的药物是（　　）。

　　A. 地高辛　　　　B. 异搏定　　　　C. 氨碘酮　　　　D. 普萘洛尔　　　　E. 利多卡因

36. 患儿，4 岁，患室间隔缺损，病情较重，平时需用地高辛维持心功能。现患儿因上感后诱发急性心力衰竭，按医嘱用西地兰后，出现恶心、呕吐、视物模糊。该临床表现的原因是（　　）。

　　A. 上感加重　　　　　　　　　　B. 急性心力衰竭加重

　　C. 室间隔缺损的表现　　　　　　D. 胃肠感染

　　E. 强心苷中毒的反应

37. 小儿，1 岁，患有法洛四联症，由母亲在家照顾。社区护士在进行健康教育中指出，对法洛

四联症等青紫型先天性心脏病患儿的护理中，为防止其发生脑血栓等并发症，应特别注意（　　）。

A. 避免过劳　　　　　　　　　B. 低盐饮食

C. 预防感染　　　　　　　　　D. 多喂水

E. 必要时哺喂前后吸氧

参考答案：1—5: BDCEC　6—10: DDDEC　11—15: DDCAE　16—20: DCDCB
21—25: CBBDC　26—30: CBDCD　31—35: DCCCD　36—37: ED

（何琼）

任务 14.3　病毒性心肌炎患儿的护理

工作情境与任务 14-3-1

导入情境：患儿，男，5 岁 10 个月，疲乏无力伴心前区不适 2 天。患儿 1 周前曾有上呼吸道感染病史。体检发现心脏扩大，心率快，143 次/分，有期前收缩，第一心音低钝。心肌酶测定：血清肌酸激酶及其同工酶、心肌肌钙蛋白 T 升高；心电图示心动过速，室性期前收缩，多导联 T 波低平。

工作任务：

1. 该患儿可能的诊断是什么？

2. 患儿的预后如何？

3. 患儿病情稳定后，家属希望患儿能尽快锻炼增强体质，该患儿家属的想法有道理吗？作为护士，遇到这种情况该如何解决？如何指导患儿休息？

病毒性心肌炎（viral myocarditis）是病毒侵犯心脏所致，以心肌炎性病变为主要表现的疾病，有的可伴有心包炎和心内膜炎。本病临床表现轻重不一，多数病例属轻症，预后良好，但重症病例可发生心力衰竭、心源性休克，甚至猝死。

【相关知识】

（一）病因

很多病毒感染可引起心肌炎，主要是肠道和呼吸道病毒，尤其是柯萨奇病毒 B1—B6 型最常见，约占半数以上，其次为埃可病毒。其他病毒如腺病毒、脊髓灰质炎病毒、流感和副流感病毒、单纯疱疹病毒、腮腺炎病毒等均可引起心肌炎。轮状病毒是婴幼儿秋季腹泻的病原体，也可引起心肌的损害。本病发病机制尚不完全清楚，一般认为与病毒及其毒素早期经血液循环直接侵犯心肌细胞有关，另外病毒感染后的变态反应和自身免疫也与发病有关。

（二）病理生理

病变分布可为局灶性、散在性或弥漫性，多以心肌间质组织和附近血管周围单核细胞、淋巴细胞和中性粒细胞浸润为主，少数为心肌变性，包括肿胀、断裂、溶解和坏死等变化。

慢性病例多有心脏扩大、心肌间质炎症浸润和心肌纤维化形成的瘢痕组织。心包可有浆液渗出，个别发生粘连。病变可波及传导系统，甚至导致终身心律失常。

【护理评估】

（一）健康史

评估患儿近期内是否有发热、咽痛、全身酸痛、呕吐、腹泻、皮疹等病毒感染的表现；是否有心悸、胸闷、乏力等心脏受累的表现；是否伴有咳嗽、呼吸困难、发绀；有无各种常见的心律失常；有无血压下降、脉搏细数及肝脏大等循环衰竭体征；注意评估患儿情绪及心理反应，有无喂养困难等。

（二）身体状况

各年龄均可发病。

1.前驱症状　多数病例在起病前数日或1～3周多有上呼吸道感染或消化道感染的前驱病史。常伴有发热、全身不适、咽痛、肌痛、腹泻和皮疹等症状。

2.心肌炎表现　临床表现轻重不一，轻症患儿可无自觉症状，仅似"感冒"样表现及心电图的异常。一般病例患儿表现为精神萎靡、疲乏无力、食欲缺乏、恶心呕吐、腹痛、气促、心悸和心前区不适或胸痛。重者可出现心力衰竭、心源性休克，甚至猝死。

体格检查：显示心脏轻度扩大，伴心动过速、心律失常、心音低钝及奔马律。反复心力衰竭者心脏明显扩大；伴心包炎者可听到心包摩擦音。严重时甚至血压下降，发展为充血性心力衰竭或心源性休克，出现脉搏细弱、血压下降。

（三）心理 - 社会状况

评估家长对疾病的认识程度和对治疗的信心，是否因患儿患病而自责、担忧，生活中因喂养困难、生长发育落后、活动受限、知识缺乏等焦虑、恐惧；评估患儿有无抑郁、自卑及恐惧心理反应，是否得到社会支持。

（四）辅助检查

1.血清心肌酶谱测定　早期血清肌酸激酶（CK）及其同工酶（CK-MB）、乳酸脱氢酶（LDH）及其同工酶（LDH1）、血清谷草转氨酶（SGOT）均增高。心肌肌钙蛋白 T（cTnT）升高，具有较高的特异性。

2.心电图检查　持续性心动过速，多导联 ST 段偏移和 T 波低平、双向或倒置、QRS 波低电压。重症出现 QT 间期延长。心律失常以室性早搏为多见，可有阵发性心动过速、房颤、室颤、房室传导阻滞等。

3.心肌活体组织检查　仍被认为是诊断的"金标准"。

4.X 线检查　心影正常或普遍扩大，合并大量心包积液、心力衰竭时，心搏动减弱；心功能不全时两肺血管影增粗。

5.病原学检查　疾病早期可从咽拭子、血液、粪便中分离出病毒，通过病毒分离和血清相应的抗体测定，可应用免疫荧光技术及免疫电子显微镜检查等方法证实病毒存在。

6.PCR　在疾病早期可通过 PCR 技术检测出病毒核酸。

📖 工作任务解析 14-3-1

> **工作任务 1**：该患儿可能的诊断是什么？
>
> **解题思路**：诊断应结合患儿的健康史、身体状况、辅助检查进行综合判断。

（五）治疗要点

1.休息　减轻心脏负担。

2.改善心肌营养

（1）大剂量维生素 C 和能量合剂　维生素 C 有清除自由基的作用，可改善心肌代谢及促进心肌恢复，对心肌炎有一定疗效。剂量为每日 100～200 mg/kg，以葡萄糖稀释成 10%～25% 溶液静脉注射，每日 1 次，疗程 3～4 周。病情好转可改维生素 C 口服。能量合剂有加强心肌营养、改善心肌功能的作用，常用三磷酸腺苷 20 mg、辅酶 A50 U、胰岛素 4～6 U 及 10% 氯化钾 8 mL 溶于 10% 葡萄糖液 250 mL 中静脉滴注，每日或隔日 1 次。

（2）辅酶 Q_{10}　有保护心肌和清除自由基的作用，1 mg/（kg·d），分两次口服，疗程 3 个月以上。

（3）1,6-二磷酸果糖（FDP）　可改善心肌细胞代谢，150～250 mg/（kg·d）静脉滴注，疗程1～3周。

（4）中药　在常规治疗的基础上加用丹参或黄芪等中药。

3. 应用肾上腺皮质激素　激素有改善心肌功能、减轻心肌炎性反应和抗休克作用，一般病程早期和轻症者不用，多用于急重病例，常用泼尼松，每日1～1.5 mg/kg口服，共2～3周，症状缓解后逐渐减量至停药。对于急症抢救病例可采用静脉滴注，如地塞米松每日0.2～0.4 mg/kg，或氢化可的松每日15～20 mg/kg。

4. 丙种球蛋白　用于重症病例，2 g/kg，单剂24小时静脉缓慢滴注。

5. 控制心力衰竭　强心药常用地高辛或毛花苷丙，由于心肌炎时对洋地黄制剂比较敏感，容易中毒，故剂量应偏小，一般用有效剂量的2/3即可。重症患儿加用利尿剂时，尤应注意电解质平衡，以免引起心律失常。

6. 救治心源性休克　静脉大剂量滴注肾上腺皮质激素或静脉推注大剂量维生素C常可取得较好的效果，如效果不满意可应用调节血管紧张度的药物，如多巴胺、异丙肾上腺素和间羟胺等加强心肌收缩、维持血压和改善微循环。

多数患儿预后良好，病死率不高。半数经数周或数月后痊愈。少数重症暴发病例，因心源性休克、急性心力衰竭或严重心律失常在数小时或数天内死亡。部分病例可迁延数年，仅表现为心电图或超声心动图改变。

📖 工作任务解析 14-3-2

工作任务 2：患儿的预后如何？

解题思路：患儿预后与诊断、治疗是否及时、有无出现有关并发症。

【护理诊断】

1. 活动无耐力　与心肌收缩力下降，组织供氧不足有关。
2. 潜在并发症：心律失常、心力衰竭、心源性休克。
3. 焦虑　与发病时间长、经济负担重、预后难以预测有关。
4. 知识缺乏　家长及患儿缺乏本病的治疗、护理等相关知识。

【护理目标】

1. 患儿活动量安排合适，适当限制，能满足日常生活所需。
2. 患儿能获得充足营养，以满足生长发育所需。
3. 患儿不发生感染、并发症或发生时能及时发现并给予适当处理。
4. 家长能了解本病相关知识，患儿和家长得到心理支持，能积极配合检查和治疗。

【护理措施】

1. 减轻心脏负担　主要是休息。急性期卧床休息，至体温正常后3～4周，逐渐增加活动量，一般总休息时间不少于6个月。严重者心脏扩大，有心力衰竭，应适当延长卧床时间，待病情好转、心脏缩小后逐渐开始活动。

2. 严密观察病情，及时发现和处理并发症　密切观察并记录心率、脉搏的强弱和节律，注意血压、体温、呼吸及精神状态的变化，以便对病情的发展做出正确的估计。对严重心律失常者应持续进行心电监护。发现多源性早搏、心动过速、心动过缓、完全性房室传导阻滞或扑动、颤动，需立即通知医师并采取紧急措施。

3. 对症治疗及用药护理

（1）有胸闷、气促、心悸、心律失常者应给予供氧。应用抗心律失常药物时应了解所用药物的性能、特点和副作用。

（2）烦躁不安者应保持病室环境安静，按医嘱给予镇静剂。

（3）心力衰竭时取半卧位，保持安静；静脉输液应注意控制输液速度不要过快；使用洋地黄类药物时剂量应偏小，用药期间应密切观察心率、心律；恶心、呕吐等消化道症状。如心率过缓或其他副作用出现时，应及时报告医师妥善处理，避免洋地黄中毒。

（4）对心源性休克应积极做好输液准备，及时有效地扩充血容量，改善微循环。使用血管活性药物和扩张血管药时，要准确控制滴速，以免血压过大波动。

4.健康指导　向患儿及家长介绍本病的治疗过程和预后，减少患儿和家长的焦虑和恐惧心理。强调休息对心肌炎恢复的重要性，严格按心功能状况保证休息。告知预防呼吸道和消化道感染的常识，流行期间尽量少到公共场所。一旦发病及时就诊治疗。心律失常患儿，应了解常用抗心律失常药物名称、使用方法、用药时间及副作用。定期到门诊复查，接受医务人员的康复指导，防止复发。

📖 工作任务解析 14-3-3

> **工作任务 3**：患儿病情稳定后，家属希望患儿能尽快锻炼增强体质，该患儿家属的想法有道理吗？作为护士，遇到这种情况该如何解决？如何指导患儿休息？
>
> **解题思路**：病毒性心肌炎患儿急性期均应卧床休息，根据患儿病情进展情况逐渐调整活动量。

✒️ 护考直击 14-3-1

1.患儿，女，13岁，患病毒性心肌炎，为改善心肌代谢，主张大剂量使用（　　　）。
　　A.维生素 A　　　　B.维生素 B　　　　C.维生素 C　　　　D.维生素 D　　　　E.维生素 E

2.患儿，女，12岁，患病毒性心肌炎，引起本病最常见的病毒是（　　　）。
　　A.柯萨奇病毒 A 组　　　　　　　B.柯萨奇病毒 B 组
　　C.腺病毒　　　　　　　　　　　D.流感病毒
　　E.呼吸道合胞病毒

（3～5题共用题干）

患儿，男，4岁，疲乏无力，伴心前区不适2天，患儿1周前曾患上呼吸道感染病史，体检发现心脏扩大、心动过速、期前收缩，第一心音低钝，心肌酶测定：血清肌酸激酶（CK）及其同工酶（CK-MB）、心肌肌钙蛋白（cTnT）升高。

3.该患儿可能诊断为（　　　）。
　　A.心律失常　　　B.病毒性心肌炎　　C.风湿性心脏病　　D.急性心包炎　　E.扩张型心肌病

4.若患儿发病时伴有发热，在急性期应至少卧床休息至热退后（　　　）。
　　A.1 周　　　　　B.2 周　　　　　C.3 周　　　　　D.3～4 周　　　　E.1～2 周

5.该患儿总休息时间不少于（　　　）。
　　A.1～3 个月　　B.6 个月　　　C.6～9 个月　　D.9～12 个月　　E.1～2 年

参考答案：1.C　2.B　3.B　4.D　5.B

（刘娜）

【高频考点】

▲法洛四联症属于青紫型先天性心脏病，主要由肺动脉狭窄、室间隔缺损、主动脉骑跨、右心室肥厚组成。临床表现为持续青紫、缺氧发作、蹲踞现象和杵状指，缺氧发作时可取膝胸卧位。

▲蹲踞现象的机理，蹲踞时下肢屈曲，静脉回心血量减少，减轻心脏负荷，同时增加体循环阻力，使右向左分流减少，暂时缓解缺氧的症状。

▲法洛四联症的患儿缺氧时，使用普萘洛尔（心得安），可减轻右室流出道梗阻，减慢心率，预防发作。

▲法洛四联症的因血液黏稠度增高，当发热、多汗、吐泻脱水时，加重血液浓缩易形成血栓，因此，应注意增加液体摄入量，必要时可静脉输液。

▲使用强心苷类药物时要多食含钾食物。洋地黄的用药护理，禁忌与钙同补。

▲先心病的术前教育：术前使用抗生素预防感染，防止感染性心内膜炎发生。

▲先心病的健康教育：避免剧烈运动，法洛四联症给予充足液体的目的，如先心病儿童哭闹时口唇发干，喂食的过程中可暂停给予休息。

▲引起病毒性心肌炎最常见的病毒是柯萨奇病毒 B_1—B_6 型。

▲病毒性心肌炎患儿体格检查：显示心脏扩大，心搏异常，安静时心动过速，第一心音低钝及奔马律，伴心包炎者可听到心包摩擦音。辅助检查：血清肌酸激酶及其同工酶、肌钙蛋白升高；心电图检查发现心动过速，心律失常以室性早搏为多见；X 射线检查显示心影正常或普遍扩大。

▲病毒性心肌炎治疗以休息、保护心肌、控制心衰和抗休克为主。其中，保护心肌主要是运用大剂量维生素 C、能量合剂、辅酶 Q_{10}、1,6- 二磷酸果糖及中药等药物。

▲病毒性心肌炎患儿的休息指导很重要，急性期卧床休息，至热退后 3～4 周，逐渐增加活动量，一般总休息时间不少于 6 个月。严重者心脏扩大，有心力衰竭，应延长卧床时间，待病情好转、心脏缩小后逐渐开始活动。

项目 15　泌尿系统疾病患儿的护理

📢 项目目标

知识目标：

1. 掌握不同年龄儿童正常尿量、少尿和无尿的标准；急性肾小球肾炎、肾病综合征、泌尿道感染的身体状况、护理诊断和护理措施。

2. 熟悉急性肾小球肾炎、肾病综合征的病因、发病机制、辅助检查和治疗要点。

3. 了解儿童泌尿系统解剖特点。

能力目标：

1. 能对泌尿系统疾病患儿进行护理评估、制订护理计划，实施整体护理。

2. 能与儿童及家长进行良好的沟通，进行健康教育。

素质目标：

具备良好的人文关怀精神和儿科护士职业素养；具备初步的评判性思维，并能应用于泌尿系统疾病患儿的临床护理决策。

💎 思政案例 15

先天性心脏病防治之路：强化政策与科研，守护儿童健康未来

导入：先天性心脏病是新生儿常见的出生缺陷，《中国心血管健康与疾病报告 2019》指出，我国现有先天性心脏病的患病人数约为 200 万人，每年出生 9～15 万先天性心脏病患儿，严重影响患儿生存和生活质量，给家庭带来巨大痛苦和经济压力。

正文：国家高度重视先天性心脏病的诊疗工作。为落实"健康中国 2030"规划纲要，国家卫生健康委员会制定并印发了《全国出生缺陷综合防治方案》，文件提出我国先天性心脏病的具体防治措施有：①加强孕前、孕期健康检查，预防先天性心脏病出生缺陷。②加强新生儿先天性心脏病筛查，纳入筛查范围，并加大筛查力度。③将儿童先天性心脏病纳入重大疾病保险，减轻家庭负担，对治疗费用进行减免。④鼓励社会力量参与防治，社会公益组织积极参与救助。⑤加大对先天性心脏病科研的投入，支持科研攻关。

在党和国家的关怀下，我们共同见证了先天性心脏病防治工作的不断推进，不仅为孩子们点亮了生命的希望之光，也为无数家庭带来了温暖的慰藉。让我们继续携手前行，为更多孩子和家庭的健康与幸福贡献力量！

微课 15-1-1
儿童泌尿系统解
剖生理特点

课件 15-1-1
儿童泌尿系统解
剖生理特点

任务 15.1　儿童泌尿系统解剖生理特点

泌尿系统疾病是儿科的常见病、多发病，其中急性肾小球肾炎发病率位于首位，其次是肾病综合征。由于疾病的病因、发病机制、病理生理、临床表现、治疗要点、预后不同，故其护理及健康宣教等方面各具其特点。

【相关知识】

（一）解剖特点

1.肾脏　肾脏位于腹后壁，脊柱两侧。儿童年龄越小，肾脏相对越大。婴儿期肾脏位置较低，其下极可低至髂嵴以下第 4 腰椎水平，2 岁以后才达到髂嵴以上。由于肝脏位置偏低，故右肾位置低于左肾，加之腹壁肌肉薄而松弛，故 2 岁以内健康儿童腹部常可扪及右肾。

2.输尿管　婴幼儿输尿管较长，弯曲度较大，管壁肌肉及弹力纤维发育不良，故容易受压及扭曲而导致梗阻，造成尿潴留而诱发泌尿道感染。

3.膀胱　婴幼儿膀胱位置相对较高，尿液充盈时，膀胱易升入腹腔在耻骨联合之上，触诊时容易扪及，随着年龄增长逐渐下降至盆腔内。

4.尿道　女婴尿道较短，新生儿尿道仅长 1 cm（性成熟期 3～5 cm），外口暴露，接近肛门，易受细菌污染引起上行感染。男婴尿道虽长，但常有包皮过长、包茎污垢积聚引起上行感染。

（二）生理特点

肾脏生理功能包括排泄代谢产物、调节水电解质酸碱平衡和内分泌。新生儿肾单位数量已达成人水平，生理功能基本与成人相似，但尚不完善，储备能力差，调节机制不够成熟。儿童肾功能一般到 1～1.5 岁达成人水平。

🖱 知识拓展 15-1-1

新生儿及幼婴肾功能特点

1.肾小球滤过率　每分钟两侧肾生成的超滤液量，是肾小球滤过功能的主要评价指标。足月新生儿肾小球滤过率低，生后 1 周为成人的 1/4，3～6 个月为成人的 1/2，6～12 个月为成人的 3/4，早产儿更低，故不能有效地排出过量的水分和溶质。1 岁后接近成人。

2.肾小管重吸收及排泄功能　新生儿及幼婴儿肾脏对水和钠的调节功能不够成熟，重吸收功能较差，在应激状态下，容易发生钠潴留和水肿。低体重儿肾脏排钠较多，如摄入不足，可出现钠负平衡而致低钠血症。生后前 10 天的新生儿，钾排泄能力较差，有高钾血症倾向，新生儿葡萄糖肾阈较成人低，静脉输入或者大量口服葡萄糖时易出现尿糖。

3.浓缩和稀释功能　新生儿及幼婴由于髓袢短，尿素形成量少以及抗利尿激素分泌不足，使浓缩功能受到很大影响，应激状态下保留水分的能力较年长儿和成人低。婴儿由尿中每排出 1 mmol 溶质需水分 1.4～2.4 mL，成人仅需 0.7 mL，婴儿约为成人的 2～3 倍，因此入量不足或体液丢失时易发生脱水甚至诱发急性肾功能不全。新生儿及幼婴儿尿稀释功能接近成人，但利尿速度慢，当给水过多或输液过快时易出现水肿。

4.酸碱平衡　新生儿及婴幼儿肾保留 HCO_3^- 的能力差，碳酸氢盐的肾阈低；肾脏分泌 NH_3 和泌 H^+ 的能力低；从尿中排磷酸盐量少，酸碱失衡的调节能力差，因而易发生酸中毒。

5.内分泌功能　新生儿的肾脏已具有内分泌功能，其血浆肾素、血管紧张素和醛固酮均等于或高于成人，生后数周内逐渐降低。新生儿肾血流量低，因而前列腺素合成速率较低。

（三）儿童排尿及尿液特点

1.排尿次数　生后最初几日因摄入量少，每日仅排 4～5 次，1 周后因新陈代谢旺盛，摄入量增加而膀胱容量小，排尿次数可突然增至每日 20～25 次；1 岁时每日排尿次数为 15～16 次，一般 1.5 岁左右儿童可自动控制排尿，排尿间隔逐渐延长，学龄前和学龄期 6～7 次/日。

2.每日尿量　儿童尿量个体差异较大，与每日饮食、摄入水量、活动量、气温及精神等因素相关。不同年龄儿童尿量参考值见表 15-1-1。

表 15-1-1　不同年龄儿童的尿量

年龄分期	正常尿量	少尿	无尿
新生儿期	1～3 mL/（kg·h）	<1.0 mL/（kg·h）	<0.5 mL/（kg·h）
3～10 天	100～300 mL/d	<200 mL/d	<30～50 mL/d
2 个月	250～400 mL/d	<200 mL/d	<30～50 mL/d
2 个月～1 岁	400～500 mL/d	<200 mL/d	<30～50 mL/d
1～3 岁	500～600 mL/d	<200 mL/d	<30～50 mL/d
3～5 岁	600～700 mL/d	<300 mL/d	<50 mL/d
5～8 岁	600～1 000 mL/d	<400 mL/d	<50 mL/d
8～14 岁	800～1 400 mL/d	<400 mL/d	<50 mL/d
>14 岁	1 000～1 600 mL/d	<400 mL/d	<50 mL/d

3. 排尿控制　婴儿期排尿机制由脊髓反射完成，以后逐渐建立脑干 - 大脑皮质控制，一般至 3 岁可控制排尿。1.5～3 岁儿童主要通过控制尿道外括约肌和会阴肌来控制排尿，若 3 岁后仍保持这种排尿机制，不能控制膀胱逼尿肌收缩，则出现不稳定膀胱，表现为白天尿频尿急、偶尔尿失禁和夜间遗尿。

4. 尿液特点

（1）颜色　正常婴幼儿尿液淡黄、透明。生后 2～3 天尿色深，稍混浊，放置后有淡红色或红褐色沉淀，此为尿酸盐结晶形成。尿液在寒冷季节放置后可有盐类结晶析出而为乳白色沉淀，尿酸盐加热后、磷酸盐加酸后可溶解。

（2）酸碱度　出生后前几天因尿内含尿酸盐，呈强酸性，以后接近中性或弱酸性，pH 值多为 5～7。

（3）尿渗透压和尿比重　新生儿的尿渗透压平均为 240 mmol/L，尿比重为 1.006～1.008，随年龄增长逐渐增高，1 岁后接近成人水平。尿比重正常范围为 1.003～1.030，儿童尿渗透压为 500～800 mmol/L，尿比重为 1.011～1.025。

（4）尿蛋白　正常儿童尿中仅含微量蛋白，通常 ≤ 100 mg/（m²·24 h），蛋白定性为阴性。

（5）尿细胞和管型　正常新鲜尿液离心后沉渣镜检，红细胞 <3 个 /HP，白细胞 <5 个 /HP，管型一般不出现，偶见透明管型。可疑者做 12 小时尿沉渣计数（Addis count）：正常为蛋白含量 <50 mg，红细胞 <50 万个，白细胞 <100 万个，管型 <5 000 个。

📎 知识拓展 15-1-2

世界肾脏日

世界肾脏日（World Kidney Day），由国际肾脏病学会和国际肾脏基金联盟于 2006 年联合提议每年 3 月的第二个星期四为世界肾脏日。

2016 年 3 月 11 日为第 11 个世界肾脏日，主题是"肾脏病与儿童"首次聚焦儿童肾脏病，宣传口号是"早期行动，预防肾病，从儿童抓起"。因为儿童肾脏病的急性肾损伤或慢性肾脏病，均有可能影响其一生，严重影响成年后的生活质量，因此，早期发现、有效治疗，非常重要。希望通过肾脏病日的宣传，普及"许多成年肾脏病实际从儿童时期就开始"的观念，呼吁人们重视肾脏病在儿童时期的高危因素及高危人群的识别和预防，如遗传史、家族史、低出生体重、肥胖、感染、药物因素等；同时，应注重儿童肾脏病从儿科到成人肾脏病专科的连续医疗照护、加强从儿童到成年肾脏病的系统研究，对于遏制人类肾脏病的发生发展至关重要。

护考直击 15-1-1

1. 婴幼儿少尿是指 24 小时尿量少于（　　　）。
    A. 250 mL   B. 200 mL   C. 100 mL   D. 60 ～ 80 mL   E. 30 ～ 50 mL

（2 ～ 3 题共用题干）6 个月婴儿，儿童保健门诊接受常规体检，已取尿标本做尿常规检查。
2. 下列结果异常的是（　　　）。
    A. 尿液黄色透明   B. 尿比重 1.010 ～ 1.025
    C. 尿 pH 值为 5 ～ 7   D. 红细胞 <3 个 /HPF
    E. 白细胞 >5 个 /HPF
3. 该婴儿少尿，则 24 小时尿量低于（　　　）。
    A. 100 mL   B. 200 mL   C. 300 mL   D. 400 mL   E. 500 mL

参考答案：1. B 2. E 3. B

任务 15.2　急性肾小球肾炎患儿的护理

工作情境与任务 15-2-1

导入情境：患儿，女，5 岁，因"眼睑水肿、少尿 2 天，加重 1 天"入院。患儿 2 周前患"感冒"，自行缓解；起病后精神欠佳，食欲减退，睡眠尚可，活动减少，体重增加，大便无异常。查体：T 36.8 ℃，P 100 次 / 分，R 28 次 / 分，BP 140/90 mmHg，眼睑、颜面及双下肢水肿，呈非凹陷性。尿蛋白（＋），红细胞（＋＋＋）。

入院诊断：急性肾小球肾炎。

工作任务：
1. 该患儿主要的护理诊断是什么？
2. 如何实施护理？

微课 15-2-1 急性肾小球肾炎患儿的护理

课件 15-2-1 急性肾小球肾炎患儿的护理

急性肾小球肾炎（acute glomerulonephritis，AGN）简称急性肾炎，是一组不同病因所致的感染后免疫反应引起的急性弥漫性肾小球炎性病变，临床表现为急性起病，多有前驱感染、水肿、血尿及高血压为主要表现。本病多见于感染之后，因绝大多数为链球菌感染后所致，故被称为急性链球菌感染后肾炎（APSGN），由其他病原体感染后引起者称非链球菌感染后肾炎。急性肾炎占儿童泌尿系统疾病的 53.7%，多见于 5 ～ 14 岁儿童，小于 2 岁少见，男女之比约 2∶1。

【相关知识】

（一）病因

本病主要是由 **A 组 β 溶血性链球菌感染**引起，发病前多有感染史，冬季发病者以呼吸道感染（上呼吸道感染或扁桃体炎）最为常见，秋季发病者以皮肤感染多见。此外，其他细菌如金黄色葡萄球菌、肺炎链球菌和革兰阴性杆菌等；病毒如流感病毒、腮腺炎病毒等；肺炎支原体、钩端螺旋体、白念珠菌、疟原虫和立克次体等感染后也可引起急性肾炎。

（二）发病机制

本病主要与 A 组 β 溶血性链球菌致肾炎菌株感染有关，因致肾炎链球菌作为抗原刺激机体产生相应抗体，抗原抗体形成循环免疫复合物沉积于肾小球基底膜上。免疫复合物在局部激活补体系统，引起一系列炎症反应和免疫损伤。炎症反应使得肾小球毛细血管管腔变窄，甚至闭塞，导致肾小球血流量减少，肾小球滤过率降低，水钠潴留，细胞外液和血容量增多，临床出现水肿少尿、高血压，严重者出现急性循环充血、高血压脑病、急性肾功能衰竭等症状。

【护理评估】

（一）健康史

询问患儿发病前 1～3 周有无上呼吸道感染、猩红热或皮肤感染史；评估水肿开始的时间、持续时间，发生部位、发展顺序及程度。评估患儿 24 小时排尿次数及尿量，观察尿的颜色。

（二）身体状况

急性肾炎临床表现轻重悬殊，轻者可无临床症状，仅见镜下血尿，重者可呈急进性过程，出现肾功能不全。

1. 前驱感染　90% 病例发病前 1～3 周有链球菌的前驱感染史，以呼吸道和皮肤感染为主。咽炎感染至发病为 6～12 天（平均 10 天），皮肤感染至发病为 14～28 天（平均 20 天）。

2. 典型表现　主要表现为水肿、少尿、血尿、蛋白尿和高血压。

（1）水肿　70% 患儿有水肿，为最常见和最早出现的症状。初期多为晨起眼睑和颜面部水肿，逐渐波及躯干和四肢，甚至全身，为非凹陷性。

（2）少尿　早期常有尿色变深，尿量明显减少，严重者可出现无尿。

（3）血尿　轻者仅见镜下血尿，50%～70% 有肉眼血尿，血尿为酸性时呈浓茶色或烟灰水样，血尿为中性或弱碱性时呈洗肉水样。肉眼血尿一般在 1～2 周消失，镜下血尿可持续数月，运动或并发感染时血尿可加重。

（4）蛋白尿　程度不等，约有 20% 患儿可达肾病综合征水平。

（5）高血压　30%～80% 患儿可有血压增高，学龄前儿童血压 >120/80 mmHg，学龄儿童血压 >130/90 mmHg。多在病程 1～2 周内随着尿量增多逐渐降至正常。

3. 严重表现　少数患儿在病程 2 周内可出现下列严重表现。

（1）严重循环充血　由于水钠潴留，血浆容量增加而出现循环充血。轻者仅有呼吸增快和肺部湿啰音，严重者表现为呼吸困难、端坐呼吸、咳嗽、咳粉红色泡沫痰，两肺布满湿啰音、心率增快、心脏扩大甚至出现奔马律、肝大、肝颈静脉征阳性、水肿加重等，危重病例可因突发急性肺水肿于数小时内死亡。

（2）高血压脑病　由于血容量增加使血压急剧增高，超过了脑血管代偿性收缩机制，脑血管痉挛或脑血管扩张而发生脑水肿。常发生在疾病的早期，血压可达（150～160）mmHg/（100～110）mmHg 以上，表现为头痛、呕吐、视物模糊或一过性失明，严重者可出现惊厥昏迷。

（3）急性肾功能不全　由于肾小球滤过率减少导致少尿、无尿，可出现暂时的氮质血症、电解质紊乱和代谢性酸中毒。一般持续 3～5 天，随着尿量增多而逐渐好转，一般不超过 10 天。

（三）心理 - 社会状况

由于疾病和治疗对活动和饮食的严格限制，患儿改变了原来的生活模式，会产生焦虑、恐惧心理；家长缺乏对本病的了解及担心患儿健康的预后而产生焦虑等心理。

（四）辅助检查

1. 尿液检查　镜检见大量红细胞，尿蛋白 +～+++，可见透明、颗粒或红细胞管型。

2. 血液检查

（1）外周血象　常有轻度贫血，白细胞数轻度升高或正常。

（2）免疫学检查　血清抗链球菌溶血素 O（ASO）升高，提示近期有链球菌感染，是诊断链球菌感染后肾炎的依据；血清总补体（CH50）和补体C3下降，多于起病后6～8周恢复正常。

（3）血沉　增快，多于2～3个月内恢复正常。

3.肾穿刺活检　对可能为急进性肾炎或临床、实验室检查不典型或病情迁延者进行肾穿刺活体组织检查以确定诊断。

（五）治疗要点

本病为自限性疾病，无特异性治疗。

1.一般治疗　休息与饮食见护理措施。

2.对症治疗

（1）利尿　一般用氢氯噻嗪口服；重者用呋塞米静脉注射或口服。

（2）降血压　经休息、控制水钠摄入、利尿后而血压仍高患儿，首选硝苯地平口服，与卡托普利交替使用效果更好。

（3）控制感染　常用青霉素10～14天，控制链球菌感染，清除体内残存的感染灶。

3.严重表现的治疗

（1）严重循环充血　纠正水钠潴留，恢复正常血容量，可使用呋塞米注射；表现为肺水肿者除一般对症治疗外，可加用硝普钠，上述处理无效时可采用腹膜透析或血液透析治疗。

（2）高血压脑病　选用降压效力强而迅速的药物，首选硝普钠静脉滴注，用法同上。

（3）肾功能不全　维持水电解质平衡，及时处理水肿、高钾血症和低钠血症，必要时采用透析疗法。

【护理诊断】

1.体液过多　与肾小球滤过率下降、水钠潴留有关。

2.活动耐力下降　与水肿、血压升高有关。

3.潜在并发症：严重循环充血、高血压脑病、急性肾衰竭。

4.知识缺乏　患儿及家长缺乏本病的护理、预防及预后的知识。

📖**工作任务解析 15-2-1**

> **工作任务1**：该患儿主要的护理诊断是什么？
> **解题思路**：本题主要考查急性肾小球肾炎患儿的护理诊断。根据患儿眼睑、颜面部及双下肢水肿，少尿，精神欠佳，活动减少，食欲减退等症状来判断患儿的主要护理问题。

【护理目标】

1.患儿尿量增加，水肿消退。

2.患儿倦怠乏力有所减轻，活动耐力逐渐增加。

3.患儿无严重循环充血、高血压脑病、急性肾衰竭等发生或发生时能及时发现给予适当处理。

4.患儿及家长能了解本病相关知识，能积极配合检查和治疗。

【护理措施】

1.休息　可减轻心脏负担，增加心排血量，使肾血流量增加，提高肾小球滤过率，减少水钠潴留，预防并发症的发生。起病2周内应卧床休息，待水肿消退、血压正常、肉眼血尿消失，可下床轻微活动；血沉正常方可上学，但3个月内应避免体力劳动和剧烈体育活动；Addis计数正常后恢复正常生活。

2.饮食管理　有水肿少尿及高血压者应限制钠盐摄入，食盐以每日＜1g或60 mg/（kg·d）为宜；除了严重少尿或循环充血，一般不必严格限水；有氮质血症时应限制蛋白质，予优质蛋白每日

0.5 g/（kg·d），同时供给高糖饮食以满足儿童热量需求。当尿量增加、浮肿消退、血压正常时，应尽早恢复正常饮食，以保证儿童生长发育的需要。

3. 利尿、降压

（1）凡有明显水肿少尿、高血压或循环充血患儿，均应使用利尿剂、降压药。利尿剂一般口服氢氯噻嗪，无效时静脉注射呋塞米；降压药有硝苯地平（心痛定）、利血平、卡托普利、硝普钠。

（2）应用利尿剂前后应注意观察体重、尿量（色）、水肿、血压变化，并做好记录；观察有无脱水和低血容量、低钾血症、低钠血症等电解质紊乱表现。

（3）应用硝普钠应新鲜配制，整个输液系统要避光以免药物遇光分解变色，影响疗效；严格控制输液速度，严密监测血压、心率的变化。

4. 病情观察

（1）水肿观察：注意水肿程度及部位，每日或隔日测量体重一次。

（2）尿量及尿色观察：准确记录 24 小时液体的出入量，每周 2 次尿常规检查；患儿尿量增加，肉眼血尿消失，提示病情好转。若尿量持续减少，血压增高，出现头痛、恶心、呕吐等，要警惕急性肾功能不全及高血压脑病的发生。

（3）预防并发症：观察患儿有无咳嗽及咳粉红色泡沫痰，观察呼吸、脉搏的变化，警惕严重循环充血的发生，如发生立即将患儿置于半卧位，吸氧，及时报告医生，遵医嘱用药。观察患儿血压变化，如血压突然升高，出现剧烈头痛、呕吐、视物模糊或一过性失明等，提示可能发生了高血压脑病，立即报告医生并进行抢救，遵医嘱给予镇静剂、脱水剂等药物治疗。

5. 心理护理　了解患儿及家长的心态，以及对本病的了解程度，解除患儿由活动受限带来的焦虑情绪。向患儿及家长讲解有关肾炎知识，增强战胜疾病的信心。

6. 健康教育　向患儿及家长介绍本病是一种自限性疾病，预后良好，发展为慢性肾炎少见。强调急性期休息和限制活动的重要性，尤其前 2 周最为关键。锻炼身体，增强体质，避免或减少呼吸道感染，一旦感染应尽早使用抗生素是预防本病的关键。

📖 工作任务解析 15-2-2

工作任务 2：应采取哪些护理措施？

解题思路：此任务是考核急性肾小球肾炎的患儿护理措施，可以从休息与活动、饮食护理、病情观察、皮肤护理和心理护理等方面制定护理措施。结合患儿的具体病情和医嘱进行个性化护理，以保证患儿得到全面、细致的护理。

【护理评价】

1. 患儿尿量是否增加，水肿是否消退。

2. 患儿倦怠乏力症状有无减轻，活动耐力是否逐渐增加。

3. 患儿有无急性循环充血、急性肾衰竭和高血压脑病等情况发生。

4. 患儿和（或）家长是否了解休息和饮食的重要性，是否积极配合治疗和护理。

✒ 知识拓展 15-2-1

儿童尿筛查

儿童肾脏疾病常起病隐匿，并无明显临床症状，部分患者可进行性发展为终末期肾脏疾病。因此，在儿童时期对肾脏疾病的早期发现非常重要。

许多国家和地区都开展了尿筛查计划以期早期发现肾脏疾病患儿。研究显示，尿筛查能从无症状儿童中检出不少相关病例，如尿路感染、急性肾炎、紫癜性肾炎、多囊肾、肾积水和IgA肾病等。

目前各国主要采用尿液试纸法，留取晨尿中段尿标本进行筛查，检测项目主要为血尿、蛋白尿和白细胞尿等。由于试纸法假阳性率高，故多采用重复检测。对初次筛查提示潜血、蛋白质、白细胞阳性的儿童，于两周后复查。多次检测阳性者前往医院或专科医生处进一步检查以明确诊断。

尿筛查具有操作简便、经济实用、切实有效的特点，专家建议将尿筛查纳入我国儿童保健常规项目，采用初级筛查、二级医院随访管理、三级医院确诊治疗的筛查模式，从而早期发现肾脏疾病。但对于儿童尿筛查的有效性和选择筛查的方法上，目前全球尚无统一的意见和相关指南。

护考直击 15-2-1

1.肾性水肿一般首先出现的部位是（　　　）。
　　A. 腹腔　　　　　B. 胸膜腔　　　　　C. 心包腔　　　　　D. 双下肢　　　　　E. 眼睑及面部

2.肾小球疾病最常见的临床表现是（　　　）。
　　A. 血尿　　　　　B. 水肿　　　　　C. 少尿　　　　　D. 蛋白尿　　　　　E. 高血压

（3～5题共用题干）患儿，男，6岁。2周前患猩红热，近3天来尿量减少，尿色似洗肉水，眼睑水肿，伴头痛恶心。血压160/100 mmHg，下肢轻度水肿。尿检见大量红细胞，尿蛋白（＋～＋＋），血清补体C3降低。

3.该患儿首选的药物是（　　　）。
　　A. 硝普钠　　　　　B. 硝苯地平　　　　　C. 呋塞米　　　　　D. 肾上腺皮质激素
　　E. 环磷酰胺

4.该患儿目前最可能发生的情况是（　　　）。
　　A. 急性肾功能不全　　　　　　　B. 水、电解质平衡紊乱
　　C. 脑膜炎　　　　　　　　　　　D. 脑脓肿
　　E. 高血压脑病

5.对该患儿不正确的护理措施是（　　　）。
　　A. 定期查尿常规　　　　　　　　B. 监测血压变化
　　C. 限制水钠入量　　　　　　　　D. 严格卧床休息
　　E. 观察脑膜刺激征

6.急性肾小球肾炎尿呈浓茶色是由于（　　　）。
　　A. 尿液为酸性　　B. 尿相对密度增高　C. 尿酸盐结晶　　　D. 饮水少　　　　　E. 尿蛋白太高

7.急性肾小球肾炎患儿舒张压高于90 mmHg时，首选的降压药物是（　　　）。
　　A. 硝苯地平　　　　　B. 利血平　　　　　C. 硝酸甘油　　　　　D. 卡托普利　　　　　E. 硝普钠

参考答案：1. E　2. B　3. A　4. E　5. E　6. A　7. A

任务 15.3　肾病综合征患儿的护理

工作情境与任务 15-3-1

导入情境：患儿，男，5 岁。以眼睑、面部、双下肢水肿 3 天。加重伴少尿 1 天入院。查体：体温 36.4 ℃，脉搏 80 次 / 分，呼吸 22 次 / 分，血压 118/75 mmHg，双下肢及阴囊水肿明显，水肿呈凹陷性。尿液检查：尿蛋白定性（＋＋＋），血液检查，血浆胆固醇 7.0 mmol/ L，血浆白蛋白 18 g/ L。

入院诊断：原发性肾病综合征。

工作任务：

1. 患儿应首选何种药物治疗？用药过程中的注意事项有哪些？

2. 列出患儿的主要护理问题及依据。

3. 该患儿预防感染的护理措施有哪些？

微课 15-3-1
肾病综合征患儿
的护理

课件 15-3-1
肾病综合征患儿
的护理

肾病综合征（nephrotic syndrome，NS）简称肾病，是多种原因引起的以肾小球基膜通透性增高，导致大量血浆蛋白从尿中流失而引起的一组临床症候群。临床具有四大特征：**大量蛋白尿、低蛋白血症、高脂血症和不同程度水肿**。其中前两项为诊断必备条件。

【相关知识】

（一）分类

肾病综合征按病因可分为原发性、继发性和先天性三大类。儿童时期绝大多数肾病为原发性肾病，发病率在儿童泌尿系统疾病中仅次于急性肾炎。发病年龄多为 3～5 岁儿童，男女之比为 3.7∶1。

（二）病因及发病机制

病因和发病机制目前尚不十分清楚。

单纯性肾病的发病与 T 细胞功能紊乱可能有关。肾炎型肾病患儿的肾组织中发现免疫球蛋白和补体成分沉积，提示与免疫病理损伤有关，还与遗传及环境有关。

（三）病理生理

基本病理改变是肾小球通透性增加，导致**蛋白尿**，而**低蛋白血症、水肿和高脂血症**是蛋白尿继发的病理生理改变，如图 15-3-1 所示。

1. 大量蛋白尿　免疫功能紊乱使肾小球滤过膜通透性增加，大量血浆蛋白滤出，当超过肾小管的重吸收能力，就会出现大量蛋白尿。长时间持续大量蛋白尿能促进肾小球系膜硬化和间质病变，导致肾功能不全。

2. 低蛋白血症　因大量血浆蛋白从尿液中丢失，从肾小球滤出的白蛋白被肾小管重吸收后进行分解，引起低蛋白血症。

3. 水肿　低蛋白血症使血浆胶体渗透压降低，导致血浆中水分外渗到组织间隙，有效循环血量减少，肾小管对钠、水的重吸收增多，造成水钠潴留，引起全身凹陷性水肿或腹水、胸水。

4. 高脂血症　低蛋白血症促使肝脏合成蛋白增多，导致脂蛋白合成也随之增加，大分子脂蛋白难以从肾排出导致高脂血症，持续高脂血症可促进肾小球硬化和肾间质纤维化。

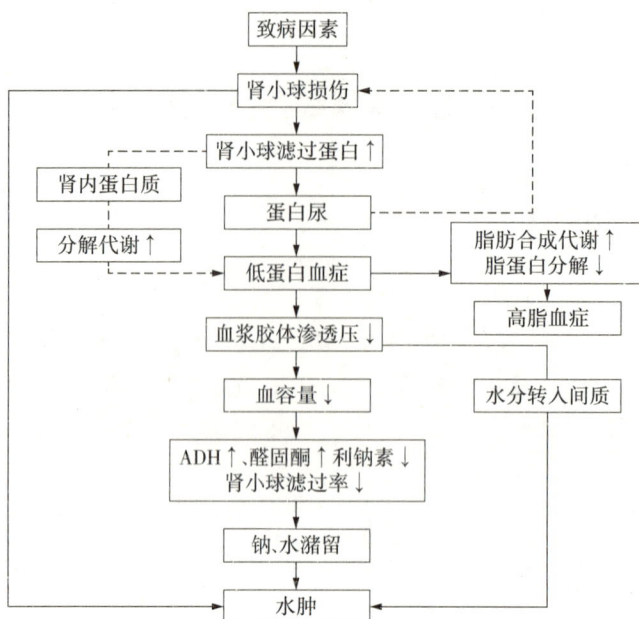

图 15-3-1　原发性肾病综合征的病理生理

【护理评估】

（一）健康史

评估患儿发病情况，包括起病缓急、诱因（如感染、劳累、预防接种）及是否为首次或复发。评估水肿开始的时间、部位、发展顺序及程度、用药情况和反应等。

（二）身体状况

1. 单纯性肾病　多见于 2～7 岁发病，男性发病明显高于女性，为（2～4）:1，多数起病隐匿，无明显诱因，水肿是最突出的表现，始于眼睑、面部，后逐渐遍及四肢、全身，呈凹陷性，男孩常有阴囊水肿，严重者可出现胸水、腹水。可伴有面色苍白、乏力、厌食，水肿严重者可有少尿，一般无血尿及高血压。

2. 肾炎性肾病　较单纯性肾病少见。发病年龄偏大，多见于学龄期儿童。患儿水肿一般不严重，除有单纯性肾病的四大症状外，常伴有明显的持续性或反复的高血压（学龄前儿童血压超过 120/80 mmHg，学龄儿童超过 130/90 mmHg）、血尿及氮质血症，血清补体可降低。

3. 并发症

（1）感染　是最常见的并发症。由于免疫功能低下，易并发各种感染，最常见为呼吸系统感染，占 50% 以上，其次为皮肤感染、泌尿系统感染、原发性腹膜炎等，感染常导致肾病的复发或加重。

（2）电解质紊乱　由于长期应用肾上腺糖皮质激素、利尿剂以及饮食限制食盐等引起电解质紊乱，如低钠血症、低钾血症、低钙血症等，患儿可能出现厌食、乏力、嗜睡、手足抽搐等症状。

（3）高凝状态及血栓形成　肾病综合征患儿常存在高凝状态，易形成血栓。临床以肾静脉血栓最常见，表现为突发性腰痛，血尿或血尿加重，少尿，甚至肾功能衰竭。亦可出现下肢静脉血栓，甚至肺栓塞和脑栓塞。

（4）急性肾衰竭　多数为低血容量所导致的肾前性肾衰竭，少数为肾组织的严重增生性病变。

（5）生长延迟　多见于肾病频繁复发和长期接受大剂量糖皮质激素治疗的患儿。多数患儿在肾病好转后可有生长追赶现象。

（三）心理-社会状况

由于本病病情反复、病程相对较长，因此需评估患儿及家长对疾病的了解程度及家庭的经济状况等。了解患儿用激素治疗后出现满月脸、向心性肥胖等形象变化是否产生焦虑及自卑情绪，是否有因与同伴分离及停止上学而产生焦虑心理。了解患儿及其家长对今后的较长期治疗有无心理准备及对治疗的依从性。

（四）辅助检查

1. 尿常规　尿蛋白定性 ＋＋＋ ～ ＋＋＋＋，大多可见透明管型、颗粒管型，肾炎性肾病可有较多红细胞。24 小时尿蛋白定量 ＞50 mg/（kg·d）为大量蛋白尿。

2. 血液检查　血浆总蛋白和白蛋白偏低，白、球比例倒置；血清胆固醇增多；血沉加快；肾炎型肾病患儿可能有补体 C3 降低或不同程度的氮质血症。原发性肾病患儿多存在高凝状态和血栓形成，表现为血小板增多、聚集率增加，纤维蛋白原增加，尿纤维蛋白裂解产物增高。

（五）治疗要点

1. 一般治疗　休息、调整饮食，水肿患儿要限制盐的摄入，防治感染、补充维生素 D 和钙剂。

2. 激素治疗　糖皮质激素是治疗肾病综合征的首选药物。

（1）短程疗法　泼尼松分次口服，共 4 周，以后改为泼尼松 1.5 mg/ kg，隔日清晨顿服，共 4 周。全疗程共 8 周，然后骤然停药。此疗法易复发，较少用。

（2）中、长程疗法　适用于初治的病例，泼尼松分次口服，尿蛋白转阴后巩固 2 周（一般足量不少于 4 周，最长不超过 8 周），进入巩固维持阶段，改为 2 mg/ kg，隔日晨顿服，持续 4 周。如尿蛋白持续转阴，以后每 2 ～ 4 周减 2.5 ～ 5 mg，直至停药，6 个月为中程疗法，9 个月为长程疗法。

3. 免疫抑制剂治疗　适用于对激素部分敏感、耐药、依赖和复发者，或对激素副作用不耐受的患儿。常用药物为环磷酰胺（CTX），其他免疫抑制剂有环孢素、苯丁酸氮芥、雷公藤总苷等。

4. 其他治疗　必要时给予利尿、抗凝、免疫调节以及中药等治疗。

📖 工作任务解析 15-3-1

> **工作任务 1**：患儿首选何种药物治疗？用药过程中的注意事项有哪些？
>
> **解题思路**：本题考查肾病综合征的治疗。除休息、调整饮食、防治感染等一般治疗外，糖皮质激素是治疗的首选药物。应用激素治疗期间，应注意每日血压、尿量、尿蛋白的变化；严格遵医嘱指导患儿服药；密切观察是否出现高血压、消化道溃疡、库欣综合征等副作用；注意及时补充维生素 D 和钙剂。

【护理诊断】

1. 体液过多　与低蛋白血症等导致的水、钠潴留有关。
2. 营养失调：低于机体需要量　与大量蛋白丢失有关。
3. 有感染的危险　与免疫力低下及激素的使用有关。
4. 有皮肤完整性受损的危险　与高度水肿有关。
5. 潜在并发症：急性肾衰竭、电解质紊乱等。
6. 自我形象失常　与长期使用糖皮质激素及免疫抑制剂有关。
7. 焦虑　与疾病反复和病程长有关。

📖 工作任务解析 15-3-2

> **工作任务 2**：该患儿主要的护理问题有哪些？
>
> **解题思路**：本题考查肾病综合征的护理诊断。根据患儿水肿、蛋白尿、低蛋白血症等表现，该患儿主要的护理诊断有体液过多、营养失调（低于机体需要量）。

【护理目标】

1. 患儿水肿逐渐消退。

2.患儿低蛋白血症得到纠正，营养状况逐渐改善。

3.患儿没有发生感染，或被及时控制。

4.患儿皮肤完整性逐渐恢复。

5.患儿住院期间未发生并发症，或并发症被及时控制。

6.患儿能正确认识激素治疗造成的形象改变。

7.焦虑情绪缓解，较好地配合治疗。

【护理措施】

1.适当休息　一般不需卧床休息，严重水肿和高血压时应卧床休息，但应经常变换体位，病情缓解后可逐渐增加活动量，不要过度劳累，以免病情复发。

2.保证患儿营养供应

（1）饮食　一般患儿不需要特别限制饮食，应给予易消化饮食，如优质蛋白、少量脂肪、足量糖类及高维生素饮食

（2）蛋白质　蛋白摄入量为 $1.5 \sim 2$ g/（kg·d），以高生物效价的动物蛋白为宜，如乳类、蛋、禽类以及牛肉等。

（3）水和盐　重度水肿、高血压时应限制钠、水的入量，给予无盐或低盐饮食（氯化钠 $1 \sim 2$ g/d），病情缓解后不必继续限盐。

（4）维生素　患儿应用糖皮质激素治疗过程中，每日应给予维生素 D400 U 及钙剂 $800 \sim 1\ 200$ mg。

3.预防感染、加强皮肤护理

（1）保护性隔离　肾病患儿与感染性疾病患儿分开收治，病室每日进行空气消毒，减少探视人数，避免患儿到人多的公共场所。

（2）加强皮肤、黏膜护理　保持皮肤清洁、干燥，及时更换内衣；保持床单清洁、整齐，被褥松软；帮助患儿床上擦浴，尤其是腋窝、腹股沟等皮肤皱褶处，每天擦洗 $1 \sim 2$ 次，并保持干燥；协助患儿翻身，防止水肿局部受压发生压疮，水肿严重时，臀部和四肢受压部位垫软垫；阴囊水肿可用棉或吊带托起；皮肤破损者可涂聚维酮碘预防感染。

（3）做好会阴部清洁　用 3% 硼酸溶液坐浴每日 $1 \sim 2$ 次，以预防尿路感染。

📖 工作任务解析 15-3-3

工作任务3：该患儿预防感染的措施主要有哪些？

解题思路：本题考查肾病综合征预防感染的护理措施。患儿抵抗力低下要加强保护性隔离，水肿严重时，下肢受压部位垫软垫；阴囊水肿可用棉或吊带托起；皮肤破损者可涂聚维酮碘预防感染。

4.病情观察、预防并发症

（1）观察水肿情况　注意水肿的程度及部位，每日测体重一次；有腹水者每日测腹围一次，了解腹水变化情况；记录 24 小时出入量。

（2）并发症的观察　密切观察生命体征的变化，注意监测体温和检查血常规，及时发现感染灶并给予抗生素治疗。若有厌食、乏力、嗜睡、血压下降甚至休克等考虑低钠血症；有乏力、肌张力下降、腹胀及心电图表现等考虑低钾血症；有烦躁不安、四肢湿冷、脉搏细数、血压下降等考虑低血容量休克；有突发腰痛、血尿加重或急性肾衰竭等考虑肾静脉血栓形成，及时报告医生积极协助治疗。

5.用药护理

（1）糖皮质激素治疗期间注意每日血压、尿量、尿蛋白、血浆蛋白的变化情况。并观察药物的不良反应，如高血压、库欣综合征、糖尿病、骨质疏松、消化道溃疡等。

（2）应用利尿剂时注意观察尿量和血压，防止发生低血容量性休克和静脉血栓；定时查血钾、血钠，防止发生电解质紊乱。

（3）应用免疫抑制剂如环磷酰胺治疗时，注意药物不良反应如白细胞数下降、胃肠道反应及出血性膀胱炎等，用药期间要多饮水和定期查血象。

（4）应用抗凝和溶栓疗法时注意监测凝血时间及凝血酶原时间。

6. 心理护理　关心爱护患儿，与患儿及家长多交流。帮助患儿适应形象的改变，讲解药物引起的形象改变会随着减量或停药而逐渐恢复正常，以消除其焦虑、自卑心理，保持良好情绪，增强治愈信心。

7. 健康教育　向患儿及家长强调激素治疗本病的重要性，使患儿坚持按医嘱服药，不能随意减药或停药；强调预防感染的重要性，并采取有效措施预防感染，教会家长和年长儿使用试纸监测尿蛋白的变化。

【护理评价】

1. 患儿水肿是否消退。
2. 患儿营养状况是否逐渐改善。
3. 患儿皮肤完整性是否恢复。
4. 患儿住院期间并发症是否得到及时控制。
5. 患儿和（或）家长能否坦然面对激素治疗造成的形象改变。

护考直击 15-3-1

1. 原发性肾病综合征的常见并发症是（　　　）。
   A. 心力衰竭　　　　B. 高血压脑病　　　C. 肾功能不全　　D. 高钾血症　　　E. 感染
2. 患儿 8 岁，因高度水肿，尿蛋白（＋＋＋＋）入院，诊断为肾病综合征，治疗首选（　　　）。
   A. 青霉素　　　　　B. 肾上腺皮质激素　C. 环磷酰胺　　　D. 白蛋白　　　　E. 利尿剂
3. 单纯性肾病综合征患儿，应用肾上腺糖皮质激素治疗，对他的出院指导中错误的是（　　　）。
   A. 不能随意停用激素　　　　　　　B. 避免到公共场所
   C. 避免过度劳累　　　　　　　　　D. 可进行预防接种
   E. 给予营养丰富的饮食

（4～5 题共用题干）患儿，男，4 岁。全身严重凹陷性水肿，24 小时尿蛋白定量 0.15 g/kg，血清蛋白 10 g/L，血胆固醇 9.2 mmol/L，诊断为单纯性肾病。

4. 该患儿不会发生的并发症是（　　　）。
   A. 低钠血症　　　B. 感染　　　　　C. 心力衰竭　　　D. 低钙血症　　　E. 静脉血栓形成
5. 该患儿的治疗及护理正确的是（　　　）。
   A. 适当户外活动　　　　　　　　　B. 饮食不必限盐
   C. 禁用环磷酰胺　　　　　　　　　D. 尽量避免皮下注射
   E. 口服泼尼松总疗程不超过 8 周
6. 患儿，男，5 岁。因"肾病综合征"以肾上腺皮质激素治疗 5 个月，出现浮肿减轻，食欲增加，双下肢疼痛，最应关注的药物副作用是（　　　）。
   A. 高血压　　　　B. 骨质疏松　　　　C. 白细胞减少　　D. 消化道溃疡　　E. 库欣综合征

（7～9 题共用题干）患儿，男，8 岁。因肾病综合征入院治疗，双眼浮肿、尿少 3 天，化验结果显示胆固醇升高，血浆蛋白降低，尿蛋白（＋＋＋＋）。

7. 该患儿最主要的护理问题是（　　　）。

A. 活动无耐力　　　　　　　　B. 皮肤完整性受损

C. 体液过多　　　　　　　　　D. 体温过高

E. 营养不良，低于机体需要量

8. 最常见的并发症是（　　）。

A. 感染　　　B. 缺氧　　　C. 压疮　　　D. 静脉炎　　　E. 血栓

9. 护士应采取的最主要的护理措施是（　　）。

A. 绝对卧床休息　B. 静脉给药　　　C. 吸氧　　　D. 使用气垫床　　　E. 低蛋白饮食

参考答案：1. E　2. B　3. D　4. C　5. D　6. B　7. C　8. A　9. A

任务 15.4　泌尿道感染患儿的护理

工作情境与任务 15-4-1

导入情境： 患儿，男，2岁。于3天前开始发热，体温39℃，食欲下降，伴恶心、呕吐，排尿时哭闹，尿急、尿频。查体：T 38℃，精神不振，神志清。咽部充血。外阴部无异常。辅助检查：血常规，WBC 14×10^9/L，Hb 105 g/L；尿常规，蛋白（+），白细胞15个/HP，可见白细胞管型，红细胞8个/HP，变形红细胞占20%。

入院诊断： 泌尿道感染

1. 针对患儿病情该如何护理？

2. 怎样对患儿家长进行健康教育？

泌尿道感染（urinary tract infection，UTI）又称尿路感染，是指病原体直接侵入尿道，在尿液中繁殖并引起尿道黏膜或组织损伤。尿路感染按病变部位分为肾盂肾炎、膀胱炎、尿道炎；肾盂肾炎又称上泌尿道感染，膀胱炎、尿道炎称下泌尿道感染。由于儿童时期感染局限在某一部位者较少，局部定位困难，统称尿路感染。

【相关知识】

（一）病因

任何致病菌均可引起泌尿道感染，多数为革兰氏阴性杆菌，其中大肠埃希菌是最常见的致病菌，占60%～80%；其次为克雷伯杆菌、变形杆菌、肠杆菌等，少数为革兰氏阳性菌如肠球菌和葡萄球菌等。

（二）感染途径

（1）上行性感染　是泌尿道感染最常见的感染途径；致病菌由尿道口上行至膀胱，引起膀胱炎；膀胱内的致病菌经输尿管移行至肾脏，可引起肾盂肾炎；膀胱输尿管反流常是细菌上行性感染的直接通道。

（2）血源性感染　致病菌从机体任何发生感染的部位进入血液到达泌尿系统，致病菌主要是金黄色葡萄球菌。此种途径较少见。

（3）淋巴感染　肠道有淋巴管与肾脏相通，肠道和盆腔的细菌感染可通过淋巴管感染肾脏或膀胱。

（4）直接蔓延　肾脏周围脏器和组织感染可直接蔓延引起泌尿道感染，但极为少见。

【护理评估】

（一）健康史

评估排尿情况及尿色，有无发热、排尿哭闹、遗尿等表现；有无尿道口污染、留置导尿等诱因；感染是初发还是再发，慢性感染者注意有无泌尿系统畸形。

（二）身体状况

1. 急性泌尿道感染　病程在 6 个月以内，不同年龄组有不同临床表现。年龄越小全身症状越明显，局部症状较轻；年长儿以局部症状为主。

（1）新生儿　症状不典型，多以全身症状为主，症状轻重不一，可有发热或体温不升、体重不增、拒奶、腹泻、嗜睡、黄疸等；严重者面色发绀或发灰，甚者出现烦躁、惊厥等中枢神经系统症状。

（2）婴幼儿　患儿以拒食、呕吐、发热、腹痛、腹泻等全身症状为主，也可出现排尿时哭闹不安、尿臭、排尿中断等局部症状。

（3）年长儿　表现与成人相似，上尿路感染多有寒战、发热、腰痛、肾区叩击痛等全身症状明显；患儿下尿路感染时的尿路刺激症状明显，可出现尿频、尿急、尿痛、尿道烧灼感等，偶见肉眼血尿。

2. 慢性泌尿道感染　病程迁延或反复发作，伴有生长发育迟缓、贫血、高血压、肾功能不全等。

（三）心理 - 社会状况

评估患儿及家长对该病护理知识的了解程度，及其心理反应、情绪反应等状况。

（四）辅助检查

1. 尿常规　清洁中段尿离心后，沉渣镜检可见白细胞≥ 5 个 /HP，可怀疑为尿路感染，也可出现肉眼血尿。

2. 尿培养及菌落计数　尿细胞培养和菌落计数是诊断尿路感染的主要依据，最好是在抗生素应用之前连续 2 次培养。中段尿培养尿菌落数≥ 10^5/mL 可确诊，$10^4 \sim 10^5$/mL 为可疑，< 10^4/mL 系污染。通过耻骨上膀胱穿刺获取的尿培养，只要发现有细菌生长即有诊断意义。临床高度怀疑泌尿道感染而尿普通细菌培养阴性者，应作 L- 型细菌和厌氧菌培养。

3. 尿液直接涂片找细菌　油镜下每个视野≥ 1 个细菌，表明尿内细菌数 > 10^5/mL 以上，有诊断意义。

4. 影像学检查　确诊有无泌尿道畸形和膀胱输尿管反流。

（五）治疗要点

1. 一般治疗　急性期卧床休息，多饮水，对症处理，加强营养增强患儿抵抗力。

2. 抗菌治疗　根据尿培养和药敏试验结果，结合临床疗效选择抗生素，最好选用抗菌谱广、对肾脏损害小的强效杀菌剂。下尿路感染可选用阿莫西林 / 克拉维酸钾，连服 7 ～ 10 天；上尿路感染多选用广谱抗生素或两种抗菌药物联合用药，如头孢噻肟钠、氨苄西林、头孢曲松钠等，疗程 10 ～ 14 天。

3. 积极治疗尿路畸形。

【护理诊断】

1. 体温过高　与尿路细菌感染有关。
2. 排尿异常　与膀胱、尿道炎症有关。
3. 舒适的改变　与尿频、尿急、尿痛等尿路刺激征有关。
4. 知识缺乏　年长患儿及家长缺乏有关泌尿道感染的防护知识。

【护理目标】

1. 患儿体温逐渐恢复正常。

2. 患儿排尿异常逐渐好转直至消失。

3. 患儿尿路刺激症状逐渐减轻或消失。

4. 患儿及家长能掌握泌尿系统感染的基本护理方法和预防措施。

【护理措施】

1. 维持正常体温

（1）休息　急性期应卧床休息。

（2）饮食　鼓励患儿多饮水，通过增加尿量来冲洗尿道，促进细菌和毒素的排出。高热患儿宜给予高热量、富含蛋白质和维生素、易消化的流质或半流质饮食，以增强机体抵抗力。

（3）降温　监测体温变化，高热者遵医嘱给予物理降温或药物降温。

2. 减轻排尿异常

（1）保持患儿会阴部清洁，便后冲洗外阴，用 3% 硼酸坐浴每日 2 次；小婴儿勤换尿布，尿布在阳光下曝晒、开水烫洗晒干，必要时煮沸、高压消毒。

（2）遵医嘱应用抗菌药物治疗，尿道刺激症状明显者，遵医嘱应用抗胆碱药。注意抗菌药物的副作用，服用磺胺药时由于其易在尿中形成结晶，故应多饮水，并注意有无血尿、尿少、无尿等副作用发生。

📖 工作任务解析 15-4-1

> **工作任务 1**：针对患儿病情该如何护理？
>
> **解题思路**：从题干知患儿排尿时哭闹，发热食欲下降，尿频尿急体征，但是查体咽部充血，尿沉渣镜检大于 5 个，所以存在体温过高、排尿异常等护理问题，应针对这些问题进行相应的护理。

3. 健康教育

（1）解释护理要点及预防知识　向患儿和家长解释本病护理要点及相关预防知识，如幼儿不穿开裆裤，为婴儿勤换尿布，保持会阴部清洁干燥，女孩便后清洗臀部时应从前向后擦洗，单独使用洁具。

（2）定期复查　指导按时服药，防止复发与再感染。一般急性感染于疗程结束后每月一次，除尿常规外，还应做中段尿培养，连续 3 个月，如无复发可以认为治愈，复发者每 3～6 个月复查一次，共 2 年或更长时间。

📖 工作任务解析 15-4-2

> **工作任务 2**：怎样对患儿家长进行健康教育？
>
> **解题思路**：应向家长解释本病护理要点及相关预防知识；同时注意定期复查，指导按时服药，防止复发与再感染。

【护理评价】

1. 患儿体温是否恢复正常。

2. 患儿排尿异常情况是否好转或消失。

3. 患儿尿路刺激症状是否减轻或消失。

4. 患儿和（或）家长能否掌握泌尿系统感染的基本护理方法和预防措施。

护考直击 15-4-1

1. 儿童泌尿系统感染最主要的感染途径是（　　　）。

   A. 血性感染　　　　　　　　　B. 上行感染

   C. 淋巴感染　　　　　　　　　D. 外伤

   E. 邻近组织的侵袭

2. 以下措施不利于预防泌尿系统感染的是（　　　）

   A. 婴儿应勤换尿布　　　　　　B. 便后及时清洗

   C. 根治蛲虫，去除尿道异物　　D. 婴幼儿可穿开裆裤，直至自己控制小便

   E. 减少导尿或泌尿道器械检查

参考答案：1. B　2. D

（郭玉婷）

【高频考点】

▲急性肾小球肾炎病因：本病是由 A 组 β 溶血性链球菌感染引起。

▲急性肾小球肾炎主要临床表现有水肿、尿少、血尿、蛋白尿、高血压。

▲急性肾小球肾炎急性期严重表现主要有充血性心力衰竭、高血压脑病、急性肾衰竭。

▲血清抗链球菌溶血素 O（ASO）升高，提示近期有链球菌感染，是诊断链球菌感染后肾炎的依据；血清总补体（CH50）和补体 C3 下降，多于起病后 6～8 周恢复正常。

▲急性肾小球肾炎控制感染常用青霉素，用药 10～14 天，可控制链球菌感染，清除体内残存的感染灶。

▲急性肾小球肾炎饮食给予高糖、高维生素、适量蛋白质和脂肪的低盐饮食。

▲急性肾小球肾炎起病 2 周内应卧床休息，待水肿消退、血压正常、肉眼血尿消失，可下床轻微活动；血沉正常方可上学，但 3 个月内应避免体力劳动和剧烈体育活动；Addis 计数正常后恢复正常生活。

▲临床具有四大特征：大量蛋白尿、低蛋白血症、高脂血症和不同程度水肿。

▲24 小时尿蛋白定量 >50 mg/（kg·d）为大量蛋白尿。

▲糖皮质激素是治疗肾病综合征的首选药物。

▲肾病综合征患儿防止水肿局部受压发生压疮，水肿严重时，臀部和四肢受压部位垫软垫；阴囊水肿可用棉或吊带托起；皮肤破损者可涂聚维酮碘预防感染。

▲上行性感染是泌尿道感染最常见的感染途径。

项目 16　血液系统疾病患儿的护理

项目目标

知识目标：

1. 掌握各年龄段儿童贫血的诊断标准以及营养性贫血、免疫性血小板减少症、急性白血病的身体状况、护理诊断及护理措施。

2. 熟悉各年龄段儿童的血液特征，儿童贫血的分度和分类方法，以及上述疾病的病因、辅助检查和治疗原则。

3. 了解儿童造血特点以及上述疾病的发病机制。

能力目标：

1. 能对儿童贫血进行病因与形态分类。

2. 能按照护理程序对常见血液系统疾病患儿实施整体护理。

3. 能够与儿童及其家属进行良好的沟通，能开展预防贫血的健康教育。

素质目标：

培养以儿童及其家庭为中心的全方位整体护理能力，具备敬畏生命的职业情感及护理造血系统疾病患儿的临床思维和循证思维。

💎 思政案例 16

孙思邈的仁心仁术：导尿术的传奇故事

导入：在悠久的医学历史中，唐代名医孙思邈以其非凡的医术和崇高的医德，为后世留下了无数动人的故事。其中，他运用葱管巧妙导尿的事迹，不仅彰显了他的医术高超，更凸显了他的创新思维与临危不乱的精神。

正文：昔日，一位患者因尿闭症而痛苦不堪，孙思邈闻讯而来，诊断后深知病情严重。然而，受限于当时的医疗条件，并无现代化的导尿工具可用。正当众人束手无策之际，孙思邈目光瞥见了窗外孩童手中的葱管。他灵机一动，立即取来一根葱管，经过简单的处理后，小心翼翼地将其插入患者的尿道。接着，他轻轻地吹入一些盐水，不久，患者的脸上便露出了舒缓的表情，尿液顺着葱管缓缓流出。

此举不仅让患者得以解脱痛苦，更让在场的众人对孙思邈的医术与智慧赞叹不已。他用一根普通的葱管，解决了当时看似无解的难题，展现了一位杰出医者应有的应变能力和创新精神。

孙思邈用葱管导尿的故事，是医学史上的一段佳话。它不仅展示了孙思邈的医术高超与智慧过人，更让我们看到了医者仁心的光辉。孙思邈的医术与智慧，也不仅体现在这次导尿的传奇故事中，更贯穿于他的一生。他一生致力于医学研究，以精湛的医术救治了无数患者。同时，他注重医德修养，以仁心仁术赢得了人们的尊敬和爱戴。让我们铭记这位伟大的医者，传承他的医学精神，为人类的健康事业贡献自己的力量。

任务 16.1　儿童造血和血液特点

一、造血特点

儿童造血可分为胚胎期造血和生后造血。

（一）胚胎期造血

1. 中胚叶造血期　胚胎第 3 周，卵黄囊上的血岛开始产生原始血细胞，主要是原始有核红细胞。从胚胎第 6 周后中胚叶造血开始减退。

2. 肝、脾造血期　肝脏造血约从胚胎第 6～8 周开始，4～5 个月达高峰，成为胎儿中期造血的主要部位。肝造血主要产生有核红细胞，也产生少量粒细胞和巨核细胞，至 6 个月后造血逐渐减退，约于出生时停止。

胚胎第 8 周时，脾脏也参与造血，以生成红细胞为主，但时间较短，造血功能不强，而制造淋巴细胞的功能可维持终身。

胸腺、淋巴结于胚胎 6～7 周开始参与淋巴细胞的形成。

3. 骨髓造血期　骨髓在胚胎第 6 周时出现，至胎儿 4 个月时才开始有造血活动，并迅速成为造血的主要器官，直至生后 2～5 周后成为唯一的造血器官。

（二）生后造血

1. 骨髓造血　出生后主要是骨髓造血。婴幼儿期所有骨髓均为红骨髓，全部参与造血，以满足生长发育的需要。5～7 岁后长骨中的红骨髓逐渐被脂肪细胞组成的黄骨髓所代替，因此至成人期红骨髓仅限于肋骨、胸骨、脊椎、骨盆、颅骨、锁骨和肩胛骨。黄骨髓具有潜在的造血功能，当造血需要增加时，它可转变为红骨髓而恢复造血功能。婴幼儿因缺少黄骨髓，造血的代偿潜力低，如果造血需要增加时，就易出现骨髓外造血。

2. 骨髓外造血　在正常情况下，骨髓外造血极少。婴幼儿时期，当发生严重感染或溶血性贫血等需要增加造血时，肝、脾和淋巴结可恢复到胎儿时期的造血状态，出现肝、脾、淋巴结肿大，外周血中可出现有核红细胞或（和）幼稚中性粒细胞，称为"骨髓外造血"，当病因去除后，可恢复正常的骨髓造血。

二、血液特点

（一）红细胞数及血红蛋白量

由于胎儿期处于相对缺氧状态，故红细胞数和血红蛋白量较高，出生时红细胞数为（5.0～7.0）×10^{12}/L，血红蛋白量为 150～220 g/L。出生后随着自主呼吸的建立，血氧含量增加，红细胞生成素减少，而胎儿红细胞寿命较短，且破坏较多（生理性溶血），加之婴儿生长发育迅速，血循环量迅速增加等因素，红细胞数和血红蛋白量逐渐降低。至 2～3 个月时红细胞数降至 3.0×10^{12}/L，血红蛋白量降至 100 g/L 左右，出现轻度贫血，称为"生理性贫血"。3 个月以后，红细胞生成素的生成增加，红细胞数和血红蛋白量又逐渐增加。

（二）白细胞数及分类

出生时白细胞总数为（15～20）×10^9/L，生后 6～12 小时达（21～28）×10^9/L，以后逐渐下降，婴儿期白细胞数维持在 10×10^9/L 左右；8 岁以后接近成人水平。

白细胞分类主要是中性粒细胞与淋巴细胞比例的变化。出生时中性粒细胞约占 65%，淋巴细胞约占 30%。随着白细胞总数的下降，中性粒细胞比例也相应下降，生后 4～6 天时两者比例约相等；之后淋巴细胞约占 60%，中性粒细胞约占 35%，至 4～6 岁时两者又相等；7 岁后白细胞分类与成人相似。

（三）血小板数

血小板数与成人相似，为（100～300）×10^9/L。

（四）血容量

儿童血容量相对成人较多，新生儿血容量约占体重的 10%，平均 300 mL；儿童约占体重的 8%～10%，成人占体重的 6%～8%。

🔖 护考直击 16-1-1

1. 婴幼儿出现严重感染时，可出现（　　）。
    A. 红骨髓造血　　　　　　　　　　B. 黄骨髓造血
    C. 红骨髓、黄骨髓共同造血　　　　D. 卵黄囊造血
    E. 肝、脾、淋巴结参与造血

2. 正常儿童白细胞分类出现两次交叉的时间（或年龄）是（　　）。
    A. 出生后 2～4 天和 1～3 岁　　　B. 出生后 4～6 天和 4～6 岁
    C. 出生后 6～8 天和 4～6 岁　　　D. 出生后 8～10 天和 8～10 岁
    E. 出生后 13～15 天和 13～15 岁

3. 婴儿生理性贫血通常出现于生后（　　）。
    A. 1～2 个月　　B. 2～3 个月　　C. 3～4 个月　　D. 4～5 个月　　E. 5～6 个月

4. 儿童出生后的主要造血器官是（　　）。
    A. 卵黄囊　　　B. 肝脏　　　　C. 骨髓　　　　D. 脾脏　　　　E. 淋巴结

5. 患儿，生后 75 天。查体：口唇及睑结膜稍有苍白。实验室检查：红细胞 3.0×10^{12}/L，血红蛋白 110 g/L。该患儿可能是（　　）。
    A. 缺铁性贫血　　　　　　　　　　B. 感染性贫血
    C. 生理性贫血　　　　　　　　　　D. 再生障碍性贫血
    E. 营养性巨幼细胞贫血

6. 易引起儿童骨髓外造血的原因是（　　）。
    A. 恶性贫血　　　　　　　　　　　B. 骨髓造血功能不完善
    C. 骨髓造血器官功能活跃　　　　　D. 缺乏黄髓，造血代偿潜力很低
    E. 红髓过多，造血代偿潜力过高

参考答案：1. E　2. B　3. B　4. C　5. C　6. D

（刘娜）

任务 16.2　贫血患儿的护理

📝 工作情境与任务 16-2-1

> **导入情境：**患儿，男，10 个月，母乳喂养，每日添加少量米粉或稀粥。近 1 个月来，孩子不如以前活泼。因面色苍白，精神差、食欲减退 3 天入院就诊。查体：皮肤黏膜苍白，P 124 次 / 分，肝右肋下 2 cm，脾左肋下 1 cm，血常规：RBC 2.5×10^{12}/L，Hb 80 g/L。
>
> 入院诊断：缺铁性贫血。
>
> **工作任务：**
> 1. 患儿目前存在的护理问题有哪些？
> 2. 如何指导家属给患儿服用铁剂？

一、缺铁性贫血

缺铁性贫血（iron deficiency anemia，IDA）是由于体内铁缺乏导致血红蛋白（Hb）合成减少而引起的一种小细胞低色素性贫血。本病多发生于 6 个月至 2 岁的婴幼儿，是儿童贫血中最常见的一种类型，严重危害儿童的健康，为我国重点防治的小儿疾病之一。临床以小细胞低色素性、血清铁和铁蛋白减少、铁剂治疗有效等为其特点。

1. 贫血的国内诊断标准 新生儿期 Hb < 145 g/L，1 ～ 4 月时 Hb < 90 g/L，4 ～ 6 月时 Hb < 100 g/L 者为贫血。海拔每升高 1 000 米，Hb 上升约 4%。

2. 6 个月以上则按世界卫生组织的标准 6 个月～ 6 岁 Hb < 110 g/L，6 ～ 11 岁 Hb < 115 g/L，12 ～ 14 岁 Hb < 120 g/L 为贫血。

3. 成人贫血的国内诊断标准 男性 Hb < 120 g/L，女性 Hb < 110 g/L，妊娠女性 Hb < 100 g/L。

【相关知识】

（一）病因

任何引起体内铁缺乏的原因均可导致缺铁性贫血。

1. 先天储铁不足 如早产、双胎、孕母患严重缺铁性贫血等均可使胎儿储铁减少。

2. 铁摄入量不足 是导致缺铁的主要原因。单纯人乳、牛乳、谷物等低铁食品喂养而未及时添加含铁丰富的辅食，年长儿偏食、挑食等因素。

3. 生长发育快 婴儿期、青春期生长发育迅速，早产儿、极低出生体重儿生长发育更快，对铁的需要量增多，更容易发生缺铁。

4. 铁的丢失过多或吸收利用减少 食物搭配不合理、慢性腹泻等可影响铁的吸收，十二指肠及空肠上端是铁的主要吸收部位，胃大部切除或胃空肠吻合术后，由于胃酸缺乏、肠道功能紊乱、小肠黏膜病变等均可引起铁吸收障碍。

（二）发病机制

1. 缺铁对血液系统的影响 铁是合成血红蛋白的原料，缺铁时血红素形成不足，血红蛋白合成减少，因而新生的红细胞内血红蛋白含量不足，细胞浆减少，红细胞体积变小；而缺铁对细胞的分裂、增殖影响较小，故红细胞数量减少的程度不如血红蛋白减少明显，从而形成小细胞低色素性贫血。

2. 缺铁对其他系统的影响 ①缺铁影响肌红蛋白合成，并使含铁酶和铁依赖酶的活性降低，这些酶与生物氧化、组织呼吸、神经介质的合成和分解有关，当酶活性降低时，细胞功能发生紊乱，因而出现一些非血液系统症状，如神经系统、消化系统功能改变等。②引起其他组织器官病变，如皮肤、黏膜损害、口腔炎、舌炎、胃酸缺乏、反甲等。

（三）贫血分类

1. 病因分类

（1）失血性贫血 急性失血和慢性失血。

（2）溶血性贫血 红细胞内在缺陷及外在因素。

（3）红细胞生成不足 造血原料缺乏及骨髓造血功能障碍。

2. 形态分类 正细胞性贫血、大细胞性贫血、单纯小细胞性贫血、小细胞性低色素性贫血。

3. 病情分类 根据外周血的血红蛋白含量可将贫血分为轻、中、重、极重四度，见表 16-2-1。

表 16-2-1 贫血分度

检测项目	年龄	轻 度	中 度	重 度	极重度
血红蛋白量 / (g·L^{-1})	儿童、成人	120 ～ 90	90 ～ 60	60 ～ 30	< 30
血红蛋白量 / (g·L^{-1})	新生儿	144 ～ 120	120 ～ 90	90 ～ 60	< 60

📙 知识拓展 16-2-1

从缺铁到贫血的三个阶段

1.铁减少期　体内贮存的铁开始减少，但供红细胞制造血红蛋白所需的铁尚未明显减少。在这个阶段，患者可能没有明显的贫血症状，但血液检查可能显示血清铁、铁结合力和铁蛋白等指标低于正常水平。

2.红细胞生成缺铁期　贮铁进一步耗竭，红细胞生成所需的铁也开始不足。由于缺乏足够的铁元素，红细胞无法正常合成血红蛋白，导致红细胞大小和形态的改变。然而，循环中的血红蛋白量尚未明显减少。此时，血液检查可能显示红细胞平均体积（MCV）下降，红细胞平均血红蛋白含量（MCHC）正常或稍高。

3.缺铁性贫血期　体内的铁储备已经耗尽，血红蛋白合成严重受限，导致出现低色素小细胞贫血以及一些非血液系统症状。患者可能表现出疲乏、乏力、头晕、心悸等贫血症状。血液检查结果将显示血红蛋白、红细胞计数和红细胞平均体积都明显降低。

【护理评估】

（一）健康史

了解母亲孕期及哺乳期有无贫血；评估患儿是否早产、多胎，有无慢性腹泻或其他消化道疾病，了解患儿的喂养方法、饮食习惯。

（二）临床表现

任何年龄均可发病，以6个月至2岁最多见，且发病缓慢。

1.一般贫血表现　皮肤黏膜苍白，以唇、甲床最为明显。睑结膜、口腔黏膜也可出现苍白。易疲乏无力，不爱活动，常有烦躁不安或精神不振。年长儿可诉头晕、耳鸣、眼前发黑等。

2.非造血系统表现

（1）消化系统症状　食欲减退、呕吐、腹泻，少数有异食癖，如喜食泥土、墙皮、煤渣等。

（2）神经系统症状　常有烦躁不安或萎靡不振，精神不集中、记忆力减退，智力多数低于同龄儿。

（3）心血管系统症状　明显贫血时心率增快，心脏扩大，重者可发生心力衰竭。

（4）其他　头发枯黄无光泽，指甲脆薄，反甲，常合并感染。

3.缺铁性贫血的体征

（1）视诊　皮肤苍白、干燥、毛发枯黄、烦躁不安、精神不振。

（2）触诊　髓外造血表现，肝、脾、淋巴结可轻度肿大。

（3）其他　反甲（匙状甲），心脏扩大。

（三）心理-社会支持状况

评估患儿家长对口炎的心理反应和认识程度，是否产生焦虑、自责；评估患儿家庭经济状况、居住环境及饮食习惯。

（四）辅助检查

1.血常规　血红蛋白降低比红细胞数减少明显，呈小细胞、低色素性贫血。血涂片可见红细胞大小不等，以小细胞为多，中央淡染区扩大（图16-2-1）。网织红细胞数正常或轻度减少。白细胞、血小板一般无明显异常。

2.骨髓象　红细胞系增生活跃，以中、晚幼红细胞增生为主。各期红细胞均较小，胞质少，染色偏蓝（图16-2-2）。

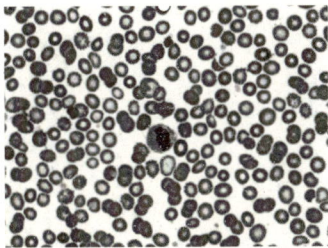

图 16-2-1　缺铁性贫血红细胞形态　　　图 16-2-2　缺铁性贫血骨髓象

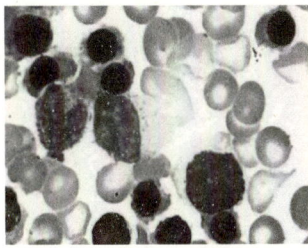

3. 有关铁代谢的检查　①血清铁蛋白（SF）：SF 值可较敏感地反映体内贮铁情况，低于 12 mg/L 提示缺铁。②血清铁（SI）：＜10.7 mmol/L。③总铁结合力（TIBC）＞62.7 mmol/L。④红细胞游离原卟啉（FEP）＞0.9 mmol/L；⑤运铁蛋白饱和度（TS）＜15%。

（五）治疗原则

1. 去除病因　合理安排饮食，纠正不合理的饮食习惯，及时添加含铁及维生素丰富的辅助食品。有慢性失血性疾病者（如钩虫病、消化道畸形等）应及时治疗。对重症患者应加强护理，避免感染，注意休息，保护心脏功能。

2. 铁剂治疗　铁剂是治疗缺铁性贫血的特效药。二价铁盐较易吸收，常用制剂有硫酸亚铁、富马酸亚铁、葡萄糖酸亚铁等。多采用口服，剂量以元素铁计算，每日 2～6 mg/kg，分 3 次口服。疗程至血红蛋白达正常水平后再继续使用 3～6 个月。口服铁剂不能耐受或吸收不良者，或持续失血一时不易控制时，可采用注射铁剂（如右旋糖酐铁）。

3. 输注红细胞　一般不必输红细胞，输注红细胞的适应证是：①贫血严重，尤其是发生心力衰竭者；②合并感染者；③急需外科手术者。输血时应注意输注的量和速度。贫血越严重，每次输注量应越少。速度宜慢，以免发生心功能不全。Hb 在 30 g/L 以下者，应采用等量换血方法；Hb 在 30～60 g/L 者，每次可输注红细胞悬液 4～6 mL/kg；Hb 在 60 g/L 以上者，不必输注红细胞。

知识拓展 16-2-2

贫血的诊断要点有哪些？

1. 主要症状　皮肤黏膜苍白，以唇、甲床最为明显。
2. 典型体征　肝、脾、淋巴结可轻度肿大。
3. 鉴别诊断　缺铁性贫血是小细胞低色素性贫血，有血红蛋白降低，血清铁蛋白降低（血清铁蛋白可准确反映体内贮存铁情况，是缺铁性贫血的主要依据），总铁结合力升高，骨髓铁染色显示细胞内外铁都减少，红细胞中心淡染区扩大。

【护理诊断】

1. 活动无耐力　与贫血致组织器官缺氧有关。
2. 营养失调：低于机体的需要量　与铁的供应不足，吸收不良，丢失过多或消耗增加有关。
3. 知识缺乏　家长及年长患儿的营养知识不足，缺乏本病的防护知识。
4. 有感染的危险　与机体免疫功能下降有关。

工作任务解析 16-2-1

工作任务 1：患儿目前存在的护理问题有哪些？
解题思路：结合案例中的临床表现和症状分析，患儿为缺铁性贫血（中度）。患儿近 1 个月来不如以前活泼，出现了活动无耐力；10 个月龄的婴儿，母乳喂养，每日添加少量米粉或稀粥，辅食添加跟不上机体所需，出现缺铁性贫血，有营养失调；6个月龄后应及时添加辅食，补充高铁食物，家长缺乏知识；由于营养缺乏导致机体免疫功能下降，有感染的危险。

【护理目标】

1. 患儿倦怠乏力减轻，活动耐力逐渐恢复正常。
2. 家长能正确选择含铁丰富的食物，并能遵医嘱协助患儿正确服用铁剂。
3. 家长及年长患儿能叙述贫血的病因和预防知识，积极配合治疗。
4. 患儿机体免疫功能增强。

【护理措施】

1. 合理安排休息与活动　根据患儿活动耐受情况制订休息方式、活动强度及持续时间。

（1）贫血程度较轻者　一般不需卧床休息，但生活要有规律，睡眠要充足，避免剧烈运动。

（2）重症患儿　应限制其活动量，并协助患儿的日常生活，减少机体耗氧量，防止发生心力衰竭。

2. 纠正不良饮食习惯，合理安排饮食　补充含铁丰富且易吸收的食物，如动物肝、血、瘦肉、鱼类、蛋黄；豆类、黑木耳、紫菜、海带及绿叶蔬菜等。养成均衡饮食习惯，纠正偏食、挑食、吃零食过多的不良饮食习惯。婴儿提倡母乳喂养，按时添加含铁丰富的辅食或补充铁强化食品。指导早产儿和低体重儿自 2 个月左右补充铁剂。

3. 指导正确应用铁剂

（1）口服铁剂　应从小剂量开始，如无不良反应，可在 1～2 天内加至足量。在两餐之间服用，以减少对胃肠道的刺激，同时亦有利于吸收。可用吸管或滴管服药后漱口，可避免牙齿染黑。铁剂可与维生素 C、果汁、稀盐酸等同服，以利于吸收。牛奶、茶、蛋类、抗酸药物等可抑制铁剂的吸收，应避免与含铁的食物同服。铁剂妥善存放，以免误服过量中毒。

（2）注射铁剂　应深部肌内注射，每次更换注射部位，减少局部刺激，并观察有无不良反应。铁剂注射因副作用大，有时甚至可以发生致命的过敏反应，且注射治疗既不方便，又不经济，故很少使用。

🔖 知识拓展 16-2-3

Z-track 注射法

　　Z-track 注射法是一种肌内注射法。这种注射方法的特点是，在注射前，医务人员会用左手的食指、中指和无名指使待注射部位的皮肤及皮下组织朝同一方向侧移（皮肤侧移 1～2 cm），并绷紧固定局部皮肤。在注射完成后，迅速松开左手，此时侧移的皮肤和皮下组织位置复原，原先垂直的针刺通道随即变成 Z 形，因此得名 Z 径路肌内注射法。

　　这种方法的优点在于，由于皮肤和皮下组织的侧移和固定，可以形成一个 Z 型的通道，有助于防止药液外溢，提高注射的准确性和安全性。同时，由于注射过程中皮肤被绷紧固定，也可以减少注射时的疼痛和不适感。

　　此外，对于某些具有组织刺激性的药物，如氯胺酮等，采用 Z-track 注射法可以减少注射时的不适感和精神损伤。

（3）观察疗效　服用铁剂后 12～24 小时，烦躁等精神症状减轻，食欲增加。36～48 小时后骨髓出现红系增生现象。铁剂治疗有效最早升高的是网织红细胞，2～3 天后升高，5～7 天达高峰，2～3 周降至正常。服用铁剂后，大便可呈黑色或柏油样，停药后恢复正常。

知识拓展 16-2-4

铁中毒

铁是人体含量较多的微量元素，主要作用是合成血红蛋白。然而，当体内的铁过量时，就会造成铁中毒，包括急性铁中毒和慢性铁中毒。

急性铁中毒的症状包括上腹疼痛、恶心、腹痛、黑便等。患者面部可能出现紫色，并出现昏睡或烦躁不安的情况。严重者可能会出现休克和昏迷。发生急性铁中毒时，需要及时催吐或洗胃，并在医生指导下使用解毒剂进行治疗，如去铁胺。

慢性铁中毒主要对肝脏造成损害，可出现肝肿大、肝硬化，还可出现器官纤维化，如胰腺纤维化。如果铁长期沉积在心脏上，会导致心脏体积变大。如果慢性铁中毒发生在青少年身上，会出现生殖器官发育受到影响，如乳房发育不良、睾丸生精细胞萎缩等。慢性铁中毒需要在医生的指导下使用解毒剂，如去铁胺、二乙烯三胺五乙酸三钠钙等。

如果食入铁剂 2～4 周以后常因瘢痕形成而残存。此外，幼婴可因内服硫酸亚铁 40 mg～1.5 g 发生严重中毒，甚至死亡；较年长儿有因误服 10～15 粒糖衣亚铁丸（每丸 0.3 g）中毒致死；也有因食铁锅里煮的酸性水果而引起铁中毒。注射铁制剂过量可以发生严重中毒。

因此，在补充铁剂时一定要按照医生指导的剂量和方法进行，避免过量摄入。同时，在使用含有铁剂的药品或食品时也要注意使用安全剂量和注意事项，避免发生意外。如果出现铁中毒症状，应及时就医治疗。

知识拓展 16-2-5

铅中毒性贫血

铅是一种广泛存在的有毒重金属元素，广泛存在于大气、土壤、某些食物及食具、油漆等化工用品、儿童玩具和学习用品中。肠道是铅吸收的主要途径，其次为呼吸道。铅中毒性贫血是由于铅对血液系统的影响，导致红细胞合成受阻和血红蛋白破坏，从而引发的贫血。急性铅中毒时，贫血可在几周内出现，表现为网织红细胞增多，外周血中可见幼稚红细胞。慢性铅中毒最常见的症状之一就是贫血，贫血程度大多为轻至中度，但在儿童中较重。红细胞的渗透脆性减低，红细胞的寿命比正常缩短约 20%。铅中毒性贫血呈小细胞低色素性中度或重度贫血，尿铅定量是诊断最可靠的依据。

4.预防感染　注意保暖，避免受凉感冒。尽量不到人群集中的公共场所去，不要与感染病儿同居一室，避免交叉感染。鼓励患儿多饮水，保持口腔清洁。保持皮肤清洁，勤洗澡及更换内衣。

5.健康宣教

（1）指导孕妇及乳母应多食含铁丰富的食物，及时发现并治疗贫血。

（2）提倡母乳喂养，及时添加含铁丰富的辅食。

（3）指导合理安排饮食，培养良好饮食习惯。指导正确应用铁剂，强调贫血纠正后，仍要坚持合理安排饮食。

（4）早产儿及极低出生体重儿，应从出生后 2 个月左右给予铁剂预防。

📖 工作任务解析 16-2-2

工作任务 2： 如何指导家属给患儿服用铁剂？

解题思路： 结合案例分析患儿为缺铁性贫血（中度），家属给患儿服用铁剂主要指口服铁剂，此处考核铁剂应用的注意事项。

【护理评价】

1. 患儿倦怠乏力减轻，活动耐力逐渐恢复正常。
2. 家长能正确选择含铁丰富的食物，能遵医嘱协助患儿正确服用铁剂。
3. 家长及年长患儿能叙述贫血的病因和预防知识，积极配合治疗。
4. 患儿机体免疫功能增强。

二、巨幼红细胞性贫血

营养性巨幼红细胞性贫血（nutritional megaloblastic anemia）是由于缺乏维生素 B_{12} 和（或）叶酸所引起的一种大细胞性贫血，主要临床特点为贫血、神经精神症状、红细胞数的减少比血红蛋白减少更为明显、红细胞的胞体变大、骨髓中出现巨幼红细胞、用维生素 B_{12} 和（或）叶酸治疗有效。

【相关知识】

🦴 知识拓展 16-2-6

维生素 B_{12} 和叶酸的来源、吸收、贮存

人体所需的维生素 B_{12} 主要从动物性食物（如肉类、肝、肾、海产品、禽蛋等）中摄取，植物性食物中维生素 B_{12} 含量甚少，羊乳几乎不含维生素 B_{12} 和叶酸。人体不能合成叶酸，叶酸在新鲜绿叶蔬菜、瓜果、瘦肉、肝、肾等食物中含量丰富，但经加热易被分解破坏，各种乳类（尤其是羊乳）含量均很少。

食物中的维生素 B_{12} 和叶酸在肠道吸收后，主要贮存于肝脏。

（一）病因

1. **摄入量不足**　胎儿可通过母体胎盘获得维生素 B_{12} 和叶酸，贮存于肝内供出生后利用。出生后长期单纯以母乳喂养，而未及时添加辅食，容易发生维生素 B_{12} 缺乏，或因喂养不当、偏食、挑食等不良饮食习惯，可引起维生素 B_{12} 和叶酸缺乏。由于羊乳中叶酸含量很低，长期单纯羊乳喂养可导致叶酸缺乏性贫血。

2. **吸收障碍**　胃壁细胞分泌的糖蛋白（内因子）缺乏可引起维生素 B_{12} 吸收减少；严重营养不良、慢性腹泻或吸收不良综合征可使维生素 B_{12} 或（和）叶酸缺乏。

3. **需要量增加**　婴幼儿因生长发育较快，对维生素 B_{12} 和叶酸的需要量增加，如不及时添加辅食易造成缺乏。

4. **疾病和药物影响**　维生素 C 缺乏可增加叶酸的消耗；严重感染可使维生素 B_{12} 和叶酸的消耗增加，如供给不足易造成缺乏；长期或大量服用广谱抗生素或用抗叶酸代谢药、抗癫痫药等可致叶酸缺乏。

（二）发病机制

体内叶酸在维生素 B_{12} 的催化下，经叶酸还原酶还原成四氢叶酸，后者是合成 DNA 过程中必需的辅酶，因此，维生素 B_{12} 和叶酸缺乏均可引起 DNA 合成减少，使红细胞的分裂延迟，胞质成熟而核发育落后，因其胞质的血红蛋白合成不受影响，红细胞的胞体变大，形成巨幼红细胞，而造成贫血。

维生素 B_{12} 与神经髓鞘中脂蛋白的形成有关，当其缺乏时，可导致周围神经变性，脊髓亚急性联合变性和大脑损害，因而出现神经精神症状。叶酸缺乏主要引起情感改变，偶尔可见深感觉障碍。

【护理评估】

（一）健康史

评估母亲孕期及哺乳期营养状况，评估患儿的生长发育情况、喂养史、疾病史、用药史等。

（二）身体状况

以 6 个月～ 2 岁的婴幼儿多见，起病缓慢。

1. 一般表现　多呈虚胖或伴轻度浮肿，毛发稀疏发黄，严重病例可有皮肤出血点或瘀斑。

2. 贫血表现　轻度或中度贫血者占大多数。患儿面色苍黄，口唇、指甲等处苍白，疲乏无力。常伴有肝、脾肿大。

3. 神经精神症状　患儿可出现烦躁不安、易怒等症状。维生素 B_{12} 缺乏者还可出现表情呆滞、嗜睡，对外界反应迟钝，少哭不笑，智力、动作发育落后，甚至倒退。重者可出现肢体、躯干、头部和全身震颤，甚至抽搐、感觉异常、共济失调等。

4. 消化系统症状　常有食欲不振、腹泻、呕吐和舌炎等。

（三）心理 - 社会支持状况

评估患儿家长对巨幼红细胞性贫血的认知程度和对患儿的心理反应，是否产生焦虑、自责；本病由于持续时间长，会影响患儿的体格、神经精神的发育及心理行为的发展，患儿可能会出现烦躁、易怒的心理。评估患儿及家长的健康需求。

（四）辅助检查

1. 外周血象　红细胞数减少较血红蛋白量减少更明显，呈大细胞性贫血。血涂片见红细胞胞体变大，中央淡染区不明显，可见巨大幼稚粒细胞和中性粒细胞分叶过多现象。红细胞数的减少比血红蛋白量的减少更为明显。

2. 骨髓象　骨髓增生明显活跃，以红细胞系统增生为主，各期幼红细胞均出现巨幼变，核浆发育不一。巨核细胞的核有过度分叶现象。

3. 血清维生素 B_{12} 和叶酸的测定　血清维生素 B_{12} < 100 ng / L（正常值 200 ～ 800 ng / L），叶酸 < 3 μg / L（正常值 5 ～ 6 μg / L），提示两者缺乏，为确诊本病的主要依据。

（五）治疗要点

1. 一般治疗　加强营养，及时添加富含维生素 B12 和叶酸丰富的辅食，预防感染。

2. 维生素 B_{12} 和叶酸治疗　维生素 B_{12} 肌内注射每次 100 mg，每周 2 ～ 3 次；叶酸每次 5 mg，每日 3 次，连用数周。

3. 对症治疗　及时去除导致 B_{12} 和叶酸缺乏的病因。肌肉震颤可用镇静剂治疗；重症贫血者可予输血。

【护理诊断】

1. 营养失调：低于机体的需要量　与维生素 B_{12} 和（或）叶酸缺乏有关。

2. 活动耐力下降　与贫血导致组织缺氧有关。

3. 有受伤的危险　与机体震颤或抽搐有关。

【护理目标】

1.患儿食欲恢复，精神好转，血清维生素 B_{12} 和叶酸测定达正常水平。

2.患儿活动耐力增强，活动量逐渐增加。

3.患儿不受伤或受伤得到及时处理。

4.患儿体格、智能发育逐渐恢复正常。

【护理措施】

1.补充维生素 B_{12} 和叶酸

（1）指导喂养，加强营养　婴幼儿应及时添加富含维生素 B_{12} 和叶酸的辅食；年长儿要改善饮食结构，培养良好饮食习惯，纠正偏食；恢复期应加用铁剂，防止红细胞增加过快时出现缺铁。

（2）观察用药疗效　一般用药2～4天后，患儿精神症状好转、食欲增加，网织红细胞2～4天开始上升，6～7天达到高峰，2周后降至正常。2～6周红细胞和血红蛋白恢复正常，但神经精神症状恢复较慢。

2.注意休息，适当活动，防止受伤　根据患儿的活动耐受情况安排其休息与活动。一般不需严格卧床，严重贫血者适当限制活动，协助满足其日常生活所需。烦躁、震颤、抽搐者要限制活动，拉起床挡，防止受伤。

3.监测生长发育　监测患儿的体格、智力、运动发育情况，对发育落后者加强训练和教育。

4.健康教育　向家长介绍本病的病因、治疗要点和预防措施；指导家长及时添加富含维生素 B_{12} 和叶酸的辅食，如新鲜的绿叶蔬菜、瘦肉、动物肝脏、水果等。纠正不良的饮食习惯，避免去人多、空气不流通的公共场所，以防发生交叉感染。发生巨幼红细胞性贫血时，指导合理用药。

【护理评价】

1.患儿食欲恢复，精神好转，血清维生素 B_{12} 和叶酸测定达正常水平。

2.患儿活动耐力增强，活动量逐渐增加。

3.患儿不受伤或受伤得到及时处理。

4.患儿体格、智能发育逐渐恢复正常。

【疾病鉴别】

其他常见贫血性疾病比较表见表16-2-2。

表16-2-2　其他常见贫血性疾病比较表

疾　病	病　因	临 床 表 现	实验室检查	治　疗	护　理
再生障碍性贫血	原发性或因物理、化学、生物等因素使骨髓造血功能受抑制	进行性贫血、出血、反复感染，肝、脾、淋巴结一般不肿大	全血细胞、血红蛋白减少，骨髓增生低下	激素、中药、抗生素、造血干细胞移植	加强营养，防治感染，贫血和出血的护理，去除病因，忌用抑制骨髓的药物
红细胞葡萄糖6-磷酸脱氢酶缺陷症	G-6-PD缺乏，与遗传有关	常见于吃蚕豆或服药后出现黄疸、血红蛋白尿、贫血	Hb、RBC减少，网织红细胞计数增高，血清间接胆红素增高，G-6-PD活性下降	除治诱因，碱化尿液，输G-6-PD正常的红细胞制剂	避免食用蚕豆及其制品，忌服用氧化型药物，观察溶血症状，防治感染，对高发区进行普查
海洋性贫血	遗传因素（常染色体不完全显性遗传）致珠蛋白生成障碍	发病早，慢性进行性贫血、肝脾肿大、生长发育不良、轻度黄疸、特殊面容	Hb、RBC减少，网织红细胞计数增高，骨髓红细胞系增生明显活跃，HbF或HbH增加	输血、脾切除、造血干细胞移植	注意休息与营养，防治感染，开展人群普查与遗传咨询

1. 患儿，女，3 岁。诊断为缺铁性贫血，血红蛋白 80 g/L，为改善贫血症状最佳的食物是（　　）。

　　A. 牛奶及乳制品　　　　　　　　B. 鱼虾及高热量饮食

　　C. 动物肝脏及高蛋白饮食　　　　D. 紫皮茄子及高蛋白饮食

　　E. 海带、紫菜及低蛋白饮食

2. 营养性缺铁性贫血的病因不包括（　　）。

　　A. 先天储铁不足　　B. 铁摄入量不足　　C. 生长发育慢　　D. 铁吸收障碍　　E. 铁丢失过多

3. 口服铁剂治疗缺铁性贫血有效者，血红蛋白恢复正常后仍需继续治疗（　　）。

　　A. 半个月以上　　B. 1 个月以上　　C. 1 年以上　　D. 3～6 个月　　E. 2 个月以上

4. 患儿，女，1 岁，面色苍白 3 个月，体查：口唇黏膜及甲床苍白，心肺未见异常。外周血 Hb 66 g/L，诊断为营养性缺铁性贫血。首选药物是（　　）。

　　A. 口服铁剂　　B. 静脉注射铁剂　　C. 肌内注射铁剂　　D. 维生素 C　　E. 输血治疗

5. 患儿，男，8 个月，一直母乳喂养，未添加辅食。近 1 月来出现面色苍白，查外周血象示小细胞低色素性贫血，白细胞和血小板正常。该患儿诊断首先考虑（　　）。

　　A. 生理性贫血　　　　　　　　　B. 营养性缺铁性贫血

　　C. 营养性巨幼红细胞性贫血　　　D. 再生障碍性贫血

　　E. 地中海贫血

6. 患儿，女，5 个月。体重 7.5 kg，羊奶喂养，未加辅食。近来家长发现其面色苍黄，表情呆滞，不哭，不笑，少动，患儿可能是（　　）。

　　A. 呆小症　　　B. 佝偻病　　　C. 营养不良　　　D. 缺铁性贫血　　　E. 巨幼细胞贫血

参考答案：1. C　2. C　3. D　4. A　5. B　6. E

（何琼）

任务 16.3　出血性疾病患儿的护理

一、免疫性血小板减少症

免疫性血小板减少症（immune thrombocytopenia，ITP）是正常血小板被免疫性破坏的自身免疫性疾病，又称特发性血小板减少性紫癜（idiopathic thrombocytopenic purpura，ITP），是儿童最常见的出血性疾病。临床主要特点为皮肤、黏膜自发性出血和束臂试验阳性，血小板减少，出血时间延长，血块收缩不良，骨髓巨核细胞数正常或减少。儿童 ITP 高发年龄为 1～5 岁。

目前认为 ITP 是一种自身免疫性疾病。患儿发病前 1～3 周常有呼吸道病毒感染史。但病毒感染不是导致血小板减少的直接原因，直接原因是病毒感染后机体产生相应的血小板相关抗体（PAIgG），PAIgG 与血小板膜发生交叉反应，使血小板受到损伤而被单核 - 巨噬细胞系统清除。血小板数量减少是导致出血的主要原因。附着有 PAIgG 的血小板不同程度功能异常及抗体损伤血管壁致毛细血管脆性和通透性增加，是出血的促进因素。

【护理评估】

（一）健康史

评估患儿年龄、性别，发病前两周有无上呼吸道感染史、女孩月经史，了解患儿的生活环境及家族史，是否有其他血液系统疾病。

（二）身体状况

以自发性皮肤和黏膜出血为主，多为针尖大小的皮内和皮下出血点，皮疹分布不均，以四肢较多，在易于碰撞的部位更多见。常伴有鼻出血或牙龈出血。胃肠道大出血少见，偶见肉眼血尿。少数患者可有结膜下出血和视网膜出血，颅内出血少见。出血严重者可致贫血。病程多为自限性，80%～90%患儿在1～6个月内自然痊愈，病死率约为1%，主要死于颅内出血。

（三）心理－社会状况

评估家长对疾病的认识程度和对治疗的信心，是否因疾病治疗时间较长、激素类药物的副作用、知识缺乏等焦虑、恐惧；评估患儿有无抑郁、自卑及恐惧心理反应，是否得到社会支持。

（四）辅助检查

1. 血常规　血小板计数（PLT）常 $\leq 100 \times 10^9$/L。PLT $< 50 \times 10^9$/L 可见自发性出血，PLT $< 20 \times 10^9$/L 时出血明显；失血量较多时可有贫血；出血时间延长，凝血时间正常，血块收缩不良。

2. 骨髓检查　急性型骨髓巨核细胞数正常或增加，成熟障碍，表现为幼稚巨核细胞明显增多。慢性型者巨核细胞数显著增多，包浆呈空泡变性。

3. 血小板相关抗体检测　可见 PAIgG 含量明显增高。

4. 其他　出血时间延长，血块收缩不良；血清凝血酶原消耗不良；凝血时间正常。束臂试验阳性，慢性型患者血小板黏附和聚集功能可异常。

（五）治疗要点

1. 一般治疗　适当限制活动，重者卧床休息，避免外伤；积极预防和控制感染；忌用抑制血小板功能的药物如阿司匹林及抗组胺药等；局部出血者压迫止血。

2. 免疫抑制　抑制血小板自身抗体产生或中和血小板自身抗体或抑制产生抗体的 B 淋巴细胞，是 ITP 治疗的重要措施。糖皮质激素治疗原则为早期、大量、短程应用，疗程一般不超过4周。此外，不宜采用糖皮质激素治疗者或激素治疗无效的患儿，可大剂量静滴丙种球蛋白。

3. 输注血小板和红细胞　严重出血如颅内出血或急性内脏大出血、危及生命时才输注血小板；贫血者可输浓缩红细胞。

4. 脾切除术　适用于病程超过1年，PLT 持续 $< 50 \times 10^9$/L（尤其是 $< 20 \times 10^9$/L），有较严重的出血症状，内科治疗效果不好者。手术宜在6岁以后进行，10岁以内发病的患者，其5年自然缓解机会较大，尽可能不做脾切除。

【护理诊断】

1. 皮肤黏膜完整性受损　与血小板减少致皮肤黏膜出血有关。
2. 有感染的危险　与糖皮质激素和（或）免疫抑制剂应用致免疫功能下降有关。
3. 潜在并发症：内脏出血、颅内出血。
4. 恐惧　与严重出血有关。

【护理目标】

1. 患儿体温维持在正常范围。
2. 患儿不发生出血或出血及时得到控制。
3. 不出现新的皮肤、黏膜损伤，破损后的皮肤黏膜愈合，不出现继发感染。
4. 家长、患儿能复述皮肤黏膜破损的护理要点。
5. 患儿及家长逐渐接受疾病事实，积极配合治疗，增强战胜疾病的信心。

【护理措施】

1. 止血　口、鼻黏膜出血可用浸有1%麻黄碱或0.1%肾上腺素的棉球、纱条或吸收性明胶海绵，局部压迫止血。无效者，可请耳鼻喉科医生会诊，以油纱条填塞，2～3天后更换。遵医嘱给止血药、输同型血小板。消化道出血量少者，可进食温凉的流质饮食；大量出血患儿应禁食，待出血停止 24 小时后方可给予流质饮食，建立静脉输液通道配血，做好输血准备，保证液体入量，准备记录出血的量、性质、颜色。

2. 避免损伤

（1）急性期应减少活动，避免受伤；有明显出血时应卧床休息。

（2）尽量减少肌内注射或深静脉穿刺，必要时延长压迫时间，防止发生深部血肿。

（3）禁食坚硬、多刺的食物，防止损伤口腔黏膜及牙龈而出血。

（4）保持大便通畅，防止用力大便时腹压增高而诱发颅内出血。

（5）床头、床栏及家具的尖角用软垫包扎，忌玩锐利玩具，限制剧烈运动，以免碰伤、刺伤或摔伤而出血。

3. 预防感染　应与感染患儿分室居住。保持出血部位清洁。注意个人卫生。严格无菌技术操作。

4. 密切观察病情变化

（1）观察皮肤瘀点（斑）变化，监测血小板数量变化，对血小板极低者应严密观察有无其他出血情况发生。

（2）监测生命体征，观察神志、面色，记录出血量。如面色苍白加重，呼吸、脉搏增快，出汗，血压下降提示可能有失血性休克；若患儿烦躁、嗜睡、头痛、呕吐，甚至惊厥、昏迷等提示可能有颅内出血；若呼吸变慢或不规则，双侧瞳孔不等大，光反射迟钝或消失提示可能合并脑疝。如有消化道出血常伴腹痛、便血；肾出血常伴血尿、腰痛等。

5. 消除恐惧心理　出血及止血技术操作均可使患儿产生恐惧心理，表现为不合作、烦躁、哭闹等，而使出血加重。故应关心、安慰患儿，向其讲明道理，以取得合作。

6. 健康教育

（1）指导预防损伤的措施：不玩尖利的玩具和使用锐利工具，不做剧烈的、有对抗性的运动，常剪指甲，选用软毛牙刷等。

（2）指导进行自我保护，忌服阿司匹林类或含阿司匹林的药物；服药期间不与感染患儿接触，去公共场所时戴口罩，衣着适度，尽量避免感冒，以防加重病情或复发。

（3）教会家长识别出血征象和学会压迫止血的方法，一旦发现出血，立即到医院复查或治疗。

（4）脾切除的患儿易患呼吸道和皮肤化脓性感染，且易发展为败血症。在术后 2 年内，患儿应定期随诊，并遵医嘱应用抗生素和丙种球蛋白，以增强抗感染能力。

二、急性白血病

工作情境与任务 16-3-1

导入情境：患儿，男，5 岁。因"发热，鼻出血"来院就诊。近日来面色苍白，精神不振，食欲低下，牙龈、鼻出血。检查：白细胞增高，红细胞和血红蛋白均减少，呈正细胞正色素性。骨髓象：原始及幼稚细胞极度增生。临床诊断为急性白血病。

工作任务：

1. 该患儿的诊断依据有哪些？
2. 该患儿存在的护理问题有哪些？
3. 护士指导预防感染的要点有哪些？
4. 护士指导防止出血的要点有哪些？

白血病（leukemia）是造血系统的恶性增生性疾病，其特点为造血组织中某一血细胞系统过度增生、进入血液并浸润到各组织和器官，引起一系列临床表现。在儿童时期的恶性肿瘤中，白血病的发病率居首位，约占儿童恶性肿瘤的 35%，10 岁以下儿童白血病发生率约为 3/10 万～4/10 万。

任何年龄均可发病，但以学龄前期和学龄期儿童多见，90% 以上为急性白血病。

【相关知识】

（一）病因

病因至今尚不完全明了，可能与以下因素有关。

1.病毒感染　属于 RNA 病毒的逆转录病毒与人类 T 淋巴细胞性白血病有关。病毒感染宿主后，激活宿主的癌基因的癌变潜力，从而导致白血病的发生。

2.物理化学因素

（1）物理因素　电离辐射、放射、核辐射等可激活隐藏体内的白血病病毒，使癌基因畸变或抑制机体的免疫功能而致白血病。

（2）化学因素　苯及其衍生物、重金属、氯霉素、保泰松和细胞毒性药物等可破坏机体的免疫功能，使免疫监视功能降低，而诱发白血病。

3.遗传或体质因素　本病不属于遗传性疾病，但可能与遗传有关。有染色体畸变的人群白血病的发病率高于正常人。家庭中有一个成员发生白血病时，其近亲白血病的发生率比一般人高 4 倍。单卵双生中如一个患急性白血病，另一个发生率为 20% ～ 25%。因此，提示白血病的病因可能与遗传有关。

（二）分类和分型

1.分类　根据增生的白细胞种类不同，可分为急性淋巴细胞性白血病（简称急淋，ALL）和急性非淋巴细胞性白血病（简称急非淋，ANLL）两大类。儿童白血病以急淋发病率最高。

2.分型　目前，采用形态学（M）、免疫学（I）、细胞遗传学（C）及分子生物学（M），即 MICM 综合分型，更有利于指导治疗和判断预后。形态学分型（FAB 分型）将急淋分为 L1、L2、L3 三型，将急非淋分为 M1、M2、M3、M4、M5、M6、M7 七型。

📎 知识拓展 16-3-1

中国白血病患儿现状

《国家儿童肿瘤监测年报 2022》显示，在我国儿童肿瘤患者中，白血病患儿占比高达 48.07%，是我国儿童、青少年因病死亡的重要原因。近年来，国家发布白血病诊疗建议，儿童"急淋"化疗方案逐步改善，患儿长期生存率大幅提升。目前，儿童"急淋"整体治愈率可达 80% ～ 90%。然而，仍有 15% ～ 20% 的患儿会遭遇复发，且复发后的存活率低，传统化疗的有效率低，预后不佳。儿童白血病的诊疗现状面临极大挑战。

【护理评估】

（一）健康史

评估患儿有无反复的病毒感染史；是否接触过放射性物质或化学毒物，如苯、油漆、橡胶、染料或亚硝胺类物质；是否用过易诱发本病的药物，如氯霉素、保泰松、细胞毒性药物等；了解患儿的生活环境及家族史，是否有其他血液系统疾病。

（二）身体状况

各型白血病的临床表现大致相同。主要表现为发热、贫血、出血、白血病细胞浸润所致的症状和体征。

1.起病　大多较急。早期症状有面色苍白，精神不振，乏力，鼻出血和（或）齿龈出血等；少数以发热和类似风湿热的骨关节疼痛为首发症状。

2.发热　为最常见症状。热型不定，多为不规则发热，一般不伴寒战，抗生素治疗无效。发热原因之一是白血病性发热（白血病细胞核蛋白代谢亢进），另一原因是感染。常见呼吸道感染、齿龈炎、皮肤疖肿、肾盂肾炎、败血症等。

3. 贫血　常为**首发症状**，并随病情加重而加重。表现为面色苍白、头晕、虚弱无力、活动后气促。贫血主要是**骨髓造血干细胞受抑制**所致。

4. 出血　**以皮肤、黏膜出血多见**，表现为紫癜、瘀斑、鼻出血、齿龈出血、消化道出血和血尿。偶见**颅内出血，是白血病死亡的主要原因之一**。出血的主要原因是**白血病细胞浸润骨髓，巨核细胞受抑制使血小板的生成减少**。

5. 白血病细胞浸润的症状和体征

（1）肝、脾、淋巴结肿大　可有压痛，纵隔淋巴结肿大时可致压迫症状如呛咳、呼吸困难和静脉回流受阻。

（2）骨关节疼痛　**多见于急淋**。以四肢长骨及肩、膝、腕、踝等关节疼痛为首发症状，常伴有**胸骨压痛或叩击痛**。

（3）中枢神经系统白血病　**白血病细胞侵犯脑实质、脑膜**所致。表现为头痛、呕吐、嗜睡、视神经乳头水肿、惊厥、昏迷、脑膜刺激证等，脑脊液可发现白血病细胞。**因多数化疗药物不易透过血脑屏障**，故中枢神经系统便成为白血病细胞的"庇护所"，**它是导致急性白血病复发的主要原因**。

（4）睾丸白血病　表现为睾丸肿大，触痛，阴囊皮肤可呈黑色。由于**化疗药物不易透过睾丸**，故睾丸白血病常为白血病复发的另一重要原因。

（5）其他器官浸润　白血病细胞浸润眶骨、颅骨、胸骨、肋骨或肝、肾、肌肉等组织，在局部呈块状隆起而形成**绿色瘤**；皮肤、心脏、肾脏、口腔黏膜、齿龈等组织器官均可因白血病细胞浸润而出现相应的症状和体征。

（三）心理 - 社会状况

评估家长对疾病的认识程度和对治疗的信心，是否因患儿罹患白血病而自责、担忧，是否因疾病治疗时间较长、化疗药物的副作用、知识缺乏等焦虑、恐惧；评估患儿有无抑郁、自卑及恐惧心理反应，是否得到社会支持。

（四）辅助检查

1. 血常规　红细胞及血红蛋白均减少，呈正细胞正色素性贫血；网织红细胞数较低；血小板减少；白细胞计数高低不一，增高者约占50%以上，**以原始和幼稚细胞为主**。

2. 骨髓象　白血病**原始和幼稚细胞极度增生**，幼红细胞和巨核细胞减少。少数患儿表现为骨髓增生低下。骨髓检查是**确立诊断**和**评估疗效**的重要依据。

3. 组织化学染色和溶菌酶检查　有助于鉴别白血病细胞类型。

📖 工作任务解析 16-3-1

> **工作任务 1**：该患儿的诊断依据有哪些？
>
> **解题思路**：诊断依据是指患儿被诊断时所存在的相应的症状、体征以及有关的病史资料。多来自经健康评估后所获得的有关患儿的健康状况的主观和客观资料，也可以是危险因素。诊断依据是做出该诊断的临床判断标准，即支持该诊断所具有的病史、症状或体征。

（五）治疗要点

白血病治疗的根本目的是使患者长期无病存活直至治愈。近20年来，白血病（尤其是急淋）的治疗和预后已有显著的提高和改善，目前欧美发达国家急淋5年生存率已达78%～85%，治愈率（至少10年无病生存）达80%，新的资料还显示不久的将来急淋治愈率将接近90%，表明儿童急性淋巴细胞性白血病是完全可以治愈的疾病。

目前主要采用**以化疗为主**的综合治疗措施。

1. 原则

①早期诊断、早期治疗、严格分型、按型选方案、争取尽快完全缓解。②早期预防中枢神经系

统白血病和睾丸白血病。③重视支持疗法。④造血干细胞移植。

2. 联合化疗　化疗是当前主要治疗手段，可使白血病缓解，延长患者生存时间。

化疗原则：**联合、足量、间歇、交替、长期、规律。**

化疗程序：通常按次序、分阶段进行。

（1）诱导缓解　①目的：联合数种化疗药物，最大限度杀灭白血病细胞，使其完全缓解。②常用药：a. 急淋：长春新碱（VCR）、强的松（Pred）、环磷酰胺（CTX）、柔红霉素（DNR）等。b. 急非淋：阿糖胞苷（Ara-C）、DNR、依托泊苷（VP-16）等。

（2）巩固、强化治疗　①目的：在缓解状态下，最大限度杀灭微小残留白血病细胞，防止早期复发。②常用药：a. 急淋：氨甲蝶呤（MTX）等。b. 急非淋：Ara-C 等。

（3）防治髓外白血病　①目的：防止骨髓复发和治疗失败，使患儿获得长期生存。②常用药：Ara-C、MTX、地塞米松（Dex）。

（4）维持及加强治疗　①目的：巩固疗效，达到长期缓解或治愈。②常用药：VCR、CTX、VP-16、MTX 等。

3. 支持疗法　可保证化疗顺利进行，防止并发症。应注意休息，加强营养；防治感染；集落刺激因子的应用；成分输血；高尿酸血症的防治。

4. 造血干细胞移植　造血干细胞移植是收集足够量的造血干细胞移植给患者，以重建造血和免疫功能。根据来源分为同种异基因造血干细胞移植，同基因造血干细胞移植，自体干细胞移植。从采集方法分为骨髓移植、外周血干细胞移植和脐血干细胞移植。由于儿童急淋和早幼粒细胞白血病治愈率高，故不作首选，但对高危急淋和 M3 以外的急非淋，应在化疗缓解后早期移植，普危急淋复发缓解后也可做骨髓移植。

知识拓展 16-3-2

造血干细胞移植

干细胞，译自英文单词"Stem cells"。"Stem"，英文为"干"，有"树干""起源"之意，就像树干可以长出树杈、树叶、开花和结果等一样，干细胞也具有极强的长期自我更新及多项分化潜能。研究表明，干细胞可以来源于胚胎和胎儿组织，即胚胎干细胞，又称 ES 细胞，也可来自出生后的器官和成年个体组织，即成体干细胞。造血干细胞移植，是患者先接受超大剂量放疗或化疗（通常是致死剂量的放化疗），有时联合其他免疫抑制药物，以清除体内的肿瘤细胞、异常克隆细胞，然后再回输采自自身或他人的造血干细胞，重建正常造血和免疫功能的一种治疗手段。

【护理诊断】

1. 体温过高　与大量白细胞浸润、坏死和 / 或感染有关。

2. 活动无耐力　与贫血致组织缺氧有关。

3. 营养失调：低于机体需要量　与疾病及化疗致食欲下降、营养不良有关。

4. 有感染的危险　与中性粒细胞减少、免疫功能下降有关。

5. 疼痛　与白血病细胞浸润有关。

6. 潜在并发症：出血、感染、颅内出血、药物副作用等。

7. 恐惧　与病情重、侵入性治疗、预后不良有关。

8. 预感性悲哀　与白血病久治不愈有关。

9. 执行治疗方案无效　与治疗方案复杂、治疗时间长、患者难以接受以及家长缺乏白血病的知识有关。

📖 工作任务解析 16-3-2

工作任务 2：该患儿存在的护理问题有哪些？

解题思路：护理诊断的陈述包括三个要素（PSE 公式）：问题（problem，P）、相关因素（etiology，E）、症状与体征（signs and symptoms，S）。

【护理目标】

1. 患儿体温维持在正常范围。
2. 患儿不发生感染及出血，血液检查、骨髓检查逐渐恢复正常。
3. 患儿气促、乏力减轻，活动耐力逐渐增强。
4. 患儿食欲增加，营养状态改善。
5. 患儿及家长逐渐接受疾病事实，积极配合治疗，增强战胜疾病的信心。

【护理措施】

1. 维持正常体温　监测体温，观察热型、热度，遵医嘱给降温药。忌用安乃近和酒精擦浴，以免降低白细胞和增加出血倾向。
2. 预防感染　感染是白血病患儿最常见和最危险的并发症，也是最主要的死亡原因。
（1）保护性隔离　①患儿需住在非感染性病房，免疫功能明显低下者，应置单人病室，有条件者置于超净单人病室、空气层流室或单人无菌层流床，以免交叉感染。②病室应每日消毒。③限制探视者的人数及次数。④医务人员及陪护者进入病房前须换鞋、穿隔离衣、戴口罩、洗手。
（2）注意个人卫生　保持口腔清洁，进食前后用温开水或漱口液漱口。勤换衣裤，勤洗澡，减少皮肤感染。保持大便通畅，便后用温水或盐水清洁肛门，以防止肛周脓肿形成。
（3）观察感染的早期表现　每天检查口腔及咽喉部，有无牙龈肿胀，皮肤有无破损、红肿，外阴、肛周有无异常改变等，发现感染先兆时，及时处理。
（4）严格执行无菌操作技术　进行任何穿刺前，必须严格消毒。各种管道或伤口敷料应定时更换，以免细菌生长。

📖 工作任务解析 16-3-3

工作任务 3：护士指导预防感染的要点有哪些？

解题思路：对于白血病患儿预防感染的护理，护士需要关注多个方面，如病室环境、饮食护理、口腔护理、接触等方面。

3. 防治出血　出血是白血病患儿死亡的常见原因之一，应加强观察和护理。
（1）注意安全，避免出血　①禁止玩锐利玩具，防止碰伤出血。②避免吃坚硬或刺激性强的食物，防止消化道黏膜损伤出血。③忌用牙签，不抠鼻孔，防止牙龈及鼻腔出血。④保持大便通畅，防止排便用力诱发颅内出血。⑤尽量减少肌内注射或深静脉穿刺抽血，必要时，延长穿刺部位的按压时间，以防出血。
（2）监测生命体征，观察有无出血征象　①患儿若面色苍白加重，呼吸、脉搏增快，出汗，血压下降，提示失血性休克；②若烦躁、嗜睡、头痛、呕吐甚至惊厥，昏迷、颈抵抗等提示颅内出血；③观察有无腹痛、便血、腰痛等消化系统及泌尿系统出血现象。

📖 **工作任务解析 16-3-4**

> **工作任务4**：护士指导防止出血的要点有哪些？
> **解题思路**：白血病患儿由于血小板减少，容易出血，因此要预防出血，应从日常生活中各方面做起，如口腔清洁、皮肤护理、饮食指导、运动防护、环境安全等。

4. 使用化疗药物的护理

（1）掌握化疗方案及给药途径，正确给药。

（2）保护静脉，减少局部刺激　静脉穿刺时应有计划选择血管，提高穿刺水平，防止药物渗漏；不要拍打静脉和挤压皮肤。

（3）鞘内注射时，药物浓度不宜过大，药液量不宜过多，应缓慢推入，术后需去枕平卧4～6小时，以减少不良反应。

（4）观察和处理药物毒性反应：①多数化疗药物均可致骨髓抑制，使患儿易致感染，应监测血象，及时防治感染。②恶心、呕吐严重者，用药前半小时给止吐药。③加强口腔护理。有溃疡者，宜给清淡、易消化的流质或半流质软食。疼痛明显者，进食前，可给局麻药或敷以溃疡膜、溃疡糊剂。④环磷酰胺可致出血性膀胱炎，应保证液量摄入。⑤糖皮质激素长期应用可致满月脸及情绪改变等，应告知家长停药后会消失。

5. 休息　患儿需卧床休息，但一般不需绝对卧床。长期卧床者，应常更换体位，预防压疮。

6. 加强营养　给予高蛋白、高维生素、高热量易消化的饮食。鼓励患儿进食，不能进食者以静脉补充。注意饮食卫生，食具应消毒。

7. 消除心理障碍

（1）热情帮助、关心患儿。帮助家长及年长患儿树立起战胜疾病的信心并对治疗的长期性有充分的思想准备。

（2）进行各项诊疗、护理操作前，应向家长及年长患儿说明其意义、操作过程、如何配合及可能出现的不适，以减轻或消除其恐惧心理。

（3）定期召开家长座谈会或病友联谊会，为新老患儿及家长提供相互交流的机会，提高应对能力，增强治愈的信心。

8. 健康教育

（1）向家长及年长患儿讲解白血病的有关知识、化疗药的作用和毒副作用。

（2）教会家长如何预防感染及出血征象，出现异常及时就诊。

（3）让家长及年长患儿明确坚持定期化疗的重要性。

（4）鼓励患儿参加体格锻炼，增强抗病能力。

【护理评价】

1. 患儿体温是否能维持在正常范围。

2. 患儿感染能否得到控制。

3. 患儿出血是否控制，血象及骨髓象是否恢复正常。

4. 患儿摄入的能量和营养素是否足够，体重有无增加。

5. 患儿和（或）家长能否积极配合治疗，有无战胜疾病的信心。

✏️ **护考直击 16-3-1**

（1～2题共用题干）患儿，男，4岁，确诊急性白血病并规范治疗半年，今日出现头痛、呕吐，查体：BP110/70 mmHg，P80次/分，T37.3 ℃，急查CT未见异常。

1. 该患儿最可能发生了（　　　）。

    A. 颅内出血　　　　　　　　　B. 化疗药反应

    C. 合并感染　　　　　　　　　D. 中枢神经系统白血病

    E. 受疾病影响，休息睡眠欠佳

2. 为进一步确诊，应行的检查是（　　　）。

    A. 查血常规　　　　　　　　　B. 急查凝血功能

    C. 急行 MRI 检查　　　　　　　D. 行腰椎穿刺

    E. 查肝肾功能电解质

（3～4 题共用题干）患儿，男，4 岁，确诊急性白血病并规范治疗半年。

3. 引起该疾病常见的死亡原因是（　　　）。

    A. 重症感染　　　B. 颅内出血　　　C. 消化道出血　　　D. 贫血　　　E. 药物反应

4. 该患儿的饮食原则是（　　　）。

    A. 低热量、低蛋白、高维生素、清淡易消化饮食

    B. 高热量、高蛋白、高维生素、清淡易消化饮食

    C. 高热量、高蛋白、高维生素、流质或半流质饮食

    D. 低热量、高蛋白、低维生素饮食

    E. 高热量、低蛋白、高维生素、清淡易消化饮食

5. 急性白血病患儿常见临床表现<u>不包括</u>（　　　）。

    A. 贫血　　　　　B. 出血　　　　　C. 反复感染　　　D. 智能发育迟缓　　　E. 各种浸润症状

参考答案：1. D　2. D　3. A　4. B　5. D

（刘娜）

【高频考点】

▲最早的造血器官是卵黄囊。

▲髓外造血是指婴幼儿时期，当发生严重感染或溶血性贫血等需要增加造血时，肝、脾和淋巴结可恢复到胎儿时期的造血状态，出现肝、脾、淋巴结肿大，外周血中可出现有核红细胞或（和）幼稚中性粒细胞，称为"骨髓外造血"。

▲中性粒细胞与淋巴细胞两次交叉相等的时间，分别是生后 4～6 天和至 4～6 岁时。

▲生理性贫血指婴儿出生后至 2～3 个月时红细胞数至 3.0×10^{12}/L，血红蛋白量降至 100 g/L 左右，出现轻度贫血，称为"生理性贫血"。

▲缺铁性贫血的最主要病因是铁摄入不足、典型临床表现是皮肤黏膜苍白，以唇、甲床最为明显。

▲缺铁性贫血的血常规检查发现血红蛋白降低比红细胞数减少明显。

▲铁剂治疗的有效指标是网织红细胞计数的升高。铁剂需要在血红蛋白恢复正常后维持用药 3～6 个月，以增加铁储存。

▲缺铁性贫血的饮食要补充含铁丰富且易吸收的食物，如动物肝、血、瘦肉、鱼类、蛋黄；豆类、黑木耳、紫菜、海带及绿叶蔬菜等。

▲口服铁剂的方法。

▲巨幼红细胞性贫血是由于维生素 B_{12} 和（或）叶酸引起的一种大细胞性贫血，长期单纯羊乳喂养可导致叶酸缺乏性贫血。

▲免疫性血小板减少症（ITP）是正常血小板被免疫性破坏的自身免疫性疾病，是儿童最常见的出血性疾病。以自发性皮肤和黏膜出血为主，多为针尖大小的皮内和皮下出血点，皮疹分布不均，以四肢较多。儿童高发年龄为 1～5 岁。

▲儿童白血病以急淋发病率最高。

▲白血病主要表现为因发热、贫血、出血、白血病细胞浸润所致的症状和体征。

▲白血病细胞浸润的症状和体征主要包括：肝、脾、淋巴结肿大、骨关节疼痛、中枢神经系统白血病、睾丸白血病及其他器官浸润。

▲骨髓检查是确诊和评定疗效的重要依据。

▲目前白血病主要采用以化疗为主的综合治疗措施。化疗原则是联合、足量、间歇、交替、长期、规律。化疗程序是包括诱导缓解、巩固强化、防治髓外白血病及维持加强治疗。

▲白血病患儿护理重点在于预防感染和出血。感染是白血病患儿最常见和最危险的并发症，也是最主要的死亡原因。

▲白血病患儿的饮食原则：高蛋白、高维生素、高热量易消化的饮食。

项目 17　神经系统疾病患儿的护理

📋 项目目标

知识目标：

1. 掌握化脓性脑膜炎、病毒性脑炎、脑性瘫痪患儿的身体状况、护理诊断和护理措施。
2. 熟悉儿童神经系统疾病的病因和发病机制。
3. 了解神经系统疾病的发病机制、辅助检查。

能力目标：

1. 能按照护理程序对神经系统疾病患儿实施整体护理。
2. 能指导患儿家长做好智力训练和瘫痪肢体功能训练的能力。

素质目标：

1. 培养护生人道主义精神和科学严谨、实事求是的工作作风。
2. 树立爱岗敬业、精益求精的职业精神。

💎 思政案例 17

从白血病患儿到白大褂医者，他的人生焕发新生

导入： 一位张医生，曾是命悬一线的白血病患儿，如今却身披白大褂，以医者身份荣耀归来。这是一场关于生命、坚韧与梦想的壮丽蜕变。

正文： 这位张医生，一个曾被断言活不过 12 岁的少年，在病痛与死亡的阴影下，用不屈的斗志书写着生命的奇迹。11 岁那年，他被确诊为急性淋巴细胞白血病，生命似乎即将走到尽头。然而，他并未向命运低头，反而以顽强的毅力与病魔抗争，最终战胜了死神，赢得了重生的机会。

在治疗过程中，他目睹了医护人员的辛勤付出与无私奉献，感受到了他们对生命的敬畏与珍视。这份感动深深烙印在他的心中，也点燃了他对医学的热爱与向往。他渴望成为一名医者，用自己的知识和技能去拯救更多的生命。

经过数年的努力与坚持，他终于实现了自己的梦想。他成功考入医学院校，并通过系统的学习和实践，逐渐成长为一名优秀的医学生。他深知学医之路充满艰辛与挑战，但他从未退缩，始终保持着对医学事业的热爱与执着。

如今，他已经顺利毕业，并成为一名准医生。他选择回到曾经救治过自己的儿童医院，以医者的身份继续前行。他希望能够用自己的专业知识和技能，为更多的患儿带去希望与力量。

在医院里，他与曾经的医护人员们并肩作战，共同面对各种复杂病例。他虚心向他们请教、学习，不断提升自己的临床能力与经验。同时，他用自己的故事激励着其他患儿和家长们勇敢面对病魔、坚定战胜疾病的信心。

他的故事传遍了整个医院，也感动了无数人。他的坚韧与毅力、梦想与追求成了许多人心中的榜样与力量源泉。他用自己的行动证明了生命的顽强与伟大，也让我们看到了梦想的力量与无限可能。

从白血病患儿到身披白大褂的医者，他用自己的经历诠释了一个关于生命、坚韧与梦想的传奇故事。他的归来不仅是对自己生命的最好诠释，也是对医学事业的最好致敬。让我们共同期待他在未来的医学道路上继续发光发热、创造更多的奇迹！

任务 17.1　儿童神经系统解剖生理特点

神经系统包含中枢神经和周围神经两部分，共同控制身体、智力和情绪活动。中枢神经是控制核心，由脑和脊髓组成。周围神经包括 12 对脑神经、31 对脊神经和躯体神经等。中枢神经通过周围神经与身体其他器官、系统建立广泛联系。儿童发育过程中，神经系统发育最早，速度最快。

【相关知识】

（一）脑

脑是中枢神经系统的核心，儿童脑的发育是一个连续动态的成熟过程。儿童神经系统发育最早，尤其脑的发育最迅速，出生时的新生儿大脑重量约 370 g，占体重的 10% ～ 12%，新生儿大脑已有主要的沟和回，但发育不完善，与成人相比，脑沟较浅、脑回较宽，灰质和白质的分界不明显，细胞分化较差，髓鞘形成不全。生后 3 个月时神经纤维髓鞘逐渐形成，4 岁时完成，但神经活动不稳定，皮层下中枢兴奋性较高，对外界刺激的反应较慢且易于泛化，表现出肌肉张力较高，常出现无意识的手足徐动。婴幼儿时期遇到强刺激时易发生昏睡或惊厥。随着年龄的增长，脑发育逐渐成熟与复杂化。儿童 1 岁时完成脑发育的 50%、3 岁时完成脑发育的 75%、6 岁时完成脑发育的 90%。在基础代谢状态下，儿童脑耗氧量占机体总耗氧量的 50%，而成人为 20%，所以儿童对缺氧的耐受性较成人差。

（二）脊髓

脊髓是中枢神经的一部分，出生时脊髓结构已较完善，功能基本具备。脊髓的发育与脊柱的发育不平衡，胎儿 3 个月时两者等长，新生儿时达第 3 腰椎水平或第 2 腰椎下缘，4 岁时才达到第 1 ～ 2 腰椎间隙，故婴幼儿时期腰椎穿刺的位置要偏低，以第 4 ～ 5 腰椎间隙为宜，4 岁以后可与成人相同。脊髓的功能发育与运动发展相平行，随着年龄增长，脊髓功能不断完善，运动功能更加成熟。

（三）脑脊液

新生儿脑脊液量约 5 mL，压力低，故抽取脑脊液较困难，随着年龄的增长和脑室的发育，脑脊液的量和压力逐渐增加。脑脊液正常值见表 17-1-1。

表 17-1-1　脑脊液正常值

	新生儿	婴儿	儿童
总量（mL）	5	/	100 ～ 150
压力（Kpa）	0.29 ～ 0.78	/	0.69 ～ 1.96
细胞数	（0 ～ 34）$\times 10^6$/L	0 ～ 20$\times 10^6$/L	（0 ～ 10）$\times 10^6$/L
蛋白总量（g/L）	0.2 ～ 1.2	/	0.2 ～ 0.4
糖（mmol/L）	/	3.9 ～ 5.0	2.8 ～ 4.5
氯化物（mmol/L）	/	110 ～ 122	117 ～ 127

（四）神经反射

1. 生理反射

（1）出生时已存在终生不消失的反射　角膜反射、咽反射及吞咽反射、瞳孔对光反射等，出生时已存在终生不消失，如果这些反射减弱或消失，则提示神经系统有病变。

（2）出生时已存在以后逐渐消失的反射　觅食反射、握持反射、吸吮反射、拥抱反射及颈肢反射等出生时已经存在以后逐渐消失。一般生后 3 ～ 4 个月觅食反射、握持反射、拥抱反射消失，

5～6 个月颈肢反射消失，1 岁左右吸吮反射完全消失，当神经系统发生病理改变时，这些反射存在与消失的时间将发生变化。

（3）出生时不存在，以后逐渐出现并终身存在的反射　腹壁反射、提睾反射以及各种腱反射等。在某些病理情况下可减弱或消失。

2.病理反射　常见的病理反射有巴彬斯基（Babinski）征、奥本海姆（Oppenheim）征、戈登（Gordon）征和查多克（Chaddock）征。2 岁以内的婴幼儿由于锥体束发育不成熟，Babinski 征呈阳性可为生理现象，若单侧阳性或 2 岁以后出现为病理现象，提示锥体束损伤。颅内压增高时出现脑膜刺激征，即颈项强直、凯尔尼格（Kernig）征、布鲁津斯基（Brudzinski）征的阳性反应。出生后 3～4 个月婴儿因屈肌张力较高，Kernig 征、Brudzinski 征弱阳性无病理意义。婴儿因颅缝和囟门未完全闭合可以缓解颅内压，所以脑膜刺激征可能不明显或出现较晚。

任务 17.2　化脓性脑膜炎患儿的护理

📝 工作情境与任务 17-2-1

导入情境：患儿，女，8 个月，因发热 2 天，伴有流涕、咳嗽、烦躁不安，呕吐 3 次，为胃内容物，量多，呈喷射状，今晨突然出现抽搐，意识丧失、双眼上翻、四肢强直，持续 3 分钟。家人紧急拨打 120，送入院。

查体：T 39.4 ℃，R 38 次 / 分，P 148 次 / 分。精神萎靡，嗜睡状态。前囟 1.0 cm × 1.0 cm，隆起。双侧瞳孔等大等圆，对光反射迟钝。颈强直，双肺呼吸音粗。颅脑神经未见异常，四肢肌张力增高，腱反射活跃。Kernig 征（±）、Brudzinski 征（±）、Babinski 征（＋）。

辅助检查：脑脊液压力 230 mmH$_2$O，外观浑浊；白细胞数 1.62 × 10^9/L，多核 0.82，单核 0.18；蛋白 900 mg/ L，糖 2.24 mmol/ L，氯化物 100 mmol/ L。

入院诊断：化脓性脑膜炎。

工作任务：

1. 患儿现存的护理诊断有哪些？
2. 应采取哪些护理措施？

化脓性脑膜炎（purulent meningitis，PM）简称化脑，是由各种化脓性细菌引起的急性脑膜炎症。临床以急性发热、惊厥、颅内压增高、意识障碍和脑膜刺激征以及脑脊液脓性改变为特征。婴幼儿多见，尤其多见于 1 岁以内的婴儿。

【相关知识】

（一）病因

1.致病菌的侵袭　多数化脓性细菌都能引起本病，但致病菌类型与患儿年龄有密切关系。在我国，2/3 以上患儿是由脑膜炎双球菌、肺炎链球菌和流感嗜血杆菌引起。2 个月以下婴儿易发生肠道革兰阴性杆菌和金黄色葡萄球菌脑膜炎，3 个月～3 岁婴幼儿易发生流感嗜血杆菌脑膜炎，5 岁以上儿童易发生脑膜炎球菌、肺炎链球菌脑膜炎。

2.机体免疫状态　婴幼儿的机体免疫能力较弱，血脑屏障的功能差，致病菌易侵入机体而发病。

（二）发病机制

致病菌可通过多种途径侵入脑膜。血流感染是最常见的途径。致病菌大多由上呼吸道、胃肠道黏膜、新生儿的皮肤或脐部入侵，细菌入侵血流，导致菌血症。当儿童免疫防御功能降低时，细菌可通过血脑屏障到达脑膜；还可通过邻近组织器官，如鼻窦炎、中耳炎、乳突炎等感染扩散波及脑膜；当颅骨骨折、脑脊髓膜膨出等与颅腔形成直接通道时，细菌可直接进入蛛网膜下腔脑膜炎症。

【护理评估】

（一）健康史

向患儿及家长询问有无呼吸道、消化道或皮肤的感染史，近期是否患乳突炎、中耳炎等；新生儿生产史，有无脐部感染史；有无头颅外伤及先天性的神经或皮肤缺陷；有无造成机体免疫功能下降的因素等。

（二）身体状况

1. 典型表现

（1）感染中毒症状　表现为发热、头痛、烦躁不安。脑膜炎双球菌感染可迅速出现皮肤瘀点、瘀斑和休克。

（2）急性脑功能障碍症状　进行性的意识改变，随病情加重逐渐从精神萎靡、嗜睡、昏睡、昏迷到深度昏迷。部分患儿有反复惊厥发作。

（3）颅内压增高表现　年长儿表现为持续剧烈的头痛、喷射性呕吐、婴儿有前囟饱满与张力增高、头围增大等。严重时合并脑疝，伴有呼吸不规则、突然意识障碍加重、瞳孔不等大、对光反射减弱或消失等征象。

（4）脑膜刺激征　颈强直最常见，凯尔尼格征（Kernig 征）、布鲁津斯基征（Brudzinski 征）阳性。

2. 非典型表现　3 个月以内的婴儿尤其是新生儿表现多不典型。①体温升高或降低，甚至体温不升。②颅内压增高表现不明显。不会主诉头痛，可能仅有吐奶、尖叫或颅缝开裂。③惊厥可不典型，仅见面部、肢体抽动、局部或全身性肌阵挛或各种不显性发作。④脑膜刺激征不明显，与婴儿肌肉不发达，肌力弱和反应低下有关。

3. 并发症和后遗症　部分患儿在病程中可并发硬脑膜下积液、脑积水、脑室管膜炎等并发症，可遗留脑性瘫痪、癫痫等神经功能障碍后遗症。

（三）心理 - 社会状况

本病起病急、症状重，会给患儿及家长带来极大的恐惧、焦虑和不安。因此要评估家长对本病知识的认知及掌握程度、经济承受能力、心理状况和社会支持水平。

（四）辅助检查

1. 脑脊液　脑脊液检查为本病确诊的重要依据。典型改变为压力增高，外观混浊或呈脓性，白细胞数多达 $1\,000 \times 10^6/L$，分类以中性粒细胞为主；糖含量显著降低，糖 <1.1 mmol/L，甚至测不出；蛋白质含量增多，定量在 1.0 g/L 以上；乳酸脱氢酶活性明显增高；脑脊液常规涂片检查和培养可进一步明确病因。还可采用对流免疫电泳法、乳胶颗粒凝集法对脑脊液进行病原学检测。

2. 血培养　使用抗生素之前做血培养，阳性率较高，可帮助确定病原菌。

3. 皮肤瘀点、瘀斑检菌　是发现脑膜炎双球菌重要而简便的指标。

4. 血象　周围血白细胞计数明显增高，高达 $20 \times 10^9/L \sim 40 \times 10^9/L$，以中性粒细胞增高为主，占 80% 以上。严重感染者白细胞计数可减少，但可见核左移。

5. 头颅 CT　适用于颅内压增高、有局限性体征或疑有并发症者。可见脑水肿、脑室扩大、硬脑膜下积液等征象。

（五）治疗原则

控制感染、对症治疗及支持疗法。

1. 抗生素治疗　应及早选用对病原菌敏感、易于透过血脑屏障的抗生素，早期、合理、足量和足疗程静脉给药。在病原菌未明确时，目前主张选用头孢曲松钠或头孢噻肟钠等。病原菌明确后，根据不同的致病菌选用敏感的抗生素。脑膜炎球菌感染者应用 7 天，肺炎链球菌和流感嗜血杆菌脑膜炎应用 10 ～ 14 天，金黄色葡萄球菌性脑膜炎疗程应达到 3 ～ 4 周以上。若有并发症，还应适当延长。

2. 肾上腺皮质激素治疗　肾上腺皮质激素可抑制多种炎性因子的产生，同时还可降低血管通透性，减轻脑水肿和颅内高压症状。常用地塞米松静脉给药，连续 2～3 天。

3.并发症治疗　①硬膜下积液：少量积液无需处理，当积液量较多且引起颅内压增高症状时，应做硬膜下穿刺引流。②脑室管膜炎：可作侧脑室穿刺引流缓解症状，并注入抗生素。③脑积水：可通过中孔粘连松解、脑脊液分流术和导水管扩张等手术治疗。

4.对症和支持治疗　维持水、电解质平衡；及时降温、控制惊厥和处理休克，降低颅内压。

【护理诊断】

1.体温过高　与细菌感染有关。

2.潜在并发症：颅内高压症、脑疝。

3.营养失调：低于机体需要量　与能量摄入不足，机体消耗过大有关。

4.有受伤的危险　与抽搐、反复惊厥有关。

5.恐惧（家长）与预后不良有关。

📖 工作任务解析 17-2-1

工作任务 1：患儿现存的护理诊断有哪些？

解题思路：体格检查体温 39.4 ℃，说明有体温过高；病例中患儿有呕吐等症状，以及本病会导致患儿能量摄入不足，机体消耗过大，可以根据这些临床症状写出护理诊断有营养失调；患儿入院当天有抽搐，所以护理诊断为有受伤的危险；根据辅助检查发现，脑脊液压力为 220 mmH$_2$O，超过正常值 80～200 mmH$_2$O，护理诊断为颅内压增高；由于患儿生病，可能会给患儿家长造成担忧，家长可能会有恐惧心理。

【护理目标】

1.患儿体温维持正常。

2.患儿的颅内压能维持正常水平。

3.患儿的营养供给能满足机体的需要。

4.患儿无外伤的情况发生。

5.患儿家长能用正确的态度对待疾病，主动配合各项治疗和护理。

【护理措施】

1.维持正常的体温　保持病室安静、空气新鲜，维持病室温度为 18～22 ℃，湿度为 50%～60%。高热患儿需卧床休息。每 4 小时测体温 1 次，并观察热型及伴随症状。鼓励患儿多饮水，必要时静脉补液。退热出汗后及时更衣，注意保暖。体温超过 38.5 ℃时，酌情给予物理降温或药物降温，以减少大脑细胞对氧的消耗，防止发生高热惊厥，并记录降温效果。遵医嘱给予抗生素治疗。

2.病情观察、防治并发症

（1）避免加重颅内压增高的因素　抬高床头 30°左右，头部处于正中位，以利于颅内血液回流。保持患儿绝对安静，避免躁动、剧烈咳嗽，治疗和护理集中进行，动作轻柔。

（2）监测生命体征，观察神志变化　若患儿出现意识障碍、前囟膨隆或紧张、频繁呕吐、躁动不安为惊厥发作先兆。若呼吸节律不规则、瞳孔忽大忽小或两侧不等大、对光反应迟钝、血压升高，说明有脑疝及呼吸衰竭的发生。应经常巡视、密切观察、详细记录，以便及早发现并给予急救处理。

（3）做好并发症的观察　如患儿在治疗中发热不退或退而复升、前囟饱满、颅缝裂开、呕吐不止、频繁惊厥、应考虑有并发症存在。可做头颅 CT 扫描检查等，以期早确诊并及时处理。

（4）做好抢救药品及器械的准备　做好氧气、脱水剂、吸引器、人工呼吸机、呼吸兴奋剂、硬脑膜下穿刺包及侧脑室引流包的准备。

（5）药物治疗的护理　了解各种药的使用配伍要求、适应证及不良反应。严格掌握配药的精确性、静脉输液的速度和无菌操作原则。

3.保证营养供应　保证足够热量摄入，根据患儿热量需要制订饮食计划，给予高蛋白、高热量、清淡、易消化的流质或半流质饮食。少食多餐，以减轻胃的饱胀感，防止呕吐发生。呕吐频繁不能进食者，应观察呕吐情况并静脉补充营养，维持水电解质平衡。

4.防止外伤　保持安静，减少刺激。呕吐频繁患儿头偏向一侧，及时清除呕吐物。注意患儿安全，躁动不安或惊厥时防坠床发生，防舌咬伤。预防昏迷患儿压疮的发生。

5.健康指导　利用各种方式宣传预防化脓性脑膜炎的知识，保持室内卫生，空气新鲜，阳光充足，及时治疗呼吸道感染、中耳炎、皮肤感染等。提高机体免疫力。对恢复期和有神经系统后遗症的患儿，应进行功能训练，指导家长根据不同情况给予相应护理，促使病情尽可能康复。

📖 **工作任务解析 17-2-2**

> **工作任务2**：应采取哪些护理措施?
>
> **解题思路**：结合现存护理诊断来写，包括：高热的护理：保持病室安静清洁、空气新鲜等；营养失调：要根据患儿的体重和营养状况评估，保证营养供给；患儿惊厥有受伤的危险，需要防止受伤；有潜在并发症：颅内压增高，需密切观察病情变化，如有变化，立即报告医生，配合抢救；针对焦虑和担心进行心理护理等。

【护理评价】

1.患儿体温是否恢复正常。

2.患儿颅内压是否恢复正常。

3.患儿是否得到充足的营养，满足机体需要。

4.患儿无并发症发生，或发生时是否得到及时有效的治疗。

5.患儿和（或）家长能否正确对待疾病，主动配合治疗和护理。

✒ **护考直击 17-2-1**

1.化脓性脑膜炎最常见的并发症是（　　　）。

 A.脑积水   B.脑脓肿

 C.硬脑膜下积液   D.偏瘫

 E.亚急性硬化性全脑炎

2.患儿，女，2岁。诊断为"化脓性脑膜炎"，突然出现烦躁不安，频繁呕吐，四肢肌张力明显增高，双侧瞳孔大小不等、对光反射迟钝，应高度警惕患儿出现（　　　）。

 A.惊厥   B.脱水   C.脑疝   D.呼吸衰竭   E.代谢性酸中毒

3.患儿，女，9岁。患病毒性脑膜炎入院。入院当日患儿突然出现全身抽搐，喷射性呕吐，口腔及气管内有大量呕吐物。护士应立即采取的措施是（　　　）。

 A.给予氧气吸入   B.约束四肢，制止抽搐

 C.吸引器吸出呼吸道分泌物 D.应用镇静药物，控制抽搐

 E.开通静脉通道，应用脱水药物

4.患儿，男，5岁。1周前流涕，继之高热、头痛、嗜睡、精神异常、意识障碍。口唇有疱疹，白细胞正常，实验室检查脑脊液基本正常。首先应考虑（　　　）。

A. 结核性脑膜炎　　B. 化脓性脑膜炎　　C. 病毒性脑膜炎　　D. 脑脓肿　　　　E. 脑栓塞

5. 患儿，男，3 岁。因化脓性脑膜炎入院。脑脊液细菌培养显示为脑膜炎双球菌感染，进行抗菌治疗首选的抗生素是（　　）。

A. 青霉素　　　　　B. 阿奇霉素　　　　C. 庆大霉素　　　　D. 红霉素　　　　E. 链霉素

（6～8 题共用题干）患儿，男，6 个月。因发热、咳嗽 2 天，抽搐 3 次到医院就诊。患儿精神差，进食少，嗜睡，前囟隆起，心、肺、腹未见异常。PPD（−），脑膜刺激征明显（＋），Babinski 征（＋）。

6. 该患儿最可能患（　　）。

A. 高热惊厥　　　B. 乙型脑炎　　　C. 化脓性脑膜炎　　D. 癫痫发作　　　E. 手足搐搦症

7. 患儿入院后出现昏迷，呼吸不规则，两侧瞳孔不等大，对光反射迟钝。该患儿最可能发生了（　　）。

A. 脑室管膜炎　　B. 脑脓肿　　　　C. 脑疝　　　　　D. 脑积水　　　E. 脑神经损伤

8. 此时患儿不能做的检查是（　　）。

A. 血培养　　　　B. 电解质　　　　C. 头颅 CT　　　D. 腰椎穿刺　　　E. 血常规

（9～10 题共用题干）患儿，女，10 个月。因化脓性脑膜炎入院，经抗感染治疗 6 天，体温恢复正常，精神好转。近 1 天再次出现发热，高达 41 ℃，前囟隆起、张力略高。

9. 该患儿目前发生了（　　）。

A. 脑膜炎复发　　B. 硬膜下积液　　C. 脑脓肿　　　　D. 脑积水　　　E. 脑水肿

10. 此时应该采取的措施是（　　）。

A. 硬膜下穿刺引流　　　　　　　　　　　B. 加大脱水剂剂量
C. 加大抗生素剂量　　　　　　　　　　　D. 硬膜下注射抗生素
E. 腰椎穿刺持续引流

参考答案：1—5：CCCCA　　6—10：CCDBA

任务 17.3　病毒性脑膜炎患儿的护理

工作情境与任务 17-3-1

导入情境：患儿，男，6 岁。因发热 1 天，反复抽搐 3 小时，来院就诊。患儿于 1 周前有上呼吸道感染，治疗未见效果。2 小时前出现全身性抽搐，持续 1～3 分钟，给予镇静剂缓解后又反复发作，同时伴呕吐，呈喷射状。

查体：T 39 ℃，P 108 次 / 分。昏迷，颈抵抗（＋），肌张力增高，腹壁反射弱，膝腱反射活跃，巴彬斯基征（±）。辅助检查：脑脊液压力 2.75 kPa，外观清亮，细胞数 28 ×10⁶/L，以淋巴细胞为主，蛋白 0.3 g/L，糖 3.6 mmol/L，氯化物 117 mmol/L。

入院诊断：病毒性脑膜炎。

工作任务：

1. 分析患儿发生喷射性呕吐的原因是什么？
2. 如何对患儿进行急救护理？

病毒性脑膜炎（viral encephalitis）指由多种病毒感染引起的颅内急性炎症性病变。根据病原体致病性和宿主反应过程的差异，可有不同类型的表现，若炎症病变主要累及脑膜，临床表现为病毒性脑膜炎；如主要影响大脑实质时，则表现为病毒性脑炎；若脑膜和脑实质同时受累，则为病毒性脑膜脑炎。大多数患儿病程有自限性，危重者可导致后遗症及死亡。

【相关知识】

（一）病因

临床工作中，目前仅能在 1/4 ～ 1/3 的中枢神经病毒感染病例中确定其致病病毒，其中 80% 以上的病毒性脑膜炎、脑炎是由肠道病毒引起（如柯萨奇病毒、埃可病毒），其次为虫媒病毒（如流行性乙型脑炎病毒）、腮腺炎病毒、腺病毒和疱疹病毒等。

（二）发病机制

病毒自呼吸道、消化道或经昆虫叮咬侵入淋巴系统内繁殖，然后经血循环（此时为病毒血症期）到达各脏器，在入侵中枢神经系统前，患者可有发热等全身症状。但在神经系统症状出现时，病毒血症就消失了。若病毒在定居脏器内进一步繁殖，可通过血 - 脑屏障侵入脑实质或脑膜组织，出现中枢神经系统症状。中枢神经系统的病变可能是病毒直接损伤的结果，也可能是感染后的过敏性脑炎改变，导致神经脱髓鞘病变、血管及血管周围的损伤。

【护理评估】

（一）健康史

询问患儿发病前 1 ～ 2 周有无呼吸道、消化道感染史；有无被昆虫叮咬、接触动物史；有无预防接种史。

（二）身体状况

病情轻重差异很大，取决于病变主要是在脑膜或脑实质。一般病毒性脑炎的临床经过较脑膜炎严重，重症脑炎易发生急性期死亡或后遗症。

1. 病毒性脑炎　起病急，因病变部位、范围和严重程度不同，其临床表现不同。

（1）前驱症状　急性全身感染症状，发热、头痛、呕吐、腹泻等。

（2）中枢神经系统症状　①惊厥：多数呈全身性发作，也可局灶性发作，严重者可见惊厥持续状态；②意识改变：可有嗜睡、昏睡、昏迷甚至去皮层状态等表现；③颅内压增高：头痛、呕吐、婴儿前囟饱满，若呼吸节律不规则或瞳孔不等大，则应考虑颅内压增高并发脑疝的可能性；④运动功能障碍：根据受损部位不同，可有偏瘫、面瘫、不自主运动、吞咽障碍等；⑤精神情绪异常：病变累及额叶底部、颞叶边缘系统时，可出现躁狂、幻觉、失语及定向力、计算力与记忆障碍等症状。

（3）病程　大多 2 ～ 3 周，多数可完全恢复，但少数病情重的可遗留癫痫、肢体瘫痪、智能发育迟缓等后遗症。

2. 病毒性脑膜炎　急性起病，发病前先有上呼吸道感染或前驱传染性疾病症状。主要表现为发热、嗜睡、恶心、呕吐。婴儿则烦躁不安、易激惹，年长儿会自诉头痛。很少有严重意识障碍、惊厥、瘫痪，无局限性神经系统体征。病程大多在 1 ～ 2 周内。

3. 病毒性脑膜脑炎　同时兼有病毒性脑炎和脑膜炎的症状。

（三）心理 - 社会状况

评估患儿家长对疾病病因、并发症及预后的了解程度，护理知识的掌握程度；评估家长因担心后遗症而出现焦虑或恐惧等表现。

（四）辅助检查

1. 脑脊液检查　多数压力增高，外观清亮，白细胞总数正常或轻度增多，病初以中性粒细胞为主，逐渐转为以淋巴细胞为主，蛋白质含量正常或轻度增高，糖和氯化物含量正常。

2. 病毒学检查　病毒培养和血清学检查是明确病因的基本方法。部分患儿急性期脑脊液病毒培养及血清 IgM 特异性抗体检测阳性；恢复期血清 IgG 特异性抗体滴度高于急性期 4 倍以上有诊断价值。

3.脑电图（EEG）检查　以弥漫性或局限性异常慢波背景活动为特征，无特异性，只能提示脑功能异常。

4.影像学检查　CT 和 MRI 均可发现病变的部位、范围及性质，可协助诊断。

（五）治疗要点

本病无特异性治疗。急性期应给予合理的支持与对症治疗，是保证病情顺利恢复、降低病死率和致残率的关键。

1.对症治疗和支持疗法　卧床休息、降温、控制惊厥、降低颅内压、改善脑微循环、抢救呼吸和循环衰竭；维持水、电解质平衡，合理供给营养，对营养不良者给予静脉营养或白蛋白。

2.抗病毒治疗　阿昔洛韦是治疗疱疹病毒的首选药物，更昔洛韦对治疗巨细胞病毒有效，利巴韦林对控制 RNA 病毒有效。疗程一般为 10～14 天。若怀疑细菌感染，应常规给予青霉素等抗生素治疗。

【护理诊断】

1.体温过高　与病毒血症有关。

2.急性意识障碍　与脑实质炎症有关。

3.躯体活动障碍　与昏迷、瘫痪有关。

4.营养失调：低于机体需要量　与摄入不足有关。

5.潜在并发症：颅内压增高。

📖 工作任务解析 17-3-1

工作任务 1：分析患儿发生喷射性呕吐的原因是什么？

解题思路：儿童正常脑脊液压力为 0.4～1.0 kPa，从题干可知患儿脑脊液压力为 2.75 kPa，发生了颅内压增高，所以发生了喷射性呕吐。

【护理目标】

1.患儿体温维持在正常范围。

2.患儿意识逐渐恢复正常。

3.患儿躯体移动障碍好转或消失。

4.患儿能得到充足的营养，满足机体的需求。

5.未发生并发症或发生时能及时发现并处理。

【护理措施】

1.维持正常体温　监测体温，观察热型及伴随症状。体温 >38.5 ℃时给予物理降温或遵医嘱药物降温、静脉补液。出汗后及时更换衣物。评估患儿有无脱水症状，保证液体量摄入足够。

2.促进脑功能的恢复　去除环境中可引起患儿情绪不良的刺激因素，创造良好的环境，以减轻其不安与焦虑。纠正患儿的错误概念和定向力错误。针对患儿存在的幻觉，采取适当的保护措施。为患儿提供保护性的看护和日常生活的细心护理。

3.促进肢体功能的恢复

（1）保持瘫痪肢体呈功能位，病情稳定后，及早督促患儿进行肢体的被动或主动功能锻炼，活动时要循序渐进，采取保护措施，防碰伤。

（2）做好昏迷患儿的日常生活护理及个人卫生，取平卧位时，一侧背部稍垫高，使头偏向一侧，以利于分泌物排出。每 2 小时翻身拍背 1 次，促进排痰，预防坠积性肺炎。适当使用气垫或海绵垫等，预防压疮。尿潴留时可留置导尿管，并定时冲洗膀胱。

4.注意病情观察　严密观察患儿生命体征变化、前囟张力、神经系统症状等情况。观察瞳孔及呼吸改变，警惕脑水肿、脑疝和中枢性呼吸衰竭。如发现呼吸节律不规则，对光反应迟钝，两侧瞳孔不等大，提示脑疝及呼吸衰竭可能，需尽快与医生联系，配合医生展开急救。遵医嘱定时应用脱水剂。注意避免因移动体位致脑疝形成和呼吸骤停。

5.保证营养供应　保证足够热量摄入，根据患儿热量需要制订饮食计划，给予高蛋白、高热量、清淡、易消化的流质或半流质饮食。

6.健康教育　向患儿及家长介绍病情，做好心理护理。向家长提供日常生活护理和保护性看护的有关知识。指导家长做好瘫痪肢体功能训练和患儿智力训练。有继发癫痫者应指导长期正规服用抗癫痫药物。出院的患儿应定期随访。

📖 **工作任务解析 17-3-2**

> **工作任务 2：**如何对患儿进行急救护理？
>
> **解题思路：**患儿取平卧位，一侧背部稍垫高，头偏向一侧，以便让分泌物排出；上半身可抬高 20°～30°，利于静脉回流，降低脑静脉窦压力，利于降颅压。遵医嘱定时应用脱水剂。注意避免因移动体位致脑疝形成和呼吸骤停。

【护理评价】

1.患儿体温是否恢复正常。
2.患儿意识是否逐渐恢复正常。
3.患儿机体功能是否恢复。
4.患儿营养是否满足机体的需求。
5.患儿是否无颅内高压症状出现，或发生时能否及时发现和处理。

任务 17.4　脑瘫性患儿的护理

📝 **工作情境与任务 17-4-1**

> **导入情境：**患儿，男，4 岁，系早产儿。生后 1 个月头颅 CT 示新生儿缺血缺氧性脑病，3～4 个月后头竖不起来；半岁时，手不能握持玩具；1 周岁时，只能用脚尖在大人的搀扶下走几步。
>
> **查体：**神清，反应稍差，发育、营养中等，患儿无法独立行走。
>
> **入院诊断：**脑性瘫痪。
>
> **工作任务：**
>
> 1.该患者存在哪些护理问题？
> 2.针对患儿病情，该如何护理？

脑性瘫痪（cerebral palsy，CP）简称脑瘫，是各种原因所致发育期胎儿或婴儿非进行性脑损伤，临床主要表现为中枢性运动障碍及姿势发育障碍、活动受限症候群，常伴有智力、感觉、行为异常，是引起儿童机体运动残疾的主要疾病之一。

【相关知识】

（一）病因

脑性瘫痪的病因复杂多样，常涉及未成熟脑受到先天性或获得性损伤。目前认为，与脑瘫发生相关的重要 4 大因素是早产或低出生体质量、新生儿窒息或新生儿缺血缺氧性脑病、新生儿高胆红素血症和宫内感染。此外，脑瘫的发生也与遗传因素有一定关系。

1.出生前因素　如母亲在怀孕期间受到感染、服用某些药物、接触有害物质，或者患有某些疾病（如糖尿病、高血压）等。

2.围生期因素　如产伤、早产、缺氧、高胆红素血症等。

3.新生儿期因素　如中枢神经系统感染、中毒、外伤、脑血管疾病等。

4.遗传因素　部分脑瘫患儿可有家族性遗传病史，如患儿近亲中有癫痫、脑瘫或智力障碍患者，则发生脑瘫的概率增高。

（二）发病机制

脑性瘫痪的发病机制涉及多个方面，包括大脑皮层发育异常、肌肉协调障碍、运动神经元功能受损、神经递质异常以及脑细胞的损伤。导致控制运动的脑组织受损，受损脑组织发出异常指令，使肌肉僵硬或松软，影响儿童正常运动。预防脑性瘫痪的关键是避免围生期的高危因素，如缺氧和感染，并尽早进行干预处理。

【护理评估】

（一）健康史

评估患儿在围生期时有无胎粪吸入、脐带绕颈等所致的窒息史，或难产、产钳所致的产伤、颅内出血及缺氧。评估患儿母亲妊娠时是否有高血压、糖尿病、腹部外伤和接触放射线等病史。有无胎儿期感染、缺血、缺氧和发育异常。

（二）身体状况

1.运动障碍　运动障碍是脑瘫患儿最基本的表现，其特征是运动发育落后和瘫痪肢体主动运动减少，肌张力、姿势及神经反射异常。

按照《中国脑瘫康复指南（2022）》，临床分为七种类型：

（1）痉挛型四肢瘫　以锥体系受损为主，皮质运动区损伤。肌张力高、牵张反射亢进是本型的特征。上肢可表现为肘关节屈曲内收和握拳，下肢可表现为大腿外展困难，双下肢呈交叉状。

（2）痉挛型双瘫　总体症状与四肢瘫相似，但双下肢症状较双上肢重。

（3）痉挛型偏瘫　总体症状与四肢瘫相似，但表现为单侧肢体。

（4）不随意运动型　以锥体外系受损为主，主要包括舞蹈性手足徐动和肌张力障碍。最明显特征是非对称性姿势，头部和四肢出现不随意运动，且难以自我控制。

（5）共济失调型　以小脑受损为主，伴锥体系、锥体外系损伤。主要特点是由于运动感觉和平衡感觉障碍造成不协调运动，表现有眼球震颤、指鼻不准、步态不稳等。

（6）混合型　以上两种或两种以上类型同时存在。

（7）Worster-Drought 综合征　又称先天性假性球麻痹，是一种以假性球麻痹为特征的脑瘫。临床主要表现为嘴唇、舌和软腭的选择性肌力减低，吞咽困难、发音困难、流涎和下颌抽搐。同时可以伴有癫痫、轻中度运动障碍、精神障碍等临床表现。

以上七种类型对应的特点如下：

（1）痉挛型　最常见，约占全部病例的 70%，病变在锥体束。上肢屈肌张力增高，下肢伸肌、内收肌张力增高。婴儿期即出现症状，表现为上肢肘、腕关节屈曲，拇指内收，手呈握拳状。抱起时下肢内收，两腿交叉呈剪刀腿；足跟悬空，足尖着地呈尖足。其表现因受累部位不同，又可分为双侧瘫、四肢瘫、截瘫、单瘫等。

（2）手足徐动型　患儿在安静时常出现缓慢的、不协调、无目的、无规律、不能自控的动作，可呈震颤、舞蹈样动作，面部表情怪异，入睡后消失。

（3）肌张力低下型　因肌张力显著降低而呈软瘫状，自主动作少。仰卧时，四肢外展如同仰翻的青蛙。婴幼儿期多见，常在2～3岁后转为其他类型。

（4）强直型　少见。表现为全身肌张力显著增高，身体异常僵硬。此型常有严重的智力低下。

（5）共济失调型　少见。主要表现为协调性差、步态蹒跚、上肢常有意向性震颤等。

（6）震颤型　表现为四肢静止性震颤。

（7）混合型　同时兼有以上两种基本类型的症状，以手足徐动型与痉挛型并存多见。

2. 伴随症状和疾病　除运动障碍外，脑性瘫痪患儿约有2/3合并智能落后，约半数伴视力、听力、语言功能障碍，其他如癫痫发作、容易激惹、小头畸形、行为障碍、学习困难等。

3. 心理-社会状况　脑瘫患者面临的挑战一直持续到成年，甚至终身。评估患儿家长对疾病病因、并发症及预后的了解程度，经济承受能力；评估患儿家长在培养患儿向成年人过渡的康复知识掌握程度，重点关注与学习、交流相关的技能；评估家长的心理状况，是否因担心后遗症而出现焦虑或恐惧等表现。

4. 辅助检查　1/2～2/3的患儿可有头颅CT、MRI异常，CT和MRI可了解颅内结构的异常，对脑瘫的病因及预后判断有帮助，但不能肯定或否定诊断。EEG可以了解是否合并癫痫，对指导治疗有价值。

（三）治疗要点

早发现、早干预，以康复治疗为主，早期进行各种功能训练，促进正常运动发育，抑制异常运动和姿势，提高独立生活能力。此外可采用高压氧舱、水疗、电疗、针刺及脑活素、地西泮、安坦等药物治疗。痉挛型可采用手术方法解除肌紧张，减轻肢体畸形。

📖 知识拓展 17-4-1

脑性瘫痪物理治疗方法——Bobath 疗法

Bobath 疗法又称神经发育学疗法，是脑性瘫痪患儿康复治疗的主要疗法之一。基本原理是通过反射性抑制异常姿势和运动，促进正确的运动感觉和运动模式。其方法以抑制手技（以关键点的控制为主）、促进手技、刺激本体感觉器和体表感觉器手技（以叩击手技为主）等为重点。根据脑性瘫痪的不同类型和临床表现采取不同的手技。

【护理诊断】

1. 进食自理缺陷　与脑损伤有关。
2. 躯体移动障碍　与中枢性瘫有关，肢体活动受限。
3. 有受伤的危险　与运动功能障碍有关。
4. 营养失调　与进食困难有关。
5. 皮肤完整性受损　与运动障碍有关。

📖 工作任务解析 17-4-1

工作任务1：该患者存在哪些护理问题？

解题思路：从题干中患儿3～4个月后头竖不起来；半岁时，手不能握持玩具；1周岁时，只能用脚尖在大人的搀扶下走几步，这些体征可知患儿出现了运动障碍。从查体可知患儿营养失调。

【护理目标】

1. 患儿具备自主进食能力，无需他人协助喂养。
2. 患儿身体各系统功能逐步恢复，并能达到最佳状态。
3. 在治疗和护理过程中，患儿未出现任何意外伤害。
4. 患儿能够得到充足、均衡的营养摄入，以满足生长发育的需求。
5. 患儿的皮肤状态良好，保持完整且健康。

【护理措施】

1. 促进生长发育

（1）培养自理能力　脑性瘫痪患儿需特别护理与训练，以助其日常生活。选择方便穿脱的衣服，更衣时先穿后脱病重侧肢体，培养独立更衣能力。根据年龄进行梳洗训练，教其定时排便、使用手纸和穿脱裤子。对听力、语言障碍的患儿，提供语言刺激，鼓励发声，矫正异常。鼓励参与集体活动，增强社会适应能力，防止孤独、自卑心理，促进健康成长。

（2）保证营养供给　脑性瘫痪患儿应食用高热量、高蛋白、富含维生素且易消化的食物，含粗纤维以保持大便通畅。进食困难者可鼻饲，喂食时保持头部中线位，避免食物误吸，勿要在患儿牙齿紧闭时强行抽出喂食匙以防损伤牙齿。需耐心指导进食训练，促进自主进食能力。

2. 加强躯体运动功能训练　患儿确诊后应立即开始功能锻炼，否则异常姿势和运动模式会固定，导致肌腱挛缩、骨关节畸形，加重智能障碍。瘫痪肢体应保持功能位，进行被动或主动运动，配合推拿、按摩、针刺及理疗。婴幼儿脑组织代偿能力强，恰当治疗可获得良好效果。

3. 防止皮肤完整性受损　对于病情严重无法坐立的脑性瘫痪患儿，长时间卧床可能导致血液循环障碍和营养不良，进而引发褥疮。需定期协助翻身，保持皮肤清洁干燥，及时清理大小便，保持衣物整洁。必要时使用气垫等辅助设备，涂抹油膏预防皮肤擦伤，以降低褥疮风险。

4. 健康指导

（1）重视产前、产时、产后保健，预防感染性疾病和不良刺激，避免早产、难产和产时损伤，加强新生儿护理，防治相关疾病。

（2）指导家长正确护理患儿，加强日常生活和躯体运动功能训练，提高运动功能和独立生活能力。

（3）鼓励患儿参加集体活动，避免自卑和孤独，增强社会适应能力和信心。

工作任务解析 17-4-2

工作任务 2：针对患儿病情，该如何护理？

解题思路：护理脑瘫患儿需重视自理能力、营养供给、运动功能训练、皮肤护理和健康指导等，以综合措施促进患儿的整体发展。

口服葡萄糖耐量试验（OGTT）是一种葡萄糖负荷试验，用以了解胰岛 β 细胞功能和机体对血糖的调节能力，是诊断糖尿病的确诊试验，广泛应用于临床实践中，是公认的诊断糖尿病的金标准。在血糖异常增高但尚未达到糖尿病诊断标准时，可采用该试验明确是否为糖尿病。

【护理评价】

1. 患儿是否具备自主进食能力。
2. 患儿身体系统功能是否恢复。
3. 患儿是否未出现意外伤害。
4. 患儿是否获得充足、均衡营养。
5. 患儿皮肤状态是否良好。

【高频考点】

▲化脓性脑膜炎的传播途径主要是经血流感染。

▲典型表现为感染中毒症状、急性脑功能障碍症状、颅内压增高表现和脑膜刺激征。

▲脑脊液检查为本病确诊的重要依据，外观混浊或呈脓性，白细胞总数增高。

▲对恢复期的患儿，应积极进行各种功能锻炼，减轻后遗症。

▲病毒性脑膜炎患儿大多数为肠道病毒感染。

▲病毒性脑膜炎患儿脑脊液检查压力正常或稍高，糖正常，氯化物偶可降低。

▲对病毒性脑膜炎患儿要注意观察其神志状态、瞳孔大小、呼吸节律等，防止脑疝的发生。

（郭玉婷）

项目 18　内分泌系统疾病患儿的护理

💬 项目目标

知识目标：

1. 掌握内分泌系统疾病患儿的身体状况、护理诊断和护理措施。
2. 熟悉内分泌系统疾病的病因和治疗要点。
3. 了解内分泌系统疾病的辅助检查。

能力目标：

1. 能对家长开展内分泌系统常见疾病的预防保健宣传。
2. 能根据内分泌系统常见疾病的表现进行准确分析、制定合理的护理方案。
3. 能指导家长做好内分泌系统疾病患儿的日常护理。

素质目标：

1. 培养学生求真、进取的学习态度，严谨求实的工作作风。
2. 强化学生的"四个自信"，树立敬畏生命、积极向上的理念。

💎 思政案例 18

让惊厥患儿转危为安：专业与信念的力量

导入：惊厥，这一儿童常见的急症，发生时令人措手不及。然而，在某儿童医院有这样一群护士，她们凭借专业的技能和坚定的信念，一次又一次地在关键时刻挽救了无数患儿的生命。

正文：2023 年 11 月，某儿童医院内发生了一起惊心动魄的急救事件。当日下午 3 时许，6 岁的一名患儿在门诊静脉采血室附近等待采血时，突然出现了惊厥症状。她两眼上翻，全身抽搐，意识丧失，情况十分危急。

此时，正在附近值班的余护士和黄护士迅速反应，她们飞奔到患儿身边。经过初步检查，她们判断患儿可能是由高热引起的惊厥，需要立即进行紧急抢救。

余护士迅速抱起 20 kg 的患儿冲向急诊室。黄护士紧随其后，同时拨打急诊室电话，通知做好抢救准备。在她们的紧密配合下，仅用了短短的几分钟时间，就将患儿送到了急诊室。

经过紧张的抢救，患儿的病情逐渐稳定下来。她的唇色逐渐红润，抽搐停止，生命体征趋于平稳。最终，在医护人员的共同努力下，患儿成功脱离了生命危险。

事后，余护士回忆："当时听到呼救声，我的第一反应就是冲出去救人。这是我们作为医护人员的本能和职责。"她谦虚地说："我只是做了一件应该做的事情，换成任何一位同事，都会这样做。"

余护士和黄护士的英勇行为不仅展现了她们的专业素养和崇高医德，更为全体医护人员树立了榜样。她们的临危不乱、果断行动不仅挽救了患儿的生命，也传递了温暖和力量。作为未来的护理工作者，我们应该向她们学习，不断提高自己的专业技能和人文关怀能力，为患者的健康和安全贡献自己的力量。

任务 18.1　先天性甲状腺功能减退症患儿的护理

工作情境与任务 18-1-1

导入情境：患儿，男，2 岁。因身材矮小就诊，10 个月会坐，近 1 岁 10 个月会走，平时少哭多睡，食欲差，常便秘。体检：头大，前囟未闭，乳齿 2 颗，反应较迟钝，喜伸舌，皮肤较粗糙，有脐疝，心肺无异常。

工作任务：

1. 该患儿首先应做的检查是什么？
2. 若在用甲状腺素治疗期间患儿出现发热、烦躁、多汗、消瘦，应考虑什么情况？

先天性甲状腺功能减低症（congenital hypothyroidism，CH，简称甲减）是由于甲状腺激素合成或分泌不足所引起，以往称为克汀病或呆小病，是儿童最常见的内分泌疾病。其临床表现为体格和智能发育障碍，可分为散发性和地方性两种。前者是由于甲状腺先天性缺陷所致；后者是因母孕期饮食中缺碘引起。在我国新生儿先天性甲状腺功能减低症的筛查结果为 1/7 000 ～ 1/7 500。男女发病之比为 1∶2。

【相关知识】

（一）散发性甲状腺功能低下病因

散发性甲状腺功能低下的主要原因是先天性甲状腺不发育或发育不全，占 80% ～ 90%。

1. 遗传因素　可能与遗传素质和免疫介导机制有关。
2. 甲状腺素合成途径中酶的缺陷　为常染色体隐性遗传病，占 10% ～ 15%。
3. 促甲状腺激素缺陷与甲状腺或靶器官反应低下　少见。

（二）地方性甲状腺功能低下病因

地方性甲状腺功能低下发生在甲状腺肿流行的山区，是由于该地区饮食中缺碘，导致胎儿甲状腺素合成不足造成中枢神经系统和骨骼系统不可逆的严重损害，从我国开始采取食盐加碘预防措施后发病率有所下降。

（三）甲状腺的功能

甲状腺的主要功能是合成甲状腺素（T_4）和三碘甲状腺原氨酸（T_3）。甲状腺激素的主要原料为碘和酪氨酸，碘离子被摄取进入甲状腺上皮细胞后，经一系列酶的作用与酪氨酸结合，合成具有生物活性的 T_3 与 T_4。甲状腺素的合成与释放受垂体、下丘脑的调节，三者形成负反馈轴。当甲状腺功能不足时，可引起代谢障碍、生理功能低下、生长发育迟缓和智能障碍等。

甲状腺素几乎参与机体所有组织的代谢，其主要功能：①加速细胞内氧化过程，促进新陈代谢；②促进蛋白质合成，增加酶活性；③提高糖的吸收和利用；④加速脂肪分解、氧化；⑤促进细胞、组织的分化、成熟；⑥促进钙、磷在骨骼中的合成代谢；⑦促进中枢神经系统的生长发育，特别在生后头 3 年，对神经系统的成熟更显重要。

【护理评估】

（一）健康史

评估居住地是否为流行地域及家属史，询问患儿母亲孕期的饮食习惯及用药史。患儿的身材及智力发育情况是否正常。精神、食欲、运动是否正常，是否有喂养困难等。评估生理、社会因素、患儿家长对本病知识把握的程度，可否把握服药要领及副作用的观察，家庭经济状态，是否存在焦急等。

（二）身体状况

散发性甲状腺功能低下者因在胎内受健康母亲甲状腺素的影响，出生时多无症状。症状出现的早晚和轻重与患儿体内甲状腺组织的多少及功能低下程度有关。

1.散发性甲状腺功能减低症

（1）典型病例　多数患儿在出生半年后出现典型症状。

①特殊面容和体态：头大、颈短，皮肤苍黄、干燥、毛发稀少，眼睑浮肿，眼距宽，鼻梁宽平，鼻翼肥大，舌大而宽厚、常伸出口外。腹部膨隆，常伴有脐疝。

②生长发育落后：身材矮小，躯干长而四肢短，手足指（趾）粗短，上部量/下部量>1.5，囟门闭合延迟，出牙延迟。运动发育迟缓，说话、坐、立、行走均延迟。

③生理功能低下：精神、食欲差，吸吮和吞咽缓慢，安静少哭、少动，嗜睡。体温低而怕冷，脉搏与呼吸均缓慢，心音低钝，肌张力低，肠蠕动慢，腹胀或便秘，第二性征出现晚等。

④智力低下：神经反射迟钝，智能发育低下，表情呆板、淡漠等。

（2）新生儿期症状　症状不典型，患儿多为过期产，主要表现为生理性黄疸时间延长达2周以上，喂养困难、哭声低、声音嘶哑、腹胀、便秘。护理体检有：体温低下、末梢循环差、四肢凉、皮肤出现斑纹或硬肿现象。

2.地方性甲状腺功能减低症　因胎儿期缺碘不能合成足量的甲状腺素，以致影响神经系统发育，患儿出生时就有明显的症状。临床表现有两种不同的症候群：

①神经型：以共济失调、痉挛性瘫痪、聋哑和智力低下为主，而甲状腺功能低下的其他表现不明显。

②黏液性水肿型：以黏液性水肿为特征，有特殊的面容和体态，智力发育落后而神经系统检查正常。

（三）心理 - 社会状况

评估家长对疾病的认识程度和对治疗的信心，是否因患儿疾病而自责、担忧，生活中因喂养困难、生长发育落后、智力低下、活动受限、知识缺乏等焦虑、恐惧；评估患儿有无抑郁、自卑及恐惧心理反应，是否得到社会支持。

（四）辅助检查

1.新生儿筛查　采用出生后2天的新生儿干血滴纸片检查TSH浓度作为初筛，当TSH>20 mU/L，为可疑病例，应立即采集静脉血测定血清T_4和TSH以确诊。

2.血清T_3、T_4、TSH测定　如T_4下降，TSH增高即可确诊。血清T_3浓度可降低或正常。

3.基础代谢率测定　基础代谢率低下。

4.其他检查　甲状腺扫描发现甲状腺先天性缺如或异位；骨龄测定可见骨龄落后。

📖 工作任务解析 18-1-1

工作任务1： 该患儿首先应做的检查是什么？

解题思路： 从案例分析中得知患儿存在生长发育迟缓（身材矮小、10个月会坐，近1岁10个月会走，2岁前囟未闭，乳齿2个）、消化道功能紊乱（食欲差，常便秘）、神经系统功能障碍（反应较迟钝、喜伸舌）、生理功能低下（平时少哭、多睡），均符合甲状腺功能减低症相关表现。

（五）治疗要点

本病治疗原则：不论何种原因者，一旦确诊立即治疗，采用替代疗法，终身服用甲状腺素，以维持正常生理功能。

常用的药物有<u>甲状腺素干粉片</u>和<u>左旋甲状腺素钠</u>。开始剂量按病情轻重及年龄大小而异，后根据患儿的发育情况随时调整剂量。甲状腺素干粉片小剂量为 5～10 mg/d，每 1～2 周增加 1 次剂量，直到临床症状改善、血清 T_4 和 TSH 正常，即作为维持量使用，约为每日 4～8 mg/kg。

【护理诊断】

1. 体温过低　与代谢率低下有关。
2. 成长发展迟缓　与甲状腺素合成不足有关。
3. 营养失调：低于机体需要量　与喂养困难、食欲差有关。
4. 便秘　与肌张力降低、肠蠕动减慢、活动量减少有关。
5. 知识缺乏　与患儿父母缺乏本病有关的知识。

【护理目标】

1. 患儿体温保持正常。
2. 患儿能掌握基本生活技能，无意外伤害发生。
3. 患儿营养均衡、体重增加。
4. 患儿大便通畅。
5. 患儿及家长能掌握正确服药方法和药效观察。

【护理措施】

1. 保暖、预防感染　患儿因基础代谢降低，活动量少致使体温低而怕冷，应注意室内温、湿度，适时增减衣服，避免受凉。勤洗澡更衣，保持皮肤清洁，防止感染；因生理功能低下，机体抵抗力降低，应避免与感染性疾病患儿接触。

2. 加强行为训练，促进智力发育　因患儿智力发育差、反应迟钝，缺乏生活自理能力，故需加强日常生活护理，防止意外事故发生；可通过玩具、音乐、语言、体操等多种方法，加强智力、行为训练，适时地给予表扬和鼓励，以促进生长发育，帮助其掌握基本生活技能。

3. 保证充足营养　指导喂养方法，对吸吮困难、吞咽缓慢者要耐心喂养，必要时可用滴管或鼻饲疗法。经治疗后，患儿代谢增强，生长速度加快，应供给高蛋白、高维生素、富含钙、铁的易消化食物，以满足机体生长发育需要。

4. 保持大便通畅　便秘是患儿常见的症状，有时是首发症状。向家长指导预防和处理便秘的措施，提供充足液体入量，多吃含粗纤维的水果和蔬菜；适当引导患儿增加活动量，促进肠蠕动，每日顺肠蠕动方向按摩数次，养成定时排便习惯，必要时遵医嘱使用缓泻剂或灌肠。

5. 让家长懂得本病的知识，规范地服药　向家长和患儿讲解终身服药的必要性，坚持用药，指导服药方法，掌握疗效及副作用的观察。用药剂量随儿童年龄增长而逐渐增加，剂量不足会影响智力和体格发育；剂量过大会导致医源性甲亢，出现烦躁、多汗、发热、消瘦、腹痛、腹泻等症状。因甲状腺制剂作用缓慢，用药 1 周左右才能达到疗效，故服药后应密切观察患儿反应、食欲、活动量、排便等情况，定期到医院测体温、脉搏、体重、身高，并监测血清 T_3、T_4 和 TSH 的变化，随时调整药物剂量。

6. 健康教育　告知家长应从围生期保健做起，重视新生儿筛查工作。做到早诊断、早治疗，可避免严重神经系统损害。

📖 **工作任务解析 18-1-2**

工作任务 2： 若在用甲状腺素治疗期间患儿出现发热、烦躁、多汗、消瘦，应考虑什么情况？

解题思路： 患者出现发热、烦躁、多汗、消瘦等表现均与甲状腺功能减退症相反，说明患儿可能出现了甲亢。

【护理评价】

1. 患儿体温是否恢复正常。

2. 患儿精神是否活泼，语言、活动有无增多。

3. 患儿食欲是否增加，营养状况有无改善。

4. 患儿大便是否通畅。

5. 患儿和（或）家长能否说出本病的病因、正确的服药方法及药效观察。

护考直击 18-1-1

1. 患儿，男，1 个月，诊断为先天性甲状腺功能减退症。护士对家长进行健康宣教介绍甲状腺激素的主要生理作用，<u>错误</u>的是（   ）。

　　A. 促进新陈代谢　　　　　　　　　B. 促进生长发育

　　C. 增加酶活性　　　　　　　　　　D. 促进中枢神经系统发育

　　E. 抑制脂肪分解和利用

2. 新生儿，出生 1 天，有先天性甲状腺减退症家族史，家属希望尽早知道该婴儿是否患病。最佳的方法是（   ）。

　　A. 血清 T_4、T_3、TSH 测定　　　　B. X 线检查

　　C. 放射性核素检查　　　　　　　　D. TRH 刺激试验

　　E. 新生儿筛查

3. 呆小病的主要原因是（   ）。

　　A. 肾上腺皮质功能减退　　　　　　B. 甲状腺激素分泌不足

　　C. 甲状腺激素分泌过多　　　　　　D. 生长激素缺乏

　　E. 生长激素释放激素缺乏

4. 患儿，男，1 岁，确诊为先天性甲状腺功能减退症，应用 L- 甲状腺素钠治疗，剂量为每日 50 μg。近几天患儿烦躁不安、多汗、腹泻，此时应（   ）。

　　A. 先密切观察不做特殊处理　　　　B. 改用甲状腺干粉片

　　C. 立即停药　　　　　　　　　　　D. 减少剂量

　　E. 增加剂量

5. 某地山村，不少儿童生后表现智力低下，对声音无反应，运动障碍，有的皮肤粗糙，身材矮小，四肢粗短。为预防此疾病，下列措施<u>不正确</u>的是（   ）。

　　A. 给育龄妇女服碘油　　　　　　　B. 孕妇多食含碘食物

　　C. 给村民发放碘化食盐　　　　　　D. 改善水源，饮水消毒

　　E. 给孕妇多食含氟食物

6. 先天性甲状腺功能减退症患儿用药治疗的原则正确的是（   ）。

　　A. 长期固定剂量用药　　　　　　　B. 用药剂量不用根据体重计算

　　C. 尽早开始，终身服药　　　　　　D. 症状好转后可逐渐减量至停药

　　E. 症状改善后每隔 3 个月、6 个月调整一次用药剂量

参考答案：1. E　2. A　3. B　4. D　5. E　6. C

任务 18.2　糖尿病患儿的护理

工作情境与任务 18-2-1

> **导入情境：**患儿，男，8 岁。近 3 个月出现多尿、多饮、多食和体重下降。实验室检查：尿糖阳性，空腹血糖 7.8 mmol/L，随机血糖 11.6 mmol/L，诊断为糖尿病。
>
> **工作任务：**
> 1. 治疗此疾病的要点有哪些？
> 2. 应如何指导该患儿及家长观察低血糖表现？

糖尿病（diabetes mellitus，DM）是由于胰岛素绝对或相对不足而引起的糖、脂肪、蛋白质代谢紊乱，致使血糖升高、尿糖增加的一种全身慢性代谢性疾病。根据糖尿病新的分型法可分为：1 型糖尿病（胰岛素依赖型）、2 型糖尿病（非胰岛素依赖型）、特殊型糖尿病和妊娠糖尿病。儿童糖尿病绝大多数（98%）为 1 型，表现为多饮、多尿、多食和体重下降（即"三多一少"）。其急性合并症糖尿病酮症酸中毒和慢性合并的血管病变导致器官损害均可危及生命。我国儿童糖尿病发病率为 0.6/10 万，发病高峰在学龄前期和青春期。本节重点介绍 1 型糖尿病。

【相关知识】

（一）病因

1 型糖尿病的发病机制迄今尚未完全阐明，目前认为与遗传、自身免疫反应及病毒感染等多因素有关。

1. 遗传易感性　1 型糖尿病的遗传易感性是多基因的。

2. 自身免疫　免疫系统对自身组织的攻击可认为是发生本病的病理生理基础。

3. 环境因素　除遗传、自身免疫因素外，尚有外来激发因子的作用，如病毒感染（如风疹、腮腺炎、柯萨奇病毒）、化学毒素（如亚硝胺）、饮食（如牛奶）、胰腺遭到缺血损伤等因素的触发。

（二）胰岛素的作用

胰岛素具有促进葡萄糖、氨基酸和钾离子的膜转运；促进糖的利用和蛋白质合成；促进肝、肌肉和脂肪组织内能量贮存，抑制肝糖原和脂肪的分解等作用。

当胰岛素分泌不足时，可出现：

1. 糖代谢紊乱　葡萄糖利用减少，糖原合成障碍，而反调节激素作用增强，使肝糖原分解和糖原异生增加，导致血糖升高。当血糖浓度 > 肾糖阈值 10 mmol/L（180 mg/dL）时出现糖尿并伴有大量水分和电解质丢失，患儿出现多尿、脱水、电解质紊乱、口渴、多饮。由于组织不能利用葡萄糖，能量不足产生饥饿感，引起多食。

2. 脂肪代谢紊乱　脂肪合成减少、分解增加，患儿出现消瘦。严重时，其中间产物不能进入三羧酸循环而转化成酮体在血中堆积，形成酮症酸中毒。

3. 蛋白质代谢紊乱　蛋白质合成减少，分解增加，出现负氮平衡。患儿乏力、体重下降、生长发育延迟、抵抗力降低、易继发感染。

4. 水、电解质紊乱及酮症酸中毒等代谢失衡　最终可导致中枢神经系统受损，出现意识障碍或昏迷。

【护理评估】

（一）健康史

评估家族中有无糖尿病遗传史；患儿是否存在饮食不当、体力活动少、肥胖等情况，是否经历感染、创伤、手术、精神刺激等应激状态；患儿及家长对疾病的认知程度。

（二）身体状况

多数患儿起病急，表现为：

1. 典型症状　多数患儿有多饮、多尿、多食和体重下降症状。

2. 糖尿病酮症酸中毒　约 40% 患儿以酮症酸中毒为首发症状。常因急性感染、过食、诊断延误或突然中断胰岛素治疗等而诱发，且年龄越小发生率越高。除"三多一少"外，尚有精神萎靡、意识模糊甚至昏迷，恶心、呕吐、腹痛、厌食、呼吸深长、节律不整、呼气中有酮味，口唇樱红、脱水甚至休克等酸中毒表现。

3. 其他表现　少数患儿无多食而表现消瘦伴乏力、精神萎靡等。学龄期儿童可有遗尿或夜尿增多。因患儿免疫力下降，易发生呼吸道、泌尿道感染或反复发生皮肤疖肿等。

（三）心理 - 社会状况

评估家长对疾病的认识程度和对治疗的信心，是否因患儿患有慢性病而担忧，生活中是否因对疾病的认知缺乏焦虑、恐惧；评估患儿有无抑郁、自卑及恐惧心理反应，是否得到社会支持。

（四）辅助检查

1. 尿液检查　尿糖阳性，通常分段收集一定时间的尿液来了解 24 小时内尿糖的动态变化。如晨 8 时至午餐前；餐前半小时内的尿糖定性更有助于胰岛素剂量的调整。尿酮体阳性表明患儿有酮症或酮症酸中毒；尿蛋白阳性提示可能有肾脏的继发性损害。

2. 血液检查

（1）血糖测定　空腹血糖增高。根据 ADA 2023 儿童糖尿病诊断标准，血糖水平：空腹血糖 ≥ 7.0 mmol/L（126 mg/dL），或任意时间血糖 ≥ 11.1 mmol/L（200 mg/dL）；或患儿有"三多一少"症状、尿糖阳性时，随机血糖 ≥ 11.1 mmol/L（200 mg/dL），以上指标在两次或以上的测量中出现，即可诊断为糖尿病。

（2）血脂　血胆固醇、甘油三酯和游离脂肪酸明显增高。

（3）血气分析　酮症酸中毒时可出现代谢性酸中毒。

🖋 知识拓展 18-2-1

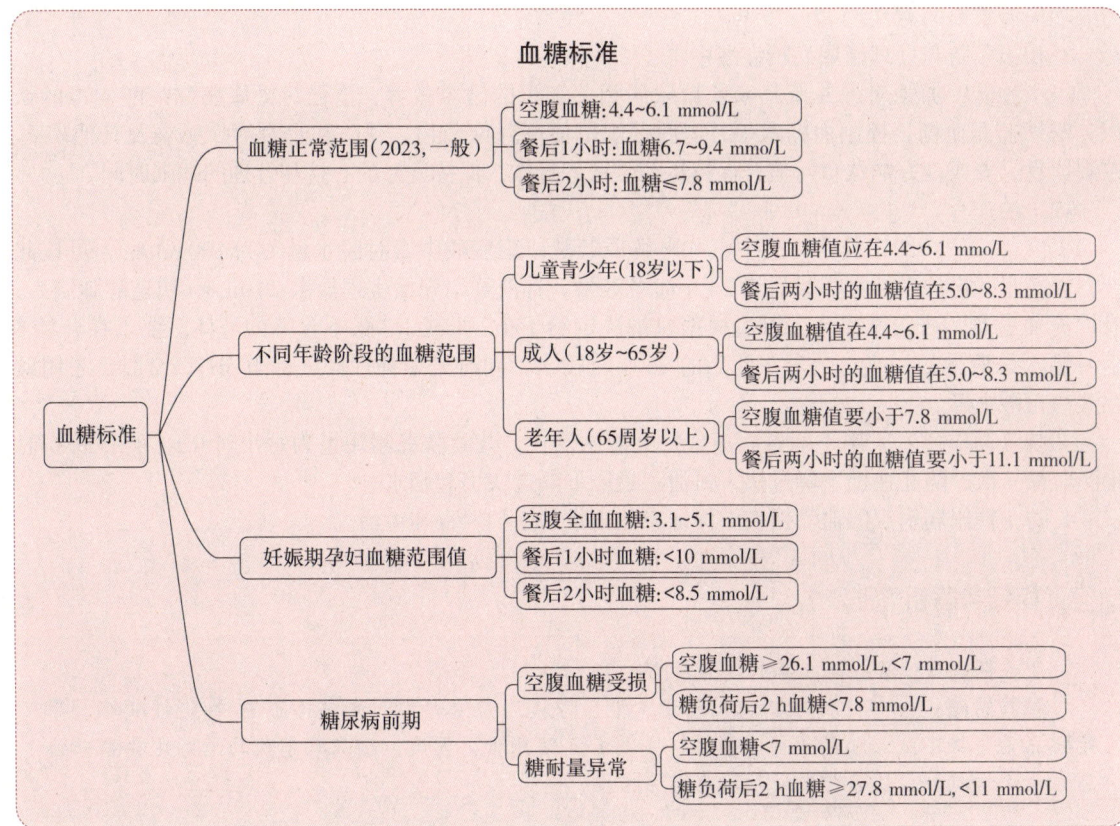

血糖标准

血糖标准			
	血糖正常范围（2023，一般）	空腹血糖:4.4~6.1 mmol/L	
		餐后1小时:血糖6.7~9.4 mmo/L	
		餐后2小时:血糖≤7.8 mmol/L	
	不同年龄阶段的血糖范围	儿童青少年（18岁以下）	空腹血糖值应在4.4~6.1 mmo/L
			餐后两小时的血糖值在5.0~8.3 mmol/L
		成人（18岁~65岁）	空腹血糖值在4.4~6.1 mmol/L
			餐后两小时的血糖值在5.0~8.3 mmol/L
		老年人（65周岁以上）	空腹血糖值要小于7.8 mmol/L
			餐后两小时的血糖值要小于11.1 mmol/L
	妊娠期孕妇血糖范围值	空腹全血血糖:3.1~5.1 mmol/L	
		餐后1小时血糖:<10 mmol/L	
		餐后2小时血糖:<8.5 mmol/L	
	糖尿病前期	空腹血糖受损	空腹血糖≥26.1 mmol/L，<7 mmol/L
			糖负荷后2 h血糖<7.8 mmol/L
		糖耐量异常	空腹血糖<7 mmol/L
			糖负荷后2 h血糖≥27.8 mmol/L，<11 mmol/L

（4）糖化血红蛋白（HbAlc）HbAlc 是血中葡萄糖与血红蛋白非酶性结合而产生，寿命周期与红细胞相同，反映过去 3 个月的血糖平均水平。因此，HbAlc 可作为患儿以往 2～3 个月期间血糖控制指标。正常人 HbAlc<7%，治疗良好的糖尿病患儿应 HbAlc<9%，如 >12% 表明血糖控制不理想。

知识拓展 18-2-2

口服葡萄糖耐量试验（OGTT）

口服葡萄糖耐量试验（OGTT）是一种葡萄糖负荷试验，用以了解胰岛 β 细胞功能和机体对血糖的调节能力，是诊断糖尿病的确诊试验，广泛应用于临床实践中，是公认的诊断糖尿病的金标准。在血糖异常增高但尚未达到糖尿病诊断标准时，可采用该试验明确是否为糖尿病。

口服葡萄糖耐量试验（OGTT）仅适用于无明显临床症状，尿糖偶尔阳性而血糖正常或稍增高的患儿。方法：试验当天 0 时起禁食，在清晨按 1.75 g/kg（总量不超过 75 g）口服葡萄糖，每克加水 2.5 mL，于 3～5 分钟服完。正常人 0 分钟血糖 <6.2 mmol/L（110 mg/dL），口服葡萄糖后 60 分钟和 120 分钟时血糖分别 <10.0 mmol/L（180 mg/dL）和 7.8 mmol/L（140 mg/dL），而糖尿病患儿在 120 分钟时血糖仍≥11 mmol/L（200 mg/dL），且血清胰岛素峰值低下

（五）治疗要点

糖尿病一旦诊断应采取综合性治疗措施。

1. 胰岛素治疗　是治疗能否成功的关键。目前临床使用的胰岛素根据其起效的时间以及半衰期的长短，分为 3 种，即短效（正规）胰岛素（RI）、中效胰岛素（NPH）和长效胰岛素（PZI）。新诊断的患儿开始治疗一般选用短效胰岛素。目前最常用的简易治疗方案是短效（或速效）胰岛素和中效胰岛素混合剂，一般用量为每日 0.5～1.0 U/kg，每日两次，2/3 于早餐前 30 分钟，1/3 于晚餐前 30 分钟皮下注射。

2. 饮食控制、运动及精神心理治疗　严格控制饮食是减少并发症的关键，适当的运动对恢复胰岛的功能有重要的意义。

3. 积极预防和处理糖尿病酮症酸中毒

（1）预防　加强对患儿及其家长糖尿病相关知识的健康教育，增强对糖尿病酮症酸中毒的认识。密切监测血糖，控制血糖水平，遵医嘱规范使用降糖药物。预防和及时治疗感染及其他疾病；控制饮食，养成良好的饮食习惯；保持运动，锻炼身体，保持良好的心情和合理的睡眠时间。

（2）治疗

①液体疗法：纠正脱水、酸中毒和电解质紊乱。酮症酸中毒时脱水量约为 100 mL/kg，可按此计算输液量，再加继续丢失量后为 24 小时总液量。补液开始先给生理盐水 20 mL/kg 快速静脉滴入，以扩充血容量，改善微循环，以后根据血钠决定给予 1/2 张或 1/3 张不含糖的液体。要求在开始 8 小时输入总液量的一半，余量在此后的 16 小时输入，同时见尿补钾。只有当 pH<7.2 时，才用碱性液纠正酸中毒。

②胰岛素应用：采用小剂量胰岛素持续静脉输入，儿童胰岛素用量为每小时 0.1 U/kg。每小时检测血糖一次，防止血糖下降过快，血清渗透压下降过快引起脑水肿。

4. 防止糖尿病引起的血管损伤　保证患儿正常的生长发育和生活。

工作任务解析 18-2-1

工作任务 1：治疗此疾病的要点有哪些？

解题思路：大部分糖尿病患儿属于 1 型，即胰岛素依赖型，体内胰岛 β 细胞被破坏，导致胰岛素分泌不足，胰岛素绝对缺乏，需要补充胰岛素，因此，糖尿病患儿的治疗主要依赖胰岛素，除此以外，饮食控制、运动也非常重要。

【护理诊断】

1. 营养失调，低于机体需要量　与胰岛素缺乏致体内代谢紊乱有关。
2. 有感染的危险　与蛋白质代谢紊乱、免疫功能低下有关。
3. 潜在并发症：酮症酸中毒、低血糖。
4. 知识缺乏　家长及患儿缺乏控制糖尿病的知识。

【护理目标】

1. 患儿营养状况得到改善，体重有增加。
2. 患儿不发生各种感染。
3. 患儿不发生各种并发症或发生后能得到及时的处理。
4. 患儿及家属懂得有关糖尿病发病、治疗、并发症等知识。

【护理措施】

1. 补充胰岛素，指导胰岛素的使用

（1）胰岛素剂型和种类　目前胰岛素制剂有正规胰岛素（RI）、中效的珠蛋白胰岛素（NPH）、长效的鱼精蛋白锌胰岛素（PZI）。其作用时间见表 18-2-1。

表 18-2-1　胰岛素的种类和作用时间

胰岛素种类	开始作用时间 /h	作用最强时间 /h	作用最长时间 /h
短效 RI	0.5	3～4	6～8
中效 NPH	1.5～2	4～12	18～24
长效 PZI	3～4	14～20	24～36

（2）应用方案　每次注射用中效的珠蛋白胰岛素（NPH）和正规胰岛素（RI）按 2∶1 或 3∶1 混合。尽量用同一型号的 1 mL 注射器，按先 RI 后 NPH 顺序抽取药液，混匀后注射。根据尿糖检查结果，每 2～3 天调整剂量一次，每次增减 2 U，直至尿糖呈色试验不超过"＋＋"。

（3）注射部位　应有计划地选择上臂、大腿、腹部和臀部等不同部位按顺序轮换进行注射，注射点之间需间隔至少 2 厘米，注射部位要间隔 4 周以上方可重复注射，以防局部皮下萎缩硬化影响疗效。常用注射部位见图 18-2-1。

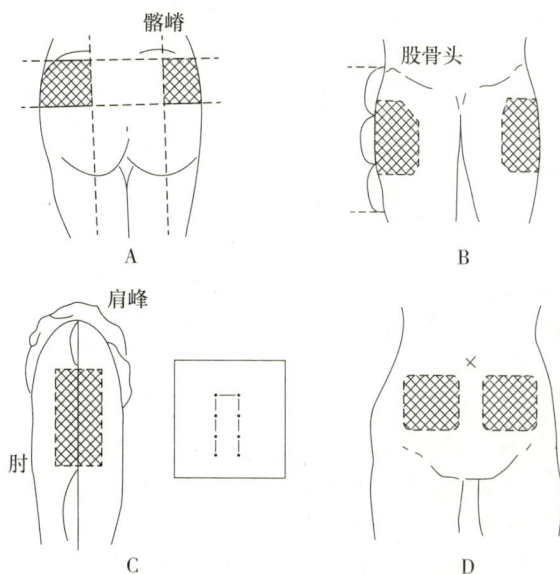

图 18-2-1　胰岛素注射部位

A. 臀部：适用于年长儿　　　　　　　　　　　B. 大腿：除臀部背面，可多鼓励注射此部位

C. 前臂：注射部位应相隔 3 厘米，每天更换　　D. 下腹部

（4）监测血糖　根据尿糖监测结果，每2～3天调整胰岛素剂量1次，直至尿糖呈色试验不超过"＋＋"。鼓励和指导患儿及家长独立进行血糖和尿糖的监测，教会其用纸片法检测末梢血糖值，用斑氏试纸或试纸法作尿糖监测更有利于控制病情。

🔖 知识拓展 18-2-3

尿糖检测方法

尿糖检测，常用的方法有以下两种：

1. 斑（Benedict）氏试剂法　用滴管吸取蓝色斑氏药液2.5 mL，放置于玻璃试管内，再置于酒精灯上煮沸，若不变色（表示本底无糖或其他还原物质）；再用另一滴管吸取病人尿标志，向试管内加入4滴，轻摇混合后继续在火焰上直接煮沸2分钟，随煮随摇动试管，防止外溅。煮完冷却后观察试管内液体的颜色。但临床上常采取简易法，即用滴管吸收斑氏液20滴，再加入尿液2滴，其他操作程序与上法完全相同。

此法沿用已久，但因其操作方法烦琐，而且有时使用者会被烧伤或烫伤等不足之处，现在使用的人已越来越少。

2. 尿糖试纸法　目前国内已有许多种尿糖试纸出售，其测定方法大同小异：①先将尿糖试纸放入盛有小便的容器内。②即刻取出，稍待片刻。③与试纸包装上的不同尿糖浓度比色，以确定尿糖的含量。④结果以"＋"表示。

（5）注意事项　①注射过程应严格遵守无菌操作，作皮下注射时切忌注入皮内，以免组织坏死。对少数有变态反应，注射处红痒或发生血管神经性水肿、荨麻疹，一般不需停药，常可自行消退。对注射剩余的胰岛素必须存放于冰箱中（不使用的胰岛素应储存在2～8℃，使用中的胰岛素可以在室温，最高25℃中保存4周）；②对长期使用胰岛素治疗的患儿应注意胰岛素过量（Somogyi现象）、胰岛素不足（清晨现象dawn phenomenon）和胰岛素耐药等情况。Somogyi现象是因长期使用胰岛素过量产生低血糖，在反调节激素作用下使血糖随即升高，导致清晨血、尿糖异常升高；而清晨现象是晚间胰岛素用量不足所致。两者治疗方法截然不同，前者应减少胰岛素用量，后者应加大晚间注射剂量或将NPH注射时间稍往后移即可。

🔖 知识拓展 18-2-4

Somogyi现象和清晨现象

1. Somogyi现象　又名苏木杰现象，是指糖尿病患者夜间低血糖，早餐前高血糖的现象，于20世纪30年代发现。

（1）理论提出　苏木杰于20世纪30年代发现胰岛素用量过大可导致糖尿病患者血糖不稳定，当减少胰岛素用量时，反使患者血糖下降，于是他提出"有低血糖就有高血糖"的格言，从而称这种现象为苏木杰反应。

（2）病理表现　"苏木杰现象"表现为夜间低血糖，早餐前高血糖，简单地说，也就是"低后高"现象。它主要是由于口服降糖药或胰岛素使用过量而导致夜间低血糖反应后，机体为了自身保护，通过负反馈调节机制，使具有升高血糖作用的激素（如胰高糖素、生长激素、皮质醇等）分泌增加，血糖出现反跳性升高。

（3）临床表现　①经常晨起感觉头痛、恶心；②经常发生夜间低血糖；③患者体质消瘦，糖类摄入又过少；④尿常规检查，尿糖和尿酮体波动幅度大；⑤胰岛素用量加大后，早餐前高血糖反而得不到控制。

2. **清晨现象**（dawn phenomenon）　又称黎明现象，是指糖尿病患者在夜间血糖控制尚可且平稳，即无低血糖的情况下，于黎明时分（清晨 3～9 时）由各种激素间不平衡分泌所引起的一种清晨高血糖状态。这一现象最初是 1981 年由国外学者 Schmidt 首先提出的。黎明现象多发生在糖尿病患者中，亦可见于健康人群。应该注意黎明现象与其他原因的清晨高血糖相鉴别，如降糖剂或夜间胰岛素（INS）不足所致夜间基础血糖升高延续至清晨的高血糖、降糖剂过量所致的夜间低血糖后反应性高血糖（Somogyi 现象）等。诊断除解患者有无乏力、心悸、饥饿和出汗等低血糖症状、睡前尿糖及降糖剂的使用方法外，夜间每 1～2 小时监测一次静脉或毛细血管血糖，或用持续血糖监测仪监测夜间血糖，根据夜间血糖绘制夜间血糖曲线而作出正确诊断。目前多采用微型试纸血糖仪监测夜间手指毛细血管血糖，比静脉血糖稍高，相关性良好。

2.控制饮食，适当运动，提高患儿的免疫力　饮食管理是糖尿病护理工作中的重要环节。饮食治疗的原则是既要满足患儿生长发育及活动需要，又能保持血糖正常。每周测体重一次。①每日所需热量（kcal）＝1 000＋（年龄 ×80～100）。年幼儿宜稍偏高。②饮食成分分配：碳水化合物50%，以含纤维素高的粗粮为主，如玉米、糙米等，避免使用蔗糖等精制糖；蛋白质 20%，动物蛋白为 1/2 以上；脂肪 30%，以含多价不饱和脂肪酸的植物油为主。适当增加含纤维素食物。③热量分配：全日热量分 3 餐，早、午、晚分别占 1/5、2/5、2/5，每餐留少量食物（5%）作为餐间点心。当运动增加时给少量加餐或适当减少胰岛素用量。

运动时肌肉对胰岛素的敏感性增强，从而增加葡萄糖的利用，有利于血糖控制。在病情控制后，原则上不限制运动，可根据年龄和体力安排运动的种类和强度。运动时间以进餐 1 小时后、2～3 小时内为宜，不宜空腹运动。如运动后出现低血糖症状可加餐。

3.常见并发症的处理

（1）酮症酸中毒的护理　①密切观察病情，监测血气、电解质、血和尿中糖、酮体的变化；②应迅速建立两条静脉通道，一条为纠正水、电解质、酸碱紊乱用，另一条为输入小剂量胰岛素降低血糖用，最好采用微量输液泵缓慢输入。并遵医嘱执行输液方案：③控制感染，因酮症酸中毒常并发感染，故应积极寻找病因，常规做血、尿培养，及时发现感染源，在急救的同时遵医嘱应用有效抗生素控制感染。

（2）低血糖患儿的护理　胰岛素用量过大或在注射胰岛素后作用最强的时间内，如没按时和定量进餐，或增加活动量后可引起低血糖。表现为饥饿感、心慌、手抖、软弱无力、多汗、脉速，严重者可有惊厥、昏迷、休克甚至死亡。一旦发生应立即平卧，进食糖水，必要时静脉注射 50% 葡萄糖液 40 mL，待患儿清醒后再进食，以防再度昏迷。

4.健康宣教

（1）向患儿及家长详细介绍本病的相关知识　多与患儿及家长沟通，使其认识本病是终身性疾病，帮助他们树立信心，提供长期有效的心理支持。

（2）讲解胰岛素治疗对患儿生存的重要性　向家长和患儿示教正确抽吸和注射胰岛素的方法，学会独立进行血糖和尿糖的监测、观察低血糖反应及处理方法，做好家庭记录，并定期随访以便调整药物用量。

（3）讲解饮食、运动疗法和预防感染的重要性　指导患儿日常生活管理，学会饮食控制和运动，坚持有规律的生活；外出注意安全，若发生感染及时去医院就诊等。

📖工作任务解析 18-2-2

工作任务 2：应如何指导该患儿及家长观察低血糖表现？

解题思路：从低血糖发生的常见原因、临床表现、预防和治疗等方面指导患儿及家属。

【护理评价】

1. 患儿是否得到合理、充足的营养。
2. 患儿是否发生并发症，或者患儿发生并发症后是否得到及时发现和处理。
3. 患儿是否发生感染。
4. 患儿和（或）家长是否掌握了疾病治疗和护理的知识。

护考直击 18-2-1

1. 儿童糖尿病中，下列最多见的是（   ）。
   A. 继发性糖尿病　　　　　　　　B. 胰岛素依赖型糖尿病
   C. 婴儿暂时性糖尿病　　　　　　D. 非胰岛素依赖型糖尿病
   E. 非糖尿病性葡萄糖尿症

2. 儿童糖尿病<u>不会</u>出现的表现是（   ）。
   A. 多饮、多尿、消瘦　　　　　　B. 尿糖阳性
   C. 空腹血糖增高　　　　　　　　D. 糖耐量试验异常
   E. 血压升高

3. 患儿，男，11岁，被诊断为1型糖尿病，应用胰岛素治疗，近日出现清晨5～9时血糖和尿糖增高。应调整治疗方案为（   ）。
   A. 加大早晨胰岛素用量　　　　　B. 减少早晨胰岛素用量
   C. 加大晚间胰岛素用量　　　　　D. 减少晚间胰岛素用量
   E. 加大运动量

4. 患儿，女，10岁，近日来出现进行性消瘦，多饮、多尿，经检查：尿酮体（＋＋＋），尿葡萄糖（＋＋＋＋），诊断为：儿童糖尿病。下列措施<u>错误</u>的是（   ）。
   A. 经常洗澡，保持皮肤清洁　　　B. 勤剪指甲，避免划伤皮肤
   C. 常规使用抗生素　　　　　　　D. 遗尿儿童夜间定时唤醒排尿
   E. 定期体检，注意口腔牙齿的检查

5. 患儿，女，12岁，2天来发热，伴恶心、呕吐、腹痛。呼气有一种烂苹果味，继而出现昏迷。该患儿最有可能的诊断是（   ）。
   A. 急性胃肠炎　　　　　　　　　B. 急腹症
   C. 糖尿病酮症酸中毒　　　　　　D. 食物中毒
   E. 化脓性脑膜炎

6. 糖尿病全日热量分为三餐，早、中、晚热量分别占（   ）。
   A. 2/5、1/5、2/5　　　　　　　B. 1/3、1/3、1/3
   C. 1/5、2/5、2/5　　　　　　　D. 2/5、2/5、1/5
   E. 1/5、1/5、3/5

7. 患儿，女，13岁，2天前发热，伴恶心、呕吐、腹痛。呼气有一种烂苹果味，继而出现昏迷，诊断为儿童糖尿病。关于本病<u>错误</u>的是（   ）。
   A. 儿童糖尿病多为1型　　　　　B. 病理变化为胰岛β细胞数量减少
   C. 常有多尿、多饮、多食　　　　D. 有酮症酸中毒
   E. 多不用胰岛素治疗

8. 患儿，女，8岁，诊断为1型糖尿病。护士指导胰岛素注射的部位<u>除</u>（   ）外。
   A. 上臂外侧　　B. 胸壁　　　　C. 腹壁　　　　D. 臀部　　　　E. 大腿外侧

参考答案：1. B　2. E　3. C　4. C　5. C　6. C　7. E　8. B

任务 18.3 生长激素缺乏症患儿的护理

工作情境与任务 18-3-1

导入情境： 患儿，男，5岁半，因身材矮小就诊于儿童保健科。该患儿面容幼稚，皮肤细腻，头发纤细，食欲不振、不爱活动。测其身高为 96 cm，低于同年龄、同性别的正常健康儿童的平均身高 2 个标准差。骨龄显示：相当于 2 岁～2 岁半骨龄；生长激素激发试验结果示：生长激素完全缺乏；颅脑磁共振示：脑垂体体积偏小；其余检查结果未见异常。

工作任务：

1. 该患儿可能的诊断是什么？
2. 目前该患儿存在的护理问题有哪些？

生长激素缺乏症（growth hormone deficiency，GHD）又称垂体性侏儒症（pituitary dwarfism）。因儿童时期垂体前叶分泌的生长激素不足而引起的生长发育障碍，主要表现为身高落后，即低于正常儿两个标准差（-2SD）或在同龄健康儿童生长曲线第 3 百分位数以下。部分患儿伴有性腺、甲状腺和肾上腺皮质功能低下，临床上以男孩多见。

【相关知识】

（一）病因

本病发生的病因有原发性、继发性和暂时性三种。

1.原发性（特发性）占绝大多数。

（1）遗传因素 占 5% 左右，大多有家族史。

（2）特发性下丘脑、垂体功能障碍 下丘脑、垂体无明显病灶，但分泌功能不足，是生长激素缺乏的主要原因。

（3）发育异常 GHD 患儿中证实有垂体不发育、发育异常或空蝶鞍等并不罕见。合并有脑发育严重缺陷者常在早年夭折。

2.继发性（器质性）

（1）肿瘤 常见有下丘脑肿瘤如颅咽管瘤、神经纤维瘤和错构瘤，垂体腺瘤和神经胶质瘤等。

（2）颅内感染 如脑炎、脑膜炎等。

（3）放射性损伤 对颅内肿瘤或白血病脑部进行放疗以后。

（4）头部外伤 常见于产伤、手术损伤或颅底骨折等，其中产伤是国内 GHD 患儿最主要的病因。

3.暂时性 由于儿童遭受精神创伤，致使生长激素（GH）分泌功能低下所致，当不良刺激消除后，这种分泌功能即可恢复。

（二）生长激素的功能

人类生长激素（human growth hormone，hGH）由垂体前叶的生长素细胞合成和分泌，其释放受下丘脑分泌的生长激素释放激素（GHRH）和生长激素释放抑制激素（GHRIH）的调节。而中枢神经系统又通过多巴胺、5-羟色胺等神经递质来控制下丘脑神经激素的分泌。儿童每日 GH 的分泌量超过成人，在青春发育期更为明显。

hGH 的基本功能是促进生长：人体各种组织细胞增大和增殖，使骨骼、肌肉和各系统器官生长发育，骨骼的增长导致身体长高。所以生长激素缺乏症患儿最主要的表现就是身高落后。

【护理评估】

（一）健康史

评估患儿母亲分娩史，家族中是否有类似疾病；评估患儿体格智力发育、出牙及囟门闭合情况；评估患儿身高、体重、头围、上部量和下部量；观察有无第二性征缺乏；评估患儿及家长是否掌握与本病有关的知识，家庭经济及环境状况；评估患儿及父母心理状况，是否有焦虑存在。评估患儿是否正确面对自己的形象改变，是否有社交孤立。

（二）身体状况

1.原发性生长激素缺乏症　多见于男孩，男：女约为3：1。

（1）生长障碍　患儿出生时身高和体重都正常，1岁以后逐渐出现生长速度减慢，身高落后比体重下降更为严重。随着年龄的增长，其外观明显小于儿童实际年龄，但身体各部位比例正常，体形匀称，手足较小。

（2）骨成熟延迟　出牙及囟门闭合延迟，因下颌和颏部发育不良，出牙延迟且排列不整。骨化中心发育迟缓，骨骺融合较晚。骨龄较实际年龄落后2岁以上，但与其身高年龄相仿。

（3）大多数患儿青春发育期推迟，但智力发育正常。

（4）部分患儿同时伴有一种或多种其他垂体激素缺乏，患儿除生长迟缓外可有其他症状。如伴TSH缺乏者，可有食欲不振、少动等轻度甲状腺功能不足症状；如伴有促性腺激素缺乏者，多数患儿至青春期，有性器官不发育，第二性征缺如等表现。

2.继发性生长激素缺乏症　大多数患儿能找到引起生长激素缺乏的原发病，可发生于任何年龄，病前生长发育正常，病后生长发育开始减慢。如由颅内肿瘤引起者，还有头痛、呕吐、视野缺损等颅内压增高和视神经受压迫的症状和体征。

（三）心理 - 社会状况

评估家长对疾病的认识程度和对治疗的信心，是否因患儿身材矮小自责、担忧，生活中因生长发育落后、经济支持不足等焦虑、恐惧；评估患儿有无抑郁、自卑及恐惧心理反应，是否得到社会支持。

（四）辅助检查

1.刺激试验　生长激素分泌功能可分为生理性试验和药物刺激试验。生理性试验系筛选试验，包括运动性试验和睡眠试验；药物刺激试验为确诊试验，有胰岛素、精氨酸、可乐定、左旋多巴试验，其有两项不正常者可确诊。各种药物刺激试验均需在用药前（0分钟）采血测定GH基础值。一般认为在试验过程中，GH峰值 <7 μg/L 即为分泌功能不正常。常用测定GH分泌功能试验见表18-3-1。

表 18-3-1　生长激素分泌功能试验

试　验		方　法	采血时间
生理性	1.运动	禁食4～8小时后，剧烈活动15～20分钟	开始运动后20、40分钟
	2.睡眠	晚间入睡后用脑电图监护	Ⅲ～Ⅳ期睡眠时
药物刺激	1.胰岛素	0.075 U/kg 静注	0、15、30、60、90、120分钟测定血糖、皮质醇、GH
	2.精氨酸	0.5 g/kg用注射用水配成5%～10%溶液，30分钟滴完	0、30、60、90、120分钟测定GH
	3.可乐定	0.004 mg/kg，1次口服	0、30、60、90、120分钟测定GH
	4.左旋多巴	10 mg/kg，1次口服	0、30、60、90、120分钟测定GH

2.其他检查　确诊为生长激素缺乏症后，宜做头颅 CT 扫描、MRI 检查，进一步明确病因。

（五）治疗要点

本病治疗关键是早期诊断和使用 GH 替代疗法。年龄越小，治疗效果越好，如骨骺生长线已闭合，则治疗效果差。

1.GH 替代治疗　国产基因重组人生长激素（r-hGH）已被广泛应用，目前大多采用 0.1 U/kg，每日皮下注射一次，每周 6～7 次的方案，治疗应持续至骨骺愈合为止。

2.合成代谢激素　因各种原因不能应用 r-hGH 时，可选用促合成代谢药物，常用有苯丙酸诺龙、美雄诺龙、氟甲睾酮等，国内现用司坦唑醇（康力龙），每日 0.05 mg/kg。

3.性激素　同时伴有性腺轴功能障碍的 GHD 患儿在骨龄达 12 岁时即可开始用性激素治疗，以促使第二性征发育。男孩用长效庚酸睾酮，每月肌注一次，25 mg，每 3 个月增加剂量 25 mg，直至 100 mg。女孩用妊马雌酮，剂量自 0.3 mg/d 起，逐渐增加。若为继发性生长激素缺乏症者应积极寻找病因，针对病因治疗。伴有其他垂体激素缺乏者，应作相应替代治疗。

📖 工作任务解析 18-3-1

> **工作任务 1**：该患儿可能的诊断是什么？
>
> **解题思路**：诊断依据包括病史、体格检查及化验、辅助检查。

【护理诊断】

1.成长发展迟缓　与生长激素缺乏有关。

2.身体意象紊乱　与生长发育迟缓有关。

📖 工作任务解析 18-3-2

> **工作任务 2**：目前该患儿存在的护理问题有哪些？
>
> **解题思路**：护理诊断的陈述包括三个要素（PSE 公式）：问题（problem，P）、相关因素（etiology，E）、症状与体征（signs and symptoms，S）。

【护理目标】

1.通过合理服药使身高能恢复正常水平。

2.通过合理服药使各项发育指标正常，身体意象紊乱好转。

【护理措施】

1.指导合理用药，促进生长发育

（1）指导合理用药　生长激素替代疗法在骨骼愈合前效果良好，应坚持用药。用药后患儿生长发育加速、食欲增加、脂肪减少、体能和认识能力会有所改善。在治疗后的前 1～2 年身高增长很快（8～12 cm/ 年），以后逐渐减慢。告知家长 GH 长期使用无明显的副作用。若使用促合成代谢激素，则应注意其副作用，主要有肝脏毒性和雄激素作用，有促使骨骼提前愈合而反而使身高过矮的可能，需定期复查肝功能，严密随访骨骼发育情况。

（2）监测生长发育指标　治疗期间每 3 个月测量身高、体重 1 次，观察骨骼系统发育情况并做好记录。了解各项有关内分泌检查的方法，以便协助工作。密切观察病情，注意观察有无甲状腺功能低下、低血糖和颅内压增高症状，一旦发现及时报告，遵医嘱给予相应的处理。

2.消除患儿自身意象紊乱，做好心理护理　通过各种方式，多与患儿沟通，建立良好信任的护患关系，鼓励患儿表达自己的情感和想法。告诉患儿及家长若能早期发现、早期治疗，身高都能恢复正常水平。提供其与他人交往的机会，增强其适应日常生活、社会活动和人际交往的能力，切勿产生自卑心理。

3.健康教育　向家长讲解本病的相关知识和护理、治疗方法，教会家长掌握药物的用量、使用方法和药物副作用的观察。在治疗过程中，每3个月测量身高、体重1次，并记录生长发育曲线，以便观察疗效，病情发生变化能及时到医院就诊。

【护理评价】

1.患儿身高是否恢复正常水平。

2.患儿各项发育指标是否正常。

3.患儿和（或）家长是否了解本病相关知识，积极配合检查和治疗。

护考直击 18-3-1

1.生长激素缺乏症的临床表现不包括（　　　）。

    A.骨龄落后 　　　　　　　　　B.青春发育期延迟

    C.智力落后 　　　　　　　　　D.前囟晚闭

    E.身体各部比例正常

2.患儿，女，2岁，因生长发育落后于同龄儿童来院就诊，体检发现患儿智力发育正常，患儿前囟未闭，体型发育匀称，患儿除体型较小外无其他明显异常，该患儿最可能的诊断是（　　　）。

    A.垂体性侏儒症 　　　　　　　B.甲状腺功能减低症

    C.甲状腺功能亢进症 　　　　　D.苯丙酮尿症

    E.先天性痴呆

3.生长激素缺乏症的患儿出现临床症状的年龄多在（　　　）。

    A.出生时 　　　B.1岁以后 　　　C.2岁以后 　　　D.3岁以后 　　　E.4岁以后

参考答案：1.C　2.A　3.B

【高频考点】

▲儿童糖尿病目前发病机制不明，是遗传、环境及自身免疫反应共同作用的结果。

▲儿童糖尿病绝大多数为1型（胰岛素依赖型），表现为多饮、多尿、多食和体重下降（即"三多一少"）。

▲约40%糖尿病患儿以酮症酸中毒为首发症状。常因急性感染、过食、诊断延误或突然中断胰岛素治疗等而诱发。典型的表现为意识障碍、呼气中有酮味、口唇樱红。

▲根据ADA2023儿童糖尿病诊断标准，血糖水平：空腹血糖≥7.0 mmol/L（126 mg/dL），或任意时间血糖≥11.1 mmol/L（200 mg/dL）；或患儿有"三多一少"症状、尿糖阳性时，随机血糖≥11.1 mmol/L（200 mg/dL），以上指标在两次或以上的测量中出现，即可诊断为糖尿病。

▲口服葡萄糖耐量试验（OGTT）测量方法：试验当天0时起禁食，儿童在清晨按1.75 g/kg（总量不超过75 g）口服葡萄糖，每克加水2.5 mL，于3～5分钟服完。正常人0分钟、口服葡萄糖后60分钟和120分钟分别测量血糖。OGTT 2 h≥11 mmol/L（200 mg/dL）可诊断为糖尿病。

▲儿童糖尿病采用胰岛素替代治疗，饮食控制、运动及精神心理治疗，防治并发症等综合治疗措施。

▲对长期使用胰岛素治疗的患儿应注意胰岛素过量（Somogyi现象）、胰岛素不足（清晨现象dawn phenomenon）和胰岛素耐药等情况。

▲胰岛素的注射部位：臀部、大腿外侧中段、上臂三角肌、下腹部。

（刘娜）

项目 19　遗传与代谢性疾病患儿的护理

项目目标

知识目标：

1. 掌握遗传与代谢性疾病的身体状况、护理诊断及护理措施。

2. 熟悉遗传与代谢性疾病的病因和治疗要点。

3. 了解遗传与代谢性疾病的辅助检查。

能力目标：

学会按照护理程序对遗传与代谢性疾病患儿实施整体护理。

素质目标：

1. 具有同情心和高度的社会责任感。

2. 树立敬畏生命、积极向上的生活理念。

思政案例 19

弘扬中医智慧，共筑儿童健康未来

导入：近年来，儿童内分泌代谢性疾病的频发引起了社会广泛关注。一些疾病的低龄化趋势令人震惊。它们不仅威胁着儿童的身心健康，也对家庭和社会带来了沉重的负担。

正文：儿童内分泌代谢性疾病的发生与多种因素有关，包括遗传、环境、生活习惯等。这些疾病往往起病隐匿，早期症状不明显，容易被家长忽视。然而，一旦病情发展到严重程度，往往会对孩子的身心健康造成严重影响。例如，矮小症会导致孩子身高发育受限，影响未来的学习和就业；肥胖症则可能引发一系列心血管疾病和代谢性疾病；性早熟则可能导致孩子心理早熟，影响身心健康。因此，早期预防、及时发现和治疗至关重要。

中医儿科在防治儿童内分泌代谢性疾病方面具有独特的优势。中医强调整体观念和辨证论治，通过望闻问切四诊合参，全面了解孩子的病情和体质。在治疗方法上，中医儿科注重调理脏腑功能、平衡阴阳气血，以达到标本兼治的效果。同时，中医儿科的绿色疗法如中药、推拿、针灸等，副作用小，安全性高，深受家长和孩子的喜爱。

然而，尽管中医儿科在防治儿童内分泌代谢性疾病方面取得了显著成效，但仍面临着诸多挑战。一方面，现代医学的普及使得部分家长对中医儿科的认知存在误区；另一方面，中医儿科专业人才相对匮乏，制约了其进一步发展和推广。

因此，我们应加强中医儿科的宣传教育，提高公众对中医儿科的认知度和信任度。同时，作为医学生，我们应积极学习和传承中医儿科的精髓，不断探索新的防治方法和技术，为儿童的健康成长贡献自己的力量。

任务 19.1　21- 三体综合征患儿的护理

工作情境与任务 19-1-1

导入情境： 患儿，男，8 个月，其母因患儿伸舌流涎、不能独坐、反应迟钝就诊。查体：神志清楚，表情呆滞。体重 7.0 kg，身长 62 cm，头围 42 cm，前囟 1.5 cm×1.5 cm，眼裂小，双眼外眦上斜，眼距宽，鼻梁低，耳廓小，唇厚舌大，常伸舌、流涎，乳牙 0 颗，心前区可闻及 Ⅲ/Ⅳ 级收缩期杂音。四肢肌张力低下，手指粗短，通贯手，小指向内弯曲。询问得知：患儿为足月顺产，非近亲结婚，无遗传代谢性疾病家族史。

入院诊断：21- 三体综合征。

工作任务：

1. 患儿主要的护理诊断有哪些？
2. 患儿应如何护理？

21- 三体综合征（21 trisomy syndrome）又称唐氏综合征（Down syndrome，DS）或先天愚型，是人类最早发现的常染色体畸变疾病，也是染色体病中最常见的一种，活产婴儿中发生率为 0.5‰～0.6‰，发病率随孕母年龄增大而增加。临床特征为特殊面容、生长发育迟缓、智能落后，可伴多种畸形。

【相关知识】

（一）病因

引起本病的原因可能与孕妇年龄、致畸变物质及疾病导致染色体畸变有关。

1. 孕母年龄　孕母年龄在 35 岁以上时，新生儿发生本病的风险较高，可能与母体卵细胞衰老有关。

2. 物理因素　孕母接触放射线、同位素照射后，可导致染色体发生畸变。

3. 化学因素　许多化学药物（如抗代谢药物、抗癌药物、抗癫痫药物等）、毒物（如甲苯等）和农药都能导致染色体畸变。

4. 生物因素　一些病毒（如 EB 病毒、流行性腮腺炎病毒、风疹病毒、肝炎病毒、巨细胞病毒及麻疹病毒等）可引起胎儿染色体断裂。

5. 遗传因素　父母的染色体异常可能遗传给下一代。

（二）发病机制

本病直接发病原因为常染色体畸变引起，第 21 号染色体呈三体型。其发生主要由于亲代生殖细胞在减数分裂形成配子时或受精卵在有丝分裂时，21 号染色体发生不分离，致使细胞内存在一条额外的 21 号染色体。

【护理评估】

（一）健康史

评估孕母年龄、孕早期是否有病毒感染、应用致畸药物、接触毒物或放射线照射等情况。评估患儿父母是否存在染色体异常。

（二）身体状况

该疾病主要特征为智力落后、生长发育迟缓和特殊面容，可伴有多种畸形。

1. 特殊面容　患儿出生时即有明显的特殊面容：眼距宽，眼裂小，眼外眦上斜，内眦赘皮，表情呆滞。鼻梁低平，耳小异形。唇厚舌大，硬腭窄小，张口伸舌，流涎多。头小而圆，前囟大且闭合延迟，颈短而宽。常呈现嗜睡状，喂养困难。

2. 智能低下　为本病最常见、最严重的临床表现。随年龄增长多数患儿有不同程度的智能发育障碍，逐渐明显。智商通常为 25 ～ 50，抽象思维能力受损最大，缺乏理解和思维能力。存活至成人者在 30 岁以后即出现阿尔茨海默病症状。

3. 皮纹特征　一侧或双侧手掌出现猿线（通贯手），手掌三叉点 t 移向掌心，atd 角度一般大于45°（正常人为 40°），斗纹少，第 4、5 指桡箕增多，脚拇趾球胫侧弓形纹和第 5 指只有一条指褶纹等，如图 19-1-1 所示。

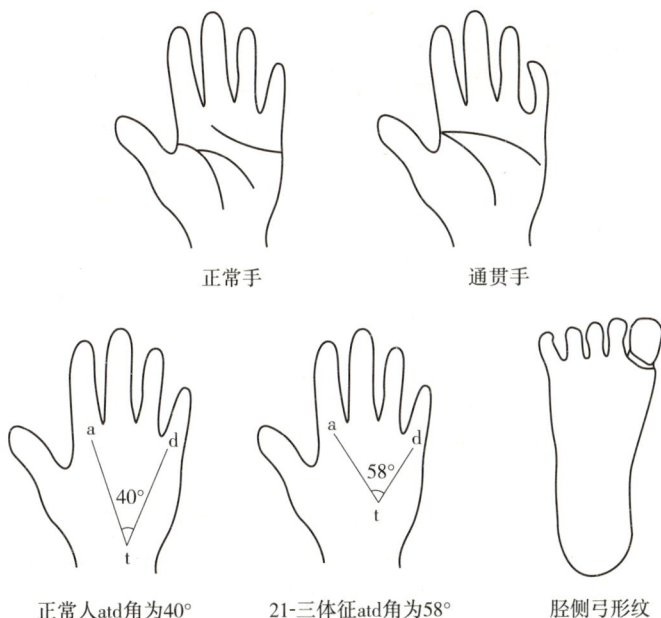

正常手　　　　　　　通贯手

正常人atd角为40°　　　21-三体征atd角为58°　　　胫侧弓形纹

图 19-1-1　21- 三体综合征患儿的皮纹

4. 生长发育迟缓　身材矮小，头围小于正常，骨龄落后，出牙延迟且常错位；肌张力低下，腹膨隆，可伴脐疝；四肢短且韧带松弛，关节过度弯曲；手指粗短，小指向内弯曲。运动发育和性发育与同龄人相比均延迟。

5. 多发畸形　约 50% 的患儿伴有先天性心脏病，其次是消化道畸形、脐疝、泌尿道畸形等。部分男孩可有隐睾成年后多无生育能力；女孩多无月经，成年后仅少数可有生育能力。

6. 免疫功能低下　由于免疫功能低下，易患各种感染性疾病，尤其是白血病，呼吸道感染的发病率明显高于正常人。

（三）心理 - 社会状况

本病是终身致残性疾病，患儿家长常表现出焦虑、忧伤、自责等心理反应。

评估患儿家长对本病的认知程度，对病情、护理方法、遗传病相关知识的了解程度，对患儿的关心程度，父母角色是否称职，家庭经济承受能力及社会支持系统。

（四）辅助检查

1. 染色体核型分析　外周血淋巴细胞或羊水细胞染色体核型检查可发现本病患者第 21 号染色体比正常人多一条，即 21 号染色体三体，细胞染色体的总数为 47 条。

2. 分子细胞遗传学检查　通过荧光原位杂交（FISH 技术），检测 21 号染色体数目和结构，可发现异常（采用荧光标记 21 号染色体探针，与外周血或绒毛、羊水细胞进行原位杂交，患者细胞出现 3 个荧光信号），患儿细胞中可呈现 3 个 21 号染色体的荧光信号。

（五）治疗要点

目前尚无特殊有效治疗方法。应采用综合措施，包括加强护理，预防感染，如伴有畸形，可行手术矫正。对患儿可进行长期耐心的教育、训练，提高生活自理能力。

【护理诊断】

1. 自理缺陷　与智力低下有关。
2. 有感染的危险　与免疫功能低下有关。
3. 焦虑（家长）　与儿童患终身致残性疾病有关。
4. 知识缺乏　患儿家长缺乏该疾病的相关知识。

📖 工作任务解析 19-1-1

工作任务1： 患儿主要的护理诊断有哪些？

解题思路： 护理诊断的陈述包括三个要素（PSE公式）：问题（problem，P）、相关因素（etiology，E）、症状与体征（signs and symptoms，S）。结合案例分析患儿的护理诊断。

【护理目标】

1. 患儿能逐步生活自理或具有谋生的能力。
2. 患儿不发生感染，或发生时能被及时发现和处理。
3. 患儿家长焦虑减轻或消失，情绪稳定，达到良好心理适应。
4. 患儿家长理解本病发生的原因、预防措施，学会护理患儿的方法。

【护理措施】

1. 加强生活护理，培养自理能力　细心照顾患儿，协助穿衣、吃饭，并防止意外事故。保持皮肤清洁干燥，定期洗澡。患儿流涎应及时擦干，并保持下颌及颈部清洁。帮助家长制订教育和训练方案，并进行示范，使患儿通过训练能逐步生活自理，从事简单劳动。

2. 预防感染　保持空气清新和室内通风。注意个人卫生，保持口腔、鼻腔清洁，勤洗手。患儿免疫力低，避免接触感染者，呼吸道感染者接触患儿需戴口罩。

3. 心理护理　理解家长心情并予以耐心开导，利用社会资源向家长提供信息支持和情感支持，帮助他们面对事实，增强心理承受力，树立信心。提供有关孩子养育、家庭照顾的知识，协助家庭建立个性化的孩子养育和培训计划，使他们尽快适应疾病带来的影响。

4. 遗传咨询、健康教育　进行婚前检查和遗传咨询，做好生育指导，35岁以上妇女妊娠后做羊水细胞检查。开展遗传咨询，子代有21-三体综合征者，或姨表姐妹中有此病患者，应尽早检查子亲代染色体核型，及早发现易位染色体携带者，作好预防。孕期应预防病毒感染、避免滥用药物和接受X线照射等。

📖 工作任务解析 19-1-2

工作任务2： 患儿应如何护理？

解题思路： 针对护理诊断，可考虑从加强生活护理、培养自理能力、预防感染、家庭支持、遗传咨询及健康教育等方面进行护理。

【护理评价】

1. 患儿是否能逐步生活自理，从事简单劳动。
2. 患儿是否未发生感染，环境适合患儿生活。

3. 患儿家长是否达到良好心理适应。

4. 患儿和（或）家长是否掌握疾病有关知识和对患儿教育训导的技巧。

📖 知识拓展 19-1-1

《出生缺陷防治能力提升计划（2023—2027 年）》

2023 年 8 月，为进一步完善出生缺陷防治网络，提升出生缺陷防治能力，国家卫生健康委办公厅印发《出生缺陷防治能力提升计划（2023—2027 年）》。强化唐氏综合征等染色体病防治。科学确定产前筛查方案，严格按照技术规范，提供早、中孕期超声筛查、血清学筛查和孕妇外周血胎儿游离 DNA 产前筛查，落实高风险孕妇产前诊断，指导低风险孕妇规范进行孕产期保健，降低唐氏综合征发生率。规范开展致病性拷贝数变异等其他染色体病产前诊断，规范知情告知和遗传咨询。

🖋 护考直击 19-1-1

1. 苯丙酮酸尿症最突出的临床特点是（　　　）。

　　A. 肌张力减低　　　B. 头发黄褐色　　　C. 皮肤白皙　　　D. 智力低下　　　E. 伴有惊厥

2. 苯丙酮尿症可有下列临床特点，以下说法错误的是（　　　）。

　　A. 生后 4 个月左右，才发现智力低下　　B. 可有抽搐发作或脑性瘫痪

　　C. 头发黄褐色，尿呈"霉臭"气味　　D. 皮肤白皙，易出现湿疹样皮疹

　　E. 特殊面容，四肢粗短

3. 9 个月男孩，反复抽搐 4 次，智力差，表情呆滞。皮肤白嫩，头发黄色，尿有霉臭味，为明确诊断，应选择检查（　　　）。

　　A. 血 T3、T4、TSH　　　　　　B. 染色体检查

　　C. 尿三氯化铁试验　　　　　　D. 脑电图

　　E. 腕部摄片

4. 患儿，女，3 个月，以哭闹后青紫就诊，查：精神呆板，眼距宽，双眼外侧上斜，四肢短，肌张力低，心尖部Ⅱ—Ⅲ级收缩期杂音，胸透心脏无扩大，腹软，肝脾不大，入院初诊为（　　　）。

　　A. 先天性心脏病　　　　　　B. 21- 三体综合征

　　C. 先天性甲状腺功能低下症　　D. 苯丙酮尿症

　　E. 垂体发育异常

5. 患儿，男，4 个月，抽搐一次来诊，表情呆滞，皮肤白皙，头发淡黄，智力低下，首先考虑为（　　　）。

　　A. 呆小病　　　B. 先天愚型　　　C. 苯丙酮尿症　　　D. 黏多糖Ⅰ型病　　E. 婴儿痉挛症

参考答案： 1. C　2. E　3. C　4. B　5. C

任务 19.2　苯丙酮尿症患儿的护理

✍ 工作情境与任务 19-2-1

> **导入情境**：患儿，男，1岁，因"反复面部肌肉抽搐、目光呆滞、头发变黄"就诊。6个月时发现智力与运动发育水平较同龄儿落后，近2个月来反复抽搐发作，头发由黑渐渐变黄。查体：营养发育较差，面部湿疹，皮肤白皙，毛发黄，前囟已闭，全身及尿不湿有鼠尿样臭味。
>
> **入院诊断**：苯丙酮尿症。
>
> **工作任务**：
>
> 1. 为明确诊断应做哪些检查？
> 2. 应为该患儿提供何种饮食？

苯丙酮尿症（phenylketonuria，PKU）是一种常见的氨基酸代谢病，其遗传方式为常染色体隐性遗传。由于苯丙氨酸代谢过程中基因突变导致酶活性降低，苯丙氨酸及其代谢产物在体内蓄积引起的疾病。临床表现不均一，主要表现为智力低下，皮肤、毛发颜色变浅，发育迟缓和鼠尿样体味。

【相关知识】

（一）病因

苯丙氨酸是体内合成蛋白质所必需的氨基酸之一。正常儿童每日需要量为 200 ~ 500 mg，其中 1/3 供机体合成组织蛋白，2/3 通过肝细胞中的苯丙氨酸 -4- 羟化酶的作用转化为酪氨酸，合成甲状腺素、多巴胺、肾上腺素和黑色素等。在苯丙氨酸羟化过程中，除苯丙氨酸 -4- 羟化酶外，还有辅酶四氢生物蝶呤的参与，基因突变可导致苯丙氨酸代谢发生紊乱，导致苯丙氨酸发生异常累积。

（二）病理生理

根据酶缺陷不同本病分为典型和非典型两种，绝大多数患儿（约占99%）为典型病例。

1. **典型 PKU** 是由于患儿肝细胞缺乏苯丙氨酸羟化酶（PAH），而不能将苯丙氨酸转化为酪氨酸，导致苯丙氨酸在体内蓄积，在血液、脑脊液、各种组织和尿液中浓度升高，同时旁路代谢产生大量苯丙酮酸、苯乳酸、苯乙酸等产物并自尿中排出。高浓度的苯丙氨酸及旁路代谢产物会导致脑细胞受损，智力低下等。同时酪氨酸生成减少，导致黑色素合成不足，患儿毛发、皮肤色素减少。

2. **非典型 PKU** 是由于四氢生物蝶呤（BH$_4$）的缺乏，使苯丙氨酸不能氧化成酪氨酸，多巴胺、5- 羟色胺等重要神经递质缺乏造成合成受阻，加重神经系统的功能损害。

【护理评估】

（一）健康史

评估家族中有无类似疾病，父母是否近亲结婚，患儿有无智力低下和体格发育落后的情况，了解喂养情况及饮食结构等。

（二）身体状况

患儿出生时基本正常，生后 3 ~ 6 个月可出现症状，后逐渐加重，1 岁左右时症状明显。

1. **神经系统表现** 以智力发育障碍为主，可有行为异常如多动、攻击性行为等。可有肌痉挛或癫痫发作，少数呈肌张力增高和腱反射亢进。80% 有脑电图异常。

2. **外观** 患儿生后数月因黑色素合成不足，表现出毛发变枯黄，皮肤和虹膜色泽变浅，皮肤干燥常有湿疹。

3. 体味　由于排出的尿及汗液中有苯乙酸，有特殊的鼠尿样臭味。

4. 其他　可有呕吐、喂养困难。

（三）心理 - 社会状况

评估患儿家长是否掌握本病的相关知识，特别是饮食治疗方法；了解患儿家庭经济和环境情况，家长是否具备照顾患儿和配合治疗的能力，有无心理焦虑。

（四）辅助检查

1. 新生儿筛查　新生儿喂奶 3 日后，采集足跟末梢血，滴在专用采血滤纸上待晾干后送到筛查中心，采用 Guthrie 细菌生长抑制试验半定量测定筛查新生儿血液苯丙氨酸浓度。当苯丙氨酸浓度大于 0.24 mmol/L 以上，浓度大于切割值时，应进一步检查和诊断。

2. 尿三氯化铁试验　检测尿中苯丙氨酸的化学呈色法，将三氯化铁滴入尿液，如有苯丙氨酸浓度增高，尿液立即出现绿色反应，由于其特异性欠差，有假阳性和假阴性的可能，一般用作对较大儿童的粗筛。

3. 血游离氨基酸分析和尿液有机酸分析　为本病提供生化诊断依据。

4. DNA 分析　目前已有 DNA 探针供产前诊断和基因诊断。

📖 工作任务解析 19-2-1

工作任务 1：为明确诊断应做哪些检查？

解题思路：本题考查苯丙酮尿症患儿的辅助检查。为明确诊断应做尿三氯化铁试验和血游离氨基酸分析和尿液有机酸分析。

（五）治疗要点

一旦确诊，应立即治疗。开始治疗年龄越小，预后效果越好。

1. 低苯丙氨酸饮食　为主要治疗手段，一经确诊，立即给予低苯丙氨酸饮食，以防智能低下及脑损害的发生。苯丙氨酸的需要量，以维持在既能保证生长发育和体内代谢的最低需要量，又能维持血中苯丙氨酸浓度在 0.12 ～ 0.6 mmol/L（2 ～ 10 mg/dL）的理想范围。

2. BH4,5- 羟色氨酸和 L-DOPA 治疗　非典型病例除了饮食控制，需给予此类药物治疗。

【护理诊断】

1. 生长发育改变　与高浓度的苯丙氨酸导致脑细胞受损有关。

2. 有皮肤完整性受损的危险　与皮肤异常分泌物的刺激有关。

3. 焦虑　与患儿生病有关。

4. 知识缺乏　家长缺乏饮食治疗相关知识。

【护理目标】

1. 患儿神经系统损伤减轻，生长发育正常。

2. 患儿皮肤保持完好、无破损。

3. 家长焦虑程度减轻。

4. 家长能对患儿进行饮食控制。

【护理措施】

1. 加强饮食管理，促进生长　新生患儿在 3 个月以前进行饮食控制，待血中苯丙氨酸浓度降至理想范围时，可逐渐从小剂量添加天然食物，首选母乳，母乳的苯丙氨酸含量仅为牛奶的 1/3。婴儿可喂给特制的低苯丙氨酸奶粉或母乳；幼儿添加辅食时应以低蛋白、低苯丙氨酸为原则，可以添加淀粉类、蔬菜和水果等低蛋白质食物为主，忌用肉、蛋、豆类等含蛋白质高的食物。可以根据患儿年龄、体重、所需营养量、营养成分制定一份食谱交给家长。从出生起能及早进行饮食控制的患儿，其智力发育可接近正常。饮食控制至少持续到青春期以后，终身治疗对患者更有益。常用食物苯丙氨酸含量见表 19-2-1。

表 19-2-1　常用食物苯丙氨酸含量

食物（每 100 g）	蛋白质含量 /g	苯丙氨酸含量 /mg	食物（每 100 g）	蛋白质含量 /g	苯丙氨酸含量 /mg
人奶	1.3	36	藕粉或麦淀粉	0.8	4
牛奶	2.9	113	北豆腐	10.2	507
籼米	7.0	352	南豆腐	5.5	266
小麦粉	10.9	514	豆腐干	15.8	691
小米	9.3	510	瘦猪肉	17.3	805
白薯	1.0	51	瘦牛肉	19.0	700
土豆	2.1	70	鸡蛋	14.7	715
胡萝卜	0.9	17	水果	1.0	—

📖 工作任务解析 19-2-2

工作任务 2： 应为该患儿提供何种饮食？

解题思路： 本题考查苯丙酮尿症患儿的饮食指导。应为患儿提供低苯丙氨酸饮食，首选低苯丙氨酸配方奶，待血中苯丙氨酸浓度降至理想状态时，可逐渐添加少量天然食物，如首选母乳，较大婴儿和儿童可添加牛奶、粥、面等。添加食品以低蛋白、低苯丙氨酸为原则。治疗期间应定期监测患儿血中苯丙氨酸浓度、生长发育状况等。饮食控制应至少持续到青春期以后终身治疗对患者更有益。

2. 加强皮肤护理　勤换尿布，保持皮肤干燥，对腋下、腹股沟等皮肤皱褶处应保持清洁，有湿疹时应及时处理。

3. 健康教育

（1）向患儿家长讲述本病的有关知识，督促定期检查，强调饮食控制的重要性，并协助制订饮食治疗方案。

（2）提供遗传咨询，宣传优生优育的知识，避免近亲结婚，新生儿出生后做常规筛查。

（3）对有本病家族史的夫妇产前采用 DNA 分析或羊水检测对胎儿进行诊断。

【护理评价】

1. 患儿能否控制饮食，神经系统损害是否减轻。

2. 患儿皮肤是否保持完好、无破损。

3. 患儿和（或）家长是否掌握本病的相关知识，焦虑是否减轻。

✎ 护考直击 19-2-1

1. 患儿，男，1 岁，来门诊，医生怀疑他患有 21- 三体综合征，动员家长对患儿进行染色体检查。医生应告诉家长，患儿如下特点均支持这一诊断，除了（　　　）。

A. 经常伸舌　　　B. 皮肤粗糙　　　C. 表现呆滞　　　D. 眼距宽　　　E. 双侧通贯掌

2. 已婚女性，27 岁，因多次自然流产，且其姨表妹患 21- 三体综合征，为避免她子代又患此病，来遗传病门诊咨询，请儿科医师指导采用下列预防措施**不包含**（　　）。

　　A. 夫妇双方应进行染色体检查　　　　B. 妊娠期进行羊水细胞培养及染色体检查

　　C. 妊娠前后应避免接受 X 线照射　　　D. 妊娠期羊水细胞培养，并作酶及生化测定

　　E. 妊娠期应注意预防肝炎等病毒感染

3. 患儿，男，8 个月，母乳喂养，因反复抽搐发作，智力低下而住院确诊。体检：反应迟钝，毛发呈黄褐色，皮肤白皙，尿具霉臭样气味。以下实验室检查方法对确诊**无用**的是（　　）。

　　A. 尿三氯化铁试验　　　　　　　　　B. 血清苯丙氨酸浓度测定

　　C. Guthrie 试验（细菌抑制法）　　　　D. 尿黏多糖试验

　　E. 苯丙氨酸耐量试验

4. 患儿，男，8 个月，因智力低下就诊，初诊为苯丙酮尿症，下列病史体检，**不符合**的是（　　）。

　　A. 近 3—4 个月发现呆滞，智力落后　B. 可有抽搐发作，肌张力高

　　C. 毛发黄褐色　　　　　　　　　　　D. 皮肤粗糙，四肢短粗

　　E. 尿有"鼠尿"味

5. 下列对 21- 三体综合征的描述，**错误**的是（　　）。

　　A. 特殊面容，智力低下　　　　　　　B. 智力正常，骨龄落后

　　C. 体格发育迟缓　　　　　　　　　　D. 染色体畸形

　　E. 手纹可有改变

参考答案： 1. B　2. D　3. D　4. D　5. B

- -

【高频考点】

▲ 21- 三体综合征患儿的典型表现：特殊面容呈眼距宽，眼裂小，眼外眦上斜，内眦赘皮，表情呆滞；智能落后是最突出、最严重的临床表现；生长发育迟缓；手掌出现猿线；50% 患儿伴有先天性心脏病，其次是消化道畸形。

▲ 苯丙酮尿症治疗要点：低苯丙氨酸饮食和药物治疗，一旦确诊，越早越好。

（郭玉婷）

项目 20　风湿性疾病患儿的护理

📋 项目目标

知识目标：

1. 掌握风湿性疾病的护理评估、护理诊断与护理措施。
2. 熟悉风湿性疾病的病因。
3. 了解风湿性疾病的发病机制、辅助检查。

能力目标：

1. 能按照护理程序对风湿性疾病患儿实施整体护理。
2. 能识别风湿性疾病，对患儿及家属开展健康教育。

素质目标：

1. 培养学生求真、进取的学习态度，严谨求实的工作作风。
2. 树立爱岗敬业、精益求精的职业精神。

💎 思政案例 20

关爱遗传代谢性疾病儿童，共筑健康中国未来

导入： 儿童遗传代谢性疾病是基因或染色体异常导致的代谢过程紊乱，影响儿童健康。这些疾病种类繁多，涉及多个系统。随着科技进步，越来越多的遗传代谢性疾病被发现，如 21- 三体综合征（又称唐氏综合征）、苯丙酮尿症等。这些疾病具有遗传性和家族聚集性，预防和控制具有重要意义。

正文： 提起"舟舟"的名字，很多人可能都不陌生，他是一名"唐氏综合征"患者，一次偶然的机会走红，被称为"天才指挥家"。由于基因的缺陷，人到中年的舟舟不是很健康，患有滑膜炎、关节炎、痛风等疾病，舟舟父亲最担心的是自己离世以后谁来照顾，没有基本生活技能的舟舟。

出生缺陷防治是提高出生人口质量的一个重要举措。近年来，我国出生缺陷防治工作成效明显，与 5 年前相比，出生缺陷导致婴儿死亡率、5 岁以下儿童死亡率均降低 30% 以上，神经管缺陷、唐氏综合征等严重致残的出生缺陷疾病发生率降低了 23%，2024 年国家进一步强化筛查诊断机构的建设，推进筛诊治康一体化服务，促进先天性疾病、遗传性疾病早诊早治，有效减少儿童先天性疾病，全面保障儿童健康。

作为护理专业的学生，应致力于提升对这类疾病的认知与护理技能，为患儿及其家庭提供全方位的照护与支持，减轻其社会负担，同时倡导社会更加包容与理解这些特殊群体，共同营造一个温暖、友爱的社会环境。

任务 20.1 风湿热患儿的护理

工作情境与任务 20-1-1

导入情境：患儿，男，9岁，因低热、关节肿痛1周，胸闷、心悸1天入院。患儿2周前曾因参与长跑活动大量出汗后未更换衣服，导致身体受凉，出现发热伴咽喉疼痛。母亲给予其退热药及抗生素后，症状有所缓解。

查体：T 37.5 ℃，P 140次/分，R 20次/分，躯干四肢可见环形红色斑疹，咽充血，两肺无异常。听诊：心尖部可闻及Ⅱ级收缩期杂音，主动脉瓣区可闻及Ⅱ级舒张期杂音。双侧膝关节红肿伴活动受限。实验室检查 ASO 增高。

入院诊断：风湿热。

工作任务：
1. 目前该患儿存在的护理问题有哪些？
2. 患儿出现关节疼痛，应如何护理？
3. 如何对患儿及家属进行健康指导？

风湿热（rheumatic fever）是一种与 A 组 β 溶血性链球菌感染有关的迟发性免疫性炎症反应。本病为自限性疾病，病变主要累及心脏、关节、皮肤和皮下组织。临床表现主要为发热，可伴有心脏炎、关节炎、皮下结节、环形红斑或舞蹈病，其中心脏炎是最严重的表现，反复发作可造成慢性风湿性心脏病。成为导致风湿热患儿死亡的主要原因。发病年龄以 5～15 岁多见，男女发病数大致相等，其中舞蹈病多见于女孩，关节炎男孩较多见。一年四季均可发病，以冬、春季节、寒冷、潮湿地区多见。

【相关知识】

（一）病因

本病的病因尚有很多新的研究进展，但不完全清楚。目前认为风湿热与以下 3 个因素的相互作用有关：A 组 β 型溶血性链球菌及其产物的抗原性；组织器官的自身免疫反应；宿主的遗传易感性在发病机制中起到一定作用。

（二）风湿热的发病机制

与 A 组 β 型溶血性链球菌感染引起的变态反应和自身免疫反应有关。感染通过呼吸道进入人体，导致咽喉发炎，进而引发全身免疫反应。感染释放的抗原物质与抗体结合，形成复合物，激活补体系统，引发炎症。同时，感染会触发自身免疫反应，免疫系统错误攻击自身组织，导致关节和心脏瓣膜炎症。其基本病变为炎症和具特征性的"风湿小体"（Aschoff 小体）。有研究证明，遗传因素也影响发病机制。

【护理评估】

（一）健康史

评估患儿发病前 1～6 周有无上呼吸道链球菌感染的表现；有无发热、关节疼痛；有无精神异常、不自主的动作表现。既往有无心脏病或关节炎病史。家庭成员中有无类似疾病等。

（二）身体状况

1. 一般症状 发病前常有上呼吸道感染史，发热，急性期达 38～40 ℃，热型不规则，1～2周后转为低热。伴有精神不振、食欲差、体重减轻等症状，有时可伴腹痛。

2. 心脏炎 本病最严重的表现。40%～50% 的风湿热患儿累及心脏，是风湿热唯一的持续性器官损害。初次发作时，以心肌炎、心内膜炎多见，也可发生全心炎。轻者可无明显症状，重者可导致不同程度的心力衰竭。

（1）心肌炎　表现为安静时心率增快，与体温升高不成正比。心音低钝，严重时出现奔马律，亦可出现期前收缩或心动过速等心律失常。心电图显示 P-R 间期延长，ST 段下移及 T 波平坦或倒置。

（2）心内膜炎　**二尖瓣受累最常见**，其次为主动脉瓣，其他瓣膜少见。二尖瓣关闭不全时在心尖部可闻及全收缩期杂音，向腋下传导；主动脉瓣关闭不全时在胸骨左缘第 3 肋间可闻及舒张期叹息样杂音。多次复发可使心瓣膜形成永久性瘢痕，导致风湿性心瓣膜病。

（3）心包炎　常与心肌炎、心内膜炎同时存在，病情一般较为严重，容易发生心力衰竭。主要表现有心前区疼痛、呼吸困难、心动过速。早期可于心底部听到心包摩擦音，当积液量较多时，可出现心前区搏动消失、心音遥远，有肝肿大、颈静脉怒张和奇脉等心包压塞表现，心包摩擦音消失。

3.关节炎　年长儿多见，男孩多见，以游走性、多发性、侵犯大关节为主的特点，主要侵犯膝、踝、肩、肘、腕等大关节，局部可有红、肿、热、痛和功能障碍。经治疗关节功能可完全恢复，不遗留强直或畸形。轻症患儿仅有关节酸痛而无局部红、肿表现。

4.舞蹈病　常在其他症状出现后数周至数月出现。女孩多见，表现为全身或部分肌肉不自主、无目的、不协调地快速运动，如挤眉弄眼、伸舌努嘴、耸肩缩颈、手舞足蹈、语言障碍、书写障碍、细微动作不协调等，在兴奋或注意力集中时加剧，入睡后消失。舞蹈病系椎体外系受累所致，可单独出现，也可伴有其他风湿热表现。约 40% 伴心脏损害，伴关节炎者罕见。

5.皮肤损害

（1）皮下结节　多见于复发病例，好发于肘、腕、膝、踝等关节伸侧，或枕部、前额皮肤以及胸、腰椎脊突的突起部分，呈粟米至豌豆大小不等的无压痛硬结，与皮肤不粘连。常在起病数周后才出现，经 2～4 周自然消失。皮下结节常与心脏炎并存，为风湿活动的显著标志。

（2）环形红斑　多分布于躯干及四肢近端屈侧，呈环形或半环形边界清楚的淡色红斑，中心苍白，呈一过性，或时隐时现，多于数小时或 1～2 天内消失，不留痕迹，可反复出现。

（三）心理 - 社会状况

评估家长有无焦虑，对该病的预后、疾病的护理方法、药物副作用、预防疾病复发等方面的认识程度。对年长儿还需注意评估有无因疾病带来的忧虑、自卑等心理。了解患儿家庭环境和家庭经济情况。

（四）辅助检查

1.咽拭子培养　可出现 A 组 β 型溶血性链球菌，阳性率为 20%～25%。

2.抗链球菌的抗体测定　50%～80% 的患儿 ASO 滴度升高。本法是最常用的链球菌抗体血清试验，其优点是方法简便、费用较低。

3.风湿热活动指标　血沉（ESR）增快、C- 反应蛋白阳性（CRP）、黏蛋白增高、白细胞计数增高、中性粒细胞比例增加并有核左移现象，是风湿活动的重要标志，但对诊断本病无特异性。

（五）治疗要点

1.一般治疗　卧床休息，加强营养，补充维生素，注意保暖等。

2.抗链球菌感染　青霉素是首选药物，用药时间至少 2 周，以彻底清除链球菌感染。对青霉素过敏者可改用红霉素。

3.抗风湿治疗　心脏炎时早期宜使用糖皮质激素，常用泼尼松或地塞米松口服，总疗程 8～12 周。无心脏炎患儿用阿司匹林口服，总疗程 4～8 周。

4.其他　舞蹈病患儿应尽量避免强光、噪声刺激，治疗首选丙戊酸，无效或是严重舞蹈病如瘫痪患儿，用利培酮治疗；关节肿痛时应予以制动。有充血性心力衰竭者及时静脉给予大剂量糖皮质激素，必要时给予氧气吸入，利尿剂和血管扩张剂等，慎用或不用洋地黄制剂。

【护理诊断】

1. 心排血量减少　与心脏受损有关。
2. 疼痛　与关节受累有关。
3. 焦虑　与疾病的预后有关。
4. 体温过高　与感染有关。
5. 潜在并发症　与药物不良反应有关。

📖 工作任务解析 20-1-1

工作任务 1：目前该患儿存在的护理问题有哪些？

解题思路：结合临床表现来分析，查体有咽部充血，体温过高、脉搏过快，关节肿胀活动受限等，听诊时心脏心尖部可闻及Ⅱ级收缩期杂音、主动脉瓣区可闻及Ⅱ级舒张期杂音等来分析患儿目前存在的问题。

【护理目标】

1. 患儿保持充足的心输出量，维持生命体征在正常活动范围。
2. 患儿疼痛减轻，能够自由活动。
3. 患儿表现出舒适和放松。
4. 患儿体温恢复正常。
5. 患儿住院期间无并发症，或发生时能被及时发现和处理。

【护理措施】

1. 一般护理

（1）休息　根据病情限制活动量。急性期无心脏炎者卧床休息2周，有心脏炎无心力衰竭患儿绝对卧床休息4周，有心脏炎伴心力衰竭患儿绝对卧床休息至少8周，至症状消失、血沉接近正常方可下床活动，活动量需根据心率、心音、呼吸及有无疲劳而调节。一般恢复至正常活动量所需时间为无心脏受累者1个月，轻度心脏受累者2～3个月，严重心脏炎伴心力衰竭者6个月。

（2）饮食护理　给予易消化、高蛋白、高维生素食物，少量多餐，有心衰和应用糖皮质激素治疗期间适当限制盐和水的摄入，详细记录出入量，并保持大便通畅。

（3）预防感染　及时增减衣服，防止上呼吸道感染的发生，以防病情恶化或复发。

2. 缓解疼痛　关节疼痛时，可让患儿保持舒适的体位，使疼痛关节处于功能位，可用热水袋热敷局部关节止痛；移动肢体时动作轻柔，防止患肢受压。注意保暖，做好皮肤护理。

📖 工作任务解析 20-1-2

工作任务 2：患儿出现关节疼痛，应如何护理？

解题思路：关节疼痛可以从：缓解疼痛、休息与活动、心理支持、营养等方面考虑护理。比如缓解疼痛可以通过药物或者物理疗法（冷热敷）。让患儿充分休息，避免过度活动，同时鼓励轻度活动以提高关节灵活性和强度。提供心理支持，保持积极心态。保持均衡饮食，摄入足够营养，特别是蛋白质和维生素，促进身体康复。

3. 病情观察　注意患儿面色、呼吸、心率、心律及心音的变化，如有烦躁不安、面色苍白、气急、多汗等心力衰竭的表现，应及时处理。

4.维持体温正常　监测体温，注意热型变化，高热时及时降温。

5.用药护理　服药期间注意观察药物的副作用，如阿司匹林可引起胃肠道反应、肝功能损害和出血，饭后服用或同服氢氧化铝可减少对胃的刺激，加用维生素K可防止出血；泼尼松可引起消化道溃疡、肾上腺皮质功能不全、精神症状、血压增高、满月脸、肥胖、电解质失常、免疫抑制等，应密切观察，避免交叉感染及骨折；心肌炎时机体对洋地黄敏感性增高且易出现中毒，用药期间出现恶心呕吐、心律不齐、心动过缓等不良反应，应立即停止用药，并通知医生配合处理。

知识拓展 20-1-1

阿司匹林秒记

小剂量阿司匹林抑制血小板聚集，可预防心肌梗死、短暂性脑缺血发作及脑血栓，多在睡前服用；大剂量阿司匹林用于解热镇痛，为风湿性及类风湿关节炎首选药，饭后服用可以减少对胃的刺激，长期大剂量应用可引起消化性溃疡。

6.心理护理　关心爱护患儿，向患儿及家属耐心解释各种检查、治疗和护理措施的意义，以取得配合。及时解除患儿的各种不适，如出汗、发热、疼痛等，帮助其增强战胜疾病的信心。

7.健康教育

（1）提高健康水平，积极锻炼身体，增强体质，避免寒冷潮湿，预防上呼吸道感染。咽喉部发生链球菌感染，应及时彻底治疗。

（2）合理安排患儿日常生活，避免剧烈运动，防止受凉。向患儿家长讲解疾病的有关知识和护理要点，使其学会观察病情、预防感染和防止疾病复发的各种措施。

（3）定期到医院门诊复查，强调预防复发的重要性，预防药物首选苄星青霉素120万单位每月肌内注射，每3～4周1次，至少持续5年，最好持续到25岁，有风湿性心脏病者，宜终身药物预防。

工作任务解析 20-1-3

工作任务3：如何对患儿及家属进行健康指导？

解题思路：积极锻炼身体但活动时要防止受凉，家长要学会观察病情、预防疾病，积极预防上呼吸道感染，发生链球菌感染时积极治疗，定期复查。

【护理评价】

1.患儿心排血量是否恢复正常。

2.患儿疼痛是否减轻或消失，能否进行自由活动。

3.患儿心情是否放松，积极配合治疗。

4.患儿生命体征是否恢复正常。

5.患儿有无并发症发生，发生并发症时是否正确及时地处理。

护考直击 20-1-1

1.下列关于儿童风湿性关节炎特点的描述，不正确的是（　　　　）。

　　A.游走性　　　　　　　　　　B.大关节受损为主

　　C.局部有红、肿、热、痛和功能障碍　　D.多关节炎

E. 愈后留有关节畸形

2. 与风湿热发病感染有关的是（   ）。

 A. A 组乙型溶血性链球菌   B. 轮状病毒

 C. 金黄色葡萄球菌   D. 支原体

 E. 大肠埃希菌

3. 风湿热心内膜炎中最常受累的是（   ）。

 A. 心包   B. 二尖瓣   C. 三尖瓣   D. 主动脉瓣   E. 肺动脉瓣

4. 抗风湿治疗，选用肾上腺皮质激素的指征是（   ）。

 A. 心脏炎   B. 舞蹈病   C. 皮下结节   D. 环形红斑   E. 多发性关节炎

5. 预防风湿热复发最常用的药物是（   ）。

 A. 红霉素   B. 青霉素   C. 强的松   D. 地塞米松   E. 阿司匹林

6. 风湿热中最严重的表现是（   ）。

 A. 心脏炎   B. 关节炎   C. 舞蹈病   D. 环形红斑   E. 皮下结节

7. 风湿热患儿予阿司匹林治疗的注意事项中，错误的是（   ）。

 A. 最好空腹服用   B. 最好饭后服用

 C. 最好同服氢氧化铝   D. 加服维生素 K 可预防出血

 E. 应注意观察药物的不良反应

8. 风湿热是 A 组乙型溶血性链球菌（   ）。

 A. 引起的化脓性感染   B. 咽峡炎后的变态反应

 C. 感染后的免疫性疾病   D. 毒素引起的炎症性疾病

 E. 咽峡炎后的晚期并发症

9. 风湿热急性期应用青霉素目的是（   ）。

 A. 制止风湿活动的进展   B. 控制急性心力衰竭

 C. 减少心瓣膜病的发生   D. 清除链球菌感染病灶

 E. 防止病程中继发感染

参考答案：1. E 2. A 3. B 4. A 5. B 6. A 7. A 8. C 9. D

任务 20.2 过敏性紫癜患儿的护理

📝 工作情境与任务 20-2-1

导入情境：患儿，男，11 岁，因双下肢皮疹 1 周，腹痛 1 天入院。

体格检查：T 37℃，P 80 次／分，R 18 次／分，神志清，双下肢可见散在暗红色斑丘疹，高出皮面，压之不褪色，双侧对称分布，其余皮肤未见皮疹出血点。口唇红，咽充血，双侧扁桃体 I 度肿大，表面未见脓点。颈软无抵抗，双肺呼吸音粗，未闻及干湿啰音。腹平软，脐周围有轻度压痛，无肌紧张及反跳痛，肝脾肋下未及，肠鸣音 5～6 次／分，四肢肌张力正常，手足无水肿。

辅助检查：血常规：WBC 18.35×10^9/L，L 19.7%，N 71.8%，RBC 4.89×10^9/L，PLT 412×10^9/L，HGB 134 g／L。

工作任务：

1. 患儿的哪些症状提示过敏性紫癜？

2. 对该患儿的护理重点是什么？如何监测病情？

过敏性紫癜（anaphylactoid purpura）又称亨 - 舒综合征（Henoch-Schonlein syndrome），是以小血管炎为主要病变的血管变态反应性疾病。临床上主要表现为非血小板减少性皮肤紫癜，常伴有关节肿痛、腹痛、便血、蛋白尿和血尿等。主要见于 2 ～ 8 岁儿童，男孩多于女孩，四季均可发病，以春、秋季多见。

【相关知识】

过敏性紫癜病因与发病机制

本病的病因尚不清楚，目前认为与致敏因素引起的自身免疫性反应有关。致敏因素包括食物（鱼虾、牛奶、蛋等）、药物（抗生素、磺胺药等）、微生物（细菌、病毒等）、花粉、疫苗注射、虫咬等。机体与以上致敏因素产生变态反应和抗原抗体复合物反应，形成免疫复合物沉积于小血管，导致皮肤、胃肠道、关节等广泛的毛细血管炎。

【护理评估】

（一）健康史

评估患儿生病前是否有致敏因素的接触史，有无急性肾炎病史和上呼吸道感染史，既往有无类似现象发生，患儿是否有过敏性紫癜的家族史。

（二）身体状况

多为急性起病，常在起病前 1 ～ 3 周有上呼吸道感染史。少数病人在紫癜前有关节肿痛或腹痛，多伴有低热、精神萎靡、乏力等全身症状。

1. 皮肤紫癜　常为首发症状，病程中反复出现为本病特征。全身均可发生，多见于四肢和臀部，尤其是下肢伸侧，呈对称分布。初起出现紫红色荨麻疹及斑丘疹，紫癜大小不等、高出皮面、形态不一，压之不褪色，此后颜色加深呈紫色，最终呈棕色而消退。

2. 消化道症状　约有 2/3 的患儿可出现消化道症状，常在皮疹发生 1 周内出现，也可在皮疹未出现前发生。常由于胃黏膜水肿、出血而致腹痛，伴恶心、呕吐、腹泻及便血。少数患儿偶可发生肠套叠、肠梗阻及肠穿孔。腹部检查时无腹胀、腹肌紧张及腹部肿块，应注意与急腹症相鉴别。

3. 关节症状　约 1/3 患儿出现膝、踝、肘等大关节肿痛，可单发或多个大关节损害，反复发作，呈游走性，一般在数月内消退，不遗留关节畸形。

4. 肾脏损害　30% ～ 50% 的患儿有肾脏病变。患儿常在病程 1 ～ 8 周内发生，症状轻重不一，多数患儿出现血尿、蛋白尿及管型，并伴血压升高和水肿，称为紫癜性肾炎。少数呈肾病综合征表现。一般患儿肾损害较轻，严重者可发展为慢性肾炎或肾病综合征，少数发展为慢性肾炎，死于慢性肾衰竭。

5. 其他　偶有中枢神经系统受累时，可出现颅内出血、牙龈出血、咳血等相应症状。

📖 工作任务解析 20-2-1

工作任务 1：患儿的哪些症状提示过敏性紫癜？

解题思路：患儿双下肢出现暗红色斑丘疹，且高出皮面，压之不褪色，双侧对称分布符合过敏性紫癜皮肤紫斑的身体状况；咽充血，扁桃体肿大符合上呼吸道感染的症状；腹痛，但无肌紧张及反跳痛应鉴别诊断；血常规异常。

（三）心理 - 社会状况

评估家长是否掌握与本病有关的知识，了解患儿的饮食、家庭经济和环境状况、家长是否有心理焦虑等。

（四）辅助检查

1. 血常规　白细胞计数正常或轻度增高，中性粒细胞和嗜酸性粒细胞计数可增高。血小板计数正常甚至升高，出血、凝血时间及血块退缩试验正常，部分患儿毛细血管脆性试验呈阳性。

2. 尿常规　肾脏损伤患儿可有红细胞、蛋白、管型尿，重症有肉眼血尿。

3. 大便潜血试验　阳性。

4. 血沉轻度增快　血清 IgA 浓度升高。

（五）治疗要点

1. 一般治疗　卧床休息，积极查明和祛除致病因素。

2. 糖皮质激素和免疫抑制剂　应用糖皮质激素可以缓解急性期腹痛和关节痛，如地塞米松或泼尼松，泼尼松分次口服，每日 1～2 mg/ kg，症状缓解后即可停药。重症过敏性紫癜肾炎可加用环磷酰胺等免疫抑制剂。

3. 抗凝治疗　应用阻止血小板凝集和血栓形成的药物，如阿司匹林、双嘧达莫、肝素等。

4. 对症治疗　患儿如有消化道症状时应限制粗糙饮食，出血患儿应卧床休息，如有大量出血时要考虑输血并禁食。钙拮抗剂和非甾体抗炎药有利于血管炎的恢复。复方丹参片、银杏片等中成药可补肾益气，活血化瘀。

【护理诊断】

1. 皮肤完整性受损　与变态反应性血管炎有关。

2. 疼痛　与关节肿痛、肠道变态反应性炎症有关。

3. 潜在并发症：消化道出血、紫癜性肾炎等。

【护理目标】

1. 患儿皮肤维持正常形态和功能。

2. 患儿关节肿痛、肠道炎症得到缓解或减轻。

3. 患儿不发生并发症或发生时能给予及时正确处理。

【护理措施】

1. 恢复皮肤正常形态和功能

（1）观察皮疹的形态、数量、颜色、分布和是否反复出现等，每日详细记录皮疹变化情况。

（2）保持皮肤清洁，剪短指甲，防擦伤和抓伤，如有破溃及时处理，防止出血、感染。

（3）患儿衣着应柔软、宽松并保持清洁和干燥。

（4）去除各种可能的致敏原，同时按医嘱使用止血药、脱敏药等。

2. 缓解疼痛　注意观察关节疼痛及肿胀情况，保持患肢功能位置，并协助患儿选择舒适体位，根据病情热敷，利用放松、娱乐等方式以减轻疼痛。腹痛时卧床休息，禁止在腹部热敷，以防加重肠出血，做好日常生活护理。

3. 监测病情

（1）观察有无腹痛、便血等情况，同时注意观察腹部体征，发现及时报告和处理。当消化道出血时，应卧床休息，限制饮食，应给予无渣流食，出血量多时禁食并经静脉补充营养。

（2）观察尿色、尿量，定时做尿常规检查，出现血尿、蛋白尿及管型，提示紫癜性肾炎，按肾炎护理。

4. 健康教育　本病好发于春秋季节，应向患儿及家属讲解在春秋季预防感染的重要性，避免去人群聚集的公共场所，同时防止受凉。本病可反复发作，应帮助患儿及其家长建立战胜疾病的信心，教会家长观察病情、合理调配饮食，避免接触各种可能的过敏原，定期复查，及早发现肾脏并发症。

📖 **工作任务解析 20-2-2**

工作任务2： 对该患儿的护理重点是什么？如何监测病情？

解题思路： 恢复皮肤的正常形态、减轻疼痛护理是该患儿的重点。在护理过程中要向患儿及其家属宣传预防感染的重要性，观察病情、合理饮食的重要性等。

【护理评价】

1. 患儿皮肤是否维持或恢复正常形态和功能。
2. 患儿关节肿痛、腹痛是否得到缓解。
3. 患儿是否发生并发症或出现时是否得到及时有效的处理。

✎ **护考直击 20-2-1**

1. 影响过敏性紫癜远期预后因素是（　　）。
　　A. 肾脏受累的程度　　　　　　　B. 关节受累情况
　　C. 皮肤受累情况　　　　　　　　D. 腹痛严重程度
　　E. 心脏受累情况
2. 过敏性紫癜的常见受累部位<u>不包括</u>（　　）。
　　A. 皮肤　　　　B. 消化道　　　　C. 关节　　　　D. 肾脏　　　　E. 心脏
3. 有关过敏性紫癜的治疗，下列正确的是（　　）。
　　A. 有关节症状者应用阿司匹林使关节肿痛减轻
　　B. 酚磺乙胺可减轻过敏反应强度
　　C. 大剂量维生素 C 对腹型紫癜最有效
　　D. 并发肾炎可使用阿司匹林
　　E. 激素可防止复发

参考答案： 1. A　2. E　3. A

任务 20.3　皮肤黏膜淋巴结综合征患儿的护理

📝 **工作情境与任务 20-3-1**

导入情境： 患儿，男，1岁。发热1周，体温 38.5～40℃，无寒战，使用退热药无效。2天以来出现荨麻疹样皮疹。

查体： T 39.5℃，P 134 次/分，R 42 次/分。发育良好，营养中等，发热病容，神志清楚，烦躁不安。皮肤可见斑丘疹，躯干部多见。左颈旁可触及数个肿大淋巴结，如花生米大小。双眼球结膜充血。口唇干裂，可见血痂，口腔黏膜潮红，舌乳头突起呈杨梅舌。心率 134 次/分，四肢活动尚好，手足弥漫性红肿，手指、脚趾肿胀，拒触，触之有发硬的感觉。辅助检查：白细胞总数 $15.0 \times 10^9/L$，中性粒细胞 70%，淋巴细胞 30%。

入院诊断： 皮肤黏膜淋巴结综合征。

工作任务：

1. 护理患儿时重点解决哪些问题？
2. 健康教育应包括哪些内容？

皮肤黏膜淋巴结综合征（mucocutaneous lymphnode syndrome，MCLS）又称川崎病（Kawasaki disease，KD），是一种以全身小血管炎为主要病理改变的临床综合征。主要表现为急性发热、皮肤黏膜病变和淋巴结肿大。本病可发生严重心血管并发症，造成心肌梗死，而发生突然死亡。目前该病发病率已超过风湿热，占儿童后天性心脏病发病首位。

【相关知识】

EB 病毒（Epstein-Barr Virus）病因与发病机制

1. **病因**　不明，一般认为可能与 EB 病毒、丙酸杆菌、链球菌、支原体、立克次体等多种病原感染有关。但目前均未获得证实。

2. **发病机制**　尚不清楚。目前认为川崎病是一定的易患宿主对某些感染原触发的一种免疫介导的全身性血管炎。

【护理评估】

（一）健康史

评估患儿有无感染史；发热程度、热型、持续时间；皮肤是否出疹，出疹时间、形态及分布。

（二）身体状况

1. 主要表现

（1）发热　最早出现的症状，体温达 39～40 ℃甚至以上，呈稽留热或弛张热，持续 1～2 周，甚至更长时间，抗生素治疗无效。

（2）皮肤表现　皮疹在发热或发热后不久出现，最常见为荨麻疹样皮疹，其次为斑丘疹、猩红热样皮疹，无水疱或结痂，多见于面部、躯干及四肢，呈向心性，1 周左右消退。手、足皮肤呈广泛硬性水肿，手掌和脚底早期出现潮红，恢复期指趾端膜状脱皮，严重者指趾甲可脱落，此为川崎病的典型临床特点。肛周皮肤发红、脱落。

（3）黏膜表现　双眼结膜充血，无脓性分泌物或流泪，发热期常持续存在；口唇潮红、干燥、皲裂、出血是本病重要体征；舌乳头突起明显、充血呈杨梅舌，口腔及咽部黏膜弥漫性充血。

（4）颈淋巴结肿大　患儿出现单侧或双侧颈淋巴结肿大、质硬、轻压痛，局部皮肤不发红，无化脓，热退后消散。

2. 心脏表现　最严重的表现，发病 1～6 周出现心肌炎、心包炎和心内膜炎，伴冠状动脉病变者可呈心肌缺血甚至心肌梗死。

3. 其他　可出现间质性肺炎、无菌性脑膜炎、关节疼痛、关节炎等症状，还可出现腹泻、呕吐、腹痛等消化系统症状。

（三）心理 - 社会状况

评估家长是否因为患儿病情严重出现焦虑、恐惧的心理，以及对该病的认识程度，家庭经济状况，患儿对住院、治疗是否有恐惧感等。

（四）辅助检查

1. 实验室检查

（1）血液检查　轻度贫血，白细胞计数升高，其中以中性粒细胞增高为主，伴核左移现象，早期血小板正常。血沉增快、C 反应蛋白、血浆纤维蛋白原和血浆黏度增高，血清转氨酶升高。

（2）免疫学检查　血清 IgA、IgE、IgG、IgM 和血循环免疫复合物升高，总补体和 C3 正常或增高。

2. 心血管系统检查　心脏受损者心电图和超声心动图可有改变。心电图早期示非特异性 ST 段和 T 波改变，心包炎时可有广泛 ST 段抬高和低电压；心肌梗死时 ST 段明显抬高、T 波倒置及异常 Q 波。

3. 影像学检查

（1）X 线检查　肺纹理增多、模糊或有片状阴影，心影可扩大。

（2）冠状动脉造影　是诊断冠状动脉病变常用且有效的方法，根据造影时冠状动脉瘤的特征，可确定冠状动脉瘤的类型、分级及部位，以指导治疗。

（五）治疗要点

主要是对症与支持治疗。

1. 控制炎症

（1）阿司匹林　首选药物，剂量 30 ～ 50 mg/（kg·d），分 3 ～ 4 次口服，热退后逐渐减量，2 周左右减至 3 ～ 5 mg/（kg·d），用至临床症状消失，血沉正常方可停药。

（2）静脉注射丙种球蛋白（IVIG）已证实早期（发病 10 天内）用丙种球蛋白治疗，可降低皮肤黏膜淋巴结综合征患儿冠状动脉并发症发生率。剂量 2 g/kg 于 10 ～ 12 小时静脉缓慢输入。

（3）糖皮质激素　不宜单独使用，用于丙种球蛋白治疗无效时。

2. 抗血小板凝聚　对血小板显著增多、血栓形成、有冠状动脉扩张的患儿可加用双嘧达莫或维生素 E，用至冠状动脉内径小于 3 mm。

3. 其他治疗　根据病情对症支持治疗，如补液、控制心力衰竭、保护肝脏、纠正心律失常等；有心肌梗死时及时溶栓治疗。

【护理诊断】

1. 体温过高　与感染、免疫反应等因素有关。

2. 皮肤完整性受损　与小血管炎有关。

3. 口腔黏膜受损　与小血管炎有关。

4. 营养失调　与高热机体消耗过多、食欲减退、摄入量不足等有关。

5. 潜在并发症：心脏受损。

6. 焦虑　与缺乏对疾病认识及护理知识有关。

📖工作任务解析 20-3-1

工作任务 1：护理患儿时重点解决哪些问题？

解题思路：患儿体温异常，要降低体温；皮肤出现皮疹，要保持皮肤完整性；眼睛、口腔黏膜受损，要保持黏膜完整等。

【护理目标】

1. 患儿体温恢复正常。

2. 患儿皮肤恢复正常形态和功能。

3. 患儿黏膜恢复正常形态和功能。

4. 患儿住院期间能够得到充足的营养。

5. 患儿住院期间无并发症发生，或发生并发症时能被及时发现和处理。

6. 患儿积极配合治疗，家长积极学习疾病相关护理知识。

【护理措施】

1.降低体温　急性期患儿应绝对卧床休息。维持病室内合适的温度、湿度。密切观察热型和伴随症状，及时降温，警惕热性惊厥的发生。

2.皮肤护理　保持皮肤清洁，每天清洗皮肤；衣被应柔软、干净，减少对皮肤的刺激；便后应清洗臀部；勤剪指甲，以免抓伤和擦伤；半脱的痂皮应用消毒剪刀剪除，切勿强行撕脱，防止出血和继发感染。

3.黏膜护理　评估口腔卫生情况、观察黏膜病变情况，在晨起、睡前、进食前后应漱口，鼓励患儿日常多饮水、多漱口，保持口腔的清洁，促使创面愈合，防止继发感染和增进食欲。当出现口腔黏膜干燥、充血、溃疡时，每日用3%过氧化氢溶液清洗口腔2次；嘴唇皲裂者可涂护唇油，口腔溃疡时涂碘甘油以消炎止痛。每日用生理盐水洗眼1～2次，保持眼部清洁，预防感染。

4.监测病情　密切观察患儿有无心血管损害的表现，如面色、精神状态、心率、心律、心音、心电图异常等，根据心脏损害程度采取相应的护理措施。

5.饮食护理　为患儿提供清淡的高热量、高维生素、高蛋白的流质或半流质饮食，鼓励多饮水，必要时静脉补液。口腔黏膜损伤的患儿禁食生、辛辣、粗硬的刺激性食物。

6.心理护理　对于家长因患儿心脏受损及可能发生猝死而产生焦虑的情绪，应及时向家长解释本病的特点、病程、治疗和预后等知识，给予心理支持，以便在进行治疗和护理时与医护人员密切配合；协助患儿及家长制订合理的活动与休息计划，减少不良刺激。

7.健康教育　指导家长学会观察病情，坚持用药，并注意观察药物的不良反应，定期带患儿复查。冠状动脉无病变的患儿，应在出院后第1、3、6个月及1年时全面检查1次；有冠状动脉损害者应密切随访。

📖 工作任务解析 20-3-2

> **工作任务2：**健康教育应该包括哪些内容？
>
> **解题思路：**讲解疾病现象，教会家长观察病情，讲解定期复查的重要性，有冠状动脉损害者密切随访等。

【护理评价】

1.患儿体温是否恢复正常。

2.患儿皮肤、黏膜是否恢复正常形态和功能。

3.患儿住院期间是否能够得到充足的营养。

4.患儿是否无并发症发生。

5.患儿和（或）家长是否了解相关护理知识，并能积极配合治疗。

🔥 护考直击 20-3-1

1.关于皮肤黏膜淋巴结综合征的主要症状，下列描述<u>不正确</u>的是（　　　）。

　　A.手足硬肿　　　　B.双眼球结膜充血　　C.杨梅舌　　　　　D.皮肤紫癜　　　　E.皮疹

2.皮肤黏膜淋巴结综合征的主要死亡原因是（　　　）。

　　A.肾功能衰竭　　　B.肺水肿　　　　　　C.脑炎　　　　　　D.肝功能衰竭　　　E.心肌梗死

3.诊断皮肤黏膜淋巴结综合征冠状动脉病变的最佳检查是（　　　）。

　　A.超声心动图　　　B.心电图　　　　　　C.冠脉造影　　　　D.X线　　　　　　E.放射性核素

参考答案：1.D　2.C　3.A

【高频考点】

▲风湿热是一种与 A 组 β 溶血性链球菌感染有关的迟发性免疫性炎症反应。

▲风湿热病人的典型表现：发热、关节炎、心脏炎、环形红斑、皮下结节、舞蹈病。

▲抗链球菌首选青霉素，青霉素也可预防风湿热复发。

▲抗风湿热首选非甾体抗炎药，常用阿司匹林。

▲对心脏炎一般采用糖皮质激素治疗。其中泼尼松可引起满月脸、肥胖、消化道溃疡、肾上腺皮质功能不全等。

▲过敏性紫癜首发症状是皮肤紫癜，最严重的类型是肾脏症状。

▲过敏性紫癜用糖皮质激素治疗时对腹痛、关节痛疗效较好，常用泼尼松。

▲皮肤黏膜淋巴结综合征患儿的主要临床表现有发热、皮疹、黏膜损伤、淋巴结肿大。

▲皮肤黏膜淋巴结综合征患儿最严重的表现是心血管系统表现，发病 1～6 周出现心肌炎、心包炎和心内膜炎，伴冠状动脉病变者可呈心肌缺血甚至心肌梗死。

（郭玉婷）

项目 21　传染性疾病患儿的护理

项目目标

知识目标：

1. 掌握麻疹、水痘、流行性腮腺炎、手足口病、猩红热、结核病的临床表现、治疗要点与护理措施；掌握结核菌素试验的方法、结果判断及临床意义。

2. 熟悉以上疾病的病原学特征、传播途径、治疗原则；熟悉抗结核药物的种类、应用原则与方案。

3. 了解以上疾病的发病机制。

能力目标：

1. 能在学校、社区、家庭进行卫生宣教，预防传染病。

2. 能按照整体护理程序，对儿童常见传染性疾病实施整体护理。

素质目标：

1. 培养学生关心患者、尊重生命、勇于担当。

2. 培养科学精神、爱国情怀和社会责任感。

思政案例 21

慎独精神：一起医院用药事件的深刻反思

导入："慎独"一词，出自秦汉之际儒家著作《礼记·中庸》一书："莫见乎隐，莫显乎微，故君子慎其独也。"从字面理解来看，"慎"就是小心谨慎，随时戒备；"独"就是独处，独自行事；而所谓"慎独"，是独自一人时，亦有一双慧眼观照自己，不做出格事，不说出格话，凭着高度自觉，按照一定的道德规范行动，而不做任何有违道德信念、做人原则之事。

正文：2016 年 4 月 9 日，一名 4 岁患儿因诊断为"川崎病"被收治于某儿童医院风湿免疫科。11 日上午，科室某护士遵医嘱为该患儿进行丙种球蛋白的静脉滴注，在输液过程中，该护士发现实际使用的药品与医嘱总量存在差异，缺失 1 瓶。因丙种球蛋白属贵重药品，该护士在担忧责任与潜在赔偿压力下便违规操作，使用空针抽取 20 mL 5% 葡萄糖注入已空的丙种球蛋白瓶中继续为患儿输注。约 5 分钟后，患儿家属对药品提出质问，该护士因惧怕责备而未立即坦白。家属随后要求补足药品，并要求保留空瓶作为证据。在家属的坚持下，该护士最终报告了护士长。护士长迅速介入，指示该护士先行借取丙种球蛋白补充治疗，最终确保患儿得到足量治疗。经后续观察，患儿未发现药物不良反应。事后，护士长带领该护士向患儿及家属致以诚挚歉意。

作为一名护理专业学生，从踏入医学大门，我们就要谨记：慎独则心安，慎独则内省不疚，慎独则无忧无惧。将"慎独"精神内化于心、外化于行。在面对职业道德考验时，应坚守原则，不因外界压力而妥协。此次事件提醒我们，护理工作中任何环节的失误都可能对患者造成不可挽回的伤害。因此，必须时刻保持高度的责任心和警惕性，严格按照规范操作，确保患者的安全和健康。

任务 21.1　麻疹患儿的护理

工作情境与任务 21-1-1

导入情境： 患儿，女，6个月余。因"发现皮疹3天，发热6天"就诊。3天前患儿无明显诱因于耳后、头面部、颈部出现皮疹并迅速蔓延至全身，患儿约1周前有上呼吸道感染史，发热最高39.5 ℃，口服退热药体温可暂时下降，伴咳嗽、喷嚏、结膜充血、呕吐等症状。

查体：T 39.7 ℃，R 50次/分，P 157次/分，听诊右下肺有少量散在湿啰音。患儿前囟稍凹陷，全身皮肤黏膜干燥，全身红色斑丘疹，部分融合成片，疹间可见正常皮肤。身长66 cm，体重6.0 kg。实验室检查：WBC 8×10^9/L，其中L 63.8%。

入院诊断：麻疹。

工作任务：

1. 该患儿临床诊断的主要诊断依据是什么？
2. 该疾病的常见并发症有哪些？
3. 针对该患儿应采取哪些护理措施？

麻疹（measles）是由麻疹病毒引起的一种急性呼吸道传染病，临床上以发热、上呼吸道炎、结膜炎、口腔麻疹黏膜斑（又称柯氏斑 Koplik's spot）、全身斑丘疹及疹退后遗留色素沉着伴糠麸样脱屑为主要表现。本病传染性强，易并发肺炎，是儿童最常见的急性呼吸道传染病之一，病后大多可获得终身免疫。

【相关知识】

（一）病因

麻疹病毒为RNA病毒，属副黏液病毒科，存在于发病初期的血液、眼和鼻咽分泌物及大小便中，仅有一个血清型，人是唯一宿主，抗原性稳定。麻疹病毒耐低温但不耐热，在外界生存力弱，对紫外线和消毒剂敏感，在日光照射和流通空气中约30分钟即失去活性。

（二）发病机制

麻疹病毒通过鼻咽部侵入患儿体内并在呼吸道上皮细胞和局部淋巴结中繁殖，同时有少量病毒可侵入血液而形成第一次病毒血症；此后病毒在单核-巨噬细胞系统中大量繁殖并再次侵入血液，引起第二次病毒血症，侵犯多系统多器官，引起全身广泛损伤而出现一系列临床表现，如高热和皮疹等。部分患儿可发展为重型麻疹，并发重症肺炎、脑炎等并发症而致死。

（三）流行病学

麻疹患者是唯一的传染源，一年四季均可发病，以冬春季多见，好发年龄为6个月～5岁。前驱期病毒在患者呼吸道大量复制、繁殖，主要通过呼吸道飞沫传播。密切接触者或直接接触患者的鼻咽分泌物亦可引起传播。麻疹患者出疹前5天至出疹后5天，均有传染性，如合并肺炎等并发症，传染期可延长至出疹后10天。本病的传染性极强，易感者接触患者后几乎100%发病。感染后大多可获得终身免疫。近年来，6个月内婴儿、年长儿及青年人中发病增多。

【护理评估】

（一）健康史

评估患儿的年龄，有无麻疹病人的接触史，接触方式，麻疹减毒活疫苗接种情况等；患儿的饮食习惯、营养状况，是否存在营养不良等；既往健康状况，近期有无患其他急性传染病，近期有无接受过主动或被动免疫等。

（二）身体状况

根据临床表现，典型病程可分为四期。

1.潜伏期　一般为 6～18 天，平均为 10 天，接受过免疫者可延长至 3～4 周。在潜伏期末可有低热、精神差、全身不适。

2.前驱期　也称出疹前期，发热开始至出疹为 3～4 天。主要表现为：

（1）发热　为首发症状，多为中度以上，热型不一。

（2）上呼吸道感染及结膜炎　在发热同时出现头痛、流涕、咳嗽、喷嚏、咽部充血等上呼吸道感染症状，有眼结膜充血、畏光流泪及眼睑水肿等结膜炎表现，是本病的特点，在下睑边缘有一条明显充血横线（Stimson 线），对诊断极有帮助。

（3）麻疹黏膜斑（柯氏斑）　是麻疹早期具有特征性的体征，90% 以上的患儿会出现，具有早期诊断价值。一般在出疹前 24～48 小时出现，在第一白齿相对应的颊黏膜上，直径为 0.5～1.0 mm 的细砂样灰白色小点，周围有红晕，随后迅速增多，互相融合，可累及整个颊黏膜及唇部黏膜，于出疹后 1～2 天迅速消失。

（4）非特异症状　全身不适、食欲减退、精神萎靡、呕吐、腹泻等。偶见皮肤荨麻疹、猩红热样皮疹，在出现典型皮疹时消失。

3.出疹期　一般为 3～5 天，多在发热 3～4 天后开始出现皮疹。皮疹先出现于耳后发际，2～3 天后从上而下渐延及额面部、颈部、躯干、四肢，最后达手足心。皮疹初为红色的斑丘疹，直径 2～4 mm，略高出皮肤，数量由少逐渐增多，后逐渐融合成片，色加深呈暗红。皮疹痒，压之褪色，严重时皮肤、颜面水肿，疹间可见正常皮肤。全身中毒症状加重，体温升高，可突然高达 40.5 ℃，伴嗜睡或谵妄。可伴有全身淋巴结、肝、脾肿大。咳嗽加剧，肺部可闻少量干、湿性啰音，X 线检查肺纹理增多。

4.恢复期　若无并发症发生，出疹 3～4 天后，皮疹按出疹顺序开始消退，皮肤可有糠麸样脱屑及淡褐色色素沉着，7～10 天消退。体温随之下降至正常，全身症状也逐渐减退。

📖工作任务解析 21-1-1

　　工作任务 1：该患儿临床诊断的主要诊断依据是什么？
　　解题思路：诊断依据通常是相关的症状、体征及有关病史，也可以是危险因素。结合案例中患儿的症状和体征，患儿无明显诱因于耳后、头面部、颈部出现皮疹并迅速蔓延至全身，全身出现红色斑丘疹，再结合实验室检测结果即可确诊。

少数患者，病程不典型。有一定免疫力者呈轻型麻疹，症状轻，麻疹黏膜斑不典型或不出现，皮疹稀且色淡，疹退后无脱屑和色素沉着。营养不良、继发严重感染者呈重型麻疹，中毒症状重，持续高热达 40 ℃以上，部分患儿疹出不透、色暗淡，或皮疹骤退、四肢冰冷、血压下降出现循环衰竭表现，且患儿常有并发症，死亡率高。接种过麻疹减毒活疫苗的患者可出现无麻疹黏膜斑和皮疹的无皮疹型麻疹。

✏️知识拓展 21-1-1

麻疹的并发症

在麻疹病程中患儿可有肺炎、中耳炎、喉炎、气管及支气管炎、心肌炎、脑炎、营养不良和维生素 A 缺乏等并发症，并可使原有的结核病恶化。

1.肺炎　是麻疹最常见的并发症之一，多见于 5 岁以下患儿。主要表现为体温上升，呼吸困难，白细胞可增多。继发性肺炎常见于免疫功能缺陷的患儿，临床表现出疹较轻，肺炎症状较重，体征明显，预后差。由麻疹病毒本身引起的间质性肺炎常在出疹及体温下降后消退。继发性肺炎病原体多为细菌性，常见金黄色葡萄球菌、肺炎链球菌等，易并发脓胸和脓气胸，亦可为腺病毒肺炎。

2. 喉炎 麻疹患儿常有轻度喉炎表现，随疹退、体温下降后症状随之消失。但继发细菌感染时，由于患儿喉腔狭小，黏膜层血管丰富，结缔组织松弛，喉部组织明显水肿，分泌物增多，临床表现为声音嘶哑、犬吠样咳嗽、吸气性呼吸困难及三凹征，严重者因喉梗阻而窒息死亡。

3. 心肌炎 轻者仅有心音低钝、心率增快和一过性心电图改变，重者可出现心力衰竭、心源性休克。

4. 脑炎 大多在出疹后 2～6 天发生，患儿的临床表现和脑脊液改变同一般病毒性脑炎相似，可表现为惊厥、发热、易怒、头痛、意识障碍，严重者可发展至深昏迷。脑炎的轻重与麻疹的轻重无关，1/4～1/3 可发生瘫痪及智力障碍。麻疹脑炎虽罕见，但病情危重，致死率较高。

📖 工作任务解析 21-1-2

工作任务 2：该疾病的常见并发症有哪些？

解题思路：麻疹会引发肺炎、喉炎、心肌炎、脑炎等多种并发症，其中最常见的是肺炎。脑炎虽罕见，但病情危重，致死率较高。在护理麻疹患儿时，应避免患儿发生并发症，若出现并发症，应及时发现并有效处理。

（三）心理 - 社会状况

评估家长对疾病的防治是否有积极的态度，评估患儿是否出现恐惧、烦躁、孤独等不良心理反应，当出现并发症时还可出现害怕或淡漠等情绪反应，了解其家长对疾病的应对方式；了解患儿家庭的居住环境、卫生习惯等，评估家庭及社区对疾病的了解程度与防治疾病的态度。

（四）辅助检查

1. 血液检查 血白细胞总数减少，淋巴细胞相对增多。若中性粒细胞增多提示继发细菌感染。如淋巴细胞严重减少，常提示预后不良。

2. 病原学检查 前驱期或出疹初期从呼吸道分泌物中分离出麻疹病毒，或检测到麻疹病毒均可作出特异性诊断。皮疹出现 1～2 天内可用酶联免疫吸附试验从血中检出特异性 IgM 抗体，有早期诊断价值。

（五）治疗要点

无特殊治疗，治疗要点为对症治疗、加强护理、补充维生素 A 可减少并发症发生。

1. 一般治疗 卧床休息，居室内保持适宜的温度与湿度。保持水、电解质及酸碱平衡，必要时静脉补液。

2. 对症治疗 高热时可酌情给予少量退热剂，避免急骤退热，伴有烦躁不安或惊厥者可适当给予镇静剂。剧烈咳嗽者可服用祛痰镇咳剂并行雾化吸入。继发细菌感染可用抗生素治疗。

3. 中药治疗 中医认为麻疹属于"温热病"范畴，出疹期可用中药清热、解毒、透疹，恢复期则治以养阴清余热、调理脾胃。

4. 并发症治疗 有并发症者给予相应治疗。

【护理诊断】

1. 体温过高 与病毒血症、继发感染有关。

2. 皮肤完整性受损　与麻疹病毒感染引起皮疹有关。

3. 营养失调：低于机体需要量　与消化吸收功能下降、高热消耗增加有关。

4. 有感染传播的危险　与麻疹病毒可经呼吸道或直接接触传播有关。

5. 潜在并发症：肺炎、喉炎、脑炎、心肌炎。

【护理目标】

1. 患儿体温降至正常。

2. 患儿皮疹出齐出透，皮肤完整、无感染。

3. 患儿住院期间得到充足的营养，体重不减或有所增加。

4. 家长及患儿掌握疾病防治基本知识，密切接触患儿人群无发生感染或得到及时有效隔离。

5. 患儿不发生并发症，若出现并发症，得到及时发现及处理。

【护理措施】

1. 一般护理　建议卧床休息至皮疹消退、体温正常为止。保持室内空气清新，每日通风 2 次。室内温湿度适宜，室温 18 ～ 22 ℃，湿度 50 % ～ 60 %。衣被清洁、合适，出汗后及时更换衣被。

2. 高热的护理　密切监测体温，观察热型，处理麻疹高热时需兼顾透疹，不宜用药物及物理方法强行降温，尤其禁用冷敷及乙醇擦浴、冷敷，以免因体温骤降引起皮肤血管收缩、末梢循环障碍使皮疹突然隐退。如体温升至 40 ℃以上时，可使用小剂量退热剂，也可行温水擦浴，使体温稍降以免惊厥。

3. 保持皮肤黏膜的完整性

（1）加强皮肤护理　保持衣被整洁、干燥及皮肤清洁，每日温水擦浴（忌用肥皂），勤换内衣，腹泻患儿注意臀部清洁。及时评估出疹情况，如出疹不畅，可用中药（鲜芫荽煎水）帮助透疹。剪短指甲，防止患儿抓伤皮肤引起继发感染。

（2）加强口、眼、耳、鼻部护理　保持口腔、眼、耳、鼻部的清洁。加强口腔护理，多喂开水，常用生理盐水或 2% 硼酸溶液洗漱，保持口腔清洁、舒适；室内光线应保持柔和，眼部避免强光刺激；眼痂应用生理盐水洗净后，再滴入抗生素眼药水或眼膏，一日数次，并可遵医嘱加服维生素 A 预防干眼症；防止泪水及呕吐物流入外耳道，引发中耳炎；保持呼吸道通畅，鼻腔分泌物多时易形成鼻痂，应及时清除。

4. 保证营养摄入　进行初步营养评估，及时发现营养不良者。发热期给予清淡、易消化、营养丰富的流质饮食、半流质饮食，少量多餐，无须忌口。鼓励多饮水，有利于排毒、退热、透疹，必要时按医嘱静脉补液。恢复期给予高蛋白、高能量及高维生素的食物。

5. 预防感染传播

（1）管理传染源　采取呼吸道隔离。隔离患儿至出疹后 5 天，有并发症者延长至出疹后 10 天。密切接触的易感儿应隔离观察 3 周，并给予被动免疫。

（2）切断传播途径　患儿居室通风换气每日 2 次，每次半小时，每天用紫外线消毒患儿房间；患儿衣被及玩具应在阳光下暴晒 2 小时；减少不必要的探视，预防继发性感染；居家麻疹患儿实行送医药上门；医护人员接触患儿前后应洗手、更换隔离衣。流行期间不带易感儿童去公共场所。

（3）保护易感人群　流行期间易感儿应尽量避免去公共场所。对 8 个月以上未患过麻疹者均应接种麻疹减毒活疫苗，7 岁时进行复种。此外，根据麻疹流行病学的情况，在一定范围、短时间内对高发人群开展强化免疫接种。对体弱、年幼的易感儿接触麻疹患者后 5 日内注射免疫球蛋白，以预防发病或减轻症状。

6. 监测病情　麻疹并发症较多，护理时应密切监测病情变化，早发现早处理。经常拍背、翻身，必要时给氧、吸痰，保持呼吸道通畅。患儿出疹期间若出现出疹不畅、疹色暗紫、持续高热不退、咳嗽加剧、呼吸困难及肺部啰音增多，可能并发了肺炎；患儿若出现频咳、声音嘶哑、犬吠样咳嗽、气促、吸气性呼吸困难及三凹征等，可能并发了喉炎，必要时做好气管切开的抢救准备；患儿出现抽搐、嗜睡、脑膜刺激征，可能并发了脑炎。若出现上述表现，应及时报告医生，并给予相应的护理。

7.健康教育　麻疹传染性极强，为控制疾病的流行，应向家长介绍麻疹的流行特点、隔离时间、主要症状、治疗过程、并发症和预后，并向家长说明隔离的重要性，让他们有充分的心理准备，使其能积极配合治疗。无并发症的轻症患儿可在家中隔离治疗护理，居家隔离期间限制探视，指导家长做好消毒隔离、皮肤护理、病情观察等，防止继发感染。

📖 工作任务解析 21-1-3

工作任务3：针对该患儿应采取哪些护理措施？

解题思路：护理水痘患儿，应着重从高热、皮肤、并发症预防这几个方面入手。高热患儿应密切监测体温，不宜用药物及物理方法强行降温，禁用冷敷及乙醇擦浴；皮肤护理应注意保持皮肤黏膜的完整性，防止患儿抓伤皮肤引起继发感染，还应加强口、眼、耳、鼻部的护理；并发症预防方面，应积极避免发生并发症，若出现并发症，应及时发现并有效处理。

【护理评价】通过治疗与护理

1.患儿体温是否在疹退后降至正常。

2.患儿皮疹是否出齐、出透，皮肤是否完整，是否合并有其他感染。

3.患儿是否得到充足的营养供应。

4.家长及患儿是否掌握疾病防治基本知识，密切接触患儿人群有无发生感染或得到及时隔离。

5.患儿是否发生并发症，如已发生是否得到及时发现和处理。

【疾病鉴别】

儿童出疹性疾病的鉴别要点见表21-1-1。

表 21-1-1　儿童出疹性疾病的鉴别要点

病名	病原体	全身症状及其他特征	皮疹特点	发热与皮疹关系
麻疹	麻疹病毒	呼吸道卡他性炎症，结膜炎，发热第2～3天口腔麻疹黏膜斑	红色斑丘疹，自耳后发际→额面部→颈部→躯干→四肢，退疹后有色素沉着及细小脱屑	发热3～4天，出疹期热更高，热退疹渐退
风疹	风疹病毒	全身症状轻，耳后、枕部淋巴结肿大并触痛	斑丘疹，自面部→躯干→四肢，退疹后无色素沉着及脱屑	发热半天至1天后出疹
幼儿急疹	人疱疹病毒6型	全身症状轻，高热时可有惊厥，耳后枕部淋巴结亦可肿大	红色细小密集斑丘疹，颈及躯干多见，一天出齐，次日开始消退	高热3～5天，热退疹出
猩红热	乙型溶血性链球菌	高热，中毒症状重，咽峡炎、杨梅舌、扁桃体炎，环口苍白圈	皮肤弥漫充血，上有密集针尖大小丘疹，持续2～3天退疹，退疹后全身大片脱皮	发热1～2天出疹，出疹时高热
肠道病毒感染	埃可病毒、柯萨奇病毒	发热、咽痛、流涕、结膜炎、腹泻，全身或颈、枕后淋巴结肿大	散在斑疹或斑丘疹，很少融合1～3天消退，不脱屑，有时可呈紫癜样或水疱样皮疹	发热时或热退后出疹
药物疹		有服药史，表现为原发病症状	皮疹瘙痒，摩擦及受压部位多与用药有关，斑丘疹、疱疹、猩红热样皮疹、荨麻疹	发热多为原发病引起

护考直击 21-1-1

1. 麻疹患儿最常见的并发症是（　　　）。
   A. 肺炎　　　　　　B. 肾炎　　　　　　C. 脑炎　　　　　　D. 肠炎　　　　　　E. 口炎

2. 预防麻疹最有效的措施是（　　　）。
   A. 应用免疫球蛋白　　　　　　　　B. 接种麻疹减毒活疫苗炎
   C. 应用胎盘球蛋白炎　　　　　　　D. 应用成人血浆
   E. 应用维生素 A

3. 典型麻疹的出疹先后顺序是（　　　）。
   A. 耳后发根、颜面、躯干（胸、背、腹）、四肢、手足心
   B. 颜面、躯干（胸、背、腹）、四肢、耳后发根、手足心
   C. 耳后、手足心、发根、颜面、躯干（胸、背、腹）、四肢
   D. 手足心、颜面、躯干（胸、背、腹）、四肢、耳后发根
   E. 四肢、颜面、躯干（胸、背、腹）、耳后发根

4. 一般麻疹患儿应隔离至（　　　）。
   A. 出疹后 3 天　　B. 出疹后 5 天　　C. 出疹后 7 天　　D. 出疹后 10 天　　E. 出疹后 14 天

5. 麻疹的传播途径主要是（　　　）。
   A. 呼吸道飞沫传播　　　　　　　　B. 血液传播
   C. 母婴垂直传播　　　　　　　　　D. 蚊虫叮咬
   E. 消化道传播

参考答案：1. A　2. B　3. A　4. B　5. A

（李婷婷）

任务 21.2　水痘患儿的护理

工作情境与任务 21-2-1

　　导入情境：患儿，女，3 岁 5 个月。发热伴皮疹 3 天。患儿 3 天前无明显诱因出现发热，体温高达 39.5 ℃，口服退热药后可退热，但 4 小时后再次发热。同时伴有淡红色皮疹，以躯干部位为主，皮肤有瘙痒。患儿无咳嗽、呕吐、腹泻。1 天前皮疹加重，面部亦出现类似皮疹并伴有水疱。自发病以来患儿精神欠佳，食欲下降。

　　查体：T 39.4 ℃，P 116 次 / 分，R 35 次 / 分。急性病容，神志清楚，精神稍差。头面部及躯干散在红色斑丘疹，疹间皮肤正常，面部及躯干部有水疱，背部可见少量水疱破溃。咽部可见水疱样疹。双肺呼吸音清，未闻及啰音。

　　入院诊断：水痘。

　　工作任务：
　　1. 该患儿临床诊断的主要依据是什么？
　　2. 该疾病的常见并发症有哪些？
　　3. 针对该患儿应采取哪些护理措施？

微课 21-2-1
水痘患儿的护理

课件 21-2-1
水痘患儿的护理

水痘（varicella，chickenpox）是由水痘-带状疱疹病毒（varicella-zoster virus，VZV）引起的一种传染性极强的儿童期出疹性传染病。临床特征为皮肤黏膜相继出现并同时存在斑疹、丘疹、疱疹和结痂，全身症状轻微。感染后一般可获得持久免疫，但可发生带状疱疹，带状疱疹多见于成人，其特征为沿身体单侧感觉神经相应皮肤节段出现成簇的疱疹，常伴局部神经痛。

【相关知识】

（一）病因

水痘-带状疱疹病毒为 DNA 病毒，属疱疹病毒科 α 亚科，存在于呼吸道、血液及疱疹液中，仅一个血清型，人是唯一宿主。该病毒在外界环境中抵抗力弱，不耐高温和酸，对各种有机溶剂如乙醚敏感，在痂皮中不能存活。

（二）发病机制

水痘病毒经鼻咽部黏膜侵入人体，在局部呼吸道黏膜及淋巴组织中繁殖，2～3天后侵入血液形成第一次病毒血症。如患儿的免疫力不能清除病毒，则病毒可到达单核-巨噬细胞系统内再次增殖后入血，形成第二次病毒血症而发病，引起各器官病变。主要损害部位为皮肤和黏膜，引起皮疹，偶尔累及内脏。皮疹分批出现，与病毒间歇性侵入血液有关。皮肤病变只限于表皮棘状细胞层，故愈后不留瘢痕。

（三）流行病学

水痘患者是唯一的传染源，一年四季都可发病，以冬春季节高发。病毒存在于患儿上呼吸道鼻咽部分泌物及疱疹液中，主要通过飞沫和直接接触传染。从出疹前 1～2 天至疱疹结痂为止，均具有很强的传染性。人群普遍易感，主要见于 1～6 岁儿童，易感者接触后 90% 发病。水痘感染后可获得终身免疫，但病毒可以长期潜伏在体内，多年后仍可发生带状疱疹。

【护理评估】

（一）健康史

评估患儿的年龄，起病 2～3 周前有无与水痘病人接触史，接触方式，水痘减毒活疫苗接种情况等；母亲妊娠期间是否患过水痘；患儿有无应用激素或免疫抑制剂的病史；既往健康状况，近期有无患其他急性传染病等。

（二）身体状况

1. 典型水痘　潜伏期多为 2 周左右。前驱期 1～2 天，表现为低热、乏力、食欲不振、流涕、咳嗽等上呼吸道感染症状，随后出现皮疹。水痘皮疹特征主要表现为：首发于头、面部和躯干，后至肩、四肢，末端稀少，呈向心性分布，躯干多，四肢少。皮疹的性状按红色斑疹、丘疹、疱疹、结痂的顺序演变；疱疹呈椭圆形水滴样，清亮透明，周围伴有红晕，24 小时后水疱的疱液由清亮变为混浊并呈中间凹陷，壁薄易破，常伴瘙痒，2～3 天迅速结痂，愈后多不留瘢痕；水痘出疹的特点是连续分批出现，在同一部位可同时有不同形态的皮疹；部分患儿黏膜皮疹还可出现在口腔、眼结膜、生殖器等处，易破溃形成溃疡，疼痛明显。水痘多为自限性疾病，一般 10 天左右可自愈。

📖 **工作任务解析 21-2-1**

> **工作任务 1**：该患儿临床诊断的主要依据是什么？
>
> **解题思路**：诊断依据通常是相关的症状、体征及有关病史，也可以是危险因素。结合案例中患儿的症状和体征，发热伴皮疹且伴有水疱，皮疹分布以躯干部位为主，且患儿不同形态的皮疹分批出现，再结合实验室检测结果即可确诊。

2. 重症水痘　多发生于恶性疾病如肿瘤或免疫功能低下的患儿。持续高热和全身中毒症状较重，皮疹多且分布广，可融合成大疱型疱疹或出血性、坏死性皮疹；如继发感染可引起败血症，病死率高。

📎 知识拓展 21-2-1

先天性水痘

孕妇妊娠期间感染水痘时可导致胎儿多发性先天畸形；若孕母在妊娠前 20 周发生水痘，可致 2% 胎儿患先天性水痘综合征，导致多发性先天性畸形和自主神经系统受累，死亡率较高，存活者留有严重神经系统伤残。

3. 并发症 最常见的是皮肤继发感染，以金黄色葡萄球菌和 A 族链球菌感染最为常见，甚至由此导致败血症等；水痘肺炎少见，主要见于免疫缺陷儿和新生儿；神经系统并发症可见水痘脑炎、面神经瘫痪、瑞氏综合征（Reye syndrome）等；少数病例可发生原发性心肌炎、肝炎、肾炎、关节炎及睾丸炎等。

📎 知识拓展 21-2-2

瑞氏综合征

瑞氏综合征（Reye syndrome）是儿童在病毒感染（如流感、感冒或水痘）康复过程中所患的一种罕见病，以服用水杨酸类药物（如阿司匹林）为重要病因，以广泛的线粒体受损为其病理基础。瑞氏综合征会影响身体的所有器官，但对肝脏和大脑带来的危害最大，早期症状主要是呕吐、意识障碍，之后可出现肝功能异常和代谢紊乱以及脑损伤。积极治疗后多能存活并康复，但康复程度与脑损伤程度呈相关性，如果治疗不及时，会很快导致肝肾衰竭、脑损伤，甚至死亡。

📖 工作任务解析 21-2-2

工作任务 2：该疾病的常见并发症有哪些？
解题思路：皮肤继发感染是水痘最常见的并发症。水痘患儿如果水疱破溃，容易引起继发感染，严重的会导致败血症、死亡。护理水痘患儿时应加强皮肤水疱的护理，避免引起皮肤感染。少数病例可发生水痘肺炎、水痘后脑炎、原发性心肌炎、肝炎、肾炎、关节炎及睾丸炎等。

（三）心理 - 社会状况

水痘发病多为 10 岁以下儿童，常表现为疾病应对不当，对治疗、护理不合作，及时评估患儿的心理状态及情绪反应；本病传染性很强，预后良好，加强护理和隔离，对疾病恢复和防止疾病传播均很重要；评估家属对疾病知识的了解程度，评估社区医疗机构对疾病的防治重视程度。

（四）辅助检查

1. 血液检查 白细胞总数正常或稍低，继发细菌感染时可增高。

2. 血清学检查 血清水痘病毒特异性 IgM 抗体检测，可帮助早期诊断；双份血清特异性 IgG 抗体滴度 4 倍以上升高可明确病原。

3. 疱疹刮片 刮取新鲜疱疹基底组织和疱疹液涂片，瑞氏染色可见多核巨细胞；用苏木素 - 伊红染色可查到细胞核内包涵体，可供快速诊断。直接荧光抗体染色查病毒抗原也简捷有效。

4.病毒分离　可取水痘疱疹液、咽部分泌物或血液进行病毒分离。

（五）治疗要点

本病为自限性疾病，无合并症时主要是一般治疗和对症处理，除重型水痘、先天性水痘外，一般预后良好。

1.一般治疗　隔离患者，加强护理，减少继发感染等。

2.对症治疗　皮肤瘙痒可局部使用炉甘石洗剂或口服抗组胺药，必要时可给少量镇静剂。有并发症时进行相应对症治疗。

3.抗病毒治疗　及早使用抗病毒药物，首选阿昔洛韦，一般应在皮疹出现的24小时内开始使用。皮质激素有可能导致病毒播散，不宜使用。此外，尚可酌情选用 α - 干扰素。

【护理诊断】

1.皮肤完整性受损　与水痘病毒引起皮疹、瘙痒及继发感染有关。

2.有传播感染的风险　与水痘病毒可经呼吸道或直接接触传播有关。

3.体温过高　与病毒血症有关。

4.潜在并发症：脑炎、肺炎、败血症。

【护理目标】

1.患儿皮疹无破溃，无继发感染出现。

2.家长及患儿掌握疾病防治基本知识，密切接触患儿人群无发生感染或得到及时有效隔离。

3.患儿不发生并发症，若出现并发症，应得到及时发现及处理。

【护理措施】

1.一般护理　保持室内空气清新，每日通风2次。室内温湿度适宜，室温18～22℃，湿度50%～60%。衣被清洁、合适，不宜过厚，以免患儿不适而增加皮肤痒感。

2.皮肤护理　勤换内衣，保持皮肤清洁、干燥。剪短指甲，婴幼儿可戴连指手套，以免抓伤皮肤，引起继发感染或留下瘢痕。为减少皮疹瘙痒，可用温水洗浴，或在疱疹未破溃处涂炉甘石洗剂或5%碳酸氢钠溶液，也可遵医嘱口服抗组胺药物；疱疹破溃、有继发感染者局部用抗生素软膏，或遵医嘱口服抗生素控制感染。

3.饮食及口腔护理　给予营养丰富的清淡饮食，多饮水。有口腔黏膜疹影响进食，应给予补液，并每日用温盐水或复方硼砂溶液进行口腔护理2～3次，保持口腔清洁。

4.维持体温正常　患儿中低度发热时，不必用药物降温。如有高热，可用物理降温或适量退热剂，忌用阿司匹林，以免增加诱发瑞氏综合征的危险。避免使用肾上腺皮质激素，防止病毒播散、病情加重。卧床休息至热退、症状减轻。给予富含营养的清淡饮食，多饮水。

5.预防感染传播

（1）管理传染源　隔离患儿至疱疹全部结痂或出疹后7日止，多休息。易感儿接触后应隔离观察3周。

（2）切断传播途径　患儿居室保持通风，并定时紫外线照射消毒，患儿物品暴晒2小时，限制探视，接触患儿前后应洗手。

（3）保护易感人群　保持室内空气新鲜，托幼机构做好晨间检查、空气消毒。水痘减毒活疫苗能有效预防易感儿发生水痘，其保护率可达94.1%，并可持续10年以上。对体弱、正在使用大剂量激素、免疫缺陷者以及孕妇，应在接触水痘72小时内给予水痘 - 带状疱疹免疫球蛋白肌内注射，可起到预防或减轻症状的作用。

6.监测病情　注意观察患儿精神、体温、食欲及有无呕吐等。水痘是自限性疾病，偶可发生播散性水痘，并发肺炎、心肌炎，应注意观察及早发现并发症，并予以相应的治疗和护理。

7.健康教育　水痘传染性强，皮疹瘙痒明显，需向家长介绍水痘皮疹的特点、护理要点及隔离时间和隔离的重要性，使家长有充分的思想准备，以取得家长的配合。对社区人群进行疾病相关知识宣教，为控制疾病的流行，重点加强预防知识教育，如流行期间避免易感儿去公共场所。保证患儿足够营养，饮食宜清淡、富含营养，多饮水。无并发症的患儿可在家中隔离治疗，为家长示范皮肤护理方法，注意检查，防止继发感染。

📖 **工作任务解析 21-2-3**

　　工作任务 3： 针对该患儿应采取哪些护理措施？
　　解题思路： 护理水痘患儿，应着重从日常生活、皮肤、体温这几个方面入手。日常生活方面主要是提供适宜的生活环境；皮肤护理的重点是要加强水疱的护理；患儿若出现体温过高，忌用阿司匹林。

【护理评价】

1. 患儿体温是否降至正常。
2. 患儿皮疹有无破溃，是否出现继发感染。
3. 家长及患儿是否掌握疾病防治基本知识，密切接触患儿人群有无发生感染或得到及时隔离。
4. 患儿是否发生并发症，如已发生是否得到及时发现和处理。

🚩 **护考直击 21-2-1**

1. 关于水痘，下列叙述**不正确**的是（　　）。
   A. 皮疹成批出现，斑疹、丘疹、疱疹和结痂同时存在
   B. 皮疹呈向心性分布
   C. 仅由呼吸道传播
   D. 患者为主要传染源
   E. 传染性极强
2. 水痘患者作为唯一的传染源，其具有传染性的时段为（　　）。
   A. 潜伏期　　　　　　　　　　B. 出疹期
   C. 出疹前 10 天至出疹后 5 天　　D. 出疹前 5 天至第一批疹退
   E. 出疹前 1～2 天至全部疱疹结痂
3. 水痘最常见的并发症是（　　）。
   A. 肺炎　　　B. 皮肤感染　　　C. 脑炎　　　D. 心肌炎　　　E. 面神经瘫痪
4. 水痘的主要传播途径是（　　）。
   A. 血液传播　　B. 虫媒传播　　C. 飞沫传播　　D. 消化道传播　　E. 母婴垂直传播
5. 水痘愈后有何变化？（　　）
   A. 破损　　　B. 有瘢痕　　　C. 无瘢痕　　　D. 脱屑　　　E. 有色素沉着

参考答案： 1. C　2. E　3. B　4. C　5. C

（李婷婷）

任务 21.3　流行性腮腺炎患儿的护理

微课 21-3-1
流行性腮腺炎患
儿的护理

课件 21-3-1
流行性腮腺炎患
儿的护理

工作情境与任务 21-3-1

导入情境：患儿，男，3 岁，因发热、两侧腮部肿胀 2 天就诊。体格检查：T 39.5 ℃，两腮呈弥漫性肿大，触之有灼热感，有压痛，张口咀嚼时疼痛加剧，心、肺、腹无异常。实验室检查：血常规检查示白细胞总数正常，以淋巴细胞为主。患儿发病时正值春季，且患儿在托儿所中有流行性腮腺炎患者接触史。

工作任务：
1. 该患儿的临床诊断是什么？
2. 该患儿的护理诊断有哪些？
3. 应采取的护理措施有哪些？

流行性腮腺炎（epidemic parotitis，mumps）是由腮腺炎病毒引起的急性呼吸道传染病，其临床表现以腮腺非化脓性肿痛为特征，大多有发热、咀嚼受限，并可累及其他腺体组织或脏器的全身性疾病。好发于儿童及青少年。

【相关知识】

（一）病因

1.病原学　腮腺炎病毒系 RNA 病毒，属副黏液病毒科，仅一个血清型，自然界中人是本病毒唯一宿主。对外界抵抗力弱，一般室温 2～3 天即可失去传染性，紫外线照射可迅速灭活，加热 55～60 ℃ 20 分钟、甲醛溶液或乙醇 2～3 分钟能灭活。耐低温。

2.发病机制　病毒经口鼻侵入机体后，在局部黏膜上皮细胞中繁殖，引起局部炎症和免疫反应，然后进入血液，引起病毒血症。病毒经血液到全身各器官，首先使多种腺体（腮腺、舌下腺、颌下腺、胰腺、生殖腺等）发生炎症，也可侵犯神经系统及其他器官。主要病理改变是腮腺非化脓性炎症，引起腮腺导管阻塞，腺体分泌困难，唾液淀粉酶贮留并流入血液，使血液、尿液的淀粉酶增高。睾丸、卵巢、胰腺、脑和脊髓也有类似的病理改变。

（二）流行病学

1.传染源　早期患者和隐性感染者为传染源，腮腺肿大前 1 日至肿大后 9 日均具传染性。

2.传播途径　主要经飞沫传播，也可经唾液污染食具、玩具等传播。

3.易感者　人群对本病普遍易感，以学龄儿童为主。感染后能获持久的免疫，如有二次腮腺炎者，可能是免疫缺陷者或其他病毒感染。

4.流行特征　呈全球分布，一年四季均有发病，冬春季为流行高峰。

【护理评估】

（一）健康史

评估是否与流行性腮腺炎患者有过接触，当地是否有流行性腮腺炎流行，是否到过流行性腮腺炎流行区；是否接种过流行性腮腺炎疫苗。

（二）身体状况

1.潜伏期　流行性腮腺炎潜伏期为 14～25 天，平均为 8 天。流行性腮腺炎以腮腺非化脓性炎症、腮腺局部肿痛为临床特征。

2. 前驱期　前驱期很短，数小时至 1 ～ 2 天，症状较轻。部分患儿有发热、头痛、乏力、纳差等前驱症状。

3. 腮腺肿大期　腮腺逐渐肿大，常一侧腮腺先肿大，2 ～ 4 天后累及对侧，或双侧同时肿大。肿大的腮腺以耳垂为中心，向前、后、下发展，边缘不清，同时伴有周围组织水肿、灼热、疼痛和压痛，但不发红。张口、咀嚼特别是食酸性食物时胀痛加剧。腮腺管口早期可有红肿，但压之无脓液流出。腮腺肿大 2 ～ 3 天达高峰，持续 4 ～ 5 天后逐渐消退。颌下腺、舌下腺、颈淋巴结可同时受累。腮腺肿大的同时体温可有中度发热，持续时间不一，短者可 1 ～ 2 天，少数可达 2 周。

4. 并发症

（1）脑炎、脑膜脑炎　一般在腮腺肿大后 3 ～ 10 天发生，少数先于腮腺肿大。表现为持续发热、剧烈头痛、呕吐、嗜睡、烦躁、神经系统体征阳性。据报道有 60% ～ 70% 有脑脊液异常，一般预后好。

（2）睾丸炎和卵巢炎　睾丸炎是男孩最常见的并发症，多为单侧肿大且有压痛，约 1/3 的病例双侧受累，部分患者可发生不同程度的萎缩，双侧萎缩者可导致不育症。青春期后女性可并发卵巢炎，出现下腹疼痛及压痛，但不影响日后生育功能。

（3）急性胰腺炎　常与腮腺炎同时发生。腹泻、腹胀、上中腹疼痛、压痛明显。血淀粉酶显著增高，脂肪酶也增高。

（4）其他　可有心肌炎、甲状腺炎、乳腺炎、肾炎、关节炎、肝炎等。

（三）心理 - 社会状况

评估腮腺肿大患儿疼痛情况，尤其是进食时疼痛加重，对患儿饮食、休息影响程度；评估患儿及家长是否出现不同程度的焦虑、烦躁情绪。

（四）辅助检查

1. 外周血象　外周血白细胞数正常或稍增高，淋巴细胞相对增多。

2. 血尿淀粉酶测定　病程早期血清和尿液淀粉酶轻至中度增高，并发胰腺炎者显著增高，脂肪酶也增高。

3. 脑脊液检查　血清或脑脊液中特异性 IgM 抗体增高。

4. 病毒分离　患者的唾液、尿液、脑脊液中可分离出腮腺炎病毒。

5. 血清学检测　①IgM 抗体：若 1 个月内未接种过腮腺炎减毒活疫苗，血清中腮腺炎病毒特异性 IgM 抗体阳性提示近期感染。②IgG 抗体：病程早期、恢复期特异性 IgG 抗体滴度有 4 倍及以上增高，或者由阴性转为阳性，有诊断价值。

📖 工作任务解析 21-3-1

> **工作任务 1**：该患儿的临床诊断是什么？
> **解题思路**：诊断依据包括病史、体格检查及化验、辅助检查。

（五）治疗要点

无特殊治疗，主要是对症治疗。早期可用利巴韦林。发生脑膜脑炎病例可短期使用肾上腺皮质激素及脱水剂。并发胰腺炎时应禁食，加用抗生素。

【护理诊断】

1. 疼痛　与腮腺非化脓性炎症有关。

2. 体温过高　与病毒感染有关。

3. 潜在并发症：脑炎、睾丸炎、胰腺炎。

📖 **工作任务解析 21-3-2**

工作任务 2：该患儿的护理诊断有哪些？

解题思路：护理诊断的陈述包括三个要素（PSE 公式）：问题（problem，P）、相关因素（etiology，E）、症状与体征（signs and symptoms，S）。

【护理目标】

1. 患儿疼痛减轻，隔离期间能合理安排休息与活动。
2. 患儿不发生感染、并发症或发生时能及时发现并给予适当处理。
3. 家长能了解本病相关知识，患儿和家长得到心理支持，能积极配合检查和治疗。

【护理措施】

1. 减轻疼痛

（1）饮食护理　患儿因张口及咀嚼食物使局部疼痛加重，应给予富有营养、易消化的半流质或软食。忌酸、辣、硬、干燥的食物，以免引起唾液分泌增多，肿痛加剧。

（2）减轻腮腺肿痛　采用局部冷敷收缩血管，减轻炎症充血程度及疼痛。用茶水或食醋调中药如意金黄散或青黛散敷于患处，保持药物湿润，以发挥药效并防止干裂引起疼痛。采用氦氖激光局部照射可减轻局部症状。

（3）保持口腔清洁　用温盐水漱口或多饮水，以预防继发感染。

2. 降温　采用头部冷敷、温水浴等物理降温或服用适量退热剂。可遵医嘱在发热早期给予利巴韦林、干扰素或板蓝根等进行抗病毒治疗。

3. 病情观察　脑膜脑炎多于腮腺肿大后 1 周左右发生，应密切观察，及时发现，予以相应脱水治疗和护理。注意观察睾丸有无肿大、触痛，有无睾丸鞘膜积液和阴囊皮肤水肿。并发睾丸炎给解热止痛药，或用丁字带托起阴囊消肿或局部冰袋冷敷止痛。

4. 预防感染的传播

（1）管理传染源　对患儿采取呼吸道隔离至腮腺肿大完全消退后 3 天为止。无并发症的患儿可在家隔离治疗护理。

（2）切断传播途径　①每日用紫外线消毒房间，或至少通风、换气半小时。②打喷嚏、咳嗽时要遮掩口鼻。③养成随时洗手的习惯。④用煮沸、日晒、一般消毒剂消毒患者毛巾、手绢、衣物、口鼻分泌物、污染物、生活用具、玩具、餐具、物体表面、生活垃圾、医疗废弃物等。

（3）保护易感人群　①避免接触：在流行期间应加强托幼机构的晨检，接触者检疫 3 周。②接种疫苗：主动免疫可给予腮腺炎减毒活疫苗或腮腺炎 - 麻疹 - 风疹三联疫苗，保护作用良好，96%可产生抗体。③注意个人卫生：增强体质，补充营养，加强锻炼，避免受凉，注意保护口鼻清洁。

5. 健康教育

单纯腮腺炎患儿可在家隔离治疗，须指导家长作好隔离、用药、饮食、退热等护理，学会观察病情。在病程中患儿体温再度升高，伴有并发症相应表现时，应立即就诊。

📖 **工作任务解析 21-3-3**

工作任务 3：应采取的护理措施有哪些？

解题思路：对于传染病患儿的护理，重点做好隔离防护，另外该患儿的主要症状是发热和腮腺肿痛，因此做好发热和疼痛的护理，积极预防各种并发症。

【护理评价】

1. 患儿疼痛是否减轻，能否正常进食。
2. 患儿是否发生感染、并发症或出现时得到及时有效的处理。
3. 患儿和（或）家长是否了解本病的相关知识，能否积极配合检查和治疗。

护考直击 21-3-1

（1～2题共用题干）患儿，男，8岁。发热伴双耳垂下肿痛3天，腹痛半天，呕吐2次就诊。查体：体温39℃，神志清楚，咽部充血，双侧腮腺肿大，表面发热不红，质软，有压痛。辅助检查：血、尿淀粉酶升高，血脂肪酶正常。初步诊断为流行性腮腺炎。

1. 患儿腮腺疼痛加剧的诱因不包括（　　　）。
   A. 说话　　　　　B. 张口　　　　　C. 咀嚼　　　　　D. 吃酸、硬食物　　E. 冷敷肿大腮腺
2. 该患儿的护理诊断不包括（　　　）。
   A. 组织灌注不足　　　　　　　　B. 疼痛
   C. 体温过高　　　　　　　　　　D. 潜在并发症：脑膜脑炎
   E. 潜在并发症：睾丸炎
3. 流行性腮腺炎最主要的传播途径是（　　　）。
   A. 空气传播　　　B. 飞沫传播　　　C. 消化道传播　　　D. 血液体液传播　　E. 母婴传播
4. 患儿，女，10岁。发热伴头痛2天，双侧耳下肿大，不红，进食咀嚼时感到疼痛。以下护理措施不妥的是（　　　）。
   A. 保持口腔清洁　　　　　　　　B. 如意金黄散外敷
   C. 腮腺肿痛时热敷　　　　　　　D. 流质饮食
   E. 避免吃酸硬食物

参考答案：1. E　2. A　3. B　4. C

（刘娜）

任务 21.4　手足口病患儿的护理

工作情境与任务 21-4-1

　　导入情境：患儿，女，3岁。因"发热3天，皮疹2天"入院。患儿3天前无明显诱因出现发热，体温37.5℃，1天后发现其手足臀部出现红色斑丘疹，不痒，无咳嗽、流涕、气促等症状，未予重视。今日体温升至39.2℃，遂来就诊。

　　入院查体：T 38.2℃，P 120次/分，R 32次/分，BP 90/60 mmHg。神志清楚，精神尚可；手足臀部可见散在红色斑丘疹、疱疹，疱疹周围有红晕，疱疹液较少。患儿所在地有"手足口病"病例。

　　辅助检查血常规：白细胞8.4×10^9/L，中性粒细胞29%，血红蛋白120 g/L，血小板435×10^9/L；大小便常规正常；肝功能正常；血糖4.4 mmol/L。

微课 21-4-1
手足口病患儿的护理

课件 21-4-1
手足口病患儿的护理

> **工作任务：**
> 1. 患儿目前主要的护理问题有哪些？
> 2. 病情观察要点有哪些？

　　手足口病（Hand, foot and mouth disease，HFMD）是由肠道病毒引起的常见急性传染病，可引起发热和手、足、口腔等部位的斑丘疹、疱疹，少数患儿可引起无菌性脑膜炎、脑炎、神经源性肺水肿和心肌炎等，个别患儿病情发展较快，可导致死亡。

【相关知识】

（一）病原体

　　引发手足口病的以肠道病毒为主，在我国以柯萨奇病毒 A16 型和肠道病毒 71 型多见。肠道病毒适合在湿热的环境下生存与传播，对乙醚、氯仿等消毒剂不敏感，高锰酸钾、漂白粉、碘酒、甲醛等能将其灭活，耐低温，4 ℃能存活 1 年，对紫外线及干燥敏感。

（二）流行病学

　　手足口病患者、隐性感染者均为传染源。本病主要通过粪 - 口传播，患者咽喉分泌物及唾液中的病毒也可通过空气飞沫传播。本病患者主要为学龄前儿童，感染后可获得免疫力。此病传染性强，传播途径复杂，传播快，流行强度大，在短时间内即可造成大流行。一般 5—7 月为发病高峰。

（三）发病机制

　　发病机制目前还不完全清楚。病毒经呼吸道或消化道侵入机体，主要停留在咽部或小肠黏膜上皮细胞及周围淋巴细胞中增殖，由此进入血液循环导致病毒血症，进而侵犯不同靶器官，导致炎症性病变而出现相应临床症状。人体正常防御机制大部分情况可以控制感染成为隐性感染。少数患者因病毒的广泛复制而成为重症感染。

【护理评估】

（一）健康史

　　仔细询问患儿的饮食状况、平时的体质、营养状况及卫生情况，近期有无与手足口病人的接触史等。近期有无接受过主动或被动免疫。

（二）身体状况

　　1. 普通病例　急性起病，可伴有发热、咳嗽、流涕、食欲缺乏等症状。口腔黏膜出现散在疱疹或溃疡，舌、颊黏膜及硬腭多见并可引起疼痛。手足心、肘、膝、臀部和外生殖器等部位出现斑丘疹，呈离心性分布。部分患儿仅表现为疱疹性咽峡炎或皮疹，个别可无皮疹。多在 1 周内痊愈，预后良好，无瘢痕。

　　2. 重症病例　少数病例病情进展迅速，在发病 1～5 天可出现脑炎、脑膜炎、脑脊髓炎、肺水肿、循环障碍等，极少数病情危重者可致死亡，存活者可留有后遗症。

　　（1）神经系统　并发中枢神经系统损害时表现：精神差、嗜睡、头痛、呕吐、肌阵挛、肢体抖动、眼球震颤、共济失调等。查体可见脑膜刺激征，腱反射减弱或消失，Brudzinskin 和 Kerning 征阳性。

　　（2）呼吸系统　并发肺水肿时表现为呼吸浅促、呼吸困难或节律改变，口唇发绀，咳嗽，咳粉红色或血性泡沫样痰液；肺部可闻及湿啰音或痰鸣音。

　　（3）循环系统　并发心肌炎表现为面色苍灰、皮肤花纹、四肢发凉，指（趾）发绀，毛细血管再充盈时间延长。心动过速或过慢，脉搏浅速或减弱甚至消失；血压升高或下降。

📖 工作任务解析 21-4-1

> **工作任务 1**：患儿目前主要的护理问题有哪些？
> 　　**解题思路**：从案例中得知，患儿体温升至 39.2 ℃，发热。3 天前手足臀部出现红色斑丘疹，今日出现丘疹、疱疹，并有疱疹液，考虑有皮肤完整性受损等。

（三）心理 - 社会状况

该病具有传染性，须隔离治疗，患儿因活动受限可产生孤独感；家长对该病相关知识不够了解，应对方式不够，可产生恐惧心理，同时还需评估家庭及社区对本病的认识程度及防治态度。

（四）辅助检查

1. 血常规　白细胞计数正常或降低，病情危重者白细胞计数可明显升高。

2. 病原学检查　留取咽拭子和粪便标本进行病毒学检测，检测出阳性或分离到肠道病毒即可确诊。

（五）治疗要点

1. 普通病例　目前无特效药和治疗措施，主要为对症治疗，注意隔离避免交叉感染。适当休息，清淡饮食，做好口腔和皮肤护理。

2. 重症病例　神经系统受累者，给予甘露醇等脱水利尿剂降颅压治疗，酌情应用免疫球蛋白和糖皮质激素，给予降温、镇静、止惊等对症治疗；及时给予血管活性药物，同时使用氧疗和呼吸支持；保持呼吸道通畅，监测血氧饱和度和生命体征等。

【护理诊断】

1. 有传播感染的危险　与病毒经空气飞沫、粪 - 口传播或直接接触传播有关。

2. 体温过高　与病毒感染有关。

3. 皮肤黏膜完整性受损　与病毒引起的皮肤损伤有关。

4. 营养失调　与病毒感染引起的高热消耗增多和口腔皮疹引起的饮食减少有关。

5. 潜在并发症：病毒性脑炎、脑膜炎和迟缓性瘫痪。

【护理目标】

1. 未发生感染播散。

2. 患儿体温恢复正常。

3. 患儿受损皮肤恢复正常。

4. 摄入足够能量和营养。

5. 并发症没有发生或者及时发现并治疗。

【护理措施】

1. 预防感染传播　患儿一经确诊，应及时隔离，安置在空气流通、清洁、温度适宜的病房内。患儿用具要彻底消毒，患儿粪便、呕吐物可用 3% 漂白粉澄清液浸泡，减少探视及陪护，做好陪护宣教，要求勤洗手、戴口罩。体温恢复正常、皮疹基本消退和水疱结痂脱落为解除隔离的三个标准。

2. 维持正常体温　低热或中等发热患儿无须特殊处理，可让患儿多饮水。高热患儿遵医嘱给予物理或药物降温，加强监测高热惊厥史患儿，预防惊厥发作。

3. 饮食护理　给予营养丰富、易消化的流质或半流质食物。对于因溃疡疼痛拒食、少饮而造成脱水、酸中毒患儿，要给予补液及时纠正水、电解质平衡紊乱。

4. 口腔护理　保持口腔清洁，每次进餐前后用温水漱口，加强口腔护理，预防感染。口腔有糜烂时可用鱼肝油、金霉素软膏局部涂抹，以消炎止痛，促进糜烂早日愈合。

5. 皮肤护理　保持皮肤、衣被清洁，避免用肥皂清洁皮肤，剪短指甲以免抓伤皮肤。疱疹未破溃处可涂炉甘石洗剂，疱疹破裂、继发感染者可局部用抗生素软膏。

6. 观察病情变化　严密观察患儿的病情变化，若患儿出现呼吸急促、胸闷、头痛、恶心、呕吐、昏睡、脑膜刺激征等病情加重的表现，及时通知医生，积极配合治疗。

📖 **工作任务解析 21-4-2**

工作任务2：病情观察要点有哪些？

解题思路：密切观察患儿神经系统症状，监测患儿生命体征等。

7. 健康教育　由于手足口病近年来暴发流行，向家长做好宣传预防知识，做好婴幼儿卫生保健显得尤为重要。本病是婴幼儿常见的传染病，不是终身免疫性疾病，可再次感染而发病，指导家长培养患儿良好卫生习惯，勤洗手。该病传染性强，传播快，潜伏期短，主要为密切接触传播，流行期间不宜去公共场所。要注意儿童的营养，注意休息，防止过度疲劳，提高机体抵抗力。

【护理评价】

1. 患儿是否做好消毒隔离，没有发生新的传播。
2. 患儿体温是否恢复正常。
3. 患儿皮肤是否保持清洁完整或受损皮肤恢复完整。
4. 患儿是否获得充足营养，满足生长发育所需。
5. 患儿是否发生感染、并发症或出现时得到及时有效的处理。

✒️ **护考直击 21-4-1**

1. 手足口病的传染源是（　　　　）。

　　A. 患者家属　　　　B. 病毒携带者　　　　C. 空气　　　　　　D. 患者及带毒者　　E. 患儿及家属

2. 手足口病的发热在（　　　　）。

　　A. 37.8 ℃左右　　B. 38.5 ℃左右　　　C. 38 ℃左右　　　　D. 39 ℃左右　　　E. 40 ℃左右

3. 医生护士诊断护理每位患儿后及家长接触患儿前，替患儿更换尿布、处理粪便、接触呼吸道分泌物、唾液后，均需（　　　　）。

　　A. 紫外线消毒　　　　　　　　　B. 空气消毒

　　C. 洗手和消毒双手　　　　　　　D. 含氯消毒液浸泡　　　　　　　E. 肥皂水清洗

4. 手足口病患儿的饮食护理错误的是（　　　　）。

　　A. 进高蛋白、高营养、易消化的流质或半流质食物

　　B. 少食多餐，多喝温开水

　　C. 牛奶、鸡蛋汤、菜粥、炸鸡

　　D. 及时纠正水、电解质平衡紊乱

　　E. 清淡易消化，忌辛辣刺激

参考答案：1. D　2. B　3. C　4. C

（郭玉婷）

任务 21.5 猩红热患儿的护理

工作情境与任务 21-5-1

导入情境： 患儿，女，6 岁，因发热、咽痛 3 天，周身皮疹 2 天入院。查体：体温 38.2 ℃，精神差，躯干及四肢可见充血性针尖大小的丘疹，疹间皮肤不正常，颜面皮肤充血，口唇周围较苍白，可见草莓舌，咽部充血明显，扁桃体 I 度肿大，可见脓性分泌物。血常规：WBC15.2 ×10⁹/L，中性粒细胞 0.80，淋巴细胞 0.195。

入院诊断： 猩红热。

工作任务：

1. 列出该患儿主要的护理诊断。
2. 制定该患儿的护理措施。

猩红热是一种由 A 组 β 型溶血性链球菌引起的急性呼吸道传染病，其特征为高热、咽峡炎、全身弥漫性红色皮疹及退疹后皮肤脱屑。少数患儿可出现变态反应性心、肾、关节的并发症。

【相关知识】

（一）病因

A 组 β 型溶血性链球菌为主要病原菌，能产生三种不同的红疹毒素，导致中毒性病变、化脓性病变、变态反应性病变。该菌对热及干燥抵抗力较弱，经过 56 ℃加热 30 分钟处理或用一般消毒剂均可将其杀灭，但在痰及脓液中可生存数周，在 0 ℃环境可存活几个月。

（二）流行病学

猩红热主要经空气飞沫传播，带菌者和不典型病例为主要传染源，偶尔可经被污染的玩具、生活用具、饮料及食物而传播，亦可经破损皮肤或产道而传播，被称为"外科型猩红热"或"产科型猩红热"。人群普遍易感，冬春季为发病高峰。

【护理评估】

（一）健康史

评估患儿发病情况，有无咽峡炎、发热、皮疹，有无与猩红热患者接触史，居住环境是否阴暗潮湿、居住拥挤、空气不流通等。

（二）身体状况

本病起病急骤，有发热、咽峡炎、典型的皮疹，构成猩红热三大特征性表现。

1. 发热　多为高热，体温可达 39 ℃左右。伴有头痛、乏力、全身不适、食欲不振等一般中毒症状。

2. 咽峡炎　咽痛、扁桃体充血，表面有脓性分泌物，颈及颈下淋巴结肿大及压痛。

3. 皮疹　多在发热后第 2 天开始出现，始于耳后、颈部及上胸部，24 小时内迅速波及全身。典型皮疹为针尖大小的充血性丘疹，压之褪色，疹间无正常皮肤，伴有痒感。在腋窝、腹股沟等皮肤皱褶处皮疹密集，常伴有皮下出血而呈紫红色线状，称为线状疹或帕氏线。在颜面部位仅有充血而无皮疹，口鼻周围充血不明显，与面部充血相比显得发白，称为口周苍白圈。与出疹同时可出现舌头红，乳头红肿如草莓，舌面覆以白苔，称"草莓舌"。2～3 天后，舌乳头凸起，舌苔脱落，舌面光滑呈绛红色，称为"杨梅舌"。皮疹多于 48 小时达高峰，持续一周左右，然后按出疹顺序开始消退。疹退后开始脱屑，面部及躯干常为糠皮样脱屑，手足掌、指（趾）处片状脱皮较完整，呈指

（趾）套状。疹退后不留色素沉着。

（三）心理-社会状况

评估患儿及家长对疾病的认识程度和心理状态。

（四）辅助检查

1. 血常规　白细胞总数增高，以中性粒细胞增高为主，严重者可出现中毒颗粒。
2. 细菌培养　从咽拭子或其他病灶取分泌物作细菌培养，可有 A 组 β 型溶血性链球菌生长。
3. 免疫荧光检查　可用免疫荧光法检测咽拭涂片进行快速诊断。
4. 尿液检查　通常无明显异常，若出现蛋白尿、血尿和管型等，则并发肾脏病变。

（五）治疗要点

1. 一般治疗　供给充足的营养、能量，保持口腔清洁。高热患儿应用物理或药物降温。
2. 抗感染治疗　**青霉素为首选药物**，早期应用可以缩短病程，减少并发症发生。根据病情选择肌内注射或静脉给药，疗程 5～7 天，严重者可以增加剂量。对青霉素过敏者可选用头孢菌素或红霉素。
3. 对症治疗　脓毒型或中毒型猩红热中毒症状明显，除应用大剂量青霉素外，还可给予肾上腺糖皮质激素，发生休克者给予抗休克治疗。

【护理诊断】

1. 有传播感染的危险　与呼吸道排出的病原体有关。
2. 体温过高　与链球菌感染有关。
3. 有皮肤完整性受损的危险　与皮疹、瘙痒、脱皮有关。
4. 潜在并发症：化脓性感染、急性肾小球肾炎、风湿热等。

📖 工作任务解析 21-5-1

> **工作任务 1：** 列出该患儿主要的护理诊断。
> **解题思路：** 结合案例中临床表现，患儿体温 38.2 ℃，临床诊断为手足口病，考虑是否有感染的危险、有皮肤完整性受损的危险等。

【护理目标】

1. 患儿未发生感染。
2. 患儿体温逐渐恢复正常。
3. 患儿皮肤保持完整、无破损。
4. 患儿无急性肾小球肾炎、风湿热等情况发生或发生时得到及时发现与处理。

【护理措施】

1. 一般护理　病室应空气流通，温度、湿度适宜。给予高热量、高蛋白、高维生素、易消化的流质或半流质饮食，注意补充水分。
2. 对症护理
（1）发热的护理　高热患者可采用物理降温，**禁用乙醇擦浴**，以避免对皮肤的刺激。持续高热用物理降温效果不佳可按医嘱采用药物降温。
（2）皮肤的护理　出疹期皮肤有瘙痒感，可涂炉甘石洗剂，忌穿绒布或化纤内衣裤，以免加重痒感。疹退后有皮肤脱屑，应随其自然脱落，嘱患儿忌用手强行撕脱，有大片脱皮时可用消毒剪刀剪掉。脱皮时可涂凡士林或液状石蜡。
3. 病情观察　应注意观察体温变化、咽部分泌物、咽痛症状变化及皮疹变化。在病程 2～3 周时易出现并发症，需警惕并发症的发生，定期检查尿常规，及时发现肾损害。

4. 预防感染的传播 患儿隔离至临床症状消失后 1 周，咽拭子培养连续 3 次阴性可解除隔离。儿童机构内有本病流行时，对有咽峡炎或扁桃体炎的患儿，亦应按猩红热隔离治疗。

5. 健康指导 向患儿及家长讲解疾病相关知识，加强卫生宣教，注意室内通风，流行季节避免去公共场所。

📖 工作任务解析 21-5-2

工作任务 2：制定该患儿的护理措施。

解题思路：对照提出的护理诊断给予相应护理措施，要对出现的体温过高、皮肤完整性受损和有感染的危险进行护理。

【护理评价】

1. 患儿是否发生感染、并发症或出现时得到及时有效的处理。
2. 患儿体温是否恢复正常。
3. 患儿皮肤是否完好，如果发生破损是否及时治疗。
4. 患儿是否发生并发症，如果发生是否得到及时治疗。

✒️ 护考直击 21-5-1

1. 猩红热的皮疹消失在发热后（   ）。
　A. 12 小时之内　　B. 12 ～ 48 小时　　C. 49 ～ 60 小时　　D. 61 ～ 72 小时　　E. 大于 72 小时

2. 猩红热患儿皮疹特点，以下<u>不正确</u>的是（   ）。
　A. 皮疹粗糙，砂纸样
　B. 常有散在糠屑样脱皮
　C. 在腋窝、腹股沟等皮肤皱褶处皮疹稀疏
　D. 常在 24 小时内遍及全身
　E. 疹间皮肤亦呈红色

3. 男，5 岁。高热 1 天，第 2 天出疹，全身皮肤充满性充血发红，可见密集匀称的红色细小丘疹，面部潮红，唇周苍白，咽扁桃体充血水肿，舌乳头红肿突起。最可能的诊断是（   ）。
　A. 风疹　　　　　B. 麻疹　　　　　C. 幼儿急疹　　　　　D. 猩红热　　　　　E. 水痘

参考答案：1. B 2. C 3. D

（郭玉婷）

任务 21.6 结核病患儿的护理

📝 工作情境与任务 21-6-1

导入情境：患儿，女，3 岁，出生时接种过卡介苗，近 3 个月常频繁咳嗽，午后低热、四肢无力、夜间易出汗。患儿消瘦、食欲低下，3 天前咳嗽加重，家长发现患儿痰液中有少量血

丝来院就诊，PPD 试验后 72 小时测量皮试区域硬结直径达 12 mm，表面暗红，遍布密集小水泡、瘙痒感严重，有抓痕。患儿被初步诊断为结核病。

工作任务：请判断该患儿 PPD 试验的结果。

　　结核病（tuberculosis）是由结核杆菌引起的一种慢性传染病，各个脏器均可受累，以原发型肺结核最常见，严重病例可引起血行播散，发生粟粒性结核或结核性脑膜炎，后者是结核病引起死亡的主要原因。许多成人结核病是在儿童时期受感染的基础上发展而成的。

【相关知识】

（一）病原学

　　结核杆菌属分枝杆菌，具有抗酸性，革兰氏染色阳性，抗酸染色呈红色。对人具有致病性的主要是人型和牛型结核杆菌。结核杆菌对湿热比较敏感，经 65 ℃ 30 分钟即可灭活，干热 100 ℃ 20 分钟灭活。痰液内结核菌用 5% 石炭酸或 20% 漂白粉经 24 小时处理才被杀灭。

（二）机体反应性

　　结核菌是一种细胞内寄生菌，结核病的免疫主要是细胞免疫。结核菌引起发病不仅取决于细菌的数量、菌群和毒力，更重要的是与机体的免疫功能有关。儿童对结核菌及其代谢产物具有较高的敏感性，机体初次感染结核菌 4～8 周后，通过致敏的 T 淋巴细胞产生迟发型变态反应（Ⅳ型变态反应），此时如用结核菌素作皮肤试验可出现阳性反应，同时产生一些如皮肤结节性红斑、疱疹性结膜炎、一过性多发性关节炎等变态反应性表现。

　　机体感染结核菌后，在产生免疫力的同时产生变态反应。结核变态反应和免疫是同一细胞免疫过程中的两种不同表现。

（三）流行病学

　　1. 传染源　开放性肺结核病人是主要传染源。正规化疗 2～4 周后，随着痰排菌量减少而传染性降低。

　　2. 传播途径　以呼吸道为主要传播途径。儿童吸入带结核杆菌的飞沫或尘埃后即可引起感染，形成肺部原发病灶。少数经消化道传染，如饮用未经消毒的牛奶或污染了结核菌的其他食物，可产生咽部或肠道原发病灶。经皮肤或胎盘传染者少见。

　　3. 易感人群　生活贫困、居住拥挤、营养不良、社会经济落后等是人群结核病高发的原因。新生儿对结核杆菌非常易感。儿童发病与否主要取决于：①结核杆菌的毒力和数量。②机体抵抗力的强弱：接受免疫抑制剂治疗者，以及患麻疹、百日咳、白血病、淋巴瘤或艾滋病等儿童因免疫功能受抑制而易发生结核病。③遗传因素：与本病的发生有一定的关系。

（四）辅助检查

　　1. 结核菌素试验（tuberculin skin test，TST）　属于迟发型变态反应。儿童受结核杆菌感染 4～8 周后，做结核菌素试验即呈阳性反应。

　　（1）试验方法　用皮内注射法。常用结合杆菌纯蛋白衍生物（PPD）制品（每 0.1 mL 含 5 个结核菌素单位）注入左前臂掌侧中下 1/3 交界处皮内，使之形成直径为 6～10 mm 的皮丘。48～72 小时观察反应结果。

　　（2）结果判断　记录时应测硬结直径，以局部硬结的纵、横的平均直径毫米数来判断反应强度。硬结直径不足 5 mm 为阴性（－），5～9 mm 为一般阳性（＋），10～19 mm 为中度阳性（＋＋），20 mm 以上为强阳性（＋＋＋），除硬结外，还可见水疱及局部坏死者为极强阳性（＋＋＋＋）。

📖 工作任务解析 21-6-1

　　工作任务 1：请判断该患儿 PPD 试验的结果。

　　解题思路：根据案例信息，PPD 试验后 72 h 测量皮试区域硬结直径 12 mm，表面暗红，遍布密集小水泡、瘙痒感严重，有抓痕，根据结果判断标准硬结直径在 10～19 mm 为中度阳性，除硬结外，还可见水泡为极强阳性。

（3）临床意义

①阳性反应见于：a. 接种卡介苗后；b. 曾感染过结核，见于年长儿无明显临床表现者；c. 活动性结核病：婴幼儿，尤其 1 岁以下未接种卡介苗者阳性；强阳性反应；两年内由阴转阳性或反应强度由原来小于 10 mm 增至大于 10 mm，且增幅大于 6 mm 者，表示新近有感染。接种卡介苗后阳性反应与自然感染反应的主要区别见表 21-6-1。

表 21-6-1　接种卡介苗后阳性反应与自然感染反应的主要区别

	接种卡介苗后	自然感染
硬结直径	多为 5～9 mm	多为 10～15 mm
硬结颜色	浅红	深红
硬结质地	较软、边缘不整	较硬、边缘清楚
阳性反应持续时间	较短，2～3 天即消失	较长，7～10 天以上
阳性反应的变化	有较明显的逐年减弱倾向，一般于 3～5 年内逐渐消失	短时间内反应无减弱倾向，可持续若干年，甚至终身

②阴性反应见于：a. 未感染过结核；b. 初次感染后 4～8 周内；c. 假阴性反应，由于机体免疫功能低下或受抑制，如重症结核病、麻疹等；d. 技术误差或结核菌素失效。

2. 实验室检查

（1）结核杆菌检查　从痰、胃液、脑脊液、浆膜腔液中找到结核菌是重要的确诊手段。采用厚涂片或荧光染色法检查结核菌的阳性率较高。

（2）免疫学诊断及生物学基因诊断　如酶联免疫吸附试验（ELISA）、酶联免疫电泳技术（ELIEP）、DNA 探针、聚合酶链反应（PCR）等均为结核病病原学的特异诊断方法。

（3）血沉　多增快。结合临床表现及 X 线检查可判断病灶是否活动及判断疗效。

3. X 线检查　可反映肺结核病的范围、性质、类型、病灶活动或进展情况和治疗效果。必要时进行断层或 CT 检查。

4. 其他　纤维支气管镜检查、淋巴结组织检查、眼底镜检查、超声检查等。

（五）预防

1. 控制传染源　结核菌涂片阳性病人是儿童结核病的主要传染源，早期发现并治愈结核菌涂片阳性病人，是预防的根本措施。对托幼机构及小学的教职员工定期体检，及时发现和隔离传染源能有效地减少感染结核的机会。

2. 卡介苗（BCG）接种　是预防粟粒型肺结核、结核性脑膜炎的有效措施。

3. 化学药物预防　异烟肼能有效地预防感染者发病、预防肺内非活动性病变发病、预防原发性结核发生并发症、减低人群发病率。

对有下列指征的儿童，可用异烟肼预防性服药，疗程 6～12 个月：①密切接触家庭内开放性肺结核者。②3 岁以下婴幼儿未接种卡介苗而结素试验阳性者。③结素试验新近由阴性转为阳性。④结素试验阳性伴结核中毒症状者。⑤结素试验阳性，新患麻疹或百日咳儿童。⑥结素试验阳性而需较长时间使用肾上腺皮质激素或其他免疫抑制剂者。

【治疗要点】

主要是抗结核治疗，用药原则是：早期、联合、全程、规律、适量。辅以一般治疗，注意休息，合理营养，给予高蛋白和高维生素的食物。避免接触各种传染病。

（一）几种常用的抗结核药物

常用抗结核药物可分为三类。一类为杀菌药物，如异烟肼（INH）、利福平（RFP）。二类为半杀菌药，如链霉素（SM）、吡嗪酰胺（PZA）。三类为抑菌药，常用的有乙胺丁醇（EMB）、乙硫异烟肼（ETH）。

WHO 推荐的 6 种抗结核基本药物是异烟肼、利福平、吡嗪酰胺、链霉素、乙胺丁醇、氨硫脲（TB1）或乙硫异烟肼。

国内抗结核药物分类：①第一线：异烟肼、利福平、链霉素、吡嗪酰胺；②第二线：乙胺丁醇、氨硫脲、对氨基水杨酸钠（PAS）、乙硫异烟肼等。

目前针对耐药菌株研制的新型抗结核药：①老药复合剂型，如利福喷丁（Rifamate）（含 INH 150 mg，RFP 300 mg）；卫非特（Rifater）（含 INH、RFP、PZA）；②新的化学药物，如力排肺疾（Dipasic），可延迟 INH 的抗药性。

（二）化疗方案

1. 标准疗法　现比较少用。一般用于原发性肺结核。用 INH、RFP 和（或）EMB。

2. 两阶段疗法　主要用于急性粟粒性结核病及结核性脑膜炎。分强化治疗阶段和巩固治疗阶段。强化治疗联用 3 ～ 4 种杀菌药，一般需 3 ～ 4 个月，短程治疗需 2 ～ 3 个月。巩固治疗联用 2 种抗结核药物，一般需 12 ～ 18 个月，短程治疗为半年。

3. 短程疗法　有 6 个月和 9 个月两种疗程。6 个月：① 2HRZ/4HR；② 2SHRZ/4HR；③ 2EHR/4HR；④ 2HRZ/4H2R3。若无 PZA 则疗程延长到 9 个月（注：方案中数字表示月数，小 3 表示每周 3 次，H＝INH，R＝RFP，Z＝PZA，S＝SM，E＝EMB）。

一、原发型肺结核

工作情境与任务 21-6-2

导入情境：患儿，女，7 岁。因"低热、干咳、食欲减退 2 周"入院。患儿面色苍白，精神稍倦，约于 2 周前无明显诱因出现低热，最高体温 38.8 ℃，夜间易出汗，间断咳嗽，无痰，自诉活动后易气促。入院时体温 37.7 ℃，身高 130 cm，体重 20 kg。家中母亲有肺结核病史，患儿卡介苗未接种。体格检查：T37.7 ℃，P89 次/分，R22 次/分，BP 90/60 mmHg。辅助检查：胸部 X 线检查在肺内可见两端大而中央细的哑铃状阴影。结核菌素试验呈强阳性。患儿及家长表示希望了解疾病治疗相关知识。

工作任务：

1. 该患儿最可能的临床诊断及诊断依据是什么？
2. 该疾病的主要治疗要点有哪些？针对该患儿应选取何种治疗方案？
3. 如何对该患儿进行饮食指导？

原发型肺结核（primary pulmonary tuberculosis）为结核菌初次侵入肺部后的原发感染，是儿童肺结核的主要类型。包括原发综合征（primary complex）与支气管淋巴结结核（tuberculosis of trachebronchial lymphonodus），前者由肺部原发病灶、局部肿大的淋巴结和两者相连的淋巴管炎组成；后者以胸腔内肿大的淋巴结为主，肺部原发病灶已经吸收或范围较小，X 线片无法查出。原发型肺结核多呈良性经过，但亦可进展为干酪样肺炎、结核性胸膜炎，或血行播散致急性粟粒性结核或结核性脑膜炎。

【相关知识】

结核杆菌吸入肺内，引起结核性细支气管炎，继而形成结核结节或结核性肺炎。原发灶多见于胸膜下，在肺上叶底部和下叶上部，以右侧较多见。其基本病变是渗出、增殖与坏死。结核性炎症的主要特征是上皮细胞结节及朗格汉斯细胞。

【护理评估】

（一）健康史

详细询问家庭中有无结核病患者；有无与开放性结核患者的密切接触史；儿童出生后是否接种过卡介苗；近期有无患过急性传染病，特别是麻疹、百日咳等。

（二）身体状况

轻症可无症状，年长儿可不出现任何症状，仅于 X 线检查时被发现。一般起病缓慢，可有低热、纳差、疲乏、盗汗等结核中毒症状。婴儿一般比年长儿症状明显，可急性起病，表现为高热，但一般情况尚好，与发热不相称，持续 2～3 周后转为低热，可伴有结核中毒症状。干咳和轻度呼吸困难是最常见的症状。婴儿可表现体重不增或生长发育障碍。若有胸内淋巴结高度肿大，可产生压迫症状，出现类似百日咳样痉咳，喘鸣或声音嘶哑。

体检可见周围淋巴结有不同程度肿大，婴儿可伴肝脾大。肺部体征不明显，与肺内病变不一致。如原发病灶较大，叩诊呈浊音，听诊呼吸音减弱或有少许干湿啰音。部分患儿可有疱疹性结膜炎、皮肤结节性红斑或一过性多发性关节炎等结核变态反应表现。

（三）心理 - 社会状况

原发型肺结核一般预后良好，但由于治疗时间长，应注意评估患儿及其家长对病情、隔离方法、服药等知识的了解程度，家长对患儿关心程度以及家庭经济状况等。

（四）辅助检查

1. X 线检查　诊断肺结核的主要方法。原发综合征可见由肺部原发病灶、肿大的淋巴结和两者相连淋巴管炎形成典型的哑铃状"双极影"。支气管淋巴结结核 X 线表现为肺门淋巴结肿大，边缘模糊的称炎症型，边缘清晰的称结节型。近年来，微小型逐渐被重视，特点是肺门形态异常，肺门周围呈小结节状及小点片状模糊阴影，肺纹理紊乱。

2. 结核菌素试验　呈强阳性或由阴性转为阳性者，应做进一步检查。

3. CT 扫描　有助于诊断疑似肺结核但胸部平片正常的病例。

4. 支气管镜检查　结核病变蔓延至支气管内造成支气管结核时可发现异常。

5. 实验室检查　见结核病患儿护理辅助检查部分。

📖 工作任务解析 21-6-2

> **工作任务 1**：该患儿最可能的临床诊断及诊断依据是什么？
>
> **解题思路**：诊断依据是指患者被诊断时所存在的相应的症状、体征以及有关的病史资料。多来自经健康评估后所获得的有关被评估者健康状况的主观和客观资料，也可以是危险因素。诊断依据是做出该诊断的临床判断标准，即支持该诊断所具有的病史、症状或体征。

（五）治疗要点

一般治疗见结核病患儿护理治疗要点部分。抗结核药物的应用如下。

1. 无明显症状的原发型肺结核　选用标准疗法，每日服用 INH、RFP 和（或）EMB，疗程 9～12 个月。

2. 活动性原发型肺结核　可采用两阶段疗法或直接监督下短程化疗（directly observed treatment, short-course，DOTS）。

📖 工作任务解析 21-6-3

> **工作任务 2**：该疾病的主要治疗要点有哪些？针对该患儿应选取何种治疗方案？

解题思路： 结核病目前主要的治疗方法仍然是一般治疗和药物治疗，由于结核病是消耗性的疾病，因此要积极补充机体所需的营养。另外，由于抗结核药物具有较强的耐药性和毒副反应，因此服用抗结核药必须严格遵医嘱。

📖 知识拓展 21-6-1

WHO 结核病控制战略

为了预防和控制结核病的传染与流行，1995 年 WHO 首次提出新的"WHO 结核病控制战略"，即"控制传染源"和"直接督导治疗 + 短程化疗（directly observed treatment，short-course，DOTS）"。直接督导治疗是指由一个专业保健机构人员或受训的第三方（非亲属或朋友）介入患者的治疗，直接提供药物给患者，并观察和记录以确保患者服下每一剂药物。目前，WHO 控制结核病战略包括 6 个组成部分：继续扩大和加强高质量的 DOTS；应对结核病 /HIV、耐多药结核病及其他挑战；促进加强卫生系统应对策略；动员所有卫生保健工作者参与；增强结核病患者和社区能力；扶持和促进相关研究。

【护理诊断】

1. 营养失调：低于机体需要量　与纳差、疾病消耗增多有关。
2. 活动无耐力　与结核杆菌感染、机体消耗增加有关。
3. 体温过高　与结核杆菌感染有关。
4. 潜在并发症：药物毒副反应。
5. 知识缺乏　患儿与家长缺乏结核病防治的有关知识。

【护理目标】

1. 患儿摄入足够的能量和营养素，体重无减轻。
2. 患儿生活规律，适当参加锻炼。
3. 患儿发热、咳嗽等症状逐渐改善以致消失，能正常作息。
4. 患儿家长能说出结核病的防治知识，能在医护人员指导下正确护理患儿并坚持治疗。
5. 患儿无严重药物副作用等并发症发生或发生时得到及时发现与处理。

【护理措施】

1. 饮食护理　结核病为慢性消耗性疾病，加强饮食护理特别重要，给予高热量、高蛋白、高维生素、富含钙质的食物，以增强抵抗力，促进机体修复能力和病灶愈合。指导家长为患儿选择主、副食品种类和量，尽量提供患儿喜爱的食品。

2. 消毒隔离　结核病活动期应进行呼吸道隔离。对患儿呼吸道分泌物、痰杯、餐具等进行消毒处理；积极防治各种急性传染病，避免受凉引起上呼吸道感染；避免与其他急性传染病患者、开放性结核患者接触，以免加重病情。

3. 建立合理的生活制度　室内空气新鲜，阳光充足。有发热和中毒症状时应卧床休息，减少体力消耗，提供日常生活护理，满足患儿的基本需求。在病情稳定期仍应注意休息，保证足够的睡眠，同时可进行适当的户外活动。患儿出汗多，须做好皮肤护理。

4. 加强病情观察　定时测量体温，并准确记录，如有高热症状，遵医嘱对症处理；注意保暖，嘱患儿适当饮水；结核病患儿出汗多，应保持皮肤清洁，及时更换汗湿衣物；指导患儿正确的咳嗽方法，注意观察咳嗽的性质，咽喉部有无充血、化脓等病变，保持呼吸道通畅；根据病情采取合适的体位，避免剧烈活动。

5. 指导合理用药　向患儿及家长讲解抗结核药物的作用及使用方法，遵医嘱合理应用抗结核药物；观察患儿有无胃肠道反应、手足麻木、耳鸣耳聋、眩晕、视力减退或视野缺损、皮疹等表现，指导患儿定期检查尿常规、肝功能等；患儿如出现不适，需及时就诊。

6. 心理护理　结核病病程长，治疗时间长，幼儿常惧怕服药、打针，担心受到同龄小朋友的冷遇，年长儿担心学业受到影响。家长担心疾病会威胁患儿生命和自身的经济承受力等。护士应多与患儿及家长沟通，了解其心理状态，使他们消除顾虑，树立战胜疾病的信心。

7. 健康教育

（1）向家长和患儿介绍肺结核的病因、传播途径及消毒隔离措施，培养良好的生活习惯，严禁随地吐痰。指导家长对居室、患儿用具进行消毒处理。

（2）指导家长观察患儿病情变化，监测体温，观察热型及热度。

（3）指导坚持化疗是治愈肺结核的关键，告知家长治疗期间需坚持全程规律服药；指导观察药物疗效及副作用，发现不良反应及时就诊；注意定期复查，了解疗效及药物使用情况，便于根据病情调整治疗方案。

（4）指导日常生活和饮食护理，加强体格锻炼。

📖 工作任务解析 21-6-4

工作任务 3：如何对该患儿进行饮食指导？

解题思路：结核病是一种慢性消耗性疾病，容易导致机体营养不良，营养不良又影响着结核病的发生、发展、治疗及预后。因此对于结核病患儿应积极补充营养，有利于疾病康复。

【护理评价】

（1）患儿有无得到充足的营养。

（2）患儿家长能否根据患儿的健康状况，制订活动计划并坚持锻炼。

（3）患儿家长能否及时发现体温异常及其他病情变化并积极治疗。

（4）患儿家长能否掌握疾病防治相关知识，正确进行自我护理并坚持治疗。

（5）患儿家长能否及时发现药物不良反应并积极就诊。

二、结核性脑膜炎

结核性脑膜炎（tuberculosis meningitis）简称结脑，是结核病中最严重的一型。病死率较高，存活者亦可能遗留后遗症，常在结核原发感染后 1 年以内，尤其 3～6 个月内最易发生。婴幼儿多见，约占 60%。

【相关知识】

结脑为全身粟粒性结核的一部分，通过血行散播。与婴幼儿中枢神经系统发育不成熟、血脑屏障功能不完善、免疫功能低下有关。少数由靠近脑表面的结核瘤或微小结核结节直接蔓延而来。也有极少数可经脊柱、中耳或乳突结核病灶侵犯脑膜。

结核菌使软脑膜呈弥漫性充血、水肿、炎症渗出，在大脑、小脑、脑底部及沿血管形成多发结核结节；蛛网膜下腔大量炎性渗出物，尤以脑底部最为明显，易引起颅神经损害和脑脊液循环受阻。脑血管亦呈炎性改变，可见栓塞性动脉内膜炎，严重者致脑组织缺血软化，出现瘫痪。

【护理评估】

（一）健康史

详细询问患儿的卡介苗接种史、结核病接触史、既往结核病史（尤其是一年内发现结核病又未经治疗者）和近期急性传染病史，如麻疹、百日咳等，常为结核病恶化的诱因。

（二）身体状况

多缓慢起病，婴儿可以<u>骤起高热、惊厥发病</u>，典型临床表现分3期：

1. 早期（前驱期）1～2周。患儿性情改变、精神呆滞、懒动少言、喜哭易怒、睡眠不安、凝视等，同时有低热、纳差、消瘦、盗汗、呕吐、腹泻、便秘等，年长儿可诉头痛。

2. 中期（脑膜刺激征期）1～2周，因颅内高压出现剧烈头痛、喷射性呕吐、嗜睡或烦躁不安、惊厥，体温进一步增高。出现明显脑膜刺激征（颈强直、克尼格氏征、布鲁津斯基征）。婴幼儿以前囟饱满为主，可有颅缝裂开。此期可出现颅神经损害，面神经、动眼神经、外展神经瘫痪而出现眼球运动障碍及复视。部分患儿巴彬斯基征阳性、肢体瘫痪、语言障碍、定向障碍等。

3. 晚期（昏迷期）1～3周，上述症状逐渐加重，由意识蒙眬、半昏迷进入完全昏迷。频繁惊厥甚至可呈强直状态。极度消瘦，呈舟状腹。常出现水、电解质紊乱。明显颅内高压及脑积水时，呼吸不规则或变慢，颅缝裂开，头皮静脉怒张等。最终可因脑疝死亡。

（三）心理 - 社会状况

结核性脑膜炎患儿病死率较高，给家庭带来很大的精神及经济压力。因此，应评估家长对该病的病因、护理、治疗及预后的认知程度、焦虑和压力以及应对的方式；对留有后遗症患儿，还应评估其正确运用康复治疗方法的能力。

（四）辅助检查

1. 脑脊液检查　压力增高，外观呈透明或毛玻璃样，静置12～24小时后，可有蜘蛛网状薄膜形成，取之涂片检查，结核菌检出率较高。白细胞总数（50～500）×10^6/L，淋巴细胞为主，糖和氯化物含量降低，两者同时减低为结脑的典型改变，蛋白定量增加。结核菌培养是诊断结脑的可靠依据。另脑脊液结核抗原、抗体、免疫球蛋白、乳酸盐等测定对诊断有意义。

2. X线胸片　85%结脑患儿有结核病改变，其中90%为活动性肺结核，胸片证实有血行播散对确诊结脑有重要意义。

3. 结核菌素试验阳性　对诊断有帮助，约50%患儿可呈假阴性。

4. 其他　可作眼底镜检查，见脉络膜粟粒状结核结节对确诊结脑有意义。还可进行头颅CT或核磁共振检查。

（五）治疗要点

主要包括<u>抗结核治疗</u>和<u>降低颅内压</u>两个重点环节。

1. 抗结核治疗联合应用易透过血脑屏障的抗结核杀菌药物，分阶段治疗。

（1）强化治疗阶段　联合使用INH、RFP、PZA及SM。疗程3～4个月，其中INH 15～25 mg/（kg·d），RFP 10～15 mg/（kg·d）（<450 mg/d），PZA 20～30 mg/（kg·d）（<750 mg/d），SM 15～20 mg/（kg·d）（<750 mg/d）。开始治疗的1～2周，将INH全日量的一半加入10%葡萄糖中静脉滴注，余量口服，待病情好转后改为全日量口服。

（2）巩固治疗阶段　继续应用INH、RFP或EMB。RFP或EMB 9～12个月。抗结核药物总疗程不少于12个月，或待脑脊液恢复正常后继续治疗6个月。

2. 降低颅内压

（1）脱水剂　常用20%甘露醇，一般剂量每次0.5～1 g/kg，于30分钟内快速静脉注入，4～6小时一次。脑疝时可加大剂量至每次2 g/kg。2～3天后逐渐减量，7～10天后停用。

（2）利尿剂　乙酰唑胺（diamox）一般于停用甘露醇前1～2天加用该药，每日20～40 mg/kg（<0.75 g/d）。根据颅内压情况，可服用1～3个月或更长，每日服或间歇服（服4天，停3天）。

（3）其他　根据病情可行侧脑室穿刺引流、腰椎穿刺减压及鞘内注药、侧脑室小脑延髓池分流手术等。

3. 糖皮质激素可抑制　炎症渗出，降低颅内压，减轻中毒症状及脑膜刺激症状，减轻或防治脑积水的产生，早期使用效果好。一般使用泼尼松，每日1～2 mg/kg（<45 mg/d），1个月后逐渐减量，疗程8～12周。

4. 对症治疗　如对惊厥者进行止惊治疗，积极纠正水、电解质紊乱等。

5. 随访观察　停药后随访观察至少 3～5 年，当临床症状消失、脑脊液正常、疗程结束后 2 年无复发者，方可认为治愈。

【护理诊断】

1. 营养失调，低于机体需要量　与摄入不足、消耗增多有关。

2. 潜在并发症：颅内高压症。

3. 有皮肤完整性受损的危险　与长期卧床、意识障碍有关。

4. 有受伤的危险　与意识障碍、惊厥有关。

【护理措施】

1. 密切观察病情　密切观察体温、脉搏、呼吸、血压、神志、双侧瞳孔大小及对光反射等，早期发现颅内高压或脑疝，便于及时采取抢救措施。

2. 饮食护理　评估患儿的进食及营养状况，提供足够热量、蛋白质及维生素食物。进食宜少量多餐，耐心喂养。对昏迷不能吞咽者，可鼻饲或胃肠外营养、静脉补液，维持水、电解质平衡。患儿能自行吞咽时，及时停止鼻饲。

3. 维持皮肤黏膜的完整性　保持床单干燥整洁。大小便后及时更换尿布，清洗臀部。呕吐后及时清除颈部、耳部的呕吐物。抽搐患儿应勤剪指甲，保持手掌清洁，并置棉球于手中，防止损伤皮肤。昏迷及瘫痪患儿每 2 小时翻身拍背 1 次。骨突处垫气垫或软垫，避免长期固定体位，造成局部血循环不良，产生褥疮和坠积性肺炎。注意眼和口腔的护理，昏迷者眼不能闭合，可涂眼膏并用纱布覆盖，保护角膜。每日清洁口腔 2～3 次，以免口腔不洁，细菌繁殖。

4. 保证患儿安全　患儿应绝对卧床休息，保持室内安静，护理操作尽量集中进行，减少对患儿的刺激。拉好床栏防坠床跌伤，在惊厥发作时解松衣领，取侧卧位，以免仰卧舌根后坠堵塞喉头，齿间应置牙垫，防舌咬伤。保持呼吸道通畅，及时清除口鼻咽喉分泌物及呕吐物，防止误吸窒息或发生吸入性肺炎。

5. 消毒隔离　大部分结脑患儿伴有肺结核病灶，应予相应的消毒隔离。结核病室与普通病室分开，定期用紫外线或乳酸消毒，患儿痰液要严格消毒处理。

6. 健康教育　病情好转出院后，为患儿制定良好的生活制度，保证休息时间，适当地进行户外活动。注意饮食，供给充足的营养。指导家长配合药物治疗和护理。介绍全程正规化疗的重要性。教会家长观察病情及化疗药物的副作用，一旦发生毒副反应立即就诊。避免继续与开放性结核病人接触，以防重复感染。积极预防和治疗各种急性传染病，防止疾病复发及恶化。留有后遗症的患儿，瘫痪肢体可进行理疗、被动活动等功能锻炼，防止肌肉挛缩。对失语和智力低下者，进行语言训练和适当教育。定期门诊复查。

【护理评价】

1. 患儿活动耐力是否增加，能否满足基本日常生活需要。

2. 患儿是否获得充足营养，满足生长发育所需。

3. 患儿是否发生感染、并发症或出现时得到及时有效的处理。

4. 患儿和（或）家长是否了解本病的相关知识，能否积极配合检查和治疗。

🏆 护考直击 21-6-1

1. 结核菌素试验部位红硬，直径 23 mm，结果为（　　　）。
　A. 阴性　　　　　B. 弱阳性　　　　　C. 中度阳性　　　　D. 强阳性　　　　E. 极强阳性

2. 观察结核菌素试验结果需在皮试后（　　　）。

A. 12～24 小时　　B. 24～48 小时　　C. 48～72 小时　　D. 1～2 周　　E. 2～4 周

3. 属于全效杀菌药物的是（　　）。

　　A. 利福平　　　　B. 氨硫脲　　　　C. 吡嗪酰胺　　　　D. 乙胺丁醇　　　　E. 乙硫异烟胺

4. 属于半效杀菌药物的是（　　）。

　　A. 利福平　　　　B. 氨硫脲　　　　C. 吡嗪酰胺　　　　D. 乙胺丁醇　　　　E. 乙硫异烟胺

5. 诊断结核性脑膜炎最可靠的依据是（　　）。

　　A. 脑脊液压力增高　　　　　　　　　　B. 脑脊液外观呈毛玻璃样

　　C. 脑脊液放置 24 小时后有薄膜形成　　D. 脑脊液中找到结核杆菌

　　E. 脑脊液中糖和氯化物降低

参考答案：1. D　2. C　3. A　4. C　5. D

（刘娜）

【高频考点】

▲麻疹是由麻疹病毒引起的一种急性呼吸道传染病，传染性强，易并发肺炎，是儿童最常见的急性呼吸道传染病之一，病后大多可获得终身免疫。

▲麻疹的典型病程可分为四期：潜伏期、前驱期、出疹期、恢复期。

▲麻疹病程中患儿可有肺炎、中耳炎、喉炎、气管及支气管炎、心肌炎、脑炎、营养不良和维生素 A 缺乏等并发症，并可使原有的结核病恶化。

▲麻疹无特殊治疗方法，治疗要点为对症治疗、加强护理、预防并发症。

▲水痘是由水痘 - 带状疱疹病毒引起的一种传染性极强的儿童期出疹性传染病，病后大多可获得终身免疫。

▲水痘出疹的特点是连续分批出现，在同一部位可同时有不同形态的皮疹。

▲水痘病程中患儿可有脑炎、肺炎、原发性心肌炎、肝炎、关节炎、睾丸炎、皮肤继发性细菌感染等并发症。

▲本病为自限性疾病，无合并症时主要是一般治疗和对症处理，除重型水痘、先天性水痘外，一般预后良好。

▲流行性腮腺炎的传染源是患者和隐性感染者，通过飞沫途径传播。

▲腮腺肿大表面发热不红，腮腺管口红肿，挤压无脓性分泌物。

▲流行性腮腺炎并发急性胰腺炎时需结合血脂肪酶检查结果进行判断。

▲流行性腮腺炎患者需按飞沫隔离至腮腺肿大完全消退后 3 天为止。

▲避免吃酸、辣、硬、刺激性食物，以免引起唾液分泌增多，肿痛加剧。

▲手足口病的流行病学：手足口病患者、隐性感染者均为传染源。本病主要通过粪 - 口传播。一般 5～7 月为发病高峰。

▲手足口病的临床表现：急性起病，可伴有发热、咳嗽、流涕、食欲缺乏等症状。口腔黏膜出现散在疱疹或溃疡，舌、颊黏膜及硬腭多见并可引起疼痛。手足心、肘、膝、臀部和外生殖器等部位出现斑丘疹，呈离心性分布。

▲体温恢复正常、皮疹基本消退和水疱结痂脱落为解除隔离的三个标准。

▲猩红热主要经空气飞沫传播，冬春季为发病高峰。

▲发热、咽峡炎、典型的皮疹，构成猩红热三大特征性表现。

▲患儿隔离至临床症状消失后 1 周，咽拭子培养连续 3 次阴性可解除隔离。

▲结核杆菌可侵犯全身多个脏器，但以肺部最常见。排菌的开放性肺结核患儿为重要传染源，主要经呼吸道传播。

▲结核病患儿常见的症状为午后低热、盗汗、乏力、食欲减退、体重下降等。

▲结核菌素试验的方法、结果的判断及临床意义。

▲结核病主要采用抗结核化学药物治疗，化疗的原则是早期、联合、全程、规律、适量。抗结核药物可分为三类。一类为杀菌药物，如异烟肼（INH）、利福平（RFP）。二类为半杀菌药，如链霉素（SM）、吡嗪酰胺（PZA）。三类为抑菌药：常用的有乙胺丁醇（EMB）、乙硫异烟肼（ETH）。

▲抗结核治疗化疗方案有：标准疗法、两阶段疗法（强化治疗阶段和巩固治疗阶段）及短程疗法。

▲结核病患儿的饮食原则：进食高热量、高蛋白、高维生素、富含钙质和微量元素的饮食。

项目 22　儿科常用护理技术

📋 项目目标

知识目标：
1. 掌握儿科常用护理技术的实训目的和操作步骤。
2. 熟悉儿科常用护理技术的注意事项。
3. 了解儿科常用护理技术的实训准备。

能力目标：
能学会儿科常用护理技术。

素质目标：
1. 具有关爱、保护儿童的能力，具备慎独诚信的职业道德素质和娴熟的专业技术素质。
2. 具备良好的沟通能力和团队协作精神。

💎 思政案例 22

"疫"路前行：致敬传染病防控先驱伍连德

导入：传染病对人类的健康和生命构成了极大的威胁，其影响范围广，程度轻重不一，轻者可能导致患者感到不适，严重则可能损害患者的肝、肾、脑、心、肺、血液等多个器官的功能，甚至威胁到患者的生命。此外，部分传染病的传播速度极快，其影响范围可能迅速扩大，对全社会构成威胁，并有可能引发全球性的公共卫生危机。

正文：伍连德医生是我国杰出的预防医学家、医学教育家、社会活动家、国际著名卫生防疫专家。他是中国卫生防疫、检疫、医学教育、医院管理和医学交流的重要先驱，也是中国现代科学家中首位获得国际赞誉的科学家，更是首位成为诺贝尔奖候选人的华人。

伍连德出生于马来西亚槟城，祖籍广东台山。他是剑桥大学的首位华裔医学博士，也是英国圣玛丽亚医院首位实习的中国医生。在实习期间，他立志要用自己的医术报效祖国。后来，他成功控制 1911 年第一次东北大鼠疫，仅用时 100 天。预见第二次大鼠疫的来临，并在接下来的 10 年中，致力于东北的防疫工作，成功地在 1921 年扼制了鼠疫的暴发，成为中国现代防疫第一人。

在与致命的肺炎鼠疫的斗争中，伍连德进行了开创性的工作，他建立了一系列的公共卫生程序和创新技术，如戴口罩、限制人群活动、自我隔离、加强环境消毒等。这些防疫措施至今仍在全球范围内被广泛采用，帮助人类抗击各种瘟疫。

伍连德支援抗疫、行医济世，以高超的医术践行着善的理念、善的伦理、善的价值，深刻诠释了作为医者崇高的医学使命感和救死扶伤的职业精神。他的一生，是对科学、对祖国的忠诚与奉献，他的事迹和精神，值得我们每一位医学工作者和社会公众深深地铭记和学习。

任务 22.1　奶瓶喂养法

工作情境与任务 22-1-1

导入情境：婴儿，男，出生后一直母乳喂养，因为母亲工作需要，不能继续母乳喂养，改为人工喂养。

工作任务：指导家长采取正确的人工喂养方法，做好健康教育。

【实训目的】

母乳喂养的婴幼儿，提供配方奶、牛乳或羊乳等哺乳支持，满足生长发育的需求。

【实训准备】

1. 护士　评估婴儿身体情况，取掉配饰，修剪指甲、洗手、温暖双手。
2. 用物　小毛巾、湿巾、奶粉、消毒后的奶瓶、靠垫、哺乳枕、尿布、清洁衣物等。
3. 环境　适宜的环境温度、光线明亮。

【操作步骤】

1. 评估　评估婴儿病情，吸吮、吞咽能力，大小便，检查尿布，换上清洁尿布或者纸尿裤。
2. 解释、核对　洗净温暖双手，核对床头卡、胸牌、手脚腕带；向家属解释操作目的，取得配合。
3. 配置奶液　将温水加入奶瓶中，取适宜的奶粉放入奶瓶摇匀，选择合适的奶嘴。
4. 测试温度　将配好的奶液滴 1 ～ 2 滴到手腕内侧试奶温，适宜温度为 38 ～ 40 ℃。
5. 喂奶　抱起婴儿，使其头颈部枕于肘窝处成头高半卧位或置侧卧位，垫小毛巾于颌下。斜持奶瓶，用奶嘴轻触婴儿嘴唇，待其张开嘴后，顺势放入奶嘴，喂奶时，始终保持奶瓶倾斜（约与婴儿嘴呈 90°），使奶液充满奶嘴。避免婴儿吸入空气，引起溢乳。
6. 观察　喂奶中观察婴儿面色、呼吸、吸吮和吞咽情况，有无呛咳或呕吐。
7. 拍背　喂奶结束后，用小毛巾擦拭口周。将婴儿竖抱，用空心掌轻轻拍打后背，打嗝后，让婴儿右侧卧位安睡。
8. 整理、清洗　整理用物，记录婴儿情况。

【注意事项】

1. 配奶时，先放水后加奶粉，使用专用奶勺取平勺奶粉，浓度应适中。
2. 注意选择合适的奶嘴：1 ～ 3 个月选用乳瓶倒置时乳液能一滴一滴流出的奶嘴；4 ～ 6 个月可选用乳液连续滴出的奶嘴；6 个月以上应选用乳液呈线状流出的奶嘴。
3. 奶制品应现配现用，不得留存，以免变质。
4. 奶液要始终充满奶嘴，不能有空气，以免患儿吸入过多的空气引起腹胀。
5. 喂奶过程中要严密观察患儿的面色、呼吸、吞咽等情况。如有呛咳，应取出奶嘴，轻拍背部，待其恢复后再喂奶。如出现窒息，则立即置头低足高位，侧卧，吸引器吸出口、鼻奶液及分泌物，吸氧并通知医师进行抢救。
6. 喂奶结束后应竖抱拍背，排出胃内空气，喂奶结束后半小时内加强巡视。
7. 喂奶前更换尿布，减少喂奶后的翻动引起溢乳，避免过早、频繁地翻动患儿，以减少呕吐的发生。

8. 所有奶具用后均要冲洗并煮沸消毒，严禁混用奶具。

【实训评价】

1. 喂奶方法正确，用物处置方法正确。

2. 操作熟练、规范，动作轻柔。

（孙秋敏）

任务 22.2　更换尿布法

📝 工作情境与任务 22-2-1

> **导入情境**：婴儿，男，1个月，纯母乳喂养，面色红润，哭声响亮，四肢肌张力良好，排泄正常。
>
> **工作任务**：指导家属给婴儿更换尿布。

【实训目的】

更换尿布是为了保持婴儿臀部皮肤清洁、干燥和舒适，防止尿液和粪便等对皮肤长时间刺激，预防尿布皮炎的发生。

【实训准备】

1. 护士　着装整洁，修剪指甲、洗手，戴口罩，温暖双手。

2. 用物　干净尿布或一次性尿布、盛有温水的脸盆、小毛巾、湿纸巾、污物桶，按臀部情况配备棉签，护臀霜、鞣酸软膏，清洁衣物等。

3. 环境　安静、整洁，关闭门窗，避免对流风，调节室温 26 ~ 28 ℃。

【操作步骤】

操作者洗净双手，戴口罩，携用物至床旁。

1. 暴露臀部　打开包被，解开尿布，露出臀部。

2. 提臀　操作者一手轻轻提起双足，使臀部略抬高；另一手用尿布上端两角较清洁处，由前向后轻轻擦拭会阴部及臀部，并以此盖上污染部分，卷折后垫在臀下。

3. 清洁会阴　如有大便，先用湿纸巾由前向后尽量擦净会阴部及臀部皮肤的粪渣，再用温水洗净会阴及臀部，用软毛巾轻轻吸干。

4. 涂抹药物　视臀部皮肤情况酌情使用护臀霜或鞣酸软膏。

5. 更换尿布　用一手轻轻提起双足，使臀部略抬高，另一手取下污染了的尿布；再将清洁尿布或一次性纸尿裤较宽的一面垫于腰下，放下双足，尿布的底边两端折到腹部，双腿中的一端上拉，系好尿布带，松紧适宜。如新生儿脐带残端未脱落，将尿布前部的上端向下折，使脐带端处于暴露状态。穿好衣服，盖好包被，整理床单。

6. 观察　打开污染尿布，观察大便性质（必要时取标本送检），然后放入尿布桶内。

7. 整理记录　整理用物，洗手、记录。

【注意事项】

1.用物携带齐全，避免中途离开婴儿，严禁将其单独留在操作台上。

2.注意保暖，操作中尽量减少暴露。

3.尿布包裹应松紧适宜，以免过紧影响婴儿活动，或过松二便外溢。

4.新生儿脐带残端未脱落前，包裹尿布时注意将尿布前面上缘返折，露出脐部，防止二便污染导致感染。

（孙秋敏）

任务 22.3　婴儿沐浴法

工作情境与任务 22-3-1

> **导入情境**：婴儿，男，1个月，纯母乳喂养，面色红润，哭声响亮，四肢肌张力良好，排泄正常。
>
> **工作任务**：指导家属给婴儿沐浴。

微课 22-3-1
婴儿沐浴法

课件 22-3-1
婴儿沐浴法

【实训目的】

保持皮肤清洁，帮助皮肤排泄和散热，促进血液循环，增进婴儿舒适，便于观察全身皮肤情况。

【实训准备】

1.护士　评估婴儿身体情况，取掉配饰，修剪指甲、洗手，温暖双手。

2.用物

（1）护理盘　梳子、指甲剪、棉签、液体石蜡、75%乙醇、消毒棉签等。

（2）棉布类　干毛巾、清洁衣服、大毛巾、包被、面巾、浴巾等。

（3）另备　润肤油、尿布、清洁衣物，必要时备体重秤、床单、枕套等。

3.环境　安静、整洁，关闭门窗，避免对流风，调节室温 26 ～ 28 ℃，播放舒缓背景音乐。

【操作步骤】

1.评估　评估婴儿体温、皮肤清洁情况，脐部有无红肿渗液，距上一次哺乳的间隔时间。

2.核对、解释　核对床头卡、胸牌、手脚腕带；向家属解释沐浴的目的、方法和注意事项，取得家属配合。

3.调试水温　护士用手腕内侧试水温。

4.沐浴

（1）去包被及脱衣服　将婴儿置于操作台上，解开包被，在操作台上脱去婴儿衣服，然后用浴巾包裹婴儿全身。

（2）洗脸　抱起婴儿，左手拇指与其余四指分开托住婴儿头枕部，左上臂夹住婴儿下半身，确保婴儿安全后将打湿的小毛巾挤干叠成方块状，用食指挑起小毛巾擦拭左眼（由内眦→外眦），更换小毛巾擦拭部位后，以同法清洗右眼；清水洗净小毛巾挤干后依次按顺序擦拭左侧额头→鼻翼→面部→下颌→外耳，更换小毛巾擦拭部位以同样的方法清洗右侧面部。

（3）洗头发　左手拇指与中指分别将婴儿双耳廓折向前方，并轻轻按住，堵住外耳道口，将头移近盆边，用湿毛巾擦湿头发，右手取少许洗发液，搓起泡后轻搓揉头发，然后用清水冲净、擦干。

（4）洗身体　将婴儿抱回操作台，解开浴巾，取下纸尿裤，检查有无大便，操作者左手握住婴儿左肩及腋窝处，使头颈部枕于操作者前臂，用右手握住婴儿左大腿，将婴儿轻放入水中。松开右手，取少许沐浴液于清水中，混匀，用小毛巾淋湿婴儿全身，按照颈部→胸部→腹部→腋下→上肢及手→腹股沟→会阴→下肢的顺序洗净。操作者换右手握住婴儿左肩及腋窝处，调整婴儿姿势，使婴儿头及下颏靠在操作者右前臂上，同样的方法清洗后颈→背部→臀部。洗毕将婴儿抱起放于浴巾中，迅速包裹拭干全身。

（5）眼部护理　用棉蘸取生理盐水轻擦双眼（内→外）。

（6）耳、鼻护理　用干棉签吸尽耳朵和鼻腔的水分。

（7）穿衣　穿好纸尿裤，穿好衣服。

（8）脐部护理　略。

（9）再次核对　查对胸牌、手脚腕带，送至母亲身旁。

（10）整理用物　分类处理用物，洗手、记录婴儿反应情况。

【注意事项】

1.新生儿沐浴应安排在哺乳后 1 小时或喂奶前进行，避免溢乳或呕吐。

2.操作者动作应轻柔，熟练，避免污水进入口鼻和耳内，加强对婴儿的保护，防止滑脱等意外发生。

3.清洗应充分，男婴可将包皮向上推，沿环状沟清洗；女婴分开大阴唇，自前向后擦洗。

4.脐带未脱落前，尽量避免水污染脐带部位，沐浴后应立即擦干脐周并做好脐部护理。

5.注意保暖，避免受凉。注意水温，防止烫伤。

6.沐浴中要传递爱与关怀，用轻柔的语言和微笑和婴儿进行情感交流，当婴儿情绪反应激烈，哭闹等则需停止沐浴。

7.新生儿头部如有较厚胎脂，勿强行去除，可涂石蜡油等浸润，待软化后再清洗。

（孙秋敏）

任务 22.4　婴儿抚触法

工作情境与任务 22-4-1

> 导入情境：婴儿，男，1 个月，纯母乳喂养，面色红润，哭声响亮，四肢肌张力良好，排泄正常。
>
> 工作任务：指导家属进行婴儿抚触。

【实训目的】

1.促进生长发育　促进婴儿血液循环，加速新陈代谢，增强免疫力；增进食物的消化和吸收；通过对婴儿全身皮肤、感官的刺激，促使婴儿神经系统的发育和智能的成熟。

2.促进身心健康　稳定婴儿情绪，减少婴儿哭闹，增加睡眠；增强婴儿与父母的交流，帮助婴儿获得安全感，提高对父母的信任感，有助于身心健康。

【实训准备】

1.护士 评估婴儿身体情况，取掉配饰，修剪指甲、洗手，取适量润肤油于掌心，相互揉搓温暖双手。

2.婴儿 健康状态下充分休息后情绪稳定时，如在婴儿沐浴后、游泳后、临睡前或哺乳后 1 小时进行。

3.用物 隔尿垫、干净的浴巾、婴儿润肤油（非植物类油）、尿布/纸尿裤、润肤露、玩具、清洁衣物等。

4.环境 室内安静、光线自然、无对流风，调节室温 26 ~ 28 ℃，播放舒缓背景音乐。

【操作步骤】

解开婴儿包被和衣物，去除尿布，取适量婴儿润肤油于操作者手掌内，涂抹均匀，按头面部、胸部、腹部、四肢、手足及背部等依次进行抚触。

1.头部抚触 可以舒缓皮肤、促使脸部肌肉放松。

双手拇指指腹由眉心沿眉弓慢慢滑动到太阳穴，轻轻按压；双手拇指指腹从下颌中央向外、向上滑动到耳根前，呈"微笑"状；一手轻托起婴儿头部，另一手四指并拢用指腹从一侧前额发际向上、向后滑动，抚向脑后发际，至耳后乳突处轻轻按压。换手同法抚触另一侧，注意避开囟门。

2.胸部抚触 可以顺畅呼吸和循环。

食指和中指并拢，用指腹部分别从肋缘处经胸前推向对侧锁骨中部，在胸部划出一个大的交叉，两手交替进行。注意避开乳头。

3.腹部抚触 有助于胃肠活动，促进排泄，缓解肠胀气。

按顺时针方向按摩腹部，可做"I LOVE YOU"的亲情体验，并在操作中向婴儿传递爱与关怀。

（1）右手四指并拢，用手指指腹由右下腹推向右上腹，画一个英文字母"I"。

（2）再由右上腹推动至左上腹再至左下腹，呈倒写的英文字母"L"。

（3）最后连起来，由右下腹→右上腹→左上腹→左下腹推动，呈倒"U"字形。腹部抚触注意脐带残端未脱落前不要按摩脐部。

4.四肢抚触 可增强肢体的反应能力、运动能力和协调能力。

双手交替握住婴儿上肢，虎口向外由上臂至手腕轻轻挤捏。双手手掌夹住婴儿手臂，轻轻搓滚肌肉群和关节。双手拇指抚摸婴儿的掌心，其余四指交替按摩手背。用拇指和食指捏住婴儿的手指，由指根部揉捏向指尖并轻轻提拉。同法按摩下肢和足部。

5.背部抚触 有助于舒缓背部肌肉，促进血液循环。

婴儿成俯卧位，头偏向一侧。操作者双手拇指沿着婴儿背部脊柱两侧，由上往下轻轻打圈按压，慢慢滑向骶骨尾部。双手并拢，四指指腹分别沿着脊柱由中间推向两侧，重复 4 ~ 6 次，然后向下移动一指的距离，重复按摩至臀部。

在做完全身抚触后，婴儿肌肉已完全放松，可帮助活动各关节，伸展四肢。主要动作为上、下肢的伸展和交叉。

最后包上尿布，穿好衣服，再次核对，送至母亲身旁。整理用物，记录婴儿反应情况。

【注意事项】

1.选择婴儿充分休息后情绪稳定时抚触，在婴儿沐浴后、游泳后、临睡前或哺乳后 1 小时进行抚触为宜。当婴儿觉得疲劳、饥渴或烦躁时都不适宜抚触。

2.每日可进行 2 ~ 3 次，每次抚触 15 ~ 20 分钟即可，也可根据婴儿的需要，一旦感觉婴儿满足了即可停止。

3.每个抚触动作可重复 4 ~ 6 次，抚触中注意用指腹的力量，开始时动作要轻、柔、连贯，然后逐渐增加压力，让婴儿慢慢适应。

　　4.脐带残端未脱落前不要按摩腹部，脱落后常规为促进消化应顺时针方向进行，当腹泻时采用逆时针方向抚触。

　　5.抚触中要传递爱与关怀，用轻柔的语言与微笑和婴儿进行情感交流，当婴儿情绪反应激烈，如哭闹、肌张力增加、皮肤颜色改变、呕吐等则需停止抚触。

　　6.避免润肤油接触婴儿的眼睛。

（何琼）

任务 22.5　体格测量法

📋 工作情境与任务 22-5-1

　　导入情境：婴儿，男，10个月，爸妈发现宝贝最近食欲不振，担心营养不良影响发育，来医院进行体格检查。
　　工作任务：
　　1.对婴儿进行体格测量。
　　2.分析测量数据，为家属提供科学喂养指导，缓解焦虑。

【实训目的】

　　评估儿童体格发育情况，判断儿童的营养状况，了解病情变化，协助诊断，并为临床输液量、给药量和乳量计算提供依据。

【实训准备】

　　1.护士　着装整洁，修剪指甲、洗手，戴口罩，温暖双手。
　　2.用物　婴儿/儿童秤、卧式身长测量床/身高测量器、软尺、大毛巾、包被、笔、记录本等。
　　3.环境　安静、整洁，关闭门窗，避免对流风，调节室温 26～28 ℃。

【操作步骤】

　　1.准备用物　将婴儿/儿童秤、测量床/身高测量器稳妥地放于操作台上，铺好清洁大毛巾，调节婴儿/儿童秤刻度至 0 点。

　　2.测量体重

　　（1）婴儿体重测量法　除去婴儿衣物、鞋、帽及尿布，将婴儿轻轻放于秤盘上；一手悬于婴儿上方，保护婴儿安全；准确读数，为了确保读数的准确性，可以多次测量并取平均值，记录测量结果。

　　（2）儿童体重测量法　称重前确定空腹并排空膀胱，协助儿童脱下外套及鞋子，穿单衣测量。儿童站于体重秤的站板上，两手自然下垂，不可接触其他物体，待体重秤指针稳定后，准确读数并记录。

　　3.测量身高（长）

　　（1）婴幼儿身长测量法　婴幼儿脱去帽子和鞋袜，仰卧于铺有清洁布的测量板中线上。将婴儿头扶正，面朝上，头顶轻贴测量板的顶端。操作者，一手轻压双膝使双下肢伸直，一手移动足板，使其贴于足底，足板与底板呈 90°，准确读数，精确到 0.1 cm，记录测量结果。

　　（2）儿童身高测量法　儿童脱去鞋帽，站在立位测量器或有身高测量杆的磅秤上，取立正姿势，双眼平视正前方，头部保持正直，双臂自然下垂，手指并拢，两足跟并拢，足尖分开 60°，使足跟、臀部、两肩胛和枕骨隆突均同时紧贴测量杆。将推板轻置头顶，推板与测量杆呈 90°，准确读数，精确到 0.1 cm，记录测量结果。

4.测量头围　用左手拇指固定软尺零点于儿童头部右侧眉弓上缘紧贴头皮，从眉弓上缘经枕骨结节绕头 1 周回零点，读数。头发多的儿童，应将头发拨开测量头围准确读数，精确到 0.1 cm，记录测量结果。

5.整理　给婴幼儿穿好衣物，鞋袜，整理用物，洗手，记录。

告知家属测量结果，评估婴儿生长发育状况，提供科学知识，疏导家属焦虑情绪，指导科学喂养。

【注意事项】

1.体重测量应在晨起空腹排空小便后进行；每次测量应在同一时间、同一磅秤。应根据儿童年龄选择合适的测量方法，可采取卧位测量、母抱测量、坐位测量和站立测量。

2.测量婴儿身高时应将头放正，即眼眶下缘与耳孔上缘在同一水平线上。下肢应伸直，量床两侧数字一致时读数。

3.测头围应准确定位，找到两眉弓上缘中点和枕后结节，软尺轻轻与皮肤接触，松紧适宜。头发长者将头发在软尺经过处向上下分开。

（孙秋敏）

任务 22.6　约束保护法

工作情境与任务 22-6-1

> **导入情境：** 患儿王某，2 岁，因"剧烈呕吐、腹胀 2 小时"入院，以"急性肠梗阻"入急诊科治疗。入院时体格检查：T 36.5 ℃，P 110 次 / 分，R 26 次 / 分，BP 76/52 mmHg，SPO_2 94%。遵医嘱立即予以禁食水、静脉补充高营养液等对症治疗。护士在为其输液时，患儿一直哭闹不止，手到处乱抓，为防止出现药液渗漏，护士立即为其进行了手部约束。当王爸爸去办理入院手续回来，看到宝宝的手被绑在床栏上，还有红色的勒痕，非常气愤，跟护士发生了争执。
>
> **工作任务：**
> 1.在家属不在场的情况下，护士直接为患儿进行手部约束，这种做法对吗？
> 2.如果对幼儿采取了保护性约束，应注意哪些问题？

保护性约束是医疗护理中常见的辅助手段，用于确保年幼患儿的安全。由于患儿认知及自我保护能力尚未成熟，可能因疾病、疼痛等原因产生焦虑、躁动，导致抓伤、跌倒等危险行为。然而，不当使用可能引发生理和心理伤害。因此，必须严格掌握约束的适应证和方法，仅在必要时采用。

【任务目标】

1.能说出保护性约束的目的、注意事项。
2.能正确为患儿实施保护性约束。

【任务要点】

（一）概念

约束有广义和狭义之分，广义的约束是指用一切措施来限制患者活动能力的行为；狭义的约束仅指身体约束。幼儿身体约束是指使用任何物理或机械性设备、材料或工具附加在或邻近于患儿的身体，患儿自身不能控制或轻易将其移除，以限制患儿自由活动或使患儿不能正常触碰自己身体的某些部位。

（二）目的

1.确保诊疗、护理操作的顺利进行。

2.保护意识不清、躁动不安患儿的安全，防止跌倒、坠床、意外拔管等不良事件的发生。

3.保护伤口及敷料，以免抓伤或感染。

【操作步骤】

（一）评估

1.患儿情况　年龄、病情、意识状态、肢体活动度、约束部位皮肤色泽、温度及完整性，有无导管、伤口等情况，评估患儿及家属心理状态，对使用约束带的认知和接受程度，是否配合操作。

2.操作环境　是否整洁、干净，光线充足，温、湿度适宜。

3.约束用具　性能是否完好，大小是否合适。

（二）计划

1.病人准备　知情同意，告知患儿或家属操作的目的，取得配合。

2.照护者准备　着装整洁规范、洗手、戴口罩。

3.用物准备　大毛巾或床单、小夹板、宽绷带、棉垫、沙袋（2.5 kg重）、布套。

（三）实施

1.操作前

（1）遵医嘱进行约束，严格执行查对制度。

（2）向患儿和家属解释进行约束的原因，保护用具的目的、使用方法及注意事项。安抚患儿情绪，进行心理护理，争取患儿的配合，家长签署约束用具使用知情同意书。

（3）物品准备：医嘱执行单、治疗车、约束用具、手表、衬垫、记录单、笔、手消毒剂。

（4）操作者洗净双手，戴口罩。

（5）备齐用物，放于治疗车上。

2.操作中

（1）全身约束法

①治疗车至患儿床旁，与患儿和家长进行有效沟通，取得配合。

②再次核对患儿手腕带，查对患儿的姓名、年龄。

③将大单或大毛巾折叠，宽度以能盖住患儿肩至足跟部为宜，长度可以稍长，能包裹患儿两圈半左右即可。

④将患儿平放于大单或大毛巾中间，用靠近护士一侧的大单或大毛巾从肩部绕过前胸紧紧包裹患儿身体（同侧上肢、躯干和双下肢），经胸腹部至对侧腋窝处整齐地压于身下；再用另一侧毯子绕过前胸包裹身体，将大单或大毛巾剩余部分塞于近侧身下。

⑤如患儿躁动明显，可用绷带系于大单或大毛巾外面。

（2）手足约束法

①治疗车至患儿床旁，与患儿和家长进行有效沟通，取得配合。

②再次核对患儿手腕带，查对患儿的姓名、年龄。

③不同手足约束法操作：a.宽绷带双套结法，常用于腕部和踝部的固定。先用合适的棉垫包裹手腕或踝部，再用宽绷带打成双套结，套在棉垫外稍拉紧，松紧度以既不脱出，又不影响患儿血液循环为宜，然后将带子系于床沿上。b.夹板法，适用于患儿四肢静脉输液时腕关节或踝关节的约束。在输液的肢体下放置一长度超过关节的小夹板，注意夹板内或骨隆突处一定要衬有棉垫，然后再用绷带或胶布固定。c.手套法，主要用于极度躁动不安或身上带有重要导管的患儿。将手套内侧

翻开，检查有无线头及其他异物；检查患儿手部皮肤是否完好，指缝处有无污垢、异物；将患儿五指并拢，戴球拍（并指）手套，避免指甲抓伤皮肤、伤口或拔出导管。

（3）沙袋约束法

①推治疗车至患儿床旁，与患儿和家长进行有效沟通，取得配合。

②再次核对患儿手腕带，查对患儿的姓名、年龄。

③将沙袋放置在需要约束固定的部位。固定头部，在患儿头部两侧摆放两个沙袋（呈"人"字形），可以防止头部的转动；固定被子，在患儿的两侧肩膀处分别放置两个沙袋，让其压在被子上，防止患儿踢被子，为患儿保暖；固定体位，翻身侧卧时，将沙袋放于患儿的背后，起支撑作用。

3. 操作后

（1）操作完毕再次核对医嘱和执行单。

（2）观察局部皮肤、约束侧肢体血运，患儿反应，协助患儿取舒适卧位，满足患儿其他需要。

（3）向家属交代注意事项。

（4）整理用物、洗手、脱口罩。

（5）记录约束原因、方法、部位、起止、松解及间隔时间。

（6）做好床边交接班。

（7）动态评估患儿病情，一旦患儿病情稳定或治疗结束后，应遵医嘱及时解除。

📖 工作任务解析 22-6-1

工作任务 1：在家属不在场的情况下，护士直接为患儿进行手部约束，这种做法对吗？

解题思路：在实施保护性约束前一定要征求家属或患儿的同意，签署知情同意书才能够实施。护士这种做法是错误的。案例中的患儿病情急重，需要立即进行静脉输液，为了保证患儿的治疗效果和安全，避免出现液体渗漏的不良护理事件，需要实施保护性约束。但在实施操作之前，护士应首先跟患儿的家长沟通，详细解释约束的原因、目的、使用方法，家长签署知情同意书后才能进行。家属在不知情的情况下容易产生纠纷和误解。其次保护性约束是一把双刃剑，不得已的情况下才会使用，案例中患儿出现哭闹，不配合的情况时，护士应先寻找哭闹原因，并采取相应措施进行安抚，尽量让患儿配合，都没有效果时，才能考虑进行保护性约束。

（四）评价

1. 照护者能说出保护性约束的目的以及注意事项。

2. 照护者能正确实施保护性约束，约束带松紧适宜，固定效果好，患儿未出现意外伤害。

【注意事项】

1. 严格落实知情同意原则　约束前向家长以及患儿解释约束的原因、目的、使用方法等，约束时安抚患儿，尽量取得患儿的配合，消除其紧张、恐惧、害怕、抵触心理。

2. 保护约束部位的皮肤　使用约束带时，必须放置衬垫，约束松紧度适宜，过紧会影响呼吸及血液循环，过松则起不到约束效果。

3. 约束期间保持患儿肢体处于功能位，保证其舒适安全。

4. 及时、准确记录约束带开始使用、停止时间　按时松解，一般每 2 小时解开放松一次，并协助患儿翻身，若发现肢体苍白、麻木冰冷时，应立即放松约束带，必要时给予局部按摩，促进血液循环。

5. 坚持短期使用、随时评价原则　约束带只可短期使用，随时观察患儿的病情变化或寻找其他替代措施，尽早解除约束。

📖 **工作任务解析 22-6-2**

工作任务 2：如果对幼儿采取了保护性约束，应注意哪些问题？

解题思路：在实施了保护性约束后要随时做好评估、观察、记录，防止患儿皮肤受损。

1. 观察、保护约束部位的皮肤：使用约束带时，必须放置衬垫，约束松紧度适宜，过紧会影响呼吸及血液循环，过松则起不到约束效果；及时、准确记录约束带开始使用、停止时间。按时松解，一般每 2 小时解开放松一次，并协助患儿翻身，若发现肢体苍白、麻木冰冷时，应立即放松约束带，必要时给予局部按摩，促进血液循环。

2. 约束期间保持患儿肢体处于功能位，保证其舒适安全。

3. 约束带只可短期使用，随时观察患儿的病情变化或寻找其他替代措施，尽早解除约束。

（覃辉）

任务 22.7　温箱使用法

📝 **工作情境与任务 22-7-1**

导入情境：某新生儿科，今晨接收了一位 30 周早产儿，体重 1 250 g。

工作任务：为该早产儿提供温湿度适宜的环境，维持体温稳定。

微课 22-7-1
温箱使用法

【实训目的】

为体重在 2 000 g 以下的早产儿、体温不升、新生儿寒冷损伤综合征等新生儿提供温湿度适宜的环境，使患儿体温保持稳定。

【实训准备】

1. 护士　评估新生儿，测量体温，了解胎龄、出生体重、日龄、有无并发症等；着装整洁，修剪指甲，洗手，戴口罩。

2. 患儿　穿单衣、更换清洁尿布。

3. 用物　清洁消毒的温箱、蒸馏水、清洁的床棉垫、体温计、尿布、护理记录单。

4. 环境　关闭门窗，室内无对流风，室温调节至 26 ～ 28 ℃。

【操作步骤】

1. 检查温箱性能，铺好箱内婴儿床。

2. 温箱湿化瓶加蒸馏水至水位指示线。

3. 接通电源，打开开关，根据患儿体重及日龄设置温箱温度，见表 22-7-1，箱内湿度一般为 55% ～ 65%。如果体温不升高，箱温应设置为比新生儿体温高 1 ℃。预热时间需 30 ～ 60 分钟，使温箱达到适中温度。

表 22-7-1　不同出生体重早产儿适中温箱温度

出生体重（kg）	温箱温度			
	35 ℃	34 ℃	33 ℃	32 ℃
1.0 ～	出生 10 天内	10 天后	3 周后	5 周后

续表

出生体重 (kg)	温箱温度			
	35 ℃	34 ℃	33 ℃	32 ℃
1.5 ～		出生 10 天内	10 天后	4 周后
2.0 ～		出生 2 天内	2 天后	3 周后
2.5 ～			出生 2 天内	2 天后

4. 箱温达到预定温度后，核对新生儿，将新生儿穿单衣，裹好尿布后放入箱内。如果使用温箱的肤温控制模式调节箱温时，将探头肤温温度设置在 36 ～ 36.5 ℃；并将温度探头置于新生儿剑突与脐部连线的中点处，用胶布固定。

5. 每 30 ～ 60 分钟测量体温 1 次，体温稳定后 1 ～ 4 小时测量 1 次，并保持体温在正常范围内。严禁骤然提高温箱温度，以免新生儿体温骤升造成不良后果。

6. 新生儿情况稳定，体重达 2 000 g，或体重虽不到 2 000 g，但一般情况良好，并且在 32 ℃温箱内，穿单衣能保持正常体温即可出温箱。

7. 关闭电源，整理用物，对温箱进行终末清洁消毒处理。

8. 洗手、记录。

【注意事项】

1. 温箱不应放置在阳光直射、有对流风及取暖设备附近，以免影响箱内温度的控制。

2. 护士应了解患儿出生体重、日龄、生命体征及一般情况，并用此依据调整温箱温度，观察患儿有无并发症等。

3. 掌握温箱性能，严格执行操作规程，定期检修温箱，保证使用安全。

4. 保证温箱清洁：温箱使用期间应每天用消毒液擦拭后再用清水擦拭；每周更换温箱 1 次，以便清洁、消毒、并用紫外线照射；湿化瓶内用水每天更换 1 次，以免滋生细菌；机箱下面空气净化垫应每月清洁 1 次。

5. 一切护理操作应在温箱内集中进行，定时测量体温及箱温。

6. 使用过程中严密观察患儿情况及使用效果，如有问题及时解决。

（郭玉婷）

任务 22.8 光照疗法

工作情境与任务 22-8-1

导入情境： 新生儿，男，生后 12 小时开始出现黄疸，迅速加深。皮肤黄染明显，巩膜黄染。尿液呈深黄色，大便颜色偏淡。精神稍差，吸吮力稍弱，但无发热、呕吐、抽搐等其他症状。

实验室检查： 血清总胆红素：300 μmol/L，直接胆红素：80 μmol/L，间接胆红素：220 μmol/L，血红蛋白：180 g/L。

临床诊断： 病理性黄疸。

工作任务： 为患儿进行光照疗法。

微课 22-8-1
光照疗法

【实训目的】

降低血清未结合胆红素，辅助治疗各种原因引起的新生儿高胆红素血症。

【实训准备】

1. 用物　光疗箱、遮光眼罩、防蓝光纸尿裤、光疗记录卡。光疗灯管和反射板应清洁无灰尘，光疗箱应预热至适中温度。

2. 患儿　入箱前清洁皮肤，禁止在皮肤上涂粉和油类；剪指甲，双眼佩戴遮光眼罩，全身裸露，测量体重，更换防蓝光纸尿裤保护会阴、肛门，男婴注意保护阴囊。

3. 环境　温湿度适宜，安静、整洁，关闭门窗，无对流风。

4. 护士　了解患儿诊断、日龄、体重、黄疸的范围及程度、胆红素检查结果、生命体征、精神反应等；护士衣帽整洁、剪指甲、洗手、戴口罩、戴墨镜；熟悉操作程序。

【操作步骤】

1. 接通电源，检查线路及灯管的亮度，核对医嘱，作好解释工作。

2. 患儿全身裸露，戴遮光眼罩，穿防蓝光纸尿裤，男婴要注意保护阴囊。

3. 将患儿放入预热好的光疗箱内，灯管与患儿皮肤距离为 33 ～ 50 cm，妥善处理输液及监护设备等。

4. 开始蓝光照射治疗前，护士需按医嘱设置光疗持续时间，并在护理记录单上记录光疗开始时间。

5. 加强巡视，随时监测体温，使体温维持在 36.5 ～ 37.2 ℃，如体温高于 37.8 ℃或者低于 35 ℃，应暂停光疗，体温恢复正常后再继续治疗。如为单面光疗箱，每 2 小时翻身 1 次，可以仰卧、侧卧、俯卧交替更换。俯卧位照射时要有专人巡视，避免口鼻受压影响呼吸。

6. 观察患儿精神反应、呼吸、脉搏、肌张力及黄疸程度的变化；观察大小便颜色与性状，皮肤有无发红、干燥、皮疹。

7. 遵医嘱静脉输液，按需哺乳，两次喂奶之间喂水，保证水分及营养的供给。

8. 定时监测血清胆红素，当血清胆红素低于 171 μmol / L（10 mg/ dL）时可停止光疗，关闭灯管，摘掉眼罩，检查并清洁皮肤，给患儿穿衣，抱回原床位。

9. 清洁消毒光疗设备，记录出箱时间及灯管使用时间。

【注意事项】

1. 加强巡视，及时清除患儿的呕吐物、汗液、大小便，保持灯管的清洁和玻璃的透明度，防止灰尘影响光照强度。

2. 光疗过程中患儿出现烦躁、嗜睡、高热、皮疹、呕吐、腹泻及脱水等症状时，及时与医生联系并处理。

3. 高结合胆红素血症和胆汁淤积患儿接受光照疗法后，可出现皮肤、尿液、泪液呈青铜色，称为青铜症。可能与胆汁淤积、胆红素化学反应产物经胆管排泄障碍有关。应立即停止光疗，可在 2 ～ 3 周内逐渐消退。同时积极治疗原发病，密切观察肝功能变化。

4. 灯管使用 300 小时后灯光能量输出减弱 20%，900 小时后减弱 35%，因此，蓝光灯管使用 1 000 小时必须更换。

5. 光疗超过 24 小时，应在光疗同时或光疗后补充维生素 B_2，防止体内因维生素 B_2 缺乏，引起继发性红细胞谷胱甘肽还原酶活性降低而致溶血。

6. 光疗结束后，做好整机的清洗、消毒工作。

（郭玉婷）

任务 22.9　头皮静脉输液法

✎ 工作情境与任务 22-9-1

> **导入情境：** 婴儿女，7 个月，已添加辅食，因食物不洁导致腹泻，需行补液治疗。
> **工作任务：** 给患儿建立静脉输液通路。

微课 22-9-1
头皮静脉输液法

课件 22-9-1
头皮静脉输液法

头皮静脉输液技术是儿科常见操作，做到"一针见血"可以减轻患儿痛苦，为治疗和抢救赢得宝贵时间，减少医患纠纷，根据使用工具不同，分为头皮针静脉输液和留置针静脉输液。本任务详细介绍头皮针静脉输液。头皮静脉通常选择额上静脉、颞浅静脉及耳后静脉等（图 22-9-1）。

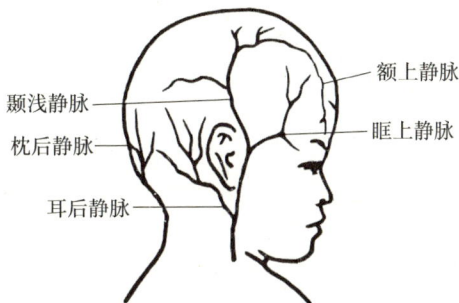

图 22-9-1　头部静脉分布图

【实训目的】

补充液体、营养，纠正水、电解质及酸碱平衡紊乱，使药物快速进入体内，达到治疗疾病的目的。

【实训准备】

1. 护士准备　着装整齐，修剪指甲，洗手，戴口罩。
2. 患儿准备　向家长解释操作目的，取得配合，评估患儿病情、年龄、意识状态、合作态度及药物过敏史，评估穿刺部位的皮肤及血管状况。
3. 用物准备　输液器、输注药物、注射器、头皮针、皮肤消毒液、无菌棉签、弯盘、无菌敷贴、胶布、备皮刀、输液架、必要时备约束用品。
4. 环境准备　室内整洁、安静，温湿度适宜，光线充足。

【操作步骤】

1. 治疗室内检查并核对输注药物，连接输液器。
2. 备齐用物带至床旁，再次核对患儿，查对药物，无误后挂输液袋于输液架上，排尽空气，备好敷贴。
3. 患儿仰卧或侧卧，头垫小枕，头下铺治疗巾。助手站于患儿足端，固定其肢体、头部，必要时采用全身约束法。操作者站在患儿头侧，必要时剃去局部头发，选择静脉，消毒皮肤，再次查对。
4. 操作者以左手拇指、示指分别固定静脉两端皮肤，右手持针，在距静脉最清晰点向后移 0.3 cm 处将针头与皮肤呈 15°～ 20°角刺入皮肤，然后沿静脉向心方向穿刺，见回血固定针头，打开调节器，滴注通畅后用无菌敷贴固定。
5. 根据患儿病情、年龄及药物性质调节输液速度。再次核对，向患儿及家长交代输液注意事项。
6. 协助患儿取舒适体位，整理床单位。

7. 整理用物，洗手并记录。

8. 输液完毕，轻轻取下胶布，关闭调节器，将针头拔出，用无菌棉球压迫片刻后以胶布固定。

【实训评价】

1. 能做好用物和环境的准备。

2. 能熟练掌握穿刺技术，减少二次穿刺率，在操作中关爱婴儿，做到轻柔、准确、安全。

3. 能告知家属操作目的和配合要求，解释清楚，沟通有效。

【注意事项】

1. 严格执行查对制度和无菌操作原则，注意药物配伍禁忌。

2. 操作中注意观察患儿的面色和一般情况，以免发生意外。

3. 针头刺入后，如无回血，可用注射器轻轻抽吸，仍无回血时，试推少量液体，若通畅无阻，皮肤无隆起、无变色，说明穿刺成功；如皮肤变白表明误入小动脉，应立即拔出，更换针头后重新穿刺。

知识拓展 22-9-1

头皮动脉与静脉的鉴别见表 22-9-1。

表 22-9-1　头皮动脉与静脉的鉴别

特征	头皮静脉	头皮动脉
血管颜色	微蓝	淡红或与皮肤同色
搏动	无	有
管壁	薄、易压瘪	厚、不易压瘪
血流方向	多向心	多离心
血液颜色	暗红	鲜红
注药	阻力小	阻力大，局部血管树枝状突起，颜色苍白；患儿疼痛、尖叫

4. 根据患儿病情、年龄、药物性质调节输液速度，随时观察输液情况，如输液速度、有无局部肿胀、针头脱出、输液反应等。

（吉萍）

任务 22.10　股静脉穿刺法

工作情境与任务 22-10-1

> **导入情境：** 婴儿，男，25 天，因"新生儿败血症"收入院。
> **工作任务：** 现需通过股静脉采集血标本。

【实训目的】

采集血标本，用于常规、生化等检查，协助诊断；急救时加压输液输血，监测中心静脉压。

【实训准备】

1. 护士准备　着装整齐，修剪指甲，洗手，戴口罩。

2. 患儿准备　向家长解释操作目的，取得配合，评估患儿病情、年龄、意识状态、合作态度，评估穿刺部位的皮肤及血管状况。

3. 用物准备　无菌持物钳浸于消毒溶液罐内，75% 酒精或安尔碘等消毒液，无菌纱布及罐、消毒棉签、0.1% 肾上腺素、笔、砂轮、注射器、针头、抗凝剂、试管、弯盘、利器盒，必要时备输液或输血用物。

4. 环境准备　室内整洁、安静，温湿度适宜，光线充足。

【穿刺部位】

股静脉在股三角区，位于股鞘内，在腹股沟韧带下方紧靠股动脉内侧，如在髂前上棘和耻骨结节之间划一联线，股动脉走向和该线的中点相交，股静脉在股动脉的内侧 0.5 cm 处。

【操作步骤】

1. 操作前洗手、戴口罩。

2. 备齐用物携至床旁，查对床号、姓名、治疗项目等，向患儿或者家属解释股静脉注射目的、方法，做好局部皮肤清洁工作，婴幼儿用尿布包裹好会阴部，以免排尿污染穿刺点。

3. 穿刺要点。

（1）协助患儿仰卧，将其大腿稍外展、外旋，小腿弯曲 90° 呈蛙状，穿刺侧臀下垫一小枕，充分暴露局部。

（2）助手站在患儿头端，用双肘及前臂约束患儿躯干及上肢，双手分别固定患儿双腿，操作者站在患儿足端。

（3）以穿刺点为中心消毒穿刺部位皮肤，直径为 5～6 cm，待干，再用同样方法消毒操作者的示指、中指。

（4）然后用左手食指在腹股沟韧带中部扪准股动脉搏动最明显处并固定好，右手持注射器，使针头与皮肤呈直角或 45°，在股动脉内侧 0.5 cm 处刺入，然后逐渐提针，边提针边抽吸，见抽出暗红色血，则提示已进入股静脉，立即停止提针，加以固定，根据需要采取血标本量。如未见回血，则应继续刺入或缓慢边退边回抽试探直至见血为止。

（5）抽取所需血量后应立即拔出针头，用消毒干棉签按压 5 分钟以上不出血即可，取下针头，将血液沿标本管壁缓慢注入。

【实训评价】

1. 评估婴儿家长对股静脉采血的认知。
2. 能做好用物和环境的准备。
3. 掌握操作方法，做到轻柔、准确、安全。
4. 能告知婴儿家属操作目的和配合要求，解释清楚，沟通有效。

【注意事项】

1. 严格无菌操作规程，充分暴露穿刺部位，局部必须严格消毒，大于常规消毒范围。

2. 有出血倾向或凝血功能障碍者禁用此法，以免引起内出血。

3. 穿刺处皮肤不得有糜烂或感染。

4. 穿刺时，针头不要向上穿刺太深，以免伤及腹腔脏器，如抽出血液为鲜红色血液，则提示穿入股动脉，应立即拔出针头，用消毒干棉签紧压穿刺处 5～10 分钟，直至无出血为止。

5. 若穿刺失败，不宜多次反复穿刺，以免形成血肿；抽血完毕，立即拔出针头，用消毒干棉签按压 5 分钟以上，避免引起局部出血或血肿。

（吉萍）

任务 22.11　股动脉穿刺法

工作情境与任务 22-11-1

> 导入情境：早产儿，男，出生后 2 小时因呼吸困难，门诊以"新生儿呼吸窘迫综合征"收入院。
>
> 工作任务：为进一步指导治疗需经股动脉采血。

【实训目的】

需采集动脉血液标本或某些特殊检查，或用于区域性化疗。

【实训准备】

同股静脉穿刺。

【操作步骤】

1. 准备洗手、戴口罩。
2. 备齐用物携至床旁，查对床号、姓名、治疗项目等，向患儿或者家属解释股动脉注射目的、方法。
3. 协助患儿仰卧，将其大腿稍外展、外旋，小腿弯曲 90° 呈蛙状，穿刺侧臀下垫一小枕，充分暴露局部。助手站在患儿头端，用双肘及前臂约束患儿躯干及上肢，双手分别固定患儿双腿，操作者站在患儿足端。
4. 检查注射器的包装、有效期等，再次查对，常规消毒穿刺部位皮肤。
5. 术者消毒左手中指和食指，在腹股沟韧带下方内侧，左手食指和中指触及股动脉搏动最明显处并固定，右手持注射器垂直刺入动脉或者与动脉走向成 40° 刺入。见回血后用右手固定注射器，左手抽动活塞，按需要采集标本或者接上输血输液器。
6. 抽血或输入毕，迅速拔针，局部用 3～5 根消毒棉签或纱布加压按 5 分钟以上。
7. 协助患儿取舒适卧位，整理用物。
8. 消毒洗手并记录。

【实训评价】

1. 评估婴儿家长对股动脉穿刺术的认知。
2. 能做好用物和环境的准备。
3. 掌握操作方法，在操作中关爱婴儿，做到轻柔、准确、安全。
4. 能告知婴儿家属操作目的和配合要求，解释清楚，沟通有效。

【注意事项】

1. 严格执行无菌技术操作原则及查对制度。
2. 如采集血气标本，应备肝素，并防止注射器内混入空气，针头拔出后立即插入橡皮塞或软木塞，立即送检。
3. 如抽出暗红色血液，即示误入静脉，应立即拔针，加压止血。

（吉萍）

附　录

附录1 中国0～18岁儿童青少年身高、体重百分位数值表

附表1-1 0～18岁儿童青少年身高、体重百分位数值表（男）

年龄	3rd 身高（cm）/体重（kg）	10th 身高（cm）/体重（kg）	25th 身高（cm）/体重（kg）	50th 身高（cm）/体重（kg）	75th 身高（cm）/体重（kg）	90th 身高（cm）/体重（kg）	97th 身高（cm）/体重（kg）
出生	47.1 / 2.62	48.1 / 2.83	49.2 / 3.06	50.4 / 3.32	51.6 / 3.59	52.7 / 3.85	53.8 / 4.12
2 月	54.6 / 4.53	55.9 / 4.88	57.2 / 5.25	58.7 / 5.68	60.3 / 6.15	61.7 / 6.59	63.0 / 7.05
4 月	60.3 / 5.99	61.7 / 6.43	63.0 / 6.90	64.6 / 7.45	66.2 / 8.04	67.6 / 8.61	69.0 / 9.20
6 月	64.0 / 6.80	65.4 / 7.28	66.8 / 7.80	68.4 / 8.41	70.0 / 9.07	71.5 / 9.70	73.0 / 10.37
9 月	67.9 / 7.56	69.4 / 8.09	70.9 / 8.66	72.6 / 9.33	74.4 / 10.06	75.9 / 10.75	77.5 / 11.49
12 月	71.5 / 8.16	73.1 / 8.72	74.7 / 9.33	76.5 / 10.05	78.4 / 10.83	80.1 / 11.58	81.8 / 12.37
15 月	74.4 / 8.68	76.1 / 9.27	77.8 / 9.91	79.8 / 10.68	81.8 / 11.51	83.6 / 12.30	85.4 / 13.15
18 月	76.9 / 9.19	78.7 / 9.81	80.6 / 10.48	82.7 / 11.29	84.8 / 12.16	86.7 / 13.01	88.7 / 13.90
21 月	79.5 / 9.71	81.4 / 10.37	83.4 / 11.08	85.6 / 11.93	87.9 / 12.86	90.0 / 13.75	92.0 / 14.70
2 岁	82.1 / 10.22	84.1 / 10.90	86.2 / 11.65	88.5 / 12.54	90.9 / 13.51	93.1 / 14.46	95.3 / 15.46
2.5 岁	86.4 / 11.11	88.6 / 11.85	90.8 / 12.66	93.3 / 13.64	95.9 / 14.70	98.2 / 15.73	100.5 / 16.83
3 岁	89.7 / 11.94	91.9 / 12.74	94.2 / 13.61	96.8 / 14.65	99.4 / 15.80	101.8 / 16.92	104.1 / 18.12
3.5 岁	93.4 / 12.73	95.7 / 13.58	98.0 / 14.51	100.6 / 15.63	103.2 / 16.86	105.7 / 18.08	108.1 / 19.38
4 岁	96.7 / 13.52	99.1 / 14.43	101.4 / 15.43	104.1 / 16.64	106.9 / 17.98	109.3 / 19.29	111.8 / 20.71
4.5 岁	100.0 / 14.37	102.4 / 15.35	104.9 / 16.43	107.7 / 17.75	110.5 / 19.22	113.1 / 20.67	115.7 / 22.24
5 岁	103.3 / 15.26	105.8 / 16.33	108.4 / 17.52	111.3 / 18.98	114.2 / 20.61	116.9 / 22.23	119.6 / 24.00
5.5 岁	106.4 / 16.09	109.0 / 17.26	111.7 / 18.56	114.7 / 20.18	117.7 / 21.98	120.5 / 23.81	123.3 / 25.81
6 岁	109.1 / 16.80	111.8 / 18.06	114.6 / 19.49	117.7 / 21.26	120.9 / 23.26	123.7 / 25.29	126.6 / 27.55
6.5 岁	111.7 / 17.53	114.5 / 18.92	117.4 / 20.49	120.7 / 22.45	123.9 / 24.70	126.9 / 27.00	129.9 / 29.57
7 岁	114.6 / 18.48	117.6 / 20.04	120.6 / 21.81	124.0 / 24.06	127.4 / 26.66	130.5 / 29.35	133.7 / 32.41
7.5 岁	117.4 / 19.43	120.5 / 21.17	123.6 / 23.16	127.1 / 25.72	130.7 / 28.70	133.9 / 31.84	137.2 / 35.45
8 岁	119.9 / 20.32	123.1 / 22.24	126.3 / 24.46	130.0 / 27.33	133.7 / 30.71	137.1 / 34.31	140.4 / 38.49
8.5 岁	122.3 / 21.18	125.6 / 23.28	129.0 / 25.73	132.7 / 28.91	136.6 / 32.69	140.1 / 36.74	143.6 / 41.49
9 岁	124.6 / 22.04	128.0 / 24.31	131.4 / 26.98	135.4 / 30.46	139.3 / 34.61	142.9 / 39.08	146.5 / 44.35
9.5 岁	126.7 / 22.95	130.3 / 25.42	133.9 / 28.31	137.9 / 32.09	142.0 / 36.61	145.7 / 41.49	149.4 / 47.24
10 岁	128.7 / 23.89	132.3 / 26.55	136.0 / 29.66	140.2 / 33.74	144.4 / 38.61	148.2 / 43.85	152.0 / 50.01
10.5 岁	130.7 / 24.96	134.5 / 27.83	138.3 / 31.20	142.6 / 35.58	147.0 / 40.81	150.9 / 46.40	154.9 / 52.93
11 岁	132.9 / 26.21	136.8 / 29.33	140.8 / 32.97	145.3 / 37.69	149.9 / 43.29	154.0 / 49.20	158.1 / 56.07
11.5 岁	135.3 / 27.59	139.5 / 30.97	143.7 / 34.91	148.4 / 39.98	153.1 / 45.94	157.4 / 52.21	161.7 / 59.40
12 岁	138.1 / 29.09	142.5 / 32.77	147.0 / 37.03	151.9 / 42.49	157.0 / 48.86	161.5 / 55.05	166.0 / 63.04
12.5 岁	141.1 / 30.74	145.7 / 34.71	150.4 / 39.29	155.6 / 45.13	160.8 / 51.89	165.5 / 58.90	170.2 / 66.81
13 岁	145.0 / 32.82	149.6 / 37.04	154.3 / 41.90	159.5 / 48.08	164.8 / 55.21	169.5 / 62.57	174.2 / 70.83
13.5 岁	148.8 / 35.03	153.3 / 39.42	157.9 / 44.45	163.0 / 50.85	168.1 / 58.21	172.7 / 65.80	177.2 / 74.33
14 岁	152.3 / 37.36	156.7 / 41.80	161.0 / 46.90	165.9 / 53.37	170.7 / 60.83	175.1 / 68.53	179.4 / 77.20
14.5 岁	155.3 / 39.53	159.4 / 43.94	163.6 / 49.00	168.2 / 55.43	172.8 / 62.86	176.9 / 70.55	181.0 / 79.24
15 岁	157.5 / 41.43	161.4 / 45.77	165.4 / 50.75	169.8 / 57.08	174.2 / 64.40	178.2 / 72.00	182.0 / 80.60
15.5 岁	159.1 / 43.05	162.9 / 47.31	166.7 / 52.19	171.0 / 58.39	175.2 / 65.57	179.1 / 73.03	182.8 / 81.49
16 岁	159.9 / 44.28	163.6 / 48.47	167.4 / 53.26	171.6 / 59.35	175.8 / 66.40	179.5 / 73.73	183.2 / 82.05
16.5 岁	160.5 / 45.30	164.2 / 49.42	167.9 / 54.13	172.1 / 60.12	176.2 / 67.05	179.9 / 74.25	183.5 / 82.44
17 岁	160.9 / 46.04	164.5 / 50.11	168.2 / 54.77	172.3 / 60.68	176.4 / 67.51	180.1 / 74.62	183.7 / 82.70
18 岁	161.3 / 47.01	164.9 / 51.02	168.6 / 55.60	172.7 / 61.40	176.7 / 68.11	180.4 / 75.08	183.9 / 83.00

注：①根据2005年九省/市儿童体格发育调查数据研究制定。参考文献：中华儿科杂志，2009年7期。

②3岁以前为身长。

首都儿科研究所生长发育研究室　制作

附表1-2 0～18岁儿童青少年身高、体重百分位数值表（女）

年龄	3rd 身高（cm）/ 体重（kg）	10th 身高（cm）/ 体重（kg）	25th 身高（cm）/ 体重（kg）	50th 身高（cm）/ 体重（kg）	75th 身高（cm）/ 体重（kg）	90th 身高（cm）/ 体重（kg）	97th 身高（cm）/ 体重（kg）
出生	46.6 / 2.57	47.5 / 2.76	48.6 / 2.96	49.7 / 3.21	50.9 / 3.49	51.9 / 3.75	53.0 / 4.04
2 月	53.4 / 4.21	54.7 / 4.50	56.0 / 4.82	57.4 / 5.21	58.9 / 5.64	60.2 / 6.06	61.6 / 6.51
4 月	59.1 / 5.55	60.3 / 5.93	61.7 / 6.34	63.1 / 6.83	64.6 / 7.37	66.0 / 7.90	67.4 / 8.47
6 月	62.5 / 6.34	63.9 / 6.76	65.2 / 7.21	66.8 / 7.77	68.4 / 8.37	69.8 / 8.96	71.2 / 9.59
9 月	66.4 / 7.11	67.8 / 7.58	69.3 / 8.08	71.0 / 8.69	72.8 / 9.36	74.3 / 10.01	75.9 / 10.71
12 月	70.0 / 7.70	71.6 / 8.20	73.2 / 8.74	75.0 / 9.40	76.8 / 10.12	78.5 / 10.82	80.2 / 11.57
15 月	73.2 / 8.22	74.9 / 8.75	76.6 / 9.33	78.5 / 10.02	80.4 / 10.79	82.2 / 11.53	84.0 / 12.33
18 月	76.0 / 8.73	77.7 / 9.29	79.5 / 9.91	81.5 / 10.65	83.6 / 11.46	85.5 / 12.25	87.4 / 13.11
21 月	78.5 / 9.26	80.4 / 9.86	82.3 / 10.5l	84.4 / 11.30	86.6 / 12.17	88.6 / 13.01	90.7 / 13.93
2 岁	80.9 / 9.76	82.9 / 10.39	84.9 / 11.08	87.2 / 11.92	89.6 / 12.84	91.7 / 13.74	93.9 / 14.71
2.5 岁	85.2 / 10.65	87.4 / 11.35	89.6 / 12.12	92.1 / 13.05	94.6 / 14.07	97.0 / 15.08	99.3 / 16.16
3 岁	88.6 / 11.50	90.8 / 12.27	93.1 / 13.11	95.6 / 14.13	98.2 / 15.25	100.5 / 16.36	102.9 / 17.55
3.5 岁	92.4 / 12.32	94.6 / 13.14	96.8 / 14.05	99.4 / 15.16	102.0 / 16.38	104.4 / 17.59	106.8 / 18.89
4 岁	95.8 / 13.10	98.1 / 13.99	100.4 / 14.97	103.1 / 16.17	105.7 / 17.50	108.2 / 18.81	110.6 / 20.24
4.5 岁	99.2 / 13.89	101.5 / 14.85	104.0 / 15.92	106.7 / 17.22	109.5 / 18.66	112.1 / 20.10	114.7 / 21.67
5 岁	102.3 / 14.64	104.8 / 15.68	107.3 / 16.84	110.2 / 18.26	113.1 / 19.83	115.7 / 21.41	118.4 / 23.14
5.5 岁	105.4 / 15.39	108.0 / 16.52	110.6 / 17.78	113.5 / 19.33	116.5 / 21.06	119.3 / 22.81	122.0 / 24.72
6 岁	108.1 / 16.10	110.8 / 17.32	113.5 / 18.68	116.6 / 20.37	119.7 / 22.27	122.5 / 24.19	125.4 / 26.30
6.5 岁	110.6 / 16.80	113.4 / 18.12	116.2 / 19.60	119.4 / 21.44	122.7 / 23.51	125.6 / 25.62	128.6 / 27.96
7 岁	113.3 / 17.58	116.2 / 19.01	119.2 / 20.62	122.5 / 22.64	125.9 / 24.94	129.0 / 27.28	132.1 / 29.89
7.5 岁	116.0 / 18.39	119.0 / 19.95	122.1 / 21.71	125.6 / 23.93	129.1 / 26.48	132.3 / 29.08	135.5 / 32.01
8 岁	118.5 / 19.20	121.6 / 20.89	124.9 / 22.81	128.5 / 25.25	132.1 / 28.05	135.4 / 30.95	138.7 / 34.23
8.5 岁	121.0 / 20.05	124.2 / 21.88	127.6 / 23.99	131.3 / 26.67	135.1 / 29.77	138.5 / 33.00	141.9 / 36.69
9 岁	123.3 / 20.93	126.7 / 22.93	130.2 / 25.23	134.1 / 28.19	138.0 / 31.63	141.6 / 35.26	145.1 / 39.41
9.5 岁	125.7 / 21.89	129.3 / 24.08	132.9 / 26.61	137.0 / 29.87	141.1 / 33.72	144.8 / 37.79	148.5 / 42.51
10 岁	128.3 / 22.98	132.1 / 25.36	135.9 / 28.15	140.1 / 31.76	144.4 / 36.05	148.2 / 40.63	152.0 / 45.97
10.5 岁	131.1 / 24.22	135.0 / 26.80	138.9 / 29.84	143.2 / 33.80	147.7 / 38.53	151.6 / 43.61	155.6 / 49.59
11 岁	134.2 / 25.74	138.2 / 28.53	142.2 / 31.81	146.6 / 36.10	151.1 / 41.24	155.2 / 46.78	159.2 / 53.33
11.5 岁	137.2 / 27.43	141.2 / 30.39	145.2 / 33.86	149.7 / 38.40	154.1 / 43.85	158.2 / 49.73	162.1 / 56.67
12 岁	140.2 / 29.33	144.1 / 32.42	148.0 / 36.04	152.4 / 40.77	156.7 / 46.42	160.7 / 52.49	164.5 / 59.64
12.5 岁	142.9 / 31.22	146.6 / 34.39	150.4 / 38.09	154.6 / 42.89	158.8 / 48.60	162.6 / 54.71	166.3 / 61.86
13 岁	145.0 / 33.09	148.6 / 30.29	152.2 / 40.00	156.3 / 44.79	160.3 / 50.45	164.0 / 56.46	167.6 / 63.45
13.5 岁	146.7 / 34.82	150.2 / 38.01	153.7 / 41.69	157.6 / 46.42	161.6 / 51.97	165.1 / 57.81	168.6 / 64.55
14 岁	147.9 / 36.38	151.3 / 39.55	154.8 / 43.19	158.6 / 47.83	162.4 / 53.23	165.9 / 58.88	169.3 / 65.36
14.5 岁	148.9 / 37.71	152.2 / 40.84	155.6 / 44.43	159.4 / 48.97	163.1 / 54.23	166.5 / 59.70	169.8 / 65.93
15 岁	149.5 / 38.73	152.8 / 41.83	156.1 / 45.36	159.8 / 49.82	163.5 / 54.96	166.8 / 60.28	170.1 / 66.30
15.5 岁	149.9 / 39.51	153.1 / 42.58	156.5 / 46.06	160.1 / 50.45	163.8 / 55.49	167.1 / 60.69	170.3 / 66.55
16 岁	149.8 / 39.96	153.1 / 43.01	156.4 / 46.47	160.1 / 50.81	163.8 / 55.79	167.1 / 60.91	170.3 / 66.69
16.5 岁	149.9 / 40.29	153.2 / 43.32	156.5 / 46.76	160.2 / 51.07	163.8 / 56.01	167.1 / 61.07	170.4 / 66.78
17 岁	150.1 / 40.44	153.4 / 43.47	156.7 / 46.90	160.3 / 51.20	164.0 / 56.11	167.3 / 61.15	170.5 / 66.82
18 岁	150.4 / 40.71	153.7 / 43.73	157.0 / 47.14	160.6 / 51.41	164.2 / 56.28	167.5 / 61.28	170.7 / 66.89

注：①根据2005年九省/市儿童体格发育调查数据研究制定。参考文献：中华儿科杂志，2009年7期。
②3岁以前为身长。

首都儿科研究所生长发育研究室 制作

附录 2　中国儿童膳食营养素参考摄入量

附表 2-1　中国居民膳食能量需要量（EER）

年龄/岁	能量/（kcal·d⁻¹）					
	身体活动水平（轻）		身体活动水平（中）		身体活动水平（重）	
	男	女	男	女	男	女
0～	—ᵃ	—	90 kcal/（kg·d）	90 kcal/（kg·d）	—	—
0.5～	—	—	80 kcal/（kg·d）	80 kcal/（kg·d）	—	—
1～	—	—	900	800	—	—
2～	—	—	1 100	1 000	—	—
3～	—	—	1 250	1 200	—	—
4～	—	—	1 300	1 250	—	—
5～	—	—	1 400	1 300	—	—
6～	1 400	1 250	1 600	1 450	1 800	1 650
7～	1 500	1 350	1 700	1 550	1 900	1 750
8～	1 650	1 450	1 850	1 700	2 100	1 900
9～	1 750	1 550	2 000	1 800	2 250	2 000
10～	1 800	1 650	2 050	1 900	2 300	2 150
11～	2 050	1 800	2 350	2 050	2 600	2 300
14～17	2 500	2 000	2 850	2 300	3 200	2 550

a：未指定参考值用"—"表示。

附表 2-2　中国居民膳食宏量营养素供能百分比

年龄/岁	总碳水化合物 /%Eᵃ	总脂肪 /%E
0～	—ᵇ	48（AI）
0.5～	—	40（AI）
1～	50～65	35（AI）
4～	50～65	20～30
7～	50～65	20～30
11～	50～65	20～30
14～17	50～65	20～30

a：%E 为总能量的百分比。

b：未指定参考值者用"—"表示。

附表 2-3　中国居民膳食蛋白质参考摄入量（DRIs）

年龄 / 岁	EAR/（g·d⁻¹）		RNI/（g·d⁻¹）	
	男	女	男	女
0 ～	—ᵃ	—	9（AI）	9（AI）
0.5 ～	15	15	20	20
1 ～	20	20	25	25
2 ～	20	20	25	25
3 ～	25	25	30	30
4 ～	25	25	30	30
5 ～	25	25	30	30
6 ～	25	25	35	35
7 ～	30	30	40	40
8 ～	30	30	40	40
9 ～	40	40	45	45
10 ～	40	40	50	50
11 ～	50	45	60	55
14 ～ 17	60	50	75	60

a：未指定参考值者用 "—" 表示。

附表 2-4　中国居民膳食碳水化合物、脂肪酸参考摄入量（DRIs）

年龄 / 岁	总碳水化合物 /（g·d⁻¹）	亚油酸 /%E	亚麻酸 /%E	EPA+DHA /（g·d⁻¹）
	EAR	AI	AI	AI
0 ～	60（AI）	7.3（0.15gᶜ）	0.87	0.10ᵈ
0.5 ～	85（AI）	6.0	0.66	0.10ᵈ
1 ～	120	4.0	0.60	0.10ᵈ
2 ～	120	4.0	0.60	—ᵃ
3 ～	120	4.0	0.60	—
4 ～	120	4.0	0.60	—
7 ～	120	4.0	0.60	—
11 ～	150	4.0	0.60	—
14 ～ 17	150	4.0	0.60	

a：未指定参考值者用 "—" 表示。

b：%E 为总能量的百分比。

c：为花生四烯酸。

d：DHA。

附表 2-5　中国居民膳食中几种常量和微量元素的参考摄入量（DRIs）

年龄/岁	钙/(mg·d⁻¹) RNI	钙 UL	铁/(mg·d⁻¹) RNI 男	铁 RNI 女	铁 UL^b	锌/(mg·d⁻¹) RNI 男	锌 RNI 女	锌 UL	碘/(μg·d⁻¹) RNI	碘 UL
0～	200（AI）	1 000	0.3（AI）		—^{a}	2.0（AI）		—	85（AI）	—
0.5～	250（AI）	1 500	10			3.5		—	115（AI）	—
1～	600	1 500	9		25	4.0		8	90	—
4～	800	2 000	10		30	5.5		12	90	200
7～	1 000	2 000	13		35	7.0		19	90	300
11～	1 200	2 000	15	18	40	10.0	9.0	28	110	400
14～17	1 000	2 000	16	18	40	11.5	8.5	35	120	500

a：未指定参考值者用"—"表示。

b：有些营养素未制定可耐受最高摄入量，主要是因为研究资料不充分，并不表示过量摄入没有健康风险。

附表 2-6　中国居民膳食中几种脂溶性和水溶性维生素的参考摄入量（DRIs）

年龄/岁	维生素A/(μgRE·d⁻¹) RNI 男	RNI 女	UL	维生素D/(μg·d⁻¹) RNI	UL	维生素E/(mg·d⁻¹) AI	UL^a	维生素B₁/(mg·d⁻¹) RNI 男	RNI 女	维生素B₂/(mg·d⁻¹) RNI 男	RNI 女	维生素B₁₂/(μg·d⁻¹) RNI	维生素C/(mg·d⁻¹) RNI	UL	叶酸/(μg·d⁻¹)^b RNI	UL^c
0～	300（AI）		600	10（AI）	20	3	—^{d}	0.1（AI）		0.4（AI）		0.3（AI）	40（AI）	—	65（AI）	—
0.5～	350（AI）		600	10（AI）	20	4	—	0.3（AI）		0.5（AI）		0.6（AI）	40（AI）	—	100（AI）	—
1～	310		700	10	20	6	150	0.6		0.6		1.0	40	400	160	300
4～	360		900	10	30	7	200	0.8		0.7		1.2	50	600	190	400
7～	500		1 500	10	45	9	350	1.0		1.0		1.6	65	1 000	250	600
11～	670	630	2 100	10	50	13	500	1.3	1.1	1.3	1.1	2.1		1 400	350	800
14～17	820	630	2 700	10	50	14	600	1.6	1.3	1.5	1.2	2.4		1 800	400	900

a：有些营养素未制定可耐受最高摄入量，主要是因为研究资料不充分，并不表示过量摄入没有健康风险。

b：膳食叶酸当量（μg）＝天然食物来源叶酸（μg）＋1.7× 合成叶酸（μg）。

c：指合成叶酸摄入量上限，不包括天然食物来源的叶酸量。

d：未指定参考值者用"—"表示。

附表 2-7　中国居民膳食水适宜摄入量（AI）

年龄/岁	饮水量^a/(L·d⁻¹) 男	饮水量 女	总摄入量^b/(L·d⁻¹) 男	总摄入量 女
0～	—	—	0.7^c	
0.5～	—		0.9	
1～			1.3	

续表

年龄/岁	饮水量 a/（L·d⁻¹）		总摄入量 b/（L·d⁻¹）	
	男	女	男	女
4 ～	0.8		1.6	
7 ～	1.0		1.8	
11 ～	1.3	1.1	2.3	2.0
14 ～ 17	1.4	1.2	2.5	2.2

a：温和气候条件下，轻体力活动水平。如果在高温或进行中等以上身体活动时，应适当增加水摄入量。

b：总摄入量包括食物中的水以及饮水中的水。

c：来自母乳。

d：未指定参考值者用"—"表示。

参考文献 CANKAO WENXIAN

[1] 张玉侠. 实用新生儿护理学手册 [M]. 北京：人民卫生出版社，2019.

[2] 田洁. 儿童护理 [M]. 2 版. 北京：人民卫生出版社，2022.

[3] 张玉兰，王玉香. 儿科护理学 [M]. 4 版. 北京：人民卫生出版社，2018.

[4] 祝睿，李嘉. 护理技能综合实训 [M]. 上海：同济大学出版社，2019.

[5] 高正春. 儿科护理：案例版 [M]. 武汉：华中科技大学出版社，2017.

[6] 全国护士执业资格考试用书编写专家委员会. 2024 全国护士执业资格考试指导要点精编 [M]. 北京：人民卫生出版社，2023.

[7] 崔焱，张玉侠. 儿科护理学 [M]. 7 版. 北京：人民卫生出版社，2021.